U0319292

普通高等教育"十二五"规划教材
全国高等医药院校规划教材

妇产科护理学
（第2版）

主编　薛凤霞　顾　炜

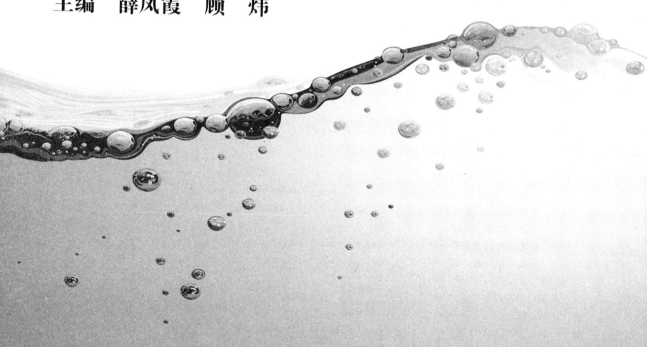

清华大学出版社
北　京

内 容 简 介

全书共分 22 章,包括生殖系统解剖与生理、产科生理及病理状态下的护理、妇科疾病的护理、腹部手术及外阴和阴道手术的护理、计划生育妇女的护理、妇女保健、妇产科诊疗技术、妇产科常用护理技术等内容,增加了临床实用性很强的内容,如在妇产科常用护理技术中增加了新生儿抚触、新生儿沐浴、乳房按摩、子宫按摩等内容。本书内容紧密结合临床工作需要,实用性强,注重学生能力培养,紧紧围绕《全国护士执业资格考试指导》要求,有利于学生通过执业资格考试。本教材可供高等医学院校、高等专科学校、高等职业技术学院护理专业三年制的专科学生使用。

图书在版编目(CIP)数据

妇产科护理学/薛凤霞,顾炜主编. —2 版. —北京:清华大学出版社,2014
普通高等教育"十二五"规划教材 全国高等医药院校规划教材
ISBN 978-7-302-38029-0

Ⅰ. ①妇… Ⅱ. ①薛… ②顾… Ⅲ. ①妇产科学-护理学-医学院校-教材 Ⅳ. ①R473.71

中国版本图书馆 CIP 数据核字(2014)第 219950 号

责任编辑:罗 健 王 华
封面设计:戴国印
责任校对:刘玉霞
责任印制:何 芊

出版发行:清华大学出版社
　　　网　　址:http://www.tup.com.cn, http://www.wqbook.com
　　　地　　址:北京清华大学学研大厦 A 座　　　邮　编:100084
　　　社 总 机:010-62770175　　　邮　购:010-62786544
　　　投稿与读者服务:010-62776969,c-service@tup.tsinghua.edu.cn
　　　质 量 反 馈:010-62772015,zhiliang@tup.tsinghua.edu.cn
印 装 者:北京国马印刷厂
经　　销:全国新华书店
开　　本:185mm×260mm　　印　张:21　　字　数:586 千字
版　　次:2006 年 8 月第 1 版　2014 年 12 月第 2 版　印　次:2014 年 12 月第 1 次印刷
印　　数:1~2000
定　　价:45.00 元

产品编号:052330-01

编者名单

主　　编　薛凤霞　顾　炜

主　　审　简雅娟

副 主 编　杜红梅　杜艳英

编　　者　（按姓氏拼音排序）

曹永军　天津医科大学护理学院

杜红梅　齐齐哈尔医学院

杜艳英　河北联合大学附属开滦总医院

顾　炜　西安交通大学医学院

简雅娟　天津医学高等专科学校

李玉兰　首都医科大学燕京医学院

罗碧如　四川大学华西第二医院/华西妇产儿童医院

薛凤霞　天津医科大学总医院

张清梅　天津医科大学总医院

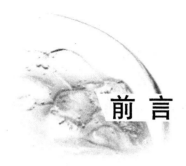

前 言

第 2 版《妇产科护理学》是在第 1 版的基础上，按照教育部对专科学生的培养目标及教学大纲的要求，认真听取第 1 版教材使用情况的反馈意见，结合国内外妇产科护理学最新进展编写而成的。

本教材可供高等医学院校、高等专科学校、高等职业技术学院护理专业 3 年制的专科学生使用，全书共分为 22 章。在本次教材的修订、编写过程中，注重以下特点：①继续保持第 1 版教材的编写风格，以培养"实用型"专科护理队伍、人才为目标，突出实用性。按照生殖系统解剖与生理、产科生理及病理状态下的护理、妇科疾病的护理、腹部手术及外阴和阴道手术的护理、计划生育妇女的护理、妇女保健、妇产科诊疗技术、妇产科常用护理技术顺序编写，增加了临床实用性很强的内容，如在妇产科常用护理技术中增加了新生儿抚触、新生儿沐浴、乳房按摩、子宫按摩等内容。此外，增加了病例题/思考题，有利于学生思考和复习所学内容。②紧紧围绕最新的《全国护士执业资格考试指导》所要求的内容进行编写，如在产褥期妇女的护理中增加了急性乳腺炎、泌尿系统感染等内容。此外，增加了妇女保健的内容，有利于本教材使用人员通过护士执业资格考试。③注重知识更新：根据国内外最新公认的观点，对一些疾病的概念、诊疗观点进行了更新，如对产程的划定、闭经的定义等进行了更改。此外，对一些新技术及其护理知识进行了介绍，如阴道镜、宫腔镜、腹腔镜等。④注重将护理程序贯穿在每一个疾病的护理中，培养学生理论联系实际的能力以及发现问题、解决问题的能力。⑤学生易记好学：在有需要的章节中，对该章节需要掌握的重点内容进行归纳、总结，提炼为重点提示，有利于学生复习和记忆。

参加本次教材编写的编者均为在临床及教学一线工作的妇产科专业人员。在本教材修订过程中，我们得到了全体编者及其所在单位的大力支持，在此表示诚挚的谢意！特别感谢第 1 版教材编者打下的良好基础，尤其是第 1 版教材主编王席伟老师为本教材的编写提供的宝贵意见和建议；感谢主审简雅娟老师为审阅本教材所付出的辛勤劳动；感谢本教材的编写秘书王静，天津医科大学总医院妇产科张慧英、范爱萍、张金甜在本书的后期加工中所给予的帮助。书中引用了许多专业人士的文献内容，在此也向他们表示深深的敬意和感谢！感谢清华大学出版社各级领导及教材编审委员会的悉心指导！由于时间紧迫，水平有限，书中难免存在疏漏之处，敬请各位专家和读者批评指正。

薛凤霞　顾　炜

2014 年 10 月

目 录

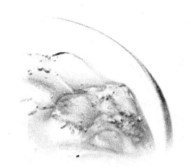

绪　　论

　　妇产科护理学是一门诊断并处理女性一生中不同时期对现存和潜在健康问题的反应，为妇女健康提供生理护理、心理护理和健康教育服务的学科。妇产科护理学是护理学的一个亚学科，主要指导学生从事临床助产和妇婴保健工作，是护理专业核心课程。

　　【妇产科护理学的范畴】　妇产科护理最早源于产科护理，产科护理研究妇女在妊娠期、分娩期、产褥期以及胎儿、新生儿的生理、心理、社会等方面的各种护理问题，探讨提供有针对性的护理措施和开展有效的健康教育，其内容包括了正常妊娠期、分娩期和产褥期妇女的护理，妊娠合并症孕妇的护理，妊娠、分娩和产褥并发症妇女的护理，异常分娩妇女的护理，正常新生儿与高危儿护理以及相关的诊疗护理技术。因此，产科护理包括正常产科内容，也包括高危产科内容，既涵盖孕、产妇护理，也包括了新生儿护理。

　　妇科护理系统地阐述妇女在非妊娠状态下疾病的发生、发展、诊断、治疗等临床特点，通过评估护理问题来提供科学的护理措施和实施健康教育，此外，还阐述了计划生育技术的基础知识、常用的措施。其内容包括了常见的和（或）多发的女性生殖器炎症、女性生殖器肿瘤、月经失调、女性生殖器官损伤性疾病、女性生殖器官发育异常、子宫内膜异位症、子宫肌腺病、不孕症、妇科手术患者的一般护理、妇科常用护理技术及妇科常用检查方法及特殊检查等。

　　【妇产科护理学的发展趋势】　20世纪以来，随着自然科学的飞速发展，医学研究不断取得进展，产科护理得到快速发展，医院开始设立产科病房，妇女开始到医院住院分娩，妇产科医师、助产士与护士成为产科病房服务的主要力量。20世纪70年代末以来，医院开展了"母婴同室"、"家庭化产房"，提倡尽量减少医疗干预的"自然分娩"、"分娩镇痛"、"导乐陪产"等服务内容，逐步形成了产科现代服务模式，即以孕产妇、胎儿、婴儿为服务主体，在生理、心理、精神等方面给予孕产妇全面的支持，对孕产妇尽量减少不必要的医学干预，保护、支持和促进自然分娩。具体的措施包括：向孕产妇及其家属提供必要的信息，以便让他们知情选择；提供生理、心理、精神和体力等全方位的支持，鼓励孕妇树立自然分娩的信心；提供导乐等其他分娩陪伴者，与家属陪伴产妇完成分娩过程；允许产妇在待产过程中采取自由体位，鼓励进食和选择分娩体位；对每一位产妇提供分娩镇痛服务，最大限度地减少分娩疼痛；严密观察产程进展，监护母婴状况，及早发现和处理异常情况；只在需要时提供必要的、安全的医疗处理，减少不必要的干预。

　　产科现代服务模式基于以下理论基础：① 分娩是一个自然和健康的过程，母亲与胎儿有适应分娩过程的能力；② 在分娩过程中胎儿与母亲是相互依存的，应当受到尊重；③ 每一位孕、产妇都享有健康、平安度过妊娠与分娩过程的权利；④ 每一位孕产妇和家属都有权获得充分的与妊娠、分娩相关的信息，以便知情选择。在这些理论的指导下，医院为孕、产妇提供了温馨、舒适、清洁、安静、安全、尊重隐私的待产和分娩环境，产科医务人员以孕产妇为中心，提供人性化、个体化的专业服务，除了需要具备丰富的医学基础理论和产科技能以观察产程和保障产程进展顺利外，还需要具备良好的心理素质、人际交流技巧、健康教育能力以及一定的科研能力，来保障产科服务水平的不断提高。

与产科领域的发展相比，妇科护理是伴随着医学的发展和妇女社会地位的不断提高而得到快速发展的，目前妇科学在生殖内分泌研究、辅助生殖技术开展和女性生殖器官肿瘤相关基因研究等方面取得巨大的突破，妇科护理为保障女性生育使命的实现、改善女性生存质量起到了不可缺少的作用。随着经济的发展和时代的进步，广大妇女需要更为广泛的妇科服务，妇科护理在临床工作中不仅仅是运用护理程序的科学方法管理妇科患者，以达减轻疼痛、促进舒适、恢复健康的目标，还可以通过健康教育和指导，促进健康，并将其服务的对象扩大至患者的家庭，甚至整个社会。

【学习妇产科护理学的方法】

1. 理论与实践结合 妇产科护理学是一门临床课程，学习时应注重理论与临床实际工作紧密结合，在掌握一定的相关医学基础知识和理论的基础上，根据课程目标的要求，系统学习妇产科护理学内容，在临床见习和实习过程中，认真参加产科、妇科护理的临床实践，应用课堂学到的理论和技能解决临床护理实际问题，不断总结以提高临床护理能力。

2. 部分与整体结合 人体是一个有机整体，生殖系统是女性整体的一部分，在结构上不可分割，在病理上相互影响。产科与妇科有着密切的关系，妇产科护理与临床其他专科护理有着密不可分的关系。子宫是孕育胎儿的器官，子宫肌瘤和子宫发育畸形等妇科疾病可影响受精卵的着床或导致流产、早产等，引起女性生育功能障碍，在分娩过程中会导致宫缩乏力，进而导致难产。生殖器官受神经内分泌的调节于青春期开始发育成熟，卵巢排卵并分泌性激素，使女性具有规律的月经和生育功能，同时出现第二性征。当机体受体内、外各种因素的影响，如严重营养不良、精神刺激、其他内分泌功能异常时，女性则出现功能性子宫出血、闭经及不孕等妇科疾病。因盆腔与腹腔直接相通，妇科疾病可扩散到腹腔，甚至全身，危及女性生命。具有整体观有助于全面评估护理对象，提供优质的专科护理服务。

3. 以人的健康为中心 随着社会、经济、文化的发展，护理的任务已扩展到了对每一个人生命周期的所有阶段的护理，护理工作场所从医院扩大到了工厂、学校、家庭、社区或临终关怀医院等，临床护理发展为综合人文、社会和自然科学知识、为人类健康服务的应用科学。母亲的健康直接关系着下一代以及整个家庭的幸福、安康，学习妇产科护理学应积极转变护理理念，学会用护理程序评估女性在不同情况下的生理、心理和社会行为特点，提供个性化专科护理服务，促进女性健康。

（简雅娟）

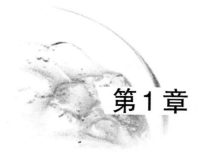

第1章

女性生殖系统解剖及生理

第1节　女性生殖系统解剖

【重点提示】

（1）女性生殖系统解剖主要包括外生殖器，内生殖器，骨盆，周围邻近器官，女性生殖器官的血管、淋巴和神经以及女性盆底解剖6部分。

（2）女性外生殖器官包括阴阜、大阴唇、小阴唇、阴蒂及阴道前庭。

（3）女性内生殖器官包括阴道、子宫及子宫韧带、输卵管、卵巢。

（4）女性骨盆是胎儿经阴道分娩的必经通道，其形状、大小对分娩有直接影响。

（5）女性生殖器官的血管主要包括卵巢动脉、子宫动脉、阴道动脉、阴部内动脉及相伴的静脉；淋巴主要包括外生殖器淋巴及内生殖器淋巴，与肿瘤的转移及扩散有关；女性内、外生殖器官由躯体神经和自主神经共同支配。

（6）女性生殖器官的邻近器官主要包括输尿管、膀胱、乙状结肠、直肠、阑尾，不仅在解剖上相邻，而且与血管、淋巴及神经也相互有密切联系。

（7）骨盆底是封闭骨盆出口的软组织，由多层肌肉和筋膜组成，承托并保持盆腔脏器位于正常位置。

　　女性生殖系统包括内、外生殖器官及其相关和邻近组织。生殖器官位于骨盆内、外，盆底组织是生殖器官的重要依托，骨盆及盆底组织是产道的重要组成部分，与分娩密切相关。其他邻近器官如输尿管、膀胱、尿道、直肠及阑尾与女性生殖器官在生理和病理变化上常常互相影响。

【外生殖器】　外生殖器（external genitalia）指生殖器官的外露部分，又称外阴（vulva），包括两股内侧从耻骨联合到会阴之间的组织（图 1-1）。

（一）阴阜（mons veneris）

阴阜为耻骨联合前面隆起的脂肪组织垫，故又称耻骨阜。青春期发育时，该部皮肤开始生长阴毛，呈尖端向下的三角形分布。阴毛为第二性征之一。

（二）大阴唇（labium majus）

大阴唇为两股内侧的一对纵长隆起的皮肤皱襞，起自阴阜，止于会阴，可有色素沉着。大阴唇外侧面与皮肤相同，皮层内有皮脂腺和汗腺生长，青春期有阴毛长出；其内侧面皮肤湿润似黏膜。大阴唇皮下脂肪层内含丰富的血管、淋巴管和神经，组织疏松，局部外伤时，易形成血肿，且疼痛较重。

（三）小阴唇（labium minus）

小阴唇位于大阴唇内侧的一对薄的皮肤皱襞，其大小、形状因人而异；表面被覆鳞状上皮，湿润、褐色、光滑、无毛，汗腺少而皮脂腺和神经末梢较丰富，故非常敏感。两侧小阴唇前端相互融合，再分为两叶包绕阴蒂，前叶在阴蒂背面形成阴蒂包皮，后叶在阴蒂下方与对侧结合形成阴蒂系带。小阴唇后端与大阴唇后端相会合，在正中线形成横皱襞称阴唇系带。

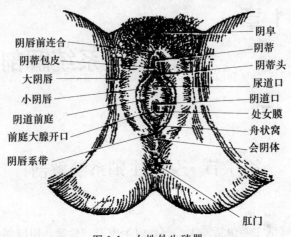

图 1-1　女性外生殖器

左侧标注（自上而下）：阴唇前连合、阴蒂包皮、大阴唇、小阴唇、阴道前庭、前庭大腺开口、阴唇系带

右侧标注（自上而下）：阴阜、阴蒂、阴蒂头、尿道口、阴道口、处女膜、舟状窝、会阴体、肛门

（四）阴蒂（clitoris）

阴蒂位于两侧小阴唇之间顶端的联合处，组织成分与男性阴茎海绵体相似，具有勃起性。阴蒂分为阴蒂头、阴蒂体、阴蒂脚 3 部分。阴蒂表面盖以阴蒂包皮，仅阴蒂头外露，富含神经末梢，极敏感。

（五）阴道前庭（vaginal vestibule）

阴道前庭是位于两侧小阴唇之间的菱形区，前为阴蒂，后为阴唇系带，两侧为小阴唇。前庭内包含以下结构：

1. 尿道　位于阴蒂头的后下方、前庭前部，为尿道的开口，呈圆形。其两侧后方有一对腺体称尿道旁腺，开口极小，分泌物可润滑尿道口。

2. 阴道及处女膜　阴道口位于前庭后部、尿道口的后方。阴道口周缘覆有一层较薄黏膜，称处女膜。处女膜上有孔，多位于中央，孔的大小、形状及膜的厚薄因人而异。处女膜多在初次性交时破裂，受分娩影响而进一步破损，产后仅残留数个小隆起状的处女膜痕。

3. 前庭球　又称球海绵体，相当于男性的尿道海绵体，位于前庭两侧，由有勃起性的静脉丛构成。其前部与阴蒂相接，后部与前庭大腺相邻，表面被球海绵体肌覆盖。

4. 前庭大腺　又称巴多林腺，位于大阴唇后部阴道口两侧，为球海绵体肌所覆盖，如黄豆大小，左右各一。腺管细长，长 1～2cm，向内侧开口于前庭后方小阴唇与处女膜之间的沟内。性兴奋时分泌黄白色黏液起润滑作用。正常情况下不能触及此腺体，若腺体感染，腺管口闭塞形成前庭大腺脓肿或囊肿，则能看到或可触及。

5. 舟状窝　阴道口与阴唇系带之间有一浅窝，称舟状窝（又称阴道前庭窝）。经产妇受分娩影响此窝不明显。

【内生殖器】　女性内生殖器（internal genitalia）指女性生殖器的内藏部分，由生殖腺和输送管道组成，它包括阴道、子宫、输卵管及卵巢，后二者又常称为子宫附件（uterine adnexa）（图 1-2）。

（一）阴道（vagina）

阴道是由黏膜、肌层和外膜组成的肌性管道，为性交器官，也是月经血排出及胎儿娩出的通道。

阴道位于真骨盆下部中央，呈上宽下窄的管道，分前、后壁及上、下两端，阴道上端包围宫颈，下端开口于阴道前庭后部。阴道前壁长 7～9cm，与膀胱和尿道相邻，后壁长 10～12cm，与直肠贴近。正常情况下阴道前、后壁紧贴，有利于阻断子宫颈口与外界相通。阴道环绕宫颈周围的部分称阴道穹窿，按其位置分为前、后、左、右 4 部分，其中后穹窿最深，与腹腔最低部位直肠子宫陷凹紧密相邻，二者间仅隔阴道壁和一层腹膜，临床上可经此处穿刺、引流、手术或取出腔镜手术切除物。

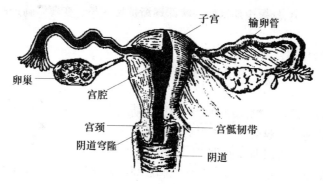

图 1-2　内生殖器官

阴道壁由黏膜、肌层和纤维组织膜构成。阴道黏膜呈淡红色，由复层鳞状上皮细胞覆盖，无腺体。阴道黏膜受性激素影响有周期性变化。阴道富有很多横纹皱襞及弹力纤维，伸展性较大。幼女及绝经后妇女因缺乏激素刺激，阴道黏膜上皮甚薄，皱襞少，伸展性小，局部抵抗力差，易受创伤而感染。阴道壁有丰富的静脉丛，故局部受损伤易出血或形成血肿。

（二）子宫 （uterus）

子宫是壁厚、腔小、以肌肉为主的中空器官，是孕育胚胎、胎儿和产生月经的器官。

1. 位置　子宫位于盆腔中央，在膀胱与直肠之间，下端接阴道，两侧与输卵管和卵巢相连。子宫底位于真骨盆入口平面以下，子宫颈的下端在坐骨棘平面的稍上方。成年人子宫的正常位置呈轻度的前倾位，主要靠子宫韧带及骨盆底肌和筋膜的支托作用维持。

2. 形态　成年人子宫呈前后略扁的倒置梨形，重约 50g，长 7～8cm，宽 4～5cm，厚 2～3cm；宫腔容量约 5ml。子宫上部较宽，称为子宫体，其顶端宽而圆凸的部分称宫底，宫底两侧为宫角，与输卵管相通。子宫下部较窄呈圆柱状称宫颈，在成人长 2.5～3.0cm；宫颈在阴道部的开口为宫颈外口，未产妇的宫颈外口呈圆形，边缘光滑整齐；经产妇的宫颈外口受分娩影响形成大小不等的横裂，分为宫颈前、后唇。宫体与宫颈的比例因年龄而异，儿童期为 1∶2，成年妇女为 2∶1，老年期为 1∶1（图 1-3）。

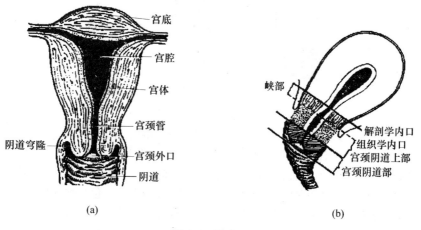

(a)　　　　　　　　　　　　　　　　　　(b)

图 1-3　子宫

（a）子宫冠状断面；（b）子宫矢状断面

子宫腔为上宽下窄、前后扁的倒三角形空腔，宫腔顶部两端通输卵管，尖端向下通子宫颈管。宫颈管呈梭形，其下端通阴道。在宫体与宫颈之间形成最狭窄的部分称子宫峡部，其上端因解剖上较狭窄，又称解剖学内口；其下端因黏膜组织在此处由宫腔内膜转变为宫颈黏膜，又称组织学内口。非孕期峡部长约1cm，妊娠中期以后，峡部逐渐扩展变长、变薄，临产时可达7～11cm，形成子宫下段。

3. **组织结构** 宫体和宫颈的结构不同。

子宫体壁由3层组织构成，内层为黏膜层，即子宫内膜；中间层为肌层；外层为浆膜层，即脏层腹膜。

子宫内膜质软而光滑，为黏膜组织，因形态与功能上的不同分为两层，其表面2/3称为功能层，从青春期开始功能层内膜受卵巢激素的影响发生周期性变化，剥脱出血，形成月经；靠近肌层的1/3内膜为基底层，无周期性变化。

子宫肌层由多量平滑肌束、少量弹力纤维和胶原纤维所组成，肌束纵横交错排列如网状。非孕时子宫肌层厚约0.8cm。肌层大致分为3层，外层肌纤维多纵行、内层环行、中层多各方交织排列。肌层中含血管，子宫收缩时血管被压缩，能有效制止产后子宫出血。

子宫浆膜层为覆盖宫体底部及前、后面的脏层腹膜，与肌层紧贴，在子宫前面近子宫峡部处，腹膜与子宫壁结合较疏松，向前反折覆盖膀胱，形成膀胱子宫陷凹。疏松处的腹膜称膀胱子宫返折腹膜。在子宫后面，腹膜沿子宫壁向下，至宫颈后方及阴道后穹隆再折向直肠，形成直肠子宫陷凹亦称道格拉斯陷凹，并向上与后腹膜相连续。

宫颈主要由结缔组织构成，含有平滑肌纤维、血管及弹力纤维。宫颈管黏膜为单层高柱状，黏膜层有许多腺体能分泌碱性黏液，形成宫颈管内的黏液栓，将宫颈管与外界隔开。宫颈阴道部为复层鳞状上皮覆盖，表面光滑。宫颈黏膜受性激素影响也有周期性变化。在宫颈外口柱状上皮与鳞状上皮交界处是宫颈癌的好发部位。

4. **子宫韧带** 子宫有4对韧带，韧带与骨盆底肌肉和筋膜共同维持子宫的正常位置（图1-4）。

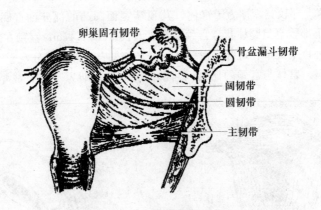

图1-4 子宫各韧带（前面观）

（1）圆韧带：长12～14cm，起自子宫角前面、输卵管近端的下方，然后向前下方伸展达骨盆壁，再穿过腹股沟管终止于大阴唇前端。圆韧带由结缔组织和平滑肌组成，其作用是维持子宫呈前倾位置。

（2）阔韧带：为一对翼形的腹膜皱襞，由覆盖子宫前、后壁的腹膜自子宫侧缘向两侧延伸达骨盆壁而成。阔韧带分为前后两叶，其上缘游离，阔韧带的内2/3包裹输卵管（伞部没有腹膜覆盖），外1/3移行为骨盆漏斗韧带（卵巢悬韧带），卵巢动、静脉由此穿过。在输卵管以下，卵巢附着处以上的阔韧带，称为输卵管系膜；卵巢与阔韧带后叶相接处称卵巢系膜；卵巢与宫角之间的阔韧带稍增厚，称卵巢韧带。在宫体两侧的阔韧带中有丰富的血管、神经、淋巴管及大量疏松结缔组织，称宫旁组织，子宫动、静脉和输尿管均从阔韧带基底部穿过。阔韧带具有保持子宫的位置位于盆腔中央的作用。

（3）主韧带：又称宫颈横韧带，为一对强韧的平滑肌纤维与结缔组织纤维束，位于阔韧带的下部，横行于宫颈两侧缘和骨盆侧壁之间，其作用是固定宫颈位置，保持子宫不向下脱垂。

（4）宫骶韧带：起于子宫颈后面的上外侧方，向两侧绕过直肠到达第 2、3 骶椎前面的筋膜，由平滑肌和结缔组织构成，外有腹膜遮盖。该韧带短厚有力，将宫颈向后、向上牵引，间接维持子宫前倾位置。

（三）输卵管 （fallopian tube, oviduct）

输卵管是精子与卵子相遇结合成为受精卵的部位，也是向宫腔运送受精卵的通道。输卵管为一对细长弯曲的肌性管道，位于阔韧带的上缘内，内侧与子宫角相连，外端游离，与卵巢相近，全长 8～14cm。根据输卵管的形态，由内向外分为间质部、峡部、壶腹部和伞部 4 个部分：①间质部：长约 1cm，为通入子宫壁内的部分，狭窄而短；②峡部：长 2～3cm，在间质部外侧，管腔较窄；③壶腹部：长 5～8cm，在峡部外侧，管腔较宽大；④伞部：长度多为 1～1.5cm，为输卵管末端游离的部分，有"拾卵"作用，其中央有输卵管开口，口周为须状组织，呈伞状，称为输卵管伞，盖在卵巢表面，其中一个较大的突起连于卵巢，称卵巢伞。输卵管外覆浆膜，中为平滑肌层，内为黏膜层。黏膜层由单层高柱状上皮细胞组成，上皮细胞分为纤毛细胞、无纤毛细胞、楔状细胞及未分化细胞 4 种，纤毛细胞的纤毛摆动有助于运送卵子。平滑肌层常有节奏地收缩，能引起输卵管由远端向近端蠕动。输卵管肌肉的收缩和黏膜上皮细胞的形态、分泌及纤毛摆动均受性激素影响，有周期性变化。

（四）卵巢 （ovary）

卵巢是能产生和排出卵子，并能分泌甾体激素，具有生殖和内分泌功能的性腺器官。

卵巢为一对扁椭圆形的性腺，位于输卵管后下方，其外侧以骨盆漏斗韧带连接于骨盆壁，内侧以卵巢固有韧带与子宫相连，上前缘借系膜连于阔韧带，因卵巢前缘中部有血管、神经等出入，故称为卵巢门。青春期前，卵巢无排卵，表面较光滑，青春期开始排卵后，表面逐渐凹凸不平，成年妇女的卵巢大小约 4cm×3cm×1cm，重 5～6g，呈灰白色，绝经后萎缩，变小、变硬。卵巢表面无腹膜，由单层立方上皮覆盖，称为生发上皮，上皮内有一层纤维组织膜称卵巢白膜。其内为卵巢实质，分为皮质与髓质两部分，皮质在外层，内有数以万计的始基卵泡及致密结缔组织；髓质在卵巢的中央，有疏松结缔组织及丰富的血管、神经和淋巴管，但无卵泡（图 1-5）。

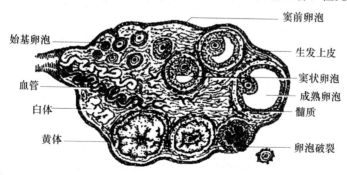

图 1-5　卵巢的构造（切面）

【血管、淋巴及神经】　女性生殖器官的血管与淋巴管相伴而行，各器官间静脉及淋巴管以丛、网状相吻，故感染或癌肿易在器官间扩散。

（一）血管

女性内、外生殖器官的血液供应主要来自卵巢动脉、子宫动脉、阴道动脉及阴部内动脉。各部位的静脉均与同名动脉伴行，但在数量上较动脉多，并在相应器官及其周围形成静脉丛，且互相融合。

卵巢动脉自腹主动脉分出，左侧可来自左肾动脉。卵巢动脉在腹膜后沿腰大肌前下行至骨盆腔，跨过输尿管与髂总动脉下段，随骨盆漏斗韧带向内横行，再经卵巢系膜进入卵巢门。子宫动脉为髂内动脉（又称腹下动脉）前干分支，距宫颈内口水平约 2cm 处横跨输尿管至子宫侧缘，此后分为上、下两支。阴道动脉为髂内动脉前干分支。阴部内动脉为髂内动脉前干终支，到达坐骨肛门窝后分出 4 支：痔下动脉、会阴动脉、阴唇动脉、阴蒂动脉。

（二）淋巴

女性生殖器官具有丰富的淋巴系统，淋巴结一般沿相应的血管排列，成群或成串分布，其数目、大小和位置均不恒定，主要分为外生殖器淋巴及内生殖器淋巴（盆腔淋巴）两组。当生殖器官发生感染或癌变时，往往沿该部回流的淋巴管播散，导致相应淋巴结肿大。女性生殖器官的淋巴多数首先汇集进入沿髂动脉的各淋巴结，然后转入腹主动脉周围的腰淋巴结，最后在第 2 腰椎部注入胸导管的乳糜池。

外生殖器淋巴分为腹股沟浅淋巴结、腹股沟深淋巴结两部分。盆腔淋巴分为 3 组：① 髂淋巴组：由髂内、髂外及髂总淋巴结组成；② 骶前淋巴组：位于骶骨前面与直肠之间；③ 腰淋巴组：位于主动脉旁。

（三）神经

女性内、外生殖器官由躯体神经和自主神经共同支配。

1. **外生殖器的神经支配**　支配外生殖器的阴部神经主要来自骶丛，系自主神经，走行途径与阴部内动脉相同，在坐骨结节内侧下方分成会阴神经、阴蒂背神经、肛门神经 3 支。

2. **内生殖器的神经支配**　主要由交感神经与副交感神经所支配。交感神经纤维自腹主动脉前神经丛分出，分布于宫体、宫颈、膀胱上部等。骨盆神经丛中有来自第 2～4 骶神经的副交感神经纤维，并含有向心传导的感觉神经纤维，以向中枢传导子宫冲动并引起子宫反射性收缩。

【**邻近器官**】　女性生殖器官不仅与输尿管、膀胱、乙状结肠、直肠、阑尾在解剖上相邻，而且与血管、淋巴及神经也相互有密切联系。

（一）尿道

尿道为肌性管道，长 4～5cm，直径约 0.6cm，从膀胱三角尖端开始，穿过泌尿生殖膈，终于阴道前部的尿道外口。由于女性尿道具有短、直、宽的特点，又邻近阴道，易发生泌尿系统感染。

（二）膀胱

膀胱为囊状肌性器官，位于耻骨联合之后，子宫之前。膀胱可分为顶、底、体和颈 4 部分，膀胱底部黏膜形成一三角区称膀胱三角，三角的尖向下为尿道内口，三角底的两侧为输尿管口，两口相距约 2.5cm。

（三）输尿管

输尿管为一对肌性圆索状管道，起自肾盂，止于膀胱，从肾盂开始后沿腰大肌前面偏中线侧下降，在骶髂关节处进入盆腔，继续下行，至阔韧带底部时向前内方走行，于子宫颈外侧 2cm 处，在子宫动脉的下方与之交叉，又经阴道侧穹隆顶端绕向前内方而入膀胱底，在膀胱肌壁内斜行后开口于膀胱底的外侧角。

（四）直肠

直肠全长 15～20cm，位于盆腔后部，上接乙状结肠，下连肛管，前为子宫及阴道，后为骶骨。直肠上段有腹膜遮盖，至直肠中段腹膜折向前上方，覆盖于宫颈及子宫后壁，形成直肠子宫陷凹。肛管长 2～3cm，在其周围有肛门内、外括约肌及肛提肌，肛门外括约肌为骨盆底浅层肌的一部分，在妇科手术或分娩时应注意避免损伤肛管、直肠及骨盆底组织。

（五）阑尾

阑尾长约 8cm，上端接盲肠，通常位于右髂窝内。其位置、长短和粗细变化较大，妊娠期阑尾的位置可随子宫增大而向上、向外移位。阑尾炎症可累及生殖器官。

【骨盆】　骨盆（pelvis）呈一完整的骨环，是躯干和下肢之间的骨性连接，是支持躯干和保护盆腔脏器的重要结构，同时女性骨盆又是胎儿经阴道分娩时必经的骨性通道，其大小、形状对分娩有直接影响。

（一）骨盆的组成

骨盆由骨骼以及它们之间的骨连结及韧带构成。

1. **骨盆的骨骼**　骨盆由一块骶骨、一块尾骨及左、右两块髋骨组成。每块髋骨又由髂骨、坐骨及耻骨融合而成。骶骨由 5～6 块骶椎合成，形似三角，前面凹陷成骶窝，上缘中部前缘凸出，形成骶岬。尾骨由 4～5 块尾椎合成（图 1-6）。

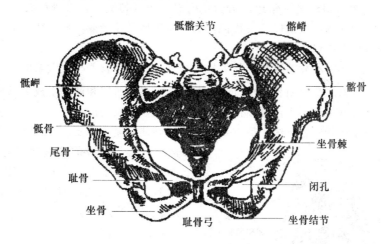

图 1-6　正常女性骨盆（前上观）

2. **骨盆的关节**　包括耻骨联合、骶髂关节和骶尾关节。两耻骨之间的纤维软骨形成耻骨联合，位于骨盆前方；骶骨和髂骨之间形成骶髂关节，位于骨盆后方；骶骨与尾骨之间形成骶尾关节，有一定活动度。分娩时，下降的胎头可使尾骨向后。若骨折或病变可使骶尾关节硬化，尾骨翘向前方，致使骨盆出口狭窄，影响分娩。

3. **骨盆的韧带**　有两对重要的韧带，骶骨、尾骨与坐骨棘之间为骶棘韧带，骶骨、尾骨与坐骨结节之间为骶结节韧带。骶棘韧带宽度即坐骨切迹宽度，是判断中骨盆是否狭窄的重要标志。妊娠期受激素影响，韧带较松弛，关节的活动性增加，有利于分娩时胎儿通过骨产道。

（二）骨盆的分界

以耻骨联合上缘、髂耻缘及骶岬上缘的连线为界，将骨盆分为假骨盆和真骨盆两部分。假骨盆又称大骨盆，位于骨盆分界线之上，为腹腔的一部分，前面是腹壁下部，两侧为髂骨翼，其后为第 5 腰椎。测量大骨盆的径线可以间接了解真骨盆的大小。真骨盆也称小骨盆，位于骨盆分界线之下，是胎儿娩出的通道，又称骨产道或硬产道。真骨盆有上、下两个口，即骨盆入口与骨盆出口，骨盆入口和出口之间为骨盆腔。骨盆腔为一前壁短、后壁长的弯曲管道，前壁是耻骨联合，耻骨两个降支构成耻骨弓；后壁是骶骨与尾骨；两侧为坐骨、坐骨棘和骶棘韧带。

（三）骨盆标记

（1）骶岬：第一骶椎向前突出形成，是骨盆内测量的重要据点。

(2) 坐骨棘：位于真骨盆的中部，是坐骨后缘突出的部分。

(3) 耻骨弓：耻骨两降支的前部相连构成耻骨弓，女性骨盆耻骨弓角度为 90°。

（四）骨盆的类型

根据骨盆形状（按 Callwell 与 Moloy 分类）分为 4 种类型。

1. **女性型**　骨盆入口呈横椭圆形，髂骨翼宽而浅，入口横径较前后径稍长，耻骨弓较宽，坐骨棘间径≥10cm，骶坐切迹呈圆形。为最常见的女性正常骨盆，在我国妇女骨盆类型中占 52%～58.9%。

2. **扁平型**　骨盆入口呈扁椭圆形，前后径短而横径长，耻骨弓宽，骶骨失去正常弯度，变直向后翘或深弧型，故骶骨短而骨盆浅，骶坐切迹宽。在我国妇女中较常见，占 23.2%～29%。

3. **类人猿型**　骨盆入口呈长椭圆形，骨盆入口、中骨盆和骨盆出口的横径均缩短，前后径稍长。坐骨切迹较宽，两侧壁稍内聚，坐骨棘较突出，耻骨弓较窄，但骶骨向后倾斜，故骨盆前部较窄而后部较宽。骶骨往往有 6 节且较直，故较其他型深。在我国妇女中占 14.2%～18%。

4. **男性型**　骨盆入口略呈三角形，两侧壁内聚，坐骨棘突出，耻骨弓较窄，坐骨切迹窄呈高弓形，骶骨较直而前倾，致出口后矢状径较短。因男型骨盆呈漏斗形，往往造成难产。此类骨盆较少见，在我国妇女中仅占 1%～3.7%。

骨盆的形态、大小除种族差异外，其生长发育还受遗传、营养与性激素的影响。

【骨盆底】骨盆底是封闭骨盆出口的软组织，由多层肌肉和筋膜组成，承托并保持盆腔脏器位于正常位置。分娩处理不当，可损伤骨盆底组织或影响其功能。

骨盆底的前方是耻骨联合下缘，后方是尾骨尖，两侧是耻骨降支、坐骨升支及坐骨结节。两侧坐骨结节前缘的连线将骨盆底分为前后两部，前部是尿生殖三角，有尿道和阴道通过；后部是肛门三角，有肛门通过。骨盆底由外层、中层及内层组织构成。

（一）外层

骨盆底外层由会阴浅筋膜及其深面 3 对肌肉（球海绵体肌、坐骨海绵体肌和会阴浅横肌）及一括约肌（肛门外括约肌）组成。此层肌肉的肌腱会合于阴道外口和肛门之间，形成中心腱，有加强盆底的作用（图 1-7）。

（二）中层

骨盆底中层即泌尿生殖膈，由上、下两层坚韧筋膜及一层薄肌肉组成，覆盖于由耻骨弓与两坐骨结节所形成的骨盆出口前部三角形平面上，也称三角韧带。其上有尿道与阴道穿过。在两层筋膜间有一对肌束横行于两侧坐骨结节至中心腱，即会阴深横肌和位于尿道周围的尿道括约肌，这两束肌肉不能截然分开，又合称尿生殖三角肌。

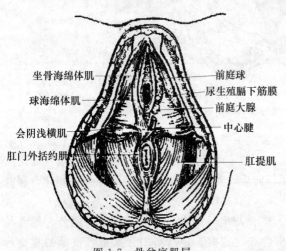

坐骨海绵体肌　　　　　　　前庭球
　　　　　　　　　　　尿生殖膈下筋膜
球海绵体肌　　　　　　　　前庭大腺
会阴浅横肌　　　　　　　　中心腱
肛门外括约肌　　　　　　　肛提肌

图 1-7　骨盆底肌层

（三）内层

骨盆底内层即盆膈，为骨盆底最里面最坚韧的一层，由肛提肌及其上、下层筋膜所组成，尿道、阴道及直肠穿行其中。肛提肌呈宽阔而扁平的三角形肌肉板，肌纤维分别由两侧盆壁向下、向内走行而合成漏斗形，是组成盆底最主要的一对肌肉。肛提肌具有构成盆底、加强盆底托力的作用，又因部分肌纤维在阴道及直肠周围密切交织，还有加强肛门与阴道括约肌的作用。每侧肛提肌由前内向后外分为耻尾肌、髂尾肌、坐尾肌 3 部分。

【会阴部】 会阴（perineum）有两种不同的含义，广义的会阴指盆膈以下封闭骨盆出口的所有软组织，由会阴肌、筋膜及血管、神经等构成，有直肠、尿道及阴道末段穿行其中。狭义的会阴是指阴道口与肛门之间的软组织区域，非孕时厚3～4cm，由外向内逐渐变窄呈楔状，表面为皮肤及皮下脂肪，内层为会阴中心腱，又称会阴体。妊娠期会阴组织变软，有很大的伸展性；分娩时其厚度可由非孕期的3～4cm变成薄膜状，有利于分娩。分娩时要保护此区，以免造成会阴裂伤。

第2节 女性生殖系统的生理

【重点提示】

（1）女性生殖系统具有生殖及内分泌双重生理功能，与机体其他系统功能相互联系、相互影响。

（2）卵巢作为女性的性腺，具有产生卵子并排卵和分泌女性激素的功能。卵巢功能在下丘脑及垂体激素的作用下发生周期性的变化。

（3）子宫内膜在卵巢激素的作用下发生周期性变化，是受精卵着床及月经来潮的前提。

（4）除子宫内膜外，阴道黏膜、宫颈黏液、输卵管也随卵巢发生周期性的变化。

（5）雌激素、孕激素受体遍布身体多个器官，子宫、阴道、输卵管、乳腺是最主要的靶器官，靶器官在雌激素、孕激素的作用下发育成熟并完成生育及哺乳。

（6）月经周期的调节是一个非常复杂的过程，下丘脑、垂体、卵巢之间相互调节、相互影响，形成一个完整而协调的神经内分泌系统，称为下丘脑-垂体-卵巢轴；女性生殖系统的功能都是在下丘脑-垂体-卵巢轴的调节下完成的。

妇女一生根据其生理特点可按年龄划分为胎儿期、新生儿期、儿童期、青春期、性成熟期、绝经过渡期和绝经后期几个阶段。下丘脑-垂体-卵巢轴功能发育、成熟和衰退的过程，代表了女性从新生儿到衰老的渐进的生理过程。

【妇女一生各时期的生理特点】

（一）胎儿期（fetal period）

受精卵是由分别来源于父系和母系的23对（46条）染色体组成的新个体，其中性染色体X与Y决定着胎儿的性别，即XX合子发育为女性，XY合子发育为男性。胚胎6周后原始性腺开始分化，至8～10周性腺组织中出现卵巢的结构。

（二）新生儿期（neonatal period）

出生后4周内为新生儿期。女性胎儿由于受母体内胎盘及性腺所产生的女性性激素影响，其外阴较丰满，子宫、卵巢有一定程度的发育，乳房略隆起，或可有少许泌乳。出生后脱离胎盘循环，血循环中女性性激素水平迅速下降，可出现少量阴道流血。这些生理变化多可在短期内自然消退。

（三）儿童期（childhood）

儿童期是从出生4周到12岁左右体格快速增长和发育的时期，但生殖器发育缓慢。8岁以前，儿童身体持续发育，但生殖器官仍为幼稚型。阴道狭长，上皮薄而无皱襞；子宫小，宫颈长，约占子宫全长的2/3，子宫肌层薄；卵巢长而窄，卵泡虽能大量生长，但不能发育至成熟；输卵管弯曲、细；子宫、输卵管及卵巢均位于腹腔内。

8岁以后，随着儿童体格的生长和发育，神经、内分泌的调节功能也逐渐发展，下丘脑促性腺激素释放激素抑制状态解除，卵巢内的卵泡受垂体促性腺激素的影响，有一定的发育并开始分泌性激素，但仍不成熟。性器官生长发育表现为阴唇丰满、增大；阴道加深；子宫体生长显著，子宫体与子宫颈的比例逐渐大于1∶1；卵巢逐渐变为扁卵圆形，内有少量卵泡发育，但仍不能发育成熟。女性特征开始出现，皮下脂肪在胸、髋、肩及耻骨前面积蓄；子宫、输卵管及卵巢逐渐向骨盆腔内下降；乳房也开始发育。

（四）青春期（adolescence or puberty）

自月经初潮至生殖器官逐渐发育成熟的时期称为青春期，是由儿童期向性成熟期过渡的一段快速生长时期，是内分泌系统、生殖系统、体格、心理等逐渐发育成熟的过程，世界卫生组织（World Health Organization，WHO）规定青春期为 10～19 岁。

青春期的发动通常始于 8～10 岁，此时中枢性负反馈抑制状态解除，促性腺激素释放激素（gonadotropin releasing hormone，GnRH）开始呈脉冲式释放，继而引起促性腺激素和卵巢性激素水平升高、第二性征出现，并最终获得成熟的生殖功能。青春期发动的时间主要取决于遗传因素，此外，尚与地理位置、体质、营养状况以及心理、精神因素有关。

女性青春期第一性征的变化是在促性腺激素作用下，卵巢增大、卵泡开始发育和分泌雌激素，生殖器从幼稚型变为成人型。阴阜隆起，大、小阴唇变肥厚并有色素沉着；阴道长度及宽度增加，阴道黏膜变厚并出现皱襞；子宫增大，尤其宫体明显增大，宫体与宫颈的比例为 2：1；输卵管变粗，弯曲度减小，黏膜出现许多皱襞与纤毛；卵巢增大，皮质内有不同发育阶段的卵泡，致使卵巢表面稍呈凹凸不平。此时虽已初步具有生育能力，但整个生殖系统的功能尚未完善。

除生殖器官以外，其他女性特有的性征即第二性征包括音调变高，乳房发育，出现阴毛及腋毛，骨盆横径发育大于前后径，胸、肩部皮下脂肪增多等，这些变化呈现女性特征。

青春期按照顺序先后经历以下 4 个不同的阶段，各阶段有重叠，共需大约 4.5 年的时间。

（1）乳房萌发：女性第二性征的最初特征。一般女孩接近 10 岁时乳房开始发育，约经过 3.5 年时间发育为成熟型。

（2）肾上腺功能初现：青春期肾上腺雄激素分泌增加引起阴毛和腋毛的生长，称为肾上腺功能初现。阴毛首先发育，约 2 年后腋毛开始发育。该阶段肾上腺皮质功能逐渐增强，肾上腺功能初现提示下丘脑-垂体-肾上腺雄性激素轴功能渐趋完善。

（3）生长加速：11～12 岁青春期少女体格生长呈直线加速，平均每年生长 9cm，月经初潮后生长减缓。

（4）月经初潮：女孩第一次月经来潮称月经初潮，为青春期的重要标志。月经初潮平均晚于乳房发育 2.5 年时间。月经来潮提示卵巢产生的雌激素足以使子宫内膜增殖，雌激素达到一定水平且有明显波动时，引起子宫内膜脱落即出现月经。由于此时中枢对雌激素的正反馈机制尚未成熟，即使卵泡发育成熟也不能排卵，故月经周期常不规律，经 5～7 年建立规律的周期性排卵后，月经才逐渐正常。

（五）性成熟期（sexual maturity）

卵巢功能成熟并有周期性性激素分泌及排卵的时期称为性成熟期，一般自 18 岁左右开始，历时约 30 年。在性成熟期，生殖器官及乳房在卵巢分泌的性激素作用下发生周期性变化，此阶段是妇女生育功能最旺盛的时期，故也称生育期。

（六）绝经过渡期（menopausal transition period）

绝经过渡期包括绝经前后的一段时期，始于 40 岁左右，历时 10 余年，甚至 20 年，是卵巢功能开始衰退至最后一次月经的时期。此期间卵巢功能逐渐衰退，排卵变得不规律，直到不再排卵；月经渐趋不规律，最后完全停止；生殖器官亦开始萎缩。绝经指女性生命中最后一次月经，卵巢内卵泡自然耗竭，或剩余的卵泡对垂体分泌的促性腺激素丧失反应。以往采用"更年期"来形容女性这一特殊生理变更期。由于更年期定义含糊，1994 年世界卫生组织提出废除"更年期"，推荐采用"围绝经期（peri-menopause period）"一词，将其定义为从卵巢功能开始衰退直至绝经后 1 年内的时期。在围绝经期，由于雌激素水平降低，出现血管舒缩障碍和神经精神症状，表现为潮热、出汗、情绪不稳定、抑郁或烦躁、失眠等，称绝经综合征。

（七）绝经后期（postmenopausal period）

绝经后期为绝经后的生命时期。在早期阶段，卵巢虽然停止分泌雌激素，但其间质仍能分泌少量雄激素，此期由雄激素在外周转化而来的雌酮成为循环中的主要雌激素。妇女 60 岁以后机体逐渐老化，进入老年期。此期卵巢功能已完全衰竭，除整个机体发生衰老改变外，生殖器官进一步萎缩老化，主要表现为雌激素水平低落，不足以维持女性第二性征；易感染发生老年性阴道炎；骨代谢失常引起骨质疏松，易发生骨折。

【卵巢的功能及其周期性变化】

（一）卵巢的功能

卵巢为女性性腺，其主要功能是产生卵子并排卵和分泌女性激素，也称卵巢的生殖功能和内分泌功能。

（二）卵巢的周期性变化

从青春期开始到绝经前，卵巢在形态和功能上发生周期性变化称卵巢周期。按卵泡的发育及成熟、排卵、黄体形成及退化、卵泡闭锁分述如下：

1. **卵泡的发育及成熟**　人类卵巢中卵泡的发育始于胚胎时期，新生儿出生时卵巢大约有 200 万个卵泡。儿童期多数卵泡退化，至青春期只剩下约 30 万个。根据形态、大小、生长速度和组织学特征，可将卵泡的生长分为始基卵泡、窦前卵泡、窦状卵泡、排卵前卵泡几个阶段。排卵前卵泡直径可达 10～20mm，其结构从外向内依次为卵泡外膜、卵泡内膜、颗粒细胞、卵泡腔、卵丘、放射冠和透明带。正常妇女生育期每个周期中仅有数个卵泡发育成熟，其中只有一个卵泡发生排卵，其余同样成熟的卵泡都不排卵而退化。

2. **排卵**　卵细胞和它周围的一些细胞一起被排出的过程称排卵。排卵前卵泡进入排卵前状态，卵泡突出于卵巢表面类似一个水疱，最后破裂，出现排卵。排卵时随卵细胞同时排出的有透明带、放射冠及小部分卵丘内的颗粒细胞。排卵多发生在下次月经来潮前 14 日左右，卵子可由两侧卵巢轮流排出，也可由一侧卵巢连续排出。

3. **黄体形成及退化**　排卵后，卵泡液流出，卵泡腔内压下降，卵泡壁塌陷，形成许多皱襞，卵泡壁的卵泡颗粒细胞和内膜细胞向内侵入，周围由结缔组织的卵泡外膜包围，共同形成黄体。排卵后 7～8 日黄体体积达最高峰，直径为 1～2cm，外观色黄。若卵子未受精，黄体在排卵后 9～10 日开始退化，形成白体。黄体衰退后月经来潮，卵巢中又有新的卵泡发育，开始新的周期。

4. **卵泡闭锁**　在性成熟期，除妊娠及哺乳期外，卵巢经常不断地重复上述周期变化，但在妇女一生中，仅有 400 个左右的原始卵泡发育到排卵，其余绝大多数卵泡均在发育过程中退化，成为闭锁卵泡。

（三）卵巢分泌的激素及其作用

卵巢主要合成及分泌两种女性性激素，即雌激素和孕激素，同时亦会分泌少量雄激素。除卵巢外，肾上腺皮质亦能分泌少量雌激素和孕激素。卵泡膜细胞为排卵前雌激素的主要来源，黄体细胞在排卵后分泌大量的孕激素及雌激素。雄激素（睾酮）主要由卵巢门细胞产生。性激素属于类固醇激素，称甾体激素（steroid hormones）。

1. **甾体激素的合成与代谢**　卵巢能利用血中胆固醇合成孕烯醇酮，再经两种途径合成雄烯二酮，雄烯二酮经 17α 羟类固醇脱氢酶催化，生成睾酮，睾酮和雄烯二酮在 P450 芳香化酶的作用下，转化为雌酮及雌二醇。雌酮及雌二醇降解为雌三醇。雌二醇生物活性最强，雌三醇活性最弱。孕酮是在肝内降解为孕二醇，从尿中排出。

2. 雌激素、孕激素的周期性变化

（1）雌激素：在卵泡开始发育时，只有少量雌激素分泌，随着卵泡渐趋成熟，雌激素分泌也逐渐增加，于排卵前形成一个高峰，排卵后分泌稍减少；在排卵后7～8日黄体成熟时，形成第二高峰，但较平坦；排卵后9～10天黄体开始萎缩时，雌激素水平急剧下降，在月经前降至最低水平。

（2）孕激素：排卵前孕酮的产生较少，主要来自肾上腺。于排卵后孕激素的分泌量开始增加，主要由卵巢颗粒黄体细胞和卵泡膜黄体细胞生成与分泌。在排卵后7～8日黄体成熟时，分泌量达高峰，以后逐渐下降，月经来潮时恢复到排卵前水平。

3. 雌激素、孕激素的生理作用

（1）雌激素的生理作用：雌激素受体广泛分布于生殖道、乳腺、肝、皮肤黏膜、脂肪、骨骼、脑、心血管及肾等，雌激素能诱导雌激素受体形成，孕激素则抑制其生成。

1）对卵巢的作用：促进卵泡发育。

2）对子宫的作用：促进子宫发育，增加血运，促进子宫平滑肌细胞增生、肥大，提高子宫平滑肌对缩宫素的敏感性，增强子宫收缩力；对子宫内膜的功能层上皮细胞和腺体有增生作用；使宫颈口松弛，宫颈黏液分泌增多，质变稀薄，易拉成丝状。

3）对输卵管的作用：促进输卵管肌层及上皮的分泌活动，加强输卵管节律性收缩，使上皮细胞分泌增多，纤毛生长，有利于受精卵的运行。

4）对阴道上皮的作用：促进阴道上皮增生和角化，使黏膜增厚。

5）对乳房的作用：使乳腺管增生，乳头、乳晕着色；促进其他第二性征的发育。

6）对下丘脑、垂体的作用：通过对下丘脑的正负反馈调节，调节垂体促性腺激素的分泌。

7）代谢作用：促进水、钠潴留；促进肝脏高密度脂蛋白合成，抑制低密度脂蛋白合成，降低循环中胆固醇水平；维持和促进骨基质代谢。

（2）孕激素的生理作用：孕激素通常在雌激素作用的基础上发挥作用。

1）对子宫的作用：使肌肉松弛，活动力下降，对外界刺激的反应能力下降；妊娠子宫对缩宫素的敏感性降低，有利于受精卵在子宫腔内生长发育；使增生期子宫内膜转化为分泌期内膜；抑制宫颈内膜的黏液分泌，使其性状变黏稠。

2）对输卵管的作用：减低输卵管的收缩，抑制输卵管内膜上皮的生成，减少黏液分泌，调节孕卵运行。

3）对阴道上皮的作用：使阴道上皮脱落加快。

4）对下丘脑和垂体的作用：通过对下丘脑的负反馈作用，抑制垂体促性腺激素的分泌。

5）对乳房的作用：孕激素、雌激素和生乳素相互作用，使乳腺腺泡和乳腺小叶增生、发育。

6）对代谢的作用：促进水、钠的排泄。

7）对体温的作用：孕激素有升高体温的作用，可使基础体温在排卵后升高 $0.3\sim0.5\,^\circ\!C$，这种基础体温的改变是排卵的重要指标，可以此作为判定排卵日期的标志之一。

（3）孕激素与雌激素的协同作用和拮抗作用：① 协同作用：孕激素在雌激素作用的基础上进一步促进女性生殖器官和乳房的发育；② 拮抗作用：使雌激素作用下增生的子宫内膜转化为分泌期，其拮抗作用还可表现在子宫的收缩、输卵管的蠕动、宫颈黏液的变化、阴道上皮细胞角化和脱落以及钠和水的潴留与排泄等方面。

4. 雄激素的生理作用

（1）雄激素是合成雌激素的前体；

（2）维持女性正常生育功能，维持第二性征，促进阴毛和腋毛的生长；

（3）促进蛋白质的合成，促进肌肉和骨骼的发育，在青春期后导致骨骺愈合，促进红细胞生成，促进血红蛋白及骨髓的红细胞增生。

【子宫内膜及生殖器其他部位的周期性变化】　子宫内膜及其他女性生殖器随卵巢的周期性变化而发生改变，其中，子宫内膜的周期性变化最为显著。

（一）子宫内膜的周期性变化

子宫内膜分为基底层和功能层，基底层与子宫肌层相连，不受卵巢激素周期性变化的影响，月经期不发生脱落。功能层靠近子宫腔，受卵巢激素周期性变化的调节，在月经期脱落坏死。子宫内膜的周期性变化一般分为 3 期。

1. 增生期　月经期后，在雌激素作用下，子宫内膜基底层细胞开始增生，修复剥脱处创面，逐渐变厚；腺体增多、变宽，并渐屈曲；血管增生，逐渐呈螺旋状；间质则增生致密。此期相当于卵泡发育成熟阶段，即月经周期的第 5～14 天。增生期又可分早、中、晚 3 期。

2. 分泌期　排卵后，增生的子宫内膜转化成分泌型。黄体分泌的孕激素和雌激素使增生期内膜继续增厚，腺体进一步扩大、弯曲，出现分泌现象；血管也迅速增长，更加弯曲；间质变疏松并有水肿。此时内膜厚且松软，含有丰富的营养物质，有利于受精卵着床、发育。

3. 月经期　月经周期第 1～4 天。在内膜功能层形成散在的小血肿，使坏死的内膜剥脱，随血液排出，称之为月经。内膜的基底层随即开始增生，形成新的内膜。故月经期实际是上一个周期的结束，也是下一周期的开始。

（二）生殖器其他部位的周期性变化

1. 阴道黏膜的周期性变化　随着月经周期雌、孕激素的变化，阴道黏膜也发生周期性改变。增殖期，阴道上皮在雌激素的作用下，底层细胞增生，阴道上皮增厚，表层细胞角化，角化的细胞内富有糖原，寄生在阴道内的阴道杆菌将糖原分解成乳酸，使阴道保持在酸性环境，可以防止致病菌的繁殖。排卵后，在孕激素的作用下，表层细胞脱落。临床上可以借助阴道脱落细胞的变化了解体内雌激素水平和有无排卵，这种改变在阴道上段较明显。

2. 宫颈黏液的周期性变化　宫颈腺细胞分泌的黏液在卵巢激素的影响下也有明显的周期性改变。随着雌激素水平的升高，黏液分泌量不断增加，至排卵期宫颈分泌的黏液稀薄、透明，拉丝度可达 10cm 以上；将黏液涂片干燥后显微镜下检查，可见羊齿植物叶状结晶。排卵后，受孕激素影响，黏液分泌量逐渐减少，变黏稠，拉丝度差，涂片检查时结晶逐渐模糊，而代之以排列成行的椭圆体。宫颈黏液中含有糖蛋白，结构排列成网状，近排卵时，在雌激素影响下网眼变大，以适宜精子通过。

3. 输卵管的周期性变化　雌激素使输卵管黏膜上皮纤毛细胞生长，肌层发生节律性收缩。孕激素既能增加输卵管的收缩速度，又能减少输卵管的收缩次数，同时抑制输卵管黏膜上皮纤毛细胞的生长，减低分泌细胞分泌黏液的功能。在雌、孕激素协同作用下，受精卵才能通过输卵管正常运行到达子宫腔。

【月经及月经周期的调节】

（一）月经及月经期的临床表现

月经（menstruation）是女性生殖功能成熟的重要标志，是指在卵巢激素的周期性调节下，子宫内膜周期性地脱落及出血。

1. 初潮　月经第一次来潮称为"初潮"。初潮年龄可受多种因素的影响，如环境、气候及健康状况等，一般在 13～15 岁之间，也有早到 10～12 岁或迟到 17～18 岁的。

2. 月经周期　自月经来潮的第 1 天算起，两次月经第 1 天之间的间隔称为一个月经周期，一般每个周期 28～30 天，可波动在 21～35 天。

3.持续时间和经血量　持续时间因人而异，一般在3～6天之间，可从1～2天到7～8天不等。经血量通常以用多少纸垫及浸透程度来作粗略的估计，平均为35ml，如失血总量超过80ml者为病理状态。

月经血呈暗红色，主要为血液，还有子宫内膜碎片、宫颈黏液及脱落的阴道上皮细胞。月经血含有前列腺素及来自子宫内膜的大量纤溶酶，由于纤溶酶对纤维蛋白的溶解作用，月经血不凝固，但在出血多时可出现血凝块。

多数妇女在月经期无特殊症状，有时可有全身不适、困乏、乳房胀痛、手足发胀、下腹及背部酸胀下坠等。

(二) 月经周期的调节

下丘脑在中枢神经系统的调控下产生 GnRH，通过下丘脑与垂体之间的门脉系统进入腺垂体，使之分泌卵泡刺激素 (follicle-stimulating hormone，FSH) 和少量促黄体生成素 (luteinizing hormone，LH)。这些垂体激素促进卵巢内的卵泡发育成长，逐渐成熟的卵泡分泌雌激素增加，促使子宫内膜增生。增多的雌激素对下丘脑和垂体产生负反馈作用，使 FSH 的分泌减少，但促进 LH 的分泌。排卵前 LH 分泌明显增多，卵泡生长迅速，终至破裂而释放出成熟的卵子，即排卵。

排卵后 LH 急剧下降，而后 LH 和 FSH 协同作用，使破裂的卵泡形成黄体，分泌雌激素、孕激素。随着黄体发育，孕激素的产生增多，使增生的子宫内膜转入到分泌期或月经前期。黄体期孕激素与雌激素达到一定浓度时，将协同对下丘脑及垂体起负反馈作用。排出的卵子如未受精，黄体即退化，孕激素及雌激素的分泌减少，下丘脑、垂体因卵巢激素浓度的下降而不再受抑制，新的月经周期又从此开始。

下丘脑-垂体-卵巢轴是完整而协调的神经内分泌系统。下丘脑通过分泌 GnRH 调节垂体 FSH 和 LH 的释放，控制性腺发育和性激素的分泌。女性生殖具有周期性，卵巢在促性腺激素的作用下发生周期性排卵，并伴有性激素分泌的周期性变化；而卵巢性腺激素对中枢生殖调节激素的合成和分泌又具有反馈调节，使循环中的 FSH 和 LH 呈周期性变化。

卵巢性激素对下丘脑 GnRH 和 FSH/LH 的合成和分泌具有反馈作用。在卵泡期，循环中的雌激素浓度低于200pg/ml 时，雌激素会抑制下丘脑、垂体的 GnRH 和 FSH、LH 分泌（负反馈）。随着卵泡发育，雌激素水平逐渐升高，负反馈作用逐渐加强，循环中 FSH 浓度下降；当卵泡发育接近成熟时，卵泡分泌的雌激素达高峰，循环中雌激素浓度≥200pg/ml 时，刺激下丘脑 GnRH 和垂体 LH、FSH 大量释放，形成排卵前 LH、FSH 峰；排卵后，卵巢形成黄体，分泌雌激素和孕激素，两者联合作用使 FSH、LH 合成和分泌又受到抑制，进而抑制卵泡发育；黄体萎缩时，循环中雌激素和孕激素下降，两者联合对 LH 和 FSH 的抑制作用逐渐解除，LH、FSH 回升，卵泡又开始发育，新的卵巢周期开始。

月经的前半期随着卵泡的成熟雌激素分泌增加，促使子宫内膜增生；排卵后，子宫内膜在孕激素的作用下转变为分泌期；如未受孕，黄体萎缩后，卵巢激素分泌减少，子宫内膜失去性激素支持发生坏死、脱落，从而月经来潮（图1-8）。

【其他内分泌腺对女性生殖系统的影响】　身体内各种内分泌腺及机体产生的各种化学物质均可对生殖系统产生一定的影响。

(一) 肾上腺

肾上腺是除卵巢外合成并分泌甾体激素的最重要的器官，其分泌的雄激素为女性雄激素的主要来源。如雄激素分泌过多，能抑制下丘脑分泌 GnRH，并有对抗雌激素的作用，使卵巢功能受到抑制而出现闭经，甚至多毛、肥胖、痤疮等男性化临床表现。

（二）甲状腺

甲状腺分泌的三碘甲状腺原氨酸和甲状腺素对机体组织的分化、生长发育起重要的作用，并直接参与生殖过程，对于性腺的发育成熟、维持正常的月经和生殖功能均十分必要。足量的甲状腺激素是胚胎、性腺、生殖器官的发育与分化所必需的，甲状腺功能亢进或低下都可影响生殖轴，引发月经失调或不孕、不育。

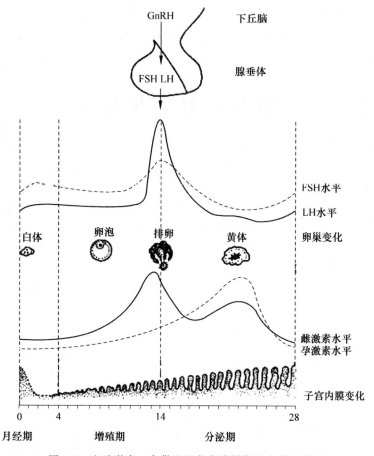

图 1-8　生殖激素、卵巢及子宫内膜周期性变化示意图

（三）前列腺素

前列腺素是一组化学结构相似，具有生理活性的不饱和羟基脂肪酸，广泛存在于机体的组织和体液中，含量极微，但是效应很强。前列腺素对生殖的调节主要包括对排卵、黄体、受精卵在输卵管中的运输、孕卵的着床、子宫活动等产生影响。

（薛凤霞　张慧英）

第2章
妊娠期妇女的护理

第1节　妊娠生理

【重点提示】

（1）受精过程需精子获能和发生顶体反应。囊胚表面滋养细胞和子宫内膜同步发育且功能协调是受精卵着床的重要条件。

（2）胎儿附属物包括胎盘、胎膜、脐带和羊水，它们对维持胎儿宫内的生命及生长发育起重要作用。胎盘由羊膜、叶状绒毛膜和底蜕膜构成，是母体与胎儿间进行物质交换的重要器官。胎儿-胎盘循环的建立为母胎之间物质交换的基础；胎盘还合成多种激素、酶和细胞因子等以维持正常妊娠，但胎盘的屏障作用有限。

（3）妊娠24周后出生胎儿可能存活，但生存力极差；28周后生存力逐渐增加；37～42周为足月成熟儿。肺表面活性物质的形成决定肺成熟度，与出生后新生儿的生存能力密切相关。

妊娠（pregnancy）是胚胎和胎儿在母体内发育成长的过程。卵子受精是妊娠的开始，胎儿及其附属物自母体排出是妊娠的终止。妊娠是一个非常复杂而又极其协调的生理过程，全过程约40周。

【受精与着床】

（一）受精

受精是精子与卵子结合形成受精卵的过程。精子进入阴道后，经宫颈管进入子宫腔，子宫内膜产生的α与β淀粉酶解除了精子顶体酶上的"去获能因子"，使精子具有受精的能力，称精子获能。精子获能的主要部位是子宫和输卵管。卵子从卵巢排出后进入输卵管内，停留在输卵管壶腹部与峡部连接处等待受精。当精子与卵子相遇后，精子顶体外膜破裂，释放出顶体酶，在酶的作用下，精子穿过放射冠、透明带，与卵子的表面接触，开始受精，其他精子不能再进入。卵原核与精原核逐渐地融合，完成受精过程，标志着新生命的诞生。已受精的卵子称受精卵或孕卵。

（二）受精卵的输送与发育

受精卵进行有丝分裂的同时，借助输卵管肌肉的蠕动和纤毛推动，向宫腔方向移动，在受精后第3日，分裂成由16个细胞组成的实心细胞团，称桑葚胚，也称早期囊胚。在受精后第4日早期囊胚进入宫腔，并在子宫腔内继续分裂发育成晚期囊胚。

（三）着床

晚期囊胚侵入到子宫内膜的过程，称受精卵植入，也称受精卵着床（图2-1）。在受精后第6～7日开始，11～12日结束。着床需经过定位、黏着和穿透3个阶段。完成着床的条件：①透明带消失；②囊胚滋养层分化出合体滋养层细胞；③囊胚和子宫内膜同步发育并相互配合；④孕妇体内有足够的孕酮。

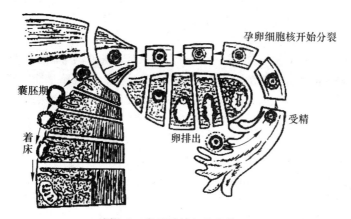

图 2-1　卵子受精与孕卵植入

（四）蜕膜的形成

受精卵着床后，子宫内膜迅速发生蜕膜样改变，按蜕膜与孕卵的部位关系将蜕膜分为 3 部分：底蜕膜、包蜕膜和壁蜕膜（也称真蜕膜）（图 2-2）。

1. **底蜕膜**　与囊胚极滋养层接触的子宫肌层之间的蜕膜，将来发育成胎盘的母体部分；

2. **包蜕膜**　覆盖在囊胚表面的蜕膜，随着囊胚的发育成长逐渐突向宫腔，在 14～16 周因羊膜腔明显增大，使包蜕膜与壁蜕膜贴近并逐渐融合，分娩时这两层已无法分开，子宫腔消失；

3. **壁蜕膜**　除底蜕膜、包蜕膜以外覆盖子宫腔表面的蜕膜称壁蜕膜，又称真蜕膜。

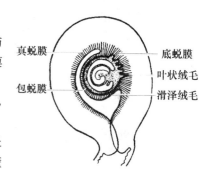

图 2-2　早期妊娠的子宫蜕膜
与绒毛的关系

【胎儿附属物的形成及其功能】　胎儿附属物是指胎儿以外的组织，包括胎盘、胎膜、脐带和羊水。

（一）胎盘

1. **胎盘的形成**　胎盘由羊膜、叶状绒毛膜和底蜕膜构成，是母体与胎儿间进行物质交换的重要器官（图 2-3）。

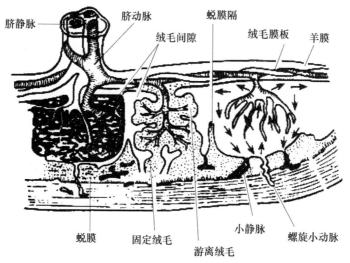

图 2-3　胎盘模式图

(1) 羊膜：构成胎盘的胎儿部分，是胎盘的最内层。附着在绒毛膜板表面，为光滑无血管、神经或淋巴管的半透明薄膜，具有一定弹性。

(2) 叶状绒毛膜：胎盘的主要部分。在受精卵着床后，滋养层细胞迅速增殖，滋养层增厚并形成许多不规则突起，称绒毛。滋养层也随之改名为绒毛膜。在胚胎早期，整个绒毛膜表面的绒毛发育均匀，后来与底蜕膜接触的绒毛因营养丰富高度发展，称叶状绒毛膜。胚胎表面其余部分绒毛因缺乏血液供应而萎缩退化，称平滑绒毛膜，与羊膜共同组成胎膜。绒毛滋养层合体细胞溶解周围的蜕膜形成绒毛间隙，大部分绒毛游离其中，称游离绒毛。少数绒毛紧紧附着于蜕膜深部起固定作用，称固定绒毛。绒毛间隙之间有蜕膜隔将胎盘分成若干胎盘小叶，但蜕膜隔仅达绒毛间隙的 2/3 高度，故绒毛间隙的胎儿侧是相通的。绒毛间隙的底为底蜕膜。

(3) 底蜕膜：构成胎盘的母体部分。底蜕膜的螺旋小动脉和小静脉开口于绒毛间隙，动脉因压力高把血液喷入绒毛间隙，再散向四周，经蜕膜小静脉回流入母体血循环，故绒毛间隙充满母血。绒毛中有毛细血管，胎儿血自脐动脉入绒毛毛细血管网，再经脐静脉而入胎儿体内。由此可见，胎盘有母体和胎儿两套血液循环，两者的血液在各自封闭的管道内循环，互不相混，但可以通过绒毛间隙进行物质交换。

2. 胎盘的结构　妊娠足月时，胎盘为圆形或椭圆形盘状，重 450～650g，约为足月初生儿体重的 1/6，直径 16～20cm，厚约 2.5cm，中间厚，边缘薄。胎盘分为子面和母面，子面光滑，呈灰白色，表面为羊膜，中央或稍偏处有脐带附着；母面粗糙，呈暗红色，有 18～20 个胎盘小叶。

3. 胎盘的功能　胎盘功能极其复杂，包括气体交换、营养物质供应、排出胎儿代谢产物以及防御和合成功能。

(1) 气体交换：替代胎儿呼吸系统的功能。O_2 是维持胎儿生命最重要的物质，在母体和胎儿之间，O_2 及 CO_2 以简单扩散的方式进行交换。

(2) 营养物质供应：替代胎儿消化系统的功能。葡萄糖是胎儿热能的主要来源，胎儿体内的葡萄糖均来自母体，以易化扩散方式通过胎盘；胎血内氨基酸浓度高于母血，以主动转运方式通过胎盘；自由脂肪酸能较快通过胎盘；电解质及维生素多数以主动转运方式通过胎盘。

(3) 排出胎儿代谢产物：替代胎儿的泌尿系统功能。胎儿的代谢产物如尿酸、尿素、肌酐、肌酸等，经胎盘进入母血，由母体排出体外。

(4) 防御功能：胎盘的屏障功能很有限，各种病毒如风疹病毒、流感病毒、巨细胞病毒等易通过胎盘侵袭胎儿；相对分子质量小的药物可通过胎盘作用于胎儿，对胎儿有害的药物可导致胎儿畸形甚至死亡，故妊娠期应慎重用药。

(5) 合成功能：胎盘能合成数种激素和酶，激素有蛋白质激素（如绒毛膜促性腺激素和胎盘生乳素等）和甾体激素（雌激素和孕激素），酶有催产素酶和耐热性碱性磷酸酶。

1) 人绒毛膜促性腺激素 (human chorionic gonadotropin, hCG)：胚泡一经着床，合体滋养细胞即开始分泌 hCG，在受精后 10 日左右即可用放射免疫法自母体血清中测出，成为诊断早孕的敏感方法之一；至妊娠第 8～10 周时分泌达高峰，持续 1～2 周后逐渐下降；正常情况下，产后 2 周内消失。hCG 的主要生理作用是作用于月经黄体，使黄体增大成为妊娠黄体，增加甾体激素的分泌以维持妊娠。

2) 人胎盘生乳素 (human placental lactogen, hPL)：妊娠的第 2 个月开始分泌，第 9 个月达高峰，直至分娩。产后 hPL 迅速下降，约产后 7 小时即不能测出。hPL 的主要作用为促进母体乳腺生长发育。

3) 雌激素和孕激素：妊娠早期由妊娠黄体产生，自妊娠第 8～10 周起，由胎盘合成。雌、孕激素的主要生理作用为共同参与妊娠期母体各系统的生理变化。

4) 酶：包括催产素酶和耐热碱性磷酸酶，其生物学意义尚不十分明了。动态观察其数值可作为胎盘功能检查的一项指标。

（二）胎膜

胎膜由绒毛膜和羊膜组成。胎膜外层为绒毛膜，在发育过程中因缺乏营养供应而逐渐退化成平滑绒毛膜，妊娠晚期与羊膜紧贴，但可与羊膜完全分开。胎膜内层是羊膜，为半透明的薄膜，与覆盖胎盘、脐带的羊膜层相连接。

（三）脐带

脐带由胚胎发育过程中的体蒂发展而来。胚胎及胎儿借助脐带悬浮于羊水中。脐带一端连接于胎儿腹壁脐轮，另一端附着于胎盘的子面。足月胎儿的脐带长 30～100cm，平均约 55cm。脐带内有一条管腔大而管壁薄的脐静脉和两条管腔小而管壁厚的脐动脉，血管周围有保护脐血管的胚胎结缔组织，称华通胶。脐带的表面由羊膜覆盖。脐带较长，常呈弯曲状。胎儿通过脐带血循环与母体进行营养和代谢物质的交换。

（四）羊水

羊水为充满于羊膜腔内的液体。妊娠早期的羊水是由母体血清经胎膜进入羊膜腔的透析液；妊娠中期后，胎儿尿液成为羊水的主要来源。羊水又不断地被羊膜吸收和被胎儿吞饮入消化道，保持羊水量的动态平衡，故羊水是不断更新的。正常足月妊娠羊水量为 1000～1500ml，羊水过多或羊水过少常与某种先天性畸形有关。羊水呈弱碱性，含有大量的上皮细胞及胎儿的一些代谢产物。穿刺抽取羊水，进行细胞染色体检查或测定羊水中某些物质的含量，有利于早期诊断某些先天性畸形。

羊膜和羊水在胚胎发育中起重要的保护作用，使胚胎在羊水中自由活动；防止胎体粘连；防止胎儿受直接损伤；羊水还可减少胎动给母体带来的不适感；临产时，羊水直接承受宫缩压力使压力均匀分布，避免胎儿局部受压；临产后，前羊水囊有利于扩张宫颈口，破膜后羊水冲洗阴道可减少感染的机会。

【胎儿发育及生理特点】

（一）胎儿发育

妊娠的前 8 周称胚胎，为主要器官分化发育的时期；从第 9 周起称胎儿，为各器官进一步发育成熟的时期。胎儿发育的大致特征如下。

（1）8 周末：胚胎初具人形，头的大小约占整个胎体的一半，可以分辨出眼、耳、口、鼻，四肢已具雏形，超声显像可见早期心脏已形成且有搏动。

（2）12 周末：胎儿身长约 9cm，体重约 20g。胎儿外生殖器已发育，部分可辨男、女性别。

（3）16 周末：胎儿身长约 16cm，体重约 100g。从外生殖器可确定性别，头皮已长毛发，胎儿已开始有呼吸运动，除胎儿血红蛋白外，开始形成成人血红蛋白。孕妇自觉有胎动，X 线检查可见到脊柱阴影。

（4）20 周末：胎儿身长约 25cm，体重约 300g。临床可听到胎心音，全身有毳毛，出生后已有心跳、呼吸、排尿及吞咽运动。自 20 周至满 28 周前娩出的胎儿，称为有生机儿。

（5）24 周末：胎儿身长约 30cm，体重约 700g。各脏器均已发育，皮下脂肪开始沉积，但皮肤仍呈皱缩状。

（6）28 周末：胎儿身长约 35cm，体重约 1000g。皮下脂肪沉积不多，皮肤粉红色，可有呼吸运动，但肺泡 Ⅱ 型细胞中表面活性物质含量低。此期出生者易患特发性呼吸窘迫综合征，如加强护理，可以存活。

（7）32 周末：胎儿身长约 40cm，体重约 1700g。面部毳毛已脱，生活力尚可。此期出生者如注意护理，可以存活。

（8）36 周末：胎儿身长约 45cm，体重约 2500g。皮下脂肪发育良好，毳毛明显减少，指

（趾）甲已超过指（趾）尖。出生后能啼哭及吸吮，生活力良好，此期出生者基本可以存活。

（9）40 周末：胎儿已成熟，身长约 50cm，体重约 3000g 或以上。体形外观丰满，皮肤粉红色，男性睾丸已下降，女性大、小阴唇发育良好。出生后哭声响亮，吸吮力强，能很好存活。

（二）胎儿的生理特点

1. 循环系统

（1）胎儿循环系统的解剖学特点：①脐静脉 1 条：带有来自胎盘氧含量较高、营养较丰富之血液进入胎体，末支为静脉导管；②脐动脉 2 条：带有来自胎儿氧含量较低的混合血，注入胎盘与母血进行物质交换；③动脉导管：位于肺动脉与主动脉弓之间，出生后闭锁成动脉韧带；④卵圆孔：位于左、右心房之间。

（2）血循环特点：来自胎盘的血液经胎儿腹部前壁分 3 支进入体内，一支直接入肝，另一支与门静脉汇合入肝，两支血液最后由肝静脉入下腔静脉；还有一支静脉导管直接注入下腔静脉。故进入右心房的下腔静脉血是混合血，有来自脐静脉含氧较高的血，也有来自下肢及腹部盆腔脏器的静脉血，以前者为主。

卵圆孔开口处位于下腔静脉入口，故下腔静脉入右心房之血液绝大部分立即直接通过卵圆孔进入左心房。而从上腔静脉入右心房的血液，在正常情况下很少或不通过卵圆孔而是直接流向右心室进入肺动脉。由于肺循环阻力较高，肺动脉血大部分经动脉导管流入主动脉，只有约 1/3 的血液通过肺静脉入左心房。左心房含氧量较高的血液迅速进入左心室，继而入升主动脉，先直接供应心、脑及上肢，小部分左心室的血液进入降主动脉至全身，后经腹下动脉，再经脐动脉进入胎盘，与母血进行交换。可见胎儿体内无纯动脉血，而是动静脉混合血，各部分血液的含氧量不同，进入肝、心、头部及上肢的血液含氧和营养较高以适应需要，注入肺及身体下部的血液含氧和营养较少。

胎儿出生后开始自主呼吸，肺循环建立，胎盘循环停止，循环系统血流动力学发生显著变化。左心房压力增高，右心房压力下降，卵圆孔在胎儿出生后数分钟开始闭合，大多数在生后 6～8 周完全闭锁。肺循环建立，肺动脉血不再流入动脉导管，动脉导管闭锁为动脉韧带。脐静脉闭锁为静脉韧带，脐动脉闭锁，与相连的闭锁的腹下动脉形成腹下韧带。

2. 血液

（1）红细胞：红细胞生成在妊娠早期，主要是来自卵黄囊，妊娠 10 周时在肝脏，以后在脾、骨髓，妊娠足月时至少 90% 的红细胞是由骨髓产生的。红细胞总数无论是早产儿或是足月儿均较高，约为 $6 \times 10^{12}/L$，在整个胎儿期红细胞体积较大，红细胞的生命周期约为成人的 2/3。

（2）血红蛋白：胎儿血红蛋白从其结构和生理功能上可分为 3 种，即原始血红蛋白、胎儿血红蛋白和成人血红蛋白。随着妊娠的进展，血红蛋白的合成不只是数量的增加，其种类也从原始类型向成人类型过渡。

（3）白细胞：妊娠 2 个月后，胎儿循环中即出现白细胞，形成防止细菌感染的第一道防线，妊娠足月时可达 $(15～20) \times 10^{9}/L$。当白细胞出现不久，胸腺及脾脏发育，两者均产生淋巴细胞，成为机体内抗体的主要来源，构成了对抗外来抗原的第二道防线。

3. 呼吸系统　胎儿的呼吸功能是由母儿血液在胎盘进行气体交换完成的，但胎儿在出生前必须完成呼吸道（包括气管及肺泡）、肺循环及呼吸肌的发育，而且能在中枢神经系统支配下协调活动才能生存。近年来，由于医学超声技术的发展，早在妊娠 11 周时就可观察到胎儿的胸壁运动。妊娠 16 周时可见胎儿的呼吸运动，其强度能使羊水进出呼吸道，使肺泡扩张及生长。呼吸运动次数为 30～70 次/分，时快时慢，有时也很平稳；但当发生胎儿窘迫时，正常呼吸运动可暂时停止或出现大喘息样呼吸。

4. 消化系统　早在妊娠 11 周时小肠即有蠕动，妊娠 16 周时胃肠功能即已基本建立。胎儿可吞咽羊水，同时能排出尿液以控制羊水量。

胎儿肝脏功能不够健全，特别是缺乏葡萄糖醛酸转移酶、尿苷二磷酸葡萄糖脱氢酶，不能结合因红细胞破坏后产生的大量游离胆红素。胆红素主要是经过胎盘由母体肝脏代谢后排出体外，仅有小部分是在胎儿肝内结合，通过胆道氧化成胆绿素排出肠外。胆绿素的降解产物使胎粪呈黑绿色。

5. 泌尿系统　胎儿肾脏在妊娠 11～14 周时有排泄功能，妊娠 14 周的胎儿膀胱内已有尿液，妊娠后半期胎儿尿成为羊水的重要来源之一。

6. 内分泌系统　胎儿甲状腺于妊娠 6 周开始发育，是胎儿期最早发育的内分泌腺。早在受精后第 12 周甲状腺即能合成甲状腺素。胎儿肾上腺的发育最为突出，其重量与胎儿体重之比远超过成年人，且胎儿肾上腺皮质主要由胎儿带组成，占肾上腺的 85% 以上，出生约半年后消失。胎儿肾上腺皮质是活跃的内分泌器官，产生大量的甾体激素尤其是脱氢表雄酮，与胎儿肝脏、胎盘、母体共同完成雌三醇的合成与排泄。因此，血、尿雌三醇测定成为临床上了解胎儿、胎盘功能最常见的有效方法。

【论述题】　试述胎盘的组成及其功能。

第 2 节　妊娠期母体的变化

【重点提示】

(1) 妊娠期母体各系统均会发生变化，各系统的正常值不同于非妊娠期。

(2) 生殖系统中变化最大的是子宫，表现为体积增大、血流量增加和子宫下段形成。

(3) 循环系统变化最大的是心脏容量、心脏搏出量以及血容量增加，出现生理性贫血。

(4) 泌尿系统出现膀胱及输尿管受压症状，可出现生理性糖尿。

(5) 消化系统可出现饮食结构改变，甚至恶心、呕吐、便秘等。

(6) 呼吸系统、皮肤、内分泌系统、新陈代谢、骨骼、关节及韧带等均发生明显变化。

(7) 孕妇常见的心理反应包括惊讶和震惊、矛盾心理、接受、情绪波动、内省等心理发展任务。

【生理变化】　在胎盘产生的激素作用下，妊娠期母体全身各个系统均发生了一系列适应性的解剖和生理变化，以满足胎儿生长发育和分娩的需要，并为产后的哺乳做好准备。了解妊娠期母体的变化，有助于护理人员帮助孕妇了解妊娠期的解剖及生理方面的变化；减轻孕妇及其家庭成员由于知识缺乏而引起的焦虑；教育孕妇及其家庭成员处理症状和体征；帮助孕妇识别潜在的或现存的非正常的生理变化。

(一) 生殖系统的变化

1. 子宫

(1) 子宫体：明显增大、变软，早期子宫呈球形且不对称，妊娠 12 周时，子宫增大均匀并超出盆腔。妊娠晚期子宫多呈不同程度的右旋，与盆腔左侧有乙状结肠占据有关。宫腔容积由非妊娠时约 5ml 增加至妊娠足月时约 5000ml，子宫大小由非妊娠时的 7cm×5cm×3cm 增大至妊娠足月时的 35cm×22cm×25cm。子宫壁厚度非妊娠时约 1cm，妊娠中期逐渐增厚，妊娠末期又渐薄，妊娠足月时为 0.5～1.0cm。

随着子宫增大和胎儿、胎盘发育的需要，子宫循环血量逐渐增加，子宫动脉逐渐由非妊娠时的屈曲至妊娠足月时变直，以适应胎盘内绒毛间隙血流量增加的需要。妊娠足月时，子宫血流量为 500～700ml/min。

(2) 子宫峡部：子宫体与子宫颈之间最狭窄的部分，非妊娠期长约 1cm，随着妊娠的进展，峡部逐渐被拉长变薄，成为子宫腔的一部分，形成子宫下段，临产时长 8～10cm。

(3) 子宫颈：妊娠早期因充血、组织水肿，宫颈外观肥大、着色，质地软。宫颈管内腺体肥大、宫颈黏液分泌增多，形成黏稠的黏液栓，保护宫腔不受感染。宫颈鳞柱上皮交接部外移，宫颈表面出现糜烂，称假性糜烂。

2. 卵巢　略增大，一侧卵巢可见妊娠黄体，分泌雌、孕激素以维持妊娠。妊娠10周时，黄体功能由胎盘取代。

3. 输卵管　妊娠期输卵管伸长，但肌层无明显肥厚，黏膜上皮细胞变扁平，在基质中可见蜕膜细胞。有时黏膜也可见到蜕膜反应。

4. 阴道　黏膜着色、增厚、皱襞增多，结缔组织变松软，伸展性增加。阴道脱落细胞增多，分泌物增多呈糊状。阴道上皮细胞含糖原增加，乳酸含量增加，使阴道分泌物 pH 值降低，不利于一般致病菌生长，有利于防止感染。

（二）乳房的变化

妊娠早期乳房开始增大，充血明显，孕妇自觉乳房发胀。乳头增大、着色，易勃起；乳晕着色；乳晕上的皮脂腺肥大形成散在的小隆起，称蒙氏结节。胎盘分泌的雌激素刺激乳腺腺管的发育，孕激素刺激乳腺腺泡的发育，垂体生乳素、胎盘生乳素等多种激素，参与乳腺发育完善，为泌乳作准备；但妊娠期间并无乳汁分泌，可能与大量雌、孕激素抑制乳汁生成有关。在妊娠后期，尤其近分娩期，挤压乳房时可有数滴稀薄黄色液体逸出，称初乳。

（三）血液循环系统的变化

1. 心脏　妊娠期由于膈肌升高，心脏向左、向上、向前移位，更贴近胸壁，心尖部左移，心浊音界稍扩大。心脏容量从妊娠早期至孕末期约增加10%，心率每分钟增加10~15次。由于血流量增加、血流加速及心脏移位使大血管扭曲，多数孕妇心尖区及肺动脉区可闻及柔和的吹风样收缩期杂音，产后逐渐消失。

2. 心排血量和血容量　心排血量自妊娠10周即开始增加，至妊娠32~34周时达高峰，维持此水平直至分娩。临产后，尤其是第二产程期间，心排血量显著增加。

血容量自妊娠6周起开始增加，至妊娠32~34周时达高峰，约增加35%，维持此水平直至分娩。血浆的增加多于红细胞，使血液稀释出现生理性贫血。

如孕妇为妊娠并发心脏病，在妊娠32~34周、分娩期（尤其是第二产程）及产褥期最初3日之内，因心脏负荷较重，需密切观察病情，防止心力衰竭。

3. 静脉压　妊娠期盆腔血液回流至下腔静脉的血量增加，右旋增大的子宫又压迫下腔静脉使血液回流受阻，使孕妇下肢、外阴及直肠的静脉压增高，加之妊娠期静脉壁扩张，孕妇易发生痔、外阴及下肢静脉曲张。如孕妇长时间仰卧位，可引起回心血量减少，心搏量降低，血压下降，称仰卧位低血压综合征。

4. 血液成分　妊娠期骨髓不断产生红细胞，但由于血液稀释，红细胞计数为 $3.6×10^{12}/L$，血红蛋白值约为110g/L，出现生理性贫血。为适应红细胞增生、胎儿成长和孕妇各器官生理变化的需要，应在妊娠中、晚期补充铁剂，以防缺铁性贫血。妊娠期白细胞稍增加，约为 $10×10^9/L$，有时可达 $15×10^9/L$，主要为中性粒细胞增加。妊娠期凝血因子 Ⅱ、Ⅴ、Ⅶ、Ⅷ、Ⅸ、Ⅹ 均增加，仅凝血因子 Ⅺ、Ⅻ 降低，使血液处于高凝状态，对预防产后出血有利。妊娠期血沉加快，血小板数无明显改变。

（四）泌尿系统的变化

由于孕妇及胎儿代谢产物增多，肾脏负担加重，肾血浆流量（renal plasma flow，RPF）及肾小球滤过率（glomerular filtration rate，GFR）于妊娠早期均增加，并在整个妊娠期维持高水平。GFR 比非妊娠时增加50%，RPF 则增加35%。由于 GFR 增加，而肾小管对葡萄糖再吸收能力不能相应增加，故孕妇饭后可出现糖尿，应注意与真性糖尿病相鉴别。

妊娠早期，由于增大的子宫压迫膀胱，引起尿频，妊娠12周以后子宫体高出盆腔，压迫膀胱的症状消失。妊娠末期，由于胎先露进入盆腔，孕妇再次出现尿频，甚至腹压稍增加即出现尿液外溢现象。此现象产后可逐渐消失，孕妇无须减少液体摄入量来缓解症状。

受孕激素影响，泌尿系统平滑肌张力下降。自妊娠中期肾盂及输尿管增粗，蠕动减弱，尿流缓慢，且右侧输尿管受右旋子宫压迫，孕妇易发生肾盂肾炎，且以右侧多见。可用左侧卧位预防。

（五）呼吸系统的变化

妊娠早期胸廓即发生改变，表现为胸廓横径加宽，周径加大，横膈上升，呼吸时膈肌活动幅度增加。妊娠中期肺通气量增加大于耗氧量，孕妇有过度通气现象，这有利于提供孕妇和胎儿所需的氧气。妊娠后期因子宫增大，腹肌活动幅度减少，使呼吸以胸式为主，气体交换保持不减。呼吸次数在妊娠期变化不大，每分钟不超过 20 次，但呼吸较深。呼吸道黏膜充血、水肿，易发生上呼吸道感染。妊娠后期因横膈上升，平卧后有呼吸困难感，睡眠时稍垫高头部可减轻症状。

（六）消化系统的变化

妊娠早期（停经 6 周左右），约有半数妇女出现不同程度的恶心，或伴呕吐，尤以清晨起床时更为明显。食欲与饮食习惯也有改变，如食欲不振、喜食酸咸食物、厌油腻，甚至偏食等，称早孕反应，一般于妊娠 12 周左右自行消失。

由于妊娠期大量雌激素影响，牙龈充血、水肿、增生，晨间刷牙时易有牙龈出血；孕妇常有唾液增多，有时有流涎。

由于雌激素的影响，胃肠平滑肌张力下降使蠕动减少、减弱，胃排空时间延长，易有上腹部饱胀感。妊娠中、晚期，由于胃部受压及幽门括约肌松弛，胃内酸性内容物可回流至食管下部，产生"灼热"感。肠蠕动减弱，易便秘。

（七）皮肤的变化

妊娠期垂体分泌促黑素细胞激素增加，使黑色素增加，加之雌激素明显增多，使孕妇面颊、乳头、乳晕、腹白线、外阴等处出现色素沉着。面颊呈蝶形分布的褐色斑，习惯称为妊娠斑，于产后逐渐消退。

随着妊娠子宫增大，腹壁皮肤弹力纤维过度伸展而断裂，使腹壁皮肤出现紫色或淡红色不规则平行的裂纹，称妊娠纹；产后变为银白色，持久不退。

（八）内分泌系统的变化

妊娠期腺垂体增大 1～2 倍，嗜酸性细胞肥大、增多，形成"妊娠细胞"，于产后 10 日左右恢复。产后有出血性休克者，可使增生、肥大的垂体缺血、坏死，导致席汉综合征（Sheehan syndrome）。

由于妊娠黄体和胎盘分泌大量雌、孕激素对下丘脑及垂体的负反馈作用，使促性腺激素分泌减少，故孕期无卵泡发育成熟，也无排卵。垂体催乳素随妊娠进展而增量，至分娩前达高峰，约为非妊娠期的 20 倍，与其他激素协同作用，促进乳腺发育，为产后泌乳做准备。促甲状腺激素（thyroid stimulating hormone，TSH）、促肾上腺皮质激素（adrenocorticotropic hormone，ACTH）分泌增多，但因游离的甲状腺素及皮质醇不多，没有甲状腺、肾上腺皮质功能亢进的表现。

1. 垂体　妊娠期垂体稍增大，尤其在妊娠末期，腺垂体增生、肥大明显。嗜酸性细胞肥大、增多，形成"妊娠细胞"。

（1）促性腺激素（gonadotropin，Gn）：在妊娠早期，先是妊娠黄体然后由胎盘分泌大量雌、孕激素，对下丘脑及腺垂体的负反馈作用，使 FSH 及 LH 分泌减少，故妊娠期间卵巢内的卵泡不再发育成熟，也无排卵。

（2）催乳激素（prolactin，PRL）：从妊娠 7 周开始增多，随妊娠进展逐渐增量，妊娠足月分娩前达高峰约 $150\mu g/L$，为非孕妇女 $15\mu g/L$ 的 10 倍。催乳激素有促进乳腺发育的作用，为产后泌乳做准备。分娩后不哺乳者于产后 3 周内降至非孕时水平，哺乳者多在产后 80～100 日或更长时间才降至非孕时水平。

2. 肾上腺皮质

（1）皮质醇（cortisol）：因妊娠期雌激素大量增加，使中层束状带分泌皮质醇增多 3 倍；进入血循环约 75% 与肝脏产生的皮质甾类结合球蛋白（corticosteroid binding globulin，CBG）结合，15％与清蛋白结合，血中皮质醇虽大量增加，起活性作用的游离皮质醇仅为10％，故孕妇无肾上腺皮质功能亢进表现。

（2）醛固酮（aldosterone）：外层球状带分泌醛固酮于妊娠期增多4倍，起活性作用的游离醛固酮仅为30％～40％，不致引起水、钠潴留。

（3）睾酮（testosterone）：内层网状带分泌睾酮增加，孕妇阴毛及腋毛增多、增粗。

3. 甲状腺　妊娠期由于腺组织增生和血管增多，甲状腺呈中等度增大，约比非孕时增大65％。大量雌激素使肝脏产生甲状腺素结合球蛋白（TBG）增加2～3倍，血中甲状腺激素虽增多，但游离甲状腺激素并未增多，孕妇无甲状腺功能亢进表现。孕妇与胎儿体内促甲状腺激素（TSH）均不能通过胎盘，各自负责自身甲状腺功能的调节。

4. 甲状旁腺　妊娠早期孕妇血浆甲状旁腺素水平降低，随妊娠进展，血容量和肾小球滤过率的增加以及钙的胎儿运输，导致孕妇钙浓度的缓慢降低，造成甲状旁腺素在妊娠中晚期逐渐升高。

（九）新陈代谢的变化

1. 基础代谢率（basal metabolic rate，BMR）　妊娠早期稍下降，妊娠中期渐增高，至妊娠晚期可增高15％～20％。

2. 体重　妊娠12周前体重无明显变化，妊娠13周起体重平均每周增加350g，正常不应超过500g，直至妊娠足月时体重平均增加12.5kg，包括胎儿、胎盘、羊水、子宫、乳房、血液、组织间液、脂肪沉积等。

3. 糖类代谢　妊娠期胰岛功能旺盛，分泌胰岛素增多，使血中胰岛素增加，故孕妇空腹血糖值稍低于非孕妇女，糖耐量试验血糖增高幅度大且恢复延迟。已知于妊娠期间注射胰岛素后降血糖效果不如非孕妇女，提示靶细胞有拮抗胰岛素功能或因胎盘产生胰岛素酶破坏胰岛素，故妊娠期间胰岛素需要量增多。

4. 脂肪代谢　妊娠期肠道吸收脂肪能力增强，血脂增高，脂肪能较多积存。妊娠期能量消耗多，糖原储备减少，遇能量消耗过多时，体内动用大量脂肪使血中酮体增加可发生酮血症。孕妇尿中出现酮体多见于妊娠剧吐时，或产妇因产程过长、能量过度消耗使糖原储备量相对减少时。

5. 蛋白质代谢　孕妇对蛋白质的需要量增加，呈正氮平衡状态。孕妇体内储备的氮（1g氮等于6.25g蛋白质），除供给胎儿生长发育及子宫、乳房增大的需要外，还为分娩期消耗做准备。

6. 水代谢　妊娠期机体水分平均增加7L，水、钠潴留与排泄形成适当比例而不引起水肿；但至妊娠末期组织间液可增加1～2L。

7. 矿物质代谢　胎儿生长发育需要大量钙、磷、铁。胎儿骨骼及胎盘的形成，需要较多的钙，妊娠末期的胎儿体内含钙25g、磷14g，绝大部分是在妊娠最后2个月内积累，故孕妇应于妊娠最后3个月补充维生素D及钙，以提高血钙含量。胎儿造血及酶合成需要较多的铁，孕妇储存铁量不足，需补充铁剂，否则会因血清铁值下降发生缺铁性贫血。

（十）骨骼、关节及韧带的变化

骨质在妊娠期间通常无改变，仅在妊娠次数过多、过密又不注意补充维生素D及钙时，才能引起骨质疏松症。部分孕妇自觉腰骶部及肢体疼痛不适，可能与松弛素（relaxin）使骨盆韧带及椎骨间的关节、韧带松弛有关。妊娠晚期孕妇重心向前移，为保持身体平衡，孕妇头部与肩部应向后仰，腰部向前挺，形成典型孕妇姿势。

【心理变化】　妊娠期，孕妇及家庭成员的心理会随着妊娠的进展而有不同的变化。虽然妊娠是一种自然的生理现象，但对妇女而言，仍是一生中一件独特的事件，是一项挑战，是家庭生活的转折点，因此会伴随不同的压力和焦虑。随着新生命的来临，家庭中角色发生重新定位和认同，原有的生活形态和互动情形也发生改变，因此，准父母的心理及社会方面需要重新适应和调整。了解妊娠期孕妇及家庭成员的心理变化，护理人员可给予适当的护理照顾，使孕妇及家庭能妥当地调适，迎接新生命的来临。

（一）孕妇常见的心理反应

1. **惊讶和震惊**　在怀孕初期，不管是否计划中妊娠，几乎所有的孕妇都会产生惊讶和震惊的反应。

2. **矛盾心理**　在惊讶和震惊的同时，孕妇可能会出现爱恨交加的矛盾心理，尤其是原先未计划怀孕的孕妇。既享受怀孕的欢愉，又觉得怀孕不是时候，可能是因工作、学习等原因暂时不想要孩子或因计划生育政策原因暂时不能生孩子所致；也可能是由于初为人母，缺乏抚养孩子的知识和技能，又缺乏可以利用的社会支持系统；经济负担过重；或工作及家庭条件不许可；或第一次妊娠，对恶心、呕吐等生理性变化无所适从所致。当孕妇自觉胎儿在腹中活动时，多数孕妇会改变当初对怀孕的态度。

3. **接受**　妊娠早期，孕妇对妊娠的感受仅仅是停经后的各种不适反应，并未真实感受到"胎儿"的存在。随着妊娠进展，尤其是胎动的出现，孕妇真正感受到"孩子"的存在，出现了"筑巢反应"，计划为孩子购买衣服、睡床等，关心孩子的喂养和生活护理等方面的知识，给未出生的孩子起名字，猜测性别等，甚至有些孕妇在计划着孩子未来的职业。

妊娠晚期，因子宫明显增大，给孕妇在体力上加重负担，行动不便，甚至出现了腰背痛、睡眠障碍等症状，大多数孕妇都期盼分娩日期的到来。随着预产期的临近，孕妇常因胎儿将要出生而感到愉快，又因可能产生的分娩痛苦而焦虑，担心能否顺利分娩、分娩过程中母儿安危、胎儿有无畸形，也有的孕妇担心婴儿的性别能否为家人接受等。

4. **情绪波动**　孕妇的情绪波动起伏较大，可能是由于体内激素的作用，往往表现为易激动，为一些极小的事情而烦恼、生气、哭泣；可能是这星期能接受的事情，下星期会觉得忍受不了，常使配偶觉得茫然不知所措。

5. **内省**　妊娠期孕妇表现出以自我为中心，专注于自己的身体，注重穿着、体重和一日三餐，同时也较关心自己的休息和独处，这种专注使孕妇能计划、调节、适应，以迎接新生儿的来临。内省行为可能会使配偶及其他家庭成员感受冷落而影响相互之间的关系。

（二）孕妇的心理调节

美国心理学家鲁宾（Rubin，1984）提出妊娠期孕妇为接受新生命的诞生，维持个人及家庭的功能完整，必须完成 4 项孕期母性心理发展任务。

1. **确保自己及胎儿顺利度过妊娠期、分娩期**　为了确保自己和胎儿的安全，孕妇会寻求良好的产科护理方面的知识，如阅读有关书籍、遵守医师的建议和指示，使整个妊娠保持最佳的健康状况。孕妇会遵照建议，补充维生素，摄取均衡饮食，保证足够的休息和睡眠等。

2. **促使家庭重要成员接受新生儿**　孩子的出生会对整个家庭产生影响。最初是孕妇自己不接受新生儿，随着妊娠的进展，孕妇逐渐接受了孩子，并开始寻求家庭重要成员对孩子的接受和认可。在此过程中，配偶是关键人物，由于他的支持和接受，孕妇才能完成孕期心理发展任务和形成母亲角色的认同。

3. **学习为孩子而奉献自己**　无论是生育或养育新生儿，都包含了许多给予的行为。孕妇必须发展自制的能力，学习延迟自己的需要以迎合另一个人的需要。在妊娠过程中，她必须开始调整自己，以适应胎儿的成长，顺利担负起产后照顾孩子的重任。

4. **情绪上与胎儿连成一体**　随着妊娠的进展，孕妇和胎儿建立起亲密的感情，尤其是胎动产生以后，孕妇常借助抚摸、对着腹部讲话等行为表现她对胎儿的情感。如果幻想理想中孩子的模样，会使她与孩子更加亲近。这种情绪及行为的表现将为她日后与新生儿建立良好情感奠定基础。

【论述题】　妊娠期母体的生殖系统有哪些生理变化？

第3节 妇娠诊断

【重点提示】

(1) 早期妊娠主要临床表现是停经、早孕反应、乳房及生殖系统的变化。血、尿人绒毛膜促性腺激素升高是确定妊娠的主要指标,B型超声是早期妊娠最准确的诊断方法。

(2) 中、晚期妊娠主要是不同妊娠周数的子宫底高度及子宫长度、胎动计数、胎心音。彩色超声可检测胎儿宫内生长发育,并在妊娠18~24周筛查胎儿结构畸形。

(3) 采用理解性的学习法记住胎产式、胎先露、胎方位。分娩与胎方位有重要的关系。

根据妊娠不同时期的特点,临床上将妊娠分为3个时期:妊娠12周末以前称为早期妊娠;第13~27周末称为中期妊娠;第28周及其后称为晚期妊娠。

一、早期妊娠诊断

【临床表现】

(一) 症状

1. **停经**　月经周期正常的生育年龄妇女,一旦月经过期10天以上,应首先考虑早期妊娠的可能。如停经已达8周,则妊娠的可能性更大。但停经不一定就是妊娠,精神、环境因素也可引起闭经,应予鉴别。哺乳期妇女的月经虽未恢复,但可能再次妊娠。

2. **早孕反应**　有半数左右的妇女,在停经6周左右出现晨起恶心、呕吐,食欲减退和偏食,称早孕反应。早孕反应可能与体内hCG增多、胃酸分泌减少及胃排空延长有关,一般至12周左右自然消失。

3. **尿频**　妊娠早期因增大的子宫压迫膀胱可引起尿频,至12周左右,增大的子宫进入腹腔,尿频症状自然消失。

(二) 体征

1. **乳房**　自觉乳房轻度胀痛,乳房增大,乳头及周围乳晕着色,有深褐色蒙氏结节出现。

2. **妇科检查**　子宫增大变软,妊娠6~8周时,阴道黏膜及子宫颈充血,呈紫蓝色,阴道检查子宫随停经月份而逐渐增大,子宫峡部极软,子宫体与子宫颈似不相连,称黑加征 (hegar sign)。随着妊娠进展至8周,子宫约为非妊娠子宫的2倍;妊娠12周时,子宫约为非妊娠子宫的3倍,在耻骨联合上方可以触及。

【诊断与辅助检查】

1. **妊娠试验**　利用孕卵着床后滋养细胞分泌hCG并经孕妇尿中排出的原理,用免疫学方法测定受检者血或尿中hCG含量,协助诊断早期妊娠。

2. **超声检查**　B型超声显像法可见增大的子宫轮廓,其中有圆形妊娠环,最早在5周时可见到有节律的胎心搏动和胎动。A型示波法显示宫腔波分离及液平段、子宫体增大、胎心搏动3项指标,最早在妊娠7周可出现胎心反射。

3. **宫颈黏液检查**　宫颈黏液量少、黏稠,拉丝度差,涂片干燥后光镜下仅见排列成行的椭圆体,不见羊齿植物叶状结晶,则早期妊娠的可能性较大。

4. **黄体酮试验**　利用孕激素在体内突然撤退能引起子宫出血的原理,对疑为早孕的妇女,每日肌内注射黄体酮20mg,连用3~5日,如停药后7日仍未出现阴道流血,则早孕可能性大;如停药后3~7日内出现阴道流血,则排除早孕的可能。

5. **基础体温测定**　每日清晨醒来后(夜班工作者于休息6~8小时后),尚未起床、进食、谈话等任何活动之前，测量口腔体温 5 分钟，并记录于基础体温单上，按日连成曲线。如有感冒、发热或用药治疗等情况，在体温单上注明。具有双相型体温的妇女，停经后高温相持续 18 日不见下降者，早孕可能性大；如高温相持续 3 周以上，则早孕可能性更大。

二、中晚期妊娠诊断

【临床表现】

（一）症状

有早期妊娠的经过，且子宫明显增大，可感觉到胎动，触及胎体，听诊有胎心音，容易确诊。腹部检查时，可根据手测子宫底高度及尺测耻骨联合至子宫底高度来判断妊娠周数（表 2-1）。

表 2-1　不同妊娠周数的子宫底高度及子宫长度

妊娠周数	手测子宫底高度	尺测耻上子宫长度（cm）
12 周末	耻骨联合上 2～3 横指	—
16 周末	脐耻之间	—
20 周末	脐下 1 横指	18（15.3～21.4）
24 周末	脐上 1 横指	24（22.0～25.1）
28 周末	脐上 3 横指	26（22.4～29.0）
32 周末	脐与剑突之间	29（25.3～32.0）
36 周末	剑突下 2 横指	32（29.8～34.5）
40 周末	脐与剑突之间或略高	33（30.0～35.3）

（二）体征

1. 子宫增大　随着妊娠进展，子宫逐渐增大。手测子宫底高度或尺测耻上子宫长度，可以判断子宫大小与妊娠周数是否相符，增长过速或过缓均可能为异常（表 2-1）。

2. 胎动　胎儿在子宫内的活动称胎动。孕妇于妊娠 18～20 周时开始自觉有胎动，胎动每小时 3～5 次。妊娠周数越多，胎动越活跃，但至妊娠末期胎动逐渐减少。

3. 胎心音　妊娠 18～20 周，用木制听筒在孕妇腹壁上可以听到胎心音，呈双音，第一音与第二音相接近，似钟表的"滴答"声，速度较快，每分钟 110～160 次。妊娠 24 周以前，胎心音多在脐下正中或稍偏左或右听到。妊娠 24 周以后，胎心音多在胎儿背侧听得最清楚。

4. 胎体　妊娠 20 周以后，经腹壁可以触及子宫内的胎体；妊娠 24 周以后，运用四步触诊法可以区分胎头、胎臀、胎背及胎儿四肢，从而判断胎产式、胎先露和胎方位。

【辅助检查】

1. 超声检查　B 型超声显像法不仅能显示胎儿数目、胎方位、胎心搏动和胎盘位置，且能测定胎头双顶径，观察胎儿有无体表畸形。超声多普勒法可探胎心音、胎动音、脐带血流音及胎盘血流音。

2. 胎儿心电图　目前国内常用间接法检测胎儿心电图，通常于妊娠 12 周以后显示较规律的图形，于妊娠 20 周后的成功率更高。

三、胎产式、胎先露、胎方位

（一）胎产式

胎儿身体纵轴与母体身体纵轴之间的关系称胎产式。两轴平行者称纵产式，占妊娠足月分娩总数的 99.75%。两轴垂直者称横产式，仅占妊娠足月分娩总数的 0.25%。两轴交叉者称斜产式，属暂时的，在分娩过程中转为纵产式，偶尔转为横产式（图 2-4）。

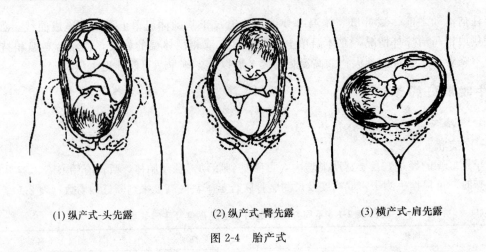

(1) 纵产式-头先露   (2) 纵产式-臀先露   (3) 横产式-肩先露

图 2-4   胎产式

(二) 胎先露

最先进入骨盆入口的胎儿部分称为胎先露。纵产式有头先露、臀先露，横产式有肩先露。头先露又可因胎头屈伸程度不同分为枕先露、前囟先露、额先露、面先露（图 2-5）。臀先露又可因入盆先露不同分为混合臀先露、单臀先露和足先露（图 2-6）。

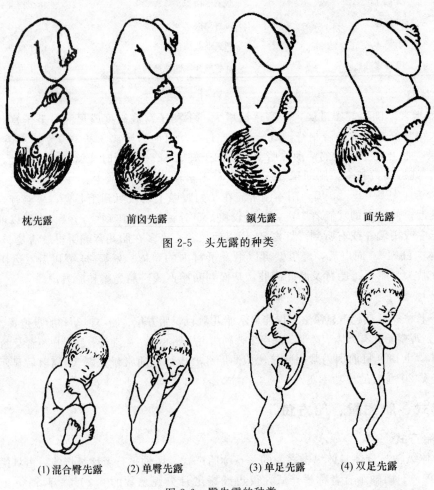

枕先露   前囟先露   额先露   面先露

图 2-5   头先露的种类

(1) 混合臀先露   (2) 单臀先露   (3) 单足先露   (4) 双足先露

图 2-6   臀先露的种类

（三）胎方位

胎儿先露部指示点与母体骨盆的关系称胎方位，简称胎位。枕先露以枕骨、面先露以颏骨、臀先露以骶骨、肩先露以肩胛骨为指示点，根据指示点与母体骨盆左、右、前、后、横的关系而有不同的胎方位（表2-2）。

表 2-2　胎产式、胎先露和胎方位的关系及种类

纵产式 (99.75%)	头先露 (99.75%~99.55%)	枕先露 (95.55%~97.55%)	枕左前 (LOA) 枕左横 (LOT) 枕左后 (LOP) 枕右前 (ROA) 枕右横 (ROT) 枕右后 (ROP)
		面先露 (0.2%)	颏左前 (LMA) 颏左横 (LMT) 颏左后 (LMP) 颏右前 (RMA) 颏右横 (RMT) 颏右后 (RMP)
	臀先露 (2%~4%)		骶左前 (LSA) 骶左横 (LST) 骶左后 (LSP) 骶右前 (RSA) 骶右横 (RST) 骶右后 (RSP)
横产式	肩先露 (0.25%)		肩左前 (LScA) 肩左后 (LScP) 肩右前 (RScA) 肩右后 (RScP)

【典型病例】

女性，25岁，结婚5个月，未采取避孕措施。因停经42天，乏力、恶心3天就诊。既往月经规律，末次月经2013年3月7日。妇科检查：外阴发育正常，有色素沉着，阴道、宫颈紫蓝着色，子宫体略增大，球形，质软，宫颈与宫体有分离感觉，双附件未见异常。辅助检查：尿HCG（＋）。该妇女得知此消息后，情绪表现为惊讶、焦虑。请问：

（1）最可能的诊断是什么？还需做哪些检查？确定诊断的最好方法是什么？

（2）临床上如何根据尺测和手测子宫底高度来简易判断正常孕妇妊娠周数？

（3）推算其预产期。

第4节　妊娠期营养

【重点提示】

（1）孕期营养与胎儿生长和智力发育密切相关，所需营养必须高于非妊娠期。

（2）适时控制与监测孕妇体重变化，有利于母儿健康；帮助孕妇制订合理的饮食计划，以满足自身和胎儿的双重需要，并为分娩和哺乳做准备。

母体是婴儿成长的环境，孕妇的营养状况直接或间接地影响自身和胎儿的健康。妊娠期间孕妇必须增加营养的摄入以满足自身及胎儿的双重需要，并为分娩和泌乳等做好准备，因此妊娠期营养需求比非孕时有所增加。

在妊娠期间，孕妇的饮食过多或过少均会影响胎儿发育，并导致并发症的发生。若营养摄入过多，易导致胎儿过大而难产；若营养摄入过少，会导致胎儿体重较轻，骨骼发育差，早产和死产的发生机会增加。事实上，无论孕妇是体重过重或体重过轻，子痫的发生率均增加，可见营养摄入对孕妇和胎儿的影响很大。

【护理评估】

（一）健康史

（1）了解早孕反应的轻重程度和持续时间、妊娠后饮食习惯有无改变等；

（2）评估孕妇以往的饮食习惯，了解有无内分泌异常、胃肠道等疾病史及食物过敏史。

（二）身体评估

（1）检查皮肤颜色、皮下脂肪、毛发、指（趾）甲，了解孕妇的营养状况。

（2）定期产前检查和 B 超检查，判断宫高、腹围及胎儿的相应指标是否在正常范围内。

（3）辅助检查：①血常规：了解有无贫血；②蛋白总量、清/球蛋白比值：了解孕妇有无低蛋白血症等。

（三）心理社会评估

了解有无影响孕妇饮食的社会文化因素和心理因素，如民族的宗教信仰对饮食的限制、担心进食量过多会影响体形或担心吃得少会影响孩子的智力等。

【护理诊断/问题】

1. **知识缺乏**　缺乏妊娠期营养保健知识。

2. **营养失调**　孕妇体重、宫高增长及其他营养指标超过或低于正常标准的范围。

【护理目标】

（1）孕妇能叙述孕期营养的重要性和科学性；

（2）孕妇营养良好，体重控制在正常范围内，胎儿发育正常。

【护理措施】

（一）宣教孕期的营养知识

利用不同形式向孕妇宣教有关营养知识，帮助孕妇制订合理的饮食计划，以满足自身和胎儿的双重需要，并为分娩和哺乳做准备。

1. **热量**　热量是能量之源，妊娠期每日至少应增加 0.42～1.26MJ（100～300kcal）热量。蛋白质、脂肪、糖类在人体内氧化后均能产生热能，应有适当比例，蛋白质占 15%，脂肪占 20%，糖类占 65%。根据我国汉族饮食习惯，热量主要来源于粮食，占 65%，其余 35% 来自食用油、动物性食品、蔬菜和水果。

2. **蛋白质**　我国营养学会提出，在孕 4～6 个月，孕妇进食蛋白质每日应增加 15g，在孕 7～9 个月，每日应增加 25g。若在孕期摄取蛋白质不足，会造成胎儿脑细胞分化缓慢，导致脑细胞总数减少，进而影响智力。优质蛋白质主要来源于动物，如肉类、牛奶、鸡蛋、奶酪、鸡肉和鱼，能提供最佳搭配的氨基酸，尤其是牛奶。

3. **糖类**　糖类是机体主要供给热量的食物。孕妇主食中的糖类主要是淀粉，孕中期以后，每日进主食 0.4～0.5kg，可以满足需要。

4. **微量元素**　除了铁，几乎所有的微量元素均可在平时的食物中得到补充。

（1）铁：妊娠 4 个月后，约有 300mg 铁进入胎儿和胎盘，500mg 铁储存在孕妇体内，需要时合成血红蛋白。孕妇每日膳食中铁的供应量为 28mg，因其很难从膳食中得到补充，故主张妊娠 4 个月开始口服硫酸亚铁 0.3g 或富马酸亚铁 0.2g，每日 1 次。

（2）钙：妊娠晚期，孕妇体内 30g 钙储存在胎儿，其余大部分钙在孕妇骨骼中存储，可随时动员参与胎儿生长发育。孕期增加钙的摄入，以保证孕妇骨骼中的钙不致因满足胎儿对钙的需要而被大量消耗。

（3）锌：也是蛋白质和酶的组成部分，对胎儿生长发育很重要。若孕妇于妊娠后 3 个月摄入锌不足，可导致胎儿生长受限、矮小症、流产、性腺发育不良、皮肤疾病等。推荐孕妇于孕 3 个月后，每日从饮食中补锌 20mg。孕妇血锌正常值为 $7.7～23.0\mu mol/L$。

（4）碘：孕期碘的需要量增加，若孕妇膳食中碘的供给量不足，可发生胎儿甲状腺功能减退和神经系统发育不良。提倡在整个孕期服用含碘食盐。

（5）硒：是谷胱甘肽过氧化物酶的重要组成部分，若孕妇膳食中硒缺乏，会引起胎儿原发性心肌炎和孕妇围生期心肌炎。

（6）钾：孕中期以后孕妇血钾浓度下降约 0.5mmol/L。若血钾过低，临床表现和非孕期相同，可引起乏力、恶心、呕吐、碱中毒。

5. 维生素　妊娠期间孕妇对维生素的需要量增加，加之维生素是维持生命和生长所需的有机物，通常无法由身体合成，而是少量地存在于特定的食物中，故孕期应增加维生素的摄入。主要从食物中获取，维生素分水溶性（维生素 B 族、维生素 C）和脂溶性（维生素 A、D、E、K）两类。

（1）维生素 A 与胡萝卜素：维生素 A（视黄醇）与胡萝卜素有助于胎儿正常生长发育，妊娠期间应适当增加维生素 A 供给量，但不能过量，以免影响胎儿骨骼的发育。我国推荐每日膳食中孕妇视黄醇供给量妊娠后 5 个月为 3300U，胡萝卜素 6mg。维生素 A 主要存在于动物性食品中，如牛奶、肝等。若孕妇体内缺乏维生素 A，孕妇可发生夜盲、贫血、早产，胎儿可能致畸（唇裂、腭裂、小头畸形等）。肝脏、蛋黄、肾脏等均为胡萝卜素丰富的食品。

（2）维生素 B 族：尤其是叶酸供给量应增加。我国推荐孕妇每日膳食中叶酸供给量为 8mg，特别是在妊娠前 3 个月。孕早期叶酸缺乏，容易发生胎儿神经管缺陷畸形。叶酸的重要来源是谷类食品。在妊娠前 3 个月最好口服叶酸 5mg，每日 1 次。

（3）维生素 C：为形成骨骼、牙齿、结缔组织所必需。我国推荐孕妇每日膳食中维生素 C 供给量为 80mg。孕妇要多吃新鲜水果和蔬菜，建议口服维生素 C200mg，每日 3 次。

（4）维生素 D：主要是维生素 D_2 和 D_3。我国推荐孕妇每日膳食中维生素 D 的供给量为 $10\mu g$。鱼肝油中含量最多，除多晒太阳外，应补充一些富含维生素 D 的食品或制剂，如牛奶、蛋黄、肝脏等。

（二）监测体重

定期测量体重，监测体重增长情况。孕期体重增加情况是评估孕妇妊娠期是否摄取足够热量以供胎儿正常生长发育需要的最佳指标。

（三）饮食原则

1. 饮食多样化　孕妇在选择食物的种类方面要求多样性，因为不同食物中营养物质的成分和含量不同，偏食可导致部分营养物质的缺乏。

2. 纠正不良生活习惯　如饭后不宜立即食用水果，因为食物进入胃排空需 1～2 小时，而水果是单糖类食物，易被吸收，不需要在胃里久留，若饭后立即食用水果，水果会被食物阻滞在胃里，水果易腐烂产生气体，引起腹胀、腹泻。一般来说，饭前 1 小时或饭后 2 小时吃水果为宜。

3. 注意饮食配伍　饮食配伍冲突，会产生不利的影响，注意如下：虾和维生素 C 最好分开进食，间隔一段时间，以防相"克"；牛奶与糖混合加热，可以产生有害的果糖赖氨酸；菠菜和豆腐混吃可产生人体不易吸收的草酸钙，长期食用，易使人缺钙；鸡蛋和豆浆混吃，会降低营养价值。

4. 注意孕妇禁食的食物　杏仁中含有毒性物质氢氰酸，为了避免其毒性透过胎盘屏障影响胎儿，孕妇应禁食杏仁。据分析每瓶可乐中含 50～80mg 咖啡因，孕妇常饮可口可乐，咖啡因可能通过胎盘作用于胎儿，易诱发胎儿畸形、流产、死胎。

【护理评价】

（1）孕妇孕期营养均衡，胎儿生长发育正常；

（2）孕妇体重增加控制在正常范围内。

第 5 节　妊娠期管理

【重点提示】

（1）妊娠期管理主要介绍妊娠期产前检查的方法，内容包括病史、身体评估、心理社会评估、高危因素评估、护理诊断、预期目标、护理措施及护理评价。

（2）身体评估包括全身检查和产科检查，其中用四步触诊法检查子宫大小、胎产式、胎先露、胎方位及先露是否衔接和骨盆外测量和骨盆内测量是重点。

（3）护理措施中重点是症状护理、健康教育。

定期产前检查的目的是明确孕妇和胎儿的健康状况及早发现并治疗妊娠合并症和并发症（如妊娠期高血压综合征、妊娠合并心脏病等），及时纠正胎位异常，及早发现胎儿发育异常。产前护理评估主要是通过定期产前检查来实现，包括收集完整的病史资料、身体评估、社会心理评估及高危因素评估，目的是为孕妇提供连续的整体护理。

产前检查应于确诊早孕开始，并于妊娠 20 周起进行产前系列检查，于妊娠 20～36 周期间每 4 周检查 1 次，自妊娠 36 周起每周 1 次，共计 9 次。凡属高危妊娠者，酌情增加检查次数。

围生医学（perinatology）又称为围产医学，是研究在围生期内加强围生儿及孕产妇的卫生保健，也是研究胚胎的发育、胎儿的生理病理以及新生儿和孕产妇疾病的诊断与防治的科学。因此，围生期指产前、产时和产后的一段时间。国际上对围生期的规定有 4 种，我国采用其中的一种，即：从妊娠满 28 周（即胎儿体重≥1000g 或身长≥35cm）至产后 1 周。数据首先采用孕周（胎龄）计算，孕周不清者参照刚出生新生儿测得的体重，其次采用身长。

【护理评估】

（一）健康史

1. 一般资料　询问孕妇姓名、年龄、籍贯、职业、学历、民族和信仰、经济、社会支持系统、丈夫健康状况等。

2. 月经史及婚育史

（1）月经史：包括初潮年龄、月经周期、持续时间、月经量、有无痛经、痛经程度，以及末次月经第 1 日的日期，以便推算预产期。

（2）婚育史：包括初婚年龄，是否近亲婚配，丈夫的健康状况，妊娠次数，流产次数（自然流产和人工流产，包括药物流产），生产次数，有无存活子女及其健康状况，既往妊娠、分娩和产褥经过，分娩方式，时间及有无并发症和治疗情况等。

3. 推算预产期　预产期（expected date of confinement，EDC）推算方法：末次月经（last menstrual period，LMP）第 1 日起，月份加 9 或减 3，日数加 7。实际分娩日期与推算的预产期可以相差 1～2 周。对于月经不规律者，可根据早孕反应开始时间、尿妊娠试验时间、早早孕 B 超结果等推测妊娠时间。若孕妇记不清末次月经日期或因哺乳期无月经来潮而受孕者，可根据早孕反应开始的时间、胎动开始时间、手测宫底高度及胎儿大小等情况加以估计。

4. 本次妊娠情况　了解妊娠早期有无早孕反应、有无病毒感染及用药史；胎动开始时间，有无头晕、头痛、心慌、气短、呼吸困难、下肢水肿及阴道流血等症状；孕期饮食、睡眠、大小便和劳动情况等。

5. 既往史及家族史　有无重要脏器疾病及其发病时间和治疗情况，如高血压、心脏病、糖尿病、血液病、肝肾疾病、骨软化症等；有无肝炎、结核病史及接触史；有无手术、外伤史；家族中有无双胎史、遗传性疾病及慢性病史等。

（二）身体评估

1. 全身检查　观察发育、营养、精神状态、身高及步态。身材矮小者（140cm 以下）常伴有骨盆狭窄。检查心肺有无异常，乳房发育情况，脊柱及下肢有无畸形。测量血压和体重，正常孕妇不应超过 17.3/12kPa（130/90mmHg），或与基础血压相比，升高不超过 4/2kPa（30/15mmHg），超过者属病理状态。妊娠晚期体重每周增加不应超过 500g，超过者应注意水肿或隐性水肿的发生。

2. 产科检查　包括腹部检查、骨盆测量、阴道检查、肛诊和绘制妊娠图。检查前先告知孕妇检查的目的、步骤，检查时动作尽可能轻柔，以取得合作。检查者如为男医师，则应有护士陪同，注意保护隐私。

（1）腹部检查：排尿后，孕妇仰卧于检查床上，头部稍抬高，露出腹部，双腿略屈曲分开，放松腹肌。检查者站在孕妇右侧。

1）视诊：注意腹形及大小，腹部有无妊娠纹、手术瘢痕和水肿。对腹部过大者，应考虑有无双胎、羊水过多、巨大儿的可能；对腹部过小、子宫底过低者，应考虑是否有胎儿生长受限（FGR）、孕周推算错误等；如孕妇腹部向前突出（尖腹，多见于初产妇）或向下悬垂（悬垂腹，多见于经产妇）应考虑有骨盆狭窄的可能。

2）触诊：注意腹壁肌肉的紧张度，有无腹直肌分离，注意羊水量的多少及子宫肌的敏感度。用手或尺测耻骨上子宫长度及腹围值。用四步触诊法检查子宫大小、胎产式、胎先露、胎方位及先露是否衔接（图 2-7）。在做前 3 步手法检查时，检查者面向孕妇，做第 4 步手法检查时，检查者应面向孕妇足端。

第一步手法：检查者面向孕妇，双手置于子宫底部，了解子宫外形并摸清子宫底高度，估计胎儿大小与妊娠月份是否相符。然后以双手指腹相对轻推，判断子宫底部的胎儿部分，如为胎头，则硬而圆且有浮球感；如为胎臀，则软而宽且形状略不规则。

第二步手法：检查者两手分别置于腹部左右两侧，一手固定，另一手轻轻深按检查，两手交替，分辨胎背及胎儿四肢的位置。平坦饱满者为胎背，确定胎背是向前、侧方或向后；可变形的高低不平部分是胎儿的肢体，有时可以感到胎儿肢体活动。

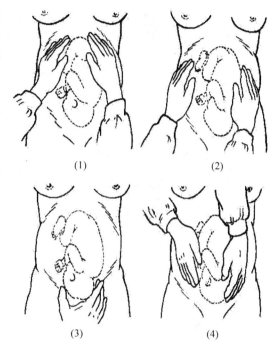

（1）　　　　　　　　　（2）

（3）　　　　　　　　　（4）

图 2-7　胎位检查的四步触诊法

第三步手法：检查者右手置于耻骨联合上方，拇指与其余 4 指分开，握住胎先露部，进一步查清是胎头或胎臀，并左右推动以确定是否衔接。如先露部仍高浮，表示尚未入盆；如已衔接，则胎先露部不能被推动。

第四步手法：检查者应面向孕妇足端，两手分别置于胎先露部的两侧，向骨盆入口方向向下深压，再次判断先露部的诊断是否正确，并确定先露部入盆的程度。当触不清胎先露是胎头或胎臀，检查者难以确定时，可进行肛诊以协助判断。

3）听诊：胎心音在靠近胎背侧上方的孕妇腹壁上听得最清楚。枕先露时，胎心音在脐下方左或右侧；臀先露时，胎心音在脐上方左或右侧；肩先露时，胎心音在脐部下方听得最清楚。当腹壁紧、子宫较敏感、确定胎背方向有困难时，可借助胎心音及胎先露综合分析判断胎位。

（2）骨盆测量：了解骨产道情况，以判断胎儿能否经阴道分娩，分为骨盆外测量和骨盆内测量两种。

1）骨盆外测量：此法常测量下列径线：①髂棘间径：孕妇取仰卧位，伸直双腿，测量两侧髂前上棘外缘的距离（图 2-8），正常值为 23～26cm。②髂嵴间径：孕妇取仰卧位，伸直双腿，测量两侧髂嵴外缘最宽的距离（图 2-9），正常值为 25～28cm。以上两径线可间接推测骨盆入口横径的长度。③骶耻外径：孕妇取左侧卧位，右腿伸直，左腿屈曲，测量第 5 腰椎棘突下凹陷处

（相当于腰骶部米氏菱形窝的上角）至耻骨联合上缘中点距离，正常值为 18～20cm（图 2-10）。此径线可间接推测骨盆入口前后径长短，是骨盆外测量中最重要的径线。④坐骨结节间径：又称出口横径。孕妇取仰卧位，两腿屈曲，双手抱膝，测量两侧坐骨结节内侧缘之间的距离（图 2-11），正常值为 8.5～9.5cm，平均值 9cm。如出口横径小于 8cm，应测量出口后矢状径（坐骨结节间径中点至骶尖），正常值为 9cm。出口横径与出口后矢状径之和大于 15cm，一般足月胎儿可以娩出。⑤耻骨弓角度：用两拇指尖斜着对拢，放于耻骨联合下缘，左右两拇指平放在耻骨降支的上面，测量两拇指之间的角度即为耻骨弓角度。正常为 90°，小于 80°为异常。

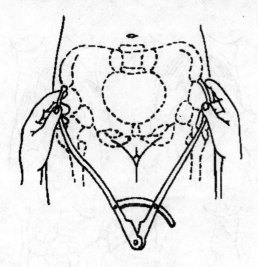

图 2-8　测量髂棘间径

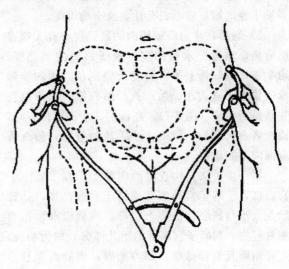

图 2-9　测量髂嵴间径

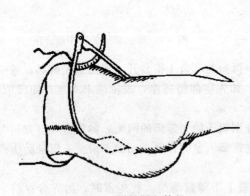

图 2-10　测量骶耻外径

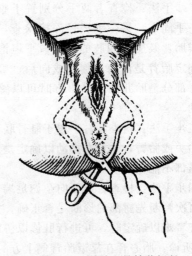

图 2-11　测量坐骨结节间径

　　2）骨盆内测量：适用于骨盆外测量有狭窄者。测量时，孕妇取膀胱截石位，外阴消毒，检查者须戴消毒手套并涂以润滑油。常用径线：①骶耻内径：也称对角径，是自耻骨联合下缘至骶岬上缘中点的距离。检查者一手示、中指伸入阴道，用中指尖触骶岬上缘中点，示指上缘紧贴耻骨联合下缘，并标记示指与耻骨联合下缘的接触点，中指尖至此接触点的距离，即为对角径。正常值为 12.5～13cm，此值减去 1.5～2cm，即为真结合径值。如触不到骶岬，说明此径线大于12.5cm。②坐骨棘间径：测量两侧坐骨棘间的距离，即中骨盆横径，正常值约 10cm。检查者一手的示指、中指伸入阴道内，分别触及两侧坐骨棘，估计其间的距离。③坐骨切迹宽度：坐骨棘与骶骨下部间的距离，即骶骨韧带的宽度，代表中骨盆后矢状径。检查者将伸入阴道内的示、中指并排置于韧带上，如能容纳 3 横指（5～5.5cm）为正常，否则属中骨盆狭窄。

（3）阴道检查：确诊早孕时即应行阴道检查已如前述。妊娠最后一个月以及临产后，应避免不必要的阴道检查，如确实需要，则需外阴消毒及戴消毒手套，以防感染。

（4）肛诊：可以了解胎先露部、骶骨前面弯曲度、坐骨棘及坐骨切迹宽度以及骶尾骨关节活动度等。

（5）绘制妊娠图：将各项检查结果如血压、体重、宫高、腹围、胎位、胎心率等填于妊娠图中，绘成曲线图，观察动态变化，及早发现及处理孕妇或胎儿的异常情况。

（三）心理、社会评估

1. 妊娠早期　评估孕妇对妊娠的态度、看法、感受及接受程度。当诊断出妊娠后，孕妇是喜悦还是焦虑；当妊娠早期症状出现后，孕妇表现为能应对还是无所适从等。

2. 妊娠中、晚期　评估孕妇有无不良的情绪反应，对将为人母和分娩有无焦虑和恐惧心理。评估社会支持系统特别是丈夫对此次妊娠的态度，其次家庭功能、家庭经济状况及生活环境的评估也是必不可少的。

【护理诊断/问题】

1. 体液过多　与妊娠子宫压迫下腔静脉或水、钠潴留有关。

2. 舒适改变　与妊娠引起早孕反应、腰背痛有关。

3. 知识缺乏　缺乏妊娠期保健知识。

4. 焦虑　与妊娠、惧怕分娩时疼痛有关。

5. 胎儿有受伤的危险　与遗传、感染、中毒、胎盘功能障碍有关。

【护理目标】

（1）孕妇体液平衡；

（2）孕妇掌握有关育儿知识，适应母亲角色；

（3）孕妇获得孕期保健知识，维持母婴于健康状态；

（4）孕妇情绪稳定，焦虑解除；

（5）胎儿无伤害。

【护理措施】

（一）一般护理

告知孕妇产前检查的意义和重要性，根据具体情况预约下次产前检查的时间和内容。

（二）心理护理

（1）应在每一次产前检查接触孕妇时，了解孕妇对妊娠的心理适应程度，鼓励孕妇抒发内心感受和想法，针对其需要解决问题。

（2）妊娠后随着胎儿的发育，子宫逐渐增大，孕妇体型也随之发生改变，这是正常的生理现象，产后体形将逐渐恢复。给孕妇提供心理支持，帮助孕妇清除由体形改变而产生的不良情绪。

（3）告诉孕妇自己的情绪变化可以通过血液和内分泌调节的改变对胎儿产生影响，会使胎儿脑血管收缩，减少脑部供血量，影响脑部发育。过度的紧张、恐惧甚至可以造成胎儿大脑发育畸形，易发生妊娠期、分娩期并发症。孕妇要保持心情愉快、轻松。

（4）如孕妇有抱怨、焦虑、恐惧、紧张或悲伤，需判断是否有其他潜在的心理问题，并予以解决。

（三）妊娠期常见症状护理

1. 恶心、呕吐　50% 左右妇女在妊娠 6 周左右出现早孕反应，12 周左右消失。在此期间应避免空腹或过饱，避免进食引起不舒服或难以消化的食物。如妊娠 12 周以后仍继续呕吐，甚至影响孕妇营养时，应考虑妊娠剧吐的可能，需住院治疗，纠正水电解质紊乱。对偏食者，在不影响饮食平衡的情况下，可不做特殊处理。

2. 尿频、尿急　常发生在妊娠最初 3 个月及末 3 个月。孕妇无需减少液体摄入量来缓解症状，有尿意时应及时排空，不可忍住。此现象产后可逐渐消失。

3. 阴道分泌物增多　于妊娠初 3 个月及末 3 个月明显，是妊娠期正常的生理变化。嘱孕妇排除霉菌、滴虫、淋菌、衣原体等感染，保持外阴部清洁，每日清洗外阴或经常洗澡以避免分泌物刺激，严禁阴道冲洗。穿透气性好的棉质内裤，经常更换。如分泌物过多，可用卫生巾并经常更换，增加舒适感。

4. 水肿　孕妇在妊娠后期易发生下肢水肿，经休息后可消退，属正常。如下肢明显凹陷性水肿或经休息后不消退者，应及时诊治，警惕妊娠期高血压综合征的发生。嘱孕妇左侧卧位，解除右旋增大的子宫对下腔静脉的压迫，下肢稍垫高，避免长时间地站或坐，以免加重水肿的发生。如长时间站立，则两侧下肢轮流休息，收缩下肢肌肉，以利血液回流。适当限制盐的摄入，但不必限制水分。

5. 下肢、外阴静脉曲张　应避免长时间站立，穿弹力裤或袜，以促进血液回流。

6. 便秘　是妊娠期常见的症状之一，尤其是妊娠前即有便秘者。嘱孕妇养成每日定期排便的习惯，多吃水果、蔬菜等含纤维素多的食物，同时增加每日饮水量，注意适当地活动。未经医师允许不可随便使用大便软化剂或轻泻剂。

7. 腰背痛　孕期穿平跟鞋，在俯拾或抬举物品时，保持上身直立，弯曲膝部，用两下肢的力量抬起。如工作要求长时间弯腰，妊娠期间应适当调整。疼痛严重者，必须卧床休息（硬床垫），局部热敷。产后 6～8 周，腰背痛自然消失。

8. 下肢痉挛　指导孕妇饮食中增加钙的摄入，避免腿部疲劳、受凉，伸腿时避免脚趾尖伸向前，走路时脚跟先着地。如发生下肢肌肉痉挛，嘱孕妇背屈肢体，或站直前倾，或局部热敷按摩，直至痉挛消失。必要时遵医嘱口服钙剂。

9. 仰卧位低血压综合征　嘱左侧卧位后症状可自然消失，不必紧张。

10. 失眠　每日坚持户外活动，如散步。睡前用梳子梳头，温水洗脚，或喝热牛奶帮助入睡。

11. 贫血　孕妇应适当增加含铁食物的摄入，如动物肝脏、瘦肉、蛋黄、豆类等。如病情需要补充铁剂时，可用温水或水果汁送服，以促进铁的吸收，且应在餐后 20 分钟服用，以减轻对胃肠道的刺激。向孕妇解释，服用铁剂后大便可能会变黑，或可能导致便秘或轻度腹泻，不必担心。

（四）健康教育

1. 异常症状的判断　孕妇出现下列症状应立即就诊：阴道流血，妊娠 3 个月后仍持续呕吐，寒战、发热，头痛、眼花、胸闷、心悸、气短，腹部疼痛，突然自阴道流出液体，胎动计数突然减少等。

2. 营养指导　为孕妇讲解妊娠期营养需求的特点，增加营养的意义、作用，帮助其选择合理的膳食，正确地摄入各种妊娠期营养。

（1）热量：孕妇于妊娠中、晚期热能需要量增加，每日需增加 836～1627kJ（相当于每日增加 100g 主食），但需注意热量的增加不必太高，尤其是后期孕妇活动减少，以免胎儿过大，增加难产的机会。

（2）蛋白质：孕期蛋白质的摄入量增加一方面供母体组织的发育和血容量的增加，另一方面供给胎儿胎盘的生长发育。我国营养学会的建议：妊娠中期每天需要增加蛋白质 15g，妊娠末期每天增加 25g；动物类和大豆类等优质蛋白质的摄入量不应少于总蛋白质的 1/3。

（3）维生素：维生素可分为脂溶性和水溶性两种。脂溶性的维生素有维生素 A、D、E、K，存在于蛋黄、动物肝脏及深色的蔬菜中。水溶性的维生素有维生素 B_1、B_2、C，大多存在于谷类、动物肝脏、干果、绿叶菜、新鲜水果中。为避免胎儿神经管畸形，应在计划妊娠前 3 个月时和妊娠早期 3 个月补充叶酸每天 0.4mg。

（4）无机盐：孕妇对钙、铁、锌、碘的需要量比非妊娠妇女增多。

1）钙：钙的缺乏轻者可感腰腿肌肉疼挛，重者可致骨软化症及牙齿松动。2000 年《中国居民膳食营养素参考摄入量》对孕中期妇女钙的推荐值为 1000mg/d，孕晚期为 1200mg/d。以服用枸橼酸钙为佳，牛奶及奶制品中含有较多的钙且容易被吸收，建议孕妇多摄入牛奶和奶制品。

2）铁：铁的缺乏将导致贫血，我国营养学会建议孕期铁的膳食供给量应由成年非孕妇女的 18mg 增至 28mg。膳食中铁的良好来源为猪肝、猪血及动物性食品，但仅靠膳食很难满足该要求，故主张自孕 4～5 个月开始服硫酸亚铁。

3）锌：孕期对锌的总需要量增加至 375mg，胎儿对锌的需要量是在孕末期最高，每日需 0.5～0.75mg。我国营养学会建议孕妇膳食锌供给量应增加到每日 20mg。锌的食物主要来源为动物性食品，肉类、鱼类及海产品含量较高，尤以牡蛎含量高。

4）碘：碘的缺乏易发生甲状腺肿大。这些物质大都存在于蛋、海制品、木耳、黄豆制品、芝麻酱、芹菜、黄花菜等食品中。

3. 个人卫生与衣着　孕期养成良好的刷牙习惯，进食后均须刷牙且用软牙刷；孕期排汗增多，要勤淋浴，勤换内衣。孕妇衣服应宽松、柔软、舒适，冷暖适宜，不宜穿紧身衣或袜带，以免影响血液循环和胎儿发育、活动；胸罩的选择宜以舒适、合身、足以支托增大的乳房为标准，以减轻不适感；孕期宜穿轻便舒适的鞋子，鞋跟宜低，但不应完全平跟，以感到舒适为宜，避免穿高跟鞋，以防腰背痛及身体失平衡。

4. 活动与休息　孕妇可坚持工作到 28 周，28 周后可适当减轻工作量，避免长时间站立或重体力劳动。妊娠期孕妇需充足的休息和睡眠，每日应有 8 小时的睡眠，午休 1～2 小时，卧床休息时应采取左侧卧位。指导孕妇在妊娠期应采取积极的活动和锻炼，适当的户外活动（散步、晒太阳）有益于妊娠。

5. 胎教　胎教是有目的、有计划地为胎儿的生长发育实施最佳措施。现代科学技术对胎儿的研究发现，胎儿在母体内有进行交流的能力，可以通过胎教方式促进胎儿宫内智力发育。胎教有很多种方式和途径，包括音乐胎教、呼唤胎教、光照胎教和抚摸胎教等。

6. 孕期自我监护　妊娠期妇女自我监护是早期发现妊娠期并发症的重要手段之一。教会家庭成员听胎心音并做记录，不仅了解胎儿宫内情况，而且可以和谐孕妇和家庭成员之间的亲情关系。自我监护的内容包括胎儿和母体两个方面。

（1）胎动计数：计数胎动是自我监护胎儿情况变化的一种方法。通过胎动计数可以了解胎儿在宫内的情况，胎动是胎儿情况良好的一种表现。孕 18～20 周即可开始监护。正常情况下每小时 3～5 次，每日早、中、晚固定的时间各测 1 小时胎动，将 3 次胎动数相加乘 4 即得 12 小时的胎动数，正常胎动持续在 30 次/12 小时，如下降至 3 次/小时以下，提示胎儿有宫内缺氧，应及时就诊。

（2）体重监测：整个妊娠期平均体重增加约 12.5kg。妊娠 13 周起，体重平均每周增加 350g，正常不应超过 500g。孕妇应注意监测体重，如体重增加过快，应考虑有无水肿和羊水过多；如增加过慢，应考虑有无胎儿生长受限（FGR）。

7. 性生活指导　妊娠早期进行性生活易引起流产，妊娠晚期进行性生活易引起早产、胎盘早剥、胎膜早破或感染，故妊娠 13 周前和 32 周后应避免性生活。对于有习惯性流产或早产史的孕妇要禁止性生活。

8. 药物的使用　许多药物可通过胎盘进入胚胎内，影响胚胎发育，尤其是妊娠最初 2 个月，是胚胎器官发育形成期，用药更应注意。但若病情需要，应在医师指导下服用，以免对母儿不利。

9. 分娩先兆的判断　临近预产期的孕妇，如出现阴道血性分泌物或规律宫缩（间歇 5～6 分钟，持续 30 秒）为临产，应尽快到医院就诊。如阴道突然大量液体流出，嘱孕妇平卧，由家属送往医院，以防脐带脱垂而危及胎儿生命。

【护理评价】

（1）母儿健康、舒适，无并发症发生；

（2）产妇能正确叙述育儿知识。

【典型病例】　女性，初孕妇，以往月经周期规律，现孕 36 周。四步触诊结果：于子宫底部触到圆而硬的胎头，在耻骨联合上方触到较软而宽不规则的胎臀，胎背位于母体腹部右前方。胎心音于脐上右侧听到。请问：

（1）该孕妇的胎方位是什么？

（2）临床上如何根据尺测和手测子宫底高度来简易判断正常孕妇妊娠周数？

第 6 节　分娩的准备

【重点提示】

（1）学会识别先兆临产，包括假临产、胎儿下降感、见红，其中见红是在分娩发动前 24～48 小时，距离分娩最近。

（2）指导产妇准备好母亲和新生儿用品。

多数妇女，尤其是初产妇，由于缺乏有关分娩方面的知识，加之对分娩时疼痛和不适的错误理解，以及对分娩过程中自身和胎儿安全的担忧等，会使产妇产生焦虑和恐惧心理，而这些心理问题又会影响产程进展和母婴安全。因此，帮助孕妇做好分娩准备是非常必要的。分娩准备包括识别先兆临产、分娩物品的准备、分娩知识简介等内容。

【先兆临产】　分娩发动前，出现预示孕妇不久即将临产的症状，称为先兆临产。

1. 假临产　孕妇在分娩发动前，常会出现假临产，其特点：宫缩持续时间 < 30 秒且不恒定，间歇时间长而不规则；宫缩的强度不加强；不伴随出现宫颈管消失和宫颈口扩张；常在夜间出现，白天消失；给予镇静剂可以抑制假临产。

2. 胎儿下降感　随着胎先露下降入骨盆，宫底随之下降，多数孕妇会感觉上腹部较以前舒适，进食量也增加，呼吸轻快。但由于胎先露入盆压迫了膀胱，孕妇常出现尿频症状。

3. 见红　在分娩发动前 24～48 小时，因宫颈内口附近的胎膜与该处的子宫壁分离，毛细血管破裂经阴道排出少量血液，与宫颈管内的黏液混合并排出，称为见红，是分娩即将开始的比较可靠的征象。但若出血量超过月经量，则不应认为是见红，可能为妊娠晚期出血性疾病。

【分娩的物品准备】　产前帮助缺乏抚养孩子的知识和技能，又缺乏社会支持系统的年轻准父母，指导其准备好母亲和新生儿用物。

1. 母亲的用品准备　准备足够的消毒卫生巾、内裤，大小合适的胸罩，数块小毛巾（垫衬于乳罩内用），数套替换的内衣；根据气候的冷暖准备合适的衣服，但要柔软、舒适、吸汗，厚薄要适中，夏季要防止引起多汗和中暑；还要准备吸奶器以吸空乳房。

2. 新生儿物品准备 因新生儿皮肤柔嫩，易受损伤而引起感染，所以新生儿衣物宜柔软、舒适，宽大、便于穿脱，衣缝在正面以防摩擦新生儿皮肤。衣服、尿布宜选用质地柔软、吸水、透气性好的纯棉织品。衣服和尿布的数量要充足，以备更换。需准备柔和、无刺激性的肥皂和清洁洗涤剂，此外还要准备婴儿包被、毛巾、梳子、围嘴、爽身粉、温度计等。对不能进行母乳喂养者，还要准备奶瓶、水瓶、奶粉、奶嘴及清洗用品等。

【**典型病例**】 女性，31 岁，初产妇，宫内孕 39 周。于 1 周前开始偶尔有腹部发紧，昨天晚上感觉腹部一阵阵发紧，且每半个小时一次，每次持续 3～7 秒，孕妇紧张和恐惧，今晨孕妇急来就诊。请问：

（1）昨天晚上孕妇的情况属于何种情况？

（2）作为护士，对此孕妇应如何进行护理评估，采取何种护理措施？

（李玉兰）

第3章

分娩期妇女的护理

【重点提示】

（1）影响分娩的因素包括产力、产道、胎儿及产妇的精神心理因素。

（2）枕先露的分娩机制为衔接、下降、俯屈、内旋转、仰伸、复位及外旋转，最后胎儿娩出。

（3）临产的重要标志是有规律且逐渐增强的子宫收缩伴宫口扩张、先露下降。

（4）总产程可分为 3 个，分别是宫颈扩张期、胎儿娩出期和胎盘娩出期。

（5）分娩期主要护理措施为观察产程进展、心理护理、促进舒适、做好接产准备以及新生儿护理。

第 1 节　影响分娩的因素

妊娠满 28 周及以后的胎儿及其附属物，从临产发动至从母体全部娩出的生理过程称为分娩（delivery）。妊娠满 28 周至不满 37 足周（196～258 日）间分娩称为早产（preterm delivery）；妊娠满 37 周至不满 42 足周（259～293 日）间分娩称为足月产（term delivery）；妊娠满 42 周（294 日）及后期间分娩称为过期产（postterm delivery）。影响分娩的 4 大主要因素包括产力、产道、胎儿以及待产妇的精神心理状态，如果各因素均正常并能够相互适应，胎儿顺利经阴道自然娩出，称为正常分娩。

【产力】　将胎儿及其附属物从子宫内逼出的力量称为产力，包括子宫收缩力（简称宫缩）、腹壁肌及膈肌收缩力和肛提肌收缩力。

（一）子宫收缩力

子宫收缩力是临产后的主要力量，贯穿于分娩的整个过程，能迫使宫颈短缩、子宫颈口扩张、胎先露部下降和胎儿、胎盘娩出。临产后的正常宫缩具有以下特点：

1. 节律性　节律性宫缩是临产的重要标志。正常宫缩是宫体肌具有节律的阵发性收缩伴有疼痛，每次宫缩由弱渐强（进行期），维持一定时间（极期），随后由强渐弱（退行期），直至消失进入间歇期。间歇期子宫肌肉松弛，胎盘血液循环恢复。宫缩如此反复出现，直到分娩的整个过程结束。临产开始时宫缩持续约 30 秒，间歇期 5～6 分钟。随着产程的进展，子宫收缩持续时间延长，间歇期缩短。宫口开全后，宫缩持续时间可长达 60 秒，间歇期缩短至 1～2 分钟。宫缩强度也随着产程进展逐渐增强，宫腔内压力在临产初期可升高达 3.33～4.00kPa（25～30mmHg），在第一产程末可增加至 5.33～8.0kPa（40～60mmHg），于第二产程期间可高达 13.3～20.0kPa（100～150mmHg），而间歇期宫腔内压力则仅为 0.8～1.6kPa（6～12mmHg），宫缩的节律性有利于胎儿顺利娩出。

2. 对称性和极性　正常宫缩受起搏点的控制起自子宫角部两侧，随后以微波形式迅速向子宫底中线集中，左右对称，再向子宫下段扩散，约在 15 秒内均匀、协调地遍及整个子宫，此为宫缩的对称性。子宫的收缩力以宫底部最强、最持久，向下逐渐减弱，宫底部收缩力的强度几乎是子宫下段的两倍，此为宫缩的极性。

3. 缩复作用　缩复作用指宫体部平滑肌在子宫收缩时，肌纤维短缩变宽，收缩之后肌纤维虽又重新松弛，但不能完全恢复到原来的长度，经过反复收缩，肌纤维越来越短。缩复作用在产程进展中使宫腔内容积逐渐缩小，迫使胎先露部下降以及宫颈管逐渐短缩直至消失。

（二）腹壁肌及膈肌收缩力（腹压）

腹壁肌与膈肌收缩力（简称腹压）是第二产程娩出胎儿和胎盘时的重要辅助力量。当宫口开全后，胎先露部已下降至阴道。每当宫缩时，前羊水囊或胎先露部压迫盆底组织及直肠，从而反射性地引起排便动作；产妇主动屏气，喉头紧闭向下用力，腹壁肌及膈肌的强力收缩使腹压增高。腹压在第二产程，特别在第二产程末期配以宫缩时运用最有效，过早使用腹压不但无益，反而易使产妇疲劳和造成宫颈水肿，从而延长产程。第三产程使用腹壁肌及膈肌收缩力还可迫使胎盘娩出。

（三）肛提肌收缩力

肛提肌收缩力有协助胎先露在骨盆腔进行内旋转的作用。当胎头枕骨位于耻骨弓时，还能协助胎头仰伸及娩出。胎儿娩出后，肛提肌收缩力也有助于已降至阴道的胎盘娩出。

【产道】　产道是胎儿娩出的通道，分为骨产道与软产道两部分。

（一）骨产道

骨产道通常指真骨盆，骨产道的大小、形状与分娩关系密切，是产道的重要组成部分。

1. 骨盆各平面径线　为便于了解分娩时胎先露通过骨产道的过程，将骨盆腔分为 3 个假想平面（图 3-1）。

（1）骨盆入口平面（pelvic inlet plane）：呈横椭圆形，共有 4 条径线。

1）入口前后径：又称真结合径，从耻骨联合上缘中点至骶岬前缘正中的距离，平均值约11cm。该径线是胎先露进入骨盆入口的重要径线，其长短与分娩密切相关。

2）入口横径：是左右髂耻线间的最大距离，平均值约为 13cm。

3）入口斜径：左右各一，左斜径为左骶髂关节至右髂耻隆突间的距离，右斜径为右骶髂关节至左髂耻隆突间的距离，平均值约为 12.75cm。

（2）中骨盆平面（pelvic mid plane）：是骨盆最窄的平面，在产科具有重要临床意义，该平面有两条径线（图 3-2）。

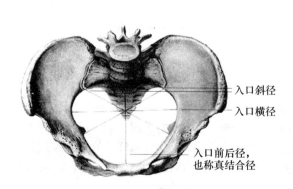

图 3-1　骨盆入口平面

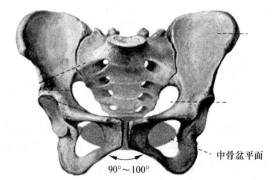

图 3-2　中骨盆平面

1）中骨盆前后径：为耻骨联合下缘中点，通过两侧坐骨棘连线中点至骶骨下端连线间的距离，平均值约为 11.5cm。

2）中骨盆横径：又称坐骨棘间径，为两坐骨棘间的距离，平均值约 10cm，是胎先露通过中骨盆的重要径线，其长短与分娩密切相关。

（3）骨盆出口平面（pelvic outlet plane）：即骨盆腔的下口，由两个不同平面的三角形组成，坐骨结节间径为其共同底线。前三角平面的顶端为耻骨联合下缘，两侧为耻骨的降支；后三角平面的顶端为尾骨尖，两侧为骶骨结节韧带。骨盆出口有 4 条径线（图 3-3）。

1）出口前后径：耻骨联合下缘至尾骨尖间距离，约为 9.5cm，分娩时尾骨尖向后移 1.5～2cm，前后径伸长至 11～11.5cm；

2）出口横径：又称坐骨结节间径，为两坐骨结节内侧缘间的距离，平均值约为 9cm，是胎先露通过骨盆出口的重要径线；

3）出口前矢状径：为耻骨联合下缘至坐骨结节间径中点的距离，平均值约为 6cm；

4）出口后矢状径：为骶尾关节至坐骨结节间径中点间的距离，平均值约为 8.5cm。

若出口横径较短，而出口后矢状径较长，两径相加其和大于 15cm 时，一般大小的足月胎儿可通过后三角区经阴道娩出。临床上单纯出口平面狭窄较少见，多伴有中骨盆平面狭窄。

两耻骨降支在耻骨联合下方形成一接近直角结构，称耻骨弓。

2. **骨盆轴与骨盆倾斜度**

（1）骨盆轴（pelvic axis）：又称产道轴，是连接骨盆各假想平面中点的曲线。此轴具有一定屈度，上段向下、向后，中段向下，下段向下、向前。分娩时，胎儿沿此轴娩出（图 3-4）。

（2）骨盆倾斜度：妇女直立时，骨盆入口平面与地平面所形成的角度，称骨盆倾斜度。一般为 60°，若角度过大，常会影响胎头衔接。

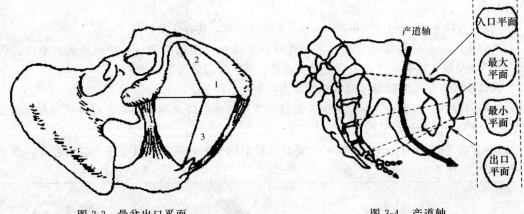

图 3-3　骨盆出口平面
1. 出口横径；2. 前矢状径；3. 后矢状径

图 3-4　产道轴

（二）软产道

软产道是由子宫下段、宫颈、阴道及骨盆底软组织构成的弯曲管道。

1. **子宫下段的形成**　子宫下段由子宫峡部形成。非妊娠时长约 1cm 的子宫峡部，于妊娠 12 周后逐渐扩展成为宫腔的一部分，至妊娠末期逐渐被拉长、变薄，形成子宫下段。临产后规律的子宫收缩进一步拉长子宫下段，达 7～10cm，并成为软产道的一部分。由于子宫肌纤维的缩复作用，子宫上段的肌壁越来越厚，子宫下段被牵拉故越来越薄。因子宫上下段的肌壁厚薄不同，在两者间的子宫内面有一环状隆起，称生理性缩复环（physiologic retraction ring）。

2. **子宫颈部的变化**

（1）子宫颈管消失：临产前宫颈管长 2～3cm，初产妇较经产妇稍长。临产后的规律宫缩牵拉宫颈内口的子宫肌纤维及周围韧带，加之胎先露支撑前羊水囊呈楔状，致使宫颈内口水平的肌纤维向上、向外牵拉，宫颈管形成漏斗形，此时宫颈外口变化不大，随后宫颈管逐渐缩短直至消失。经产妇多是宫颈管消失与宫口扩张同时进行。

（2）子宫颈口扩张：临产前，初产妇的宫颈外口仅容一指尖，经产妇能容纳一指。临产后，子宫颈口扩张主要是宫缩及缩复向上牵引的结果。此外，前羊水囊对子宫颈口压迫的扩张作用，以及破膜后胎先露部对宫颈的直接压迫，均使扩张宫颈口的作用进一步加强。随着产程进展，当宫颈口开全 10cm 时，足月妊娠的胎头方能通过（图 3-5）。

3. 骨盆底、阴道及会阴的变化　临产后，前羊水囊以及胎先露部先将阴道上部撑开，破膜后先露部下降直接压迫骨盆底，使软产道下部形成一个向前弯曲的长筒，前壁短后壁长，阴道外口开向前上方，阴道黏膜皱襞展平使腔道增宽。肛提肌向下及两侧扩张，肌纤维拉长，肌束分开，利于胎儿娩出。阴道及骨盆底部的结缔组织和肌纤维在妊娠期增生肥大，血管变粗，血运丰富。分娩时如果保护会阴不当，易造成裂伤。

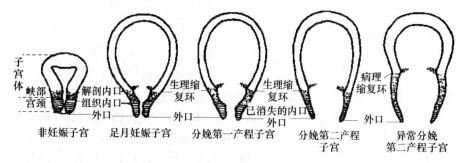

图 3-5　软产道扩张

【胎儿】　胎儿能否顺利通过产道，除产力和产道因素外，还与胎儿大小、胎位以及胎儿发育有无异常有关。

（一）胎儿大小

在分娩过程中，胎儿大小是决定分娩难易的重要因素之一。胎儿过大导致胎头径线亦大，分娩时不易通过产道；胎儿过熟时致颅骨变硬，胎头不易变形，同样可引起相对性头盆不称而造成难产。因为胎头是胎体的最大部位，可塑性最小，也是胎儿通过产道最困难的部分。

1. 胎头颅骨　由顶骨、额骨、颞骨各两块以及枕骨一块构成。颅骨间缝隙称为颅缝，顶骨与额骨间的颅缝为冠状缝，两顶骨间的颅缝称矢状缝，两额骨间的颅缝为额缝，枕骨与顶骨间的颅缝为人字缝。两颅缝交会空隙较大处称囟门，位于胎头前方呈菱形的囟门为大囟门或称前囟门，位于胎头后方呈三角形的囟门为小囟门或称后囟门。颅缝与囟门均有软组织覆盖，使骨板有一定的活动余地，胎头具有一定的可塑性。在分娩过程中，通过颅骨的轻微重叠，使头颅体积缩小，有利于胎头的娩出（图 3-6）。

2. 胎头径线　主要有 4 条：①双顶径：两顶骨隆突间的距离，是胎头的最大横径，平均值约为 9.3cm，临床上常以 B 型超声测此值判断胎儿大小；②枕额径：又称前后径，为鼻根上方至枕骨隆突下方的距离，平均值约为 11.3cm，胎头以此径衔接；③枕下前囟径：又称小斜径，为前囟中央至枕骨隆突下方的距离，足月时平均值约为 9.5cm，胎头以此径通过产道；④枕颏径：又称

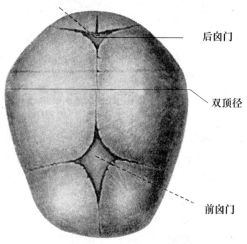

图 3-6　胎儿头骨（上面观）

大斜径，为颏骨下方中央至后囟顶部的距离，平均值约为 13.3cm。

（二）胎位

产道为一纵行管道，若胎儿为纵产式（头先露或臀先露），胎体纵轴与骨盆轴相一致，则较容易通过产道。头先露为分娩过程中胎头先通过产道，因颅骨重叠，使胎头变形、周径变小，有利于胎头娩出。此时需查清矢状缝及前后囟，以确定胎方位（胎先露的指示点与骨盆的关系称为胎方位）。臀先露时，胎臀先娩出，因其较胎头周径小且软，软产道没有得到充分的扩张，胎头娩出时无变形机会而致胎头娩出困难。横产式（肩先露）时，胎体纵轴与骨盆轴相垂直，妊娠足月活胎不能通过产道，对母儿威胁极大。

（三）胎儿畸形

如果胎儿某一部分发育异常，如联体双胎、脑积水等，使胎头或胎体过大，通过产道时常发生困难。

【产妇精神心理状态】

分娩对于产妇是一种压力源，会引起一系列特征性的心理情绪反应，最常见的情绪反应是焦虑和恐惧。产妇在很多情况下都可能产生焦虑和恐惧，如担心胎儿畸形、胎儿性别与自己期望的不一致、难产、分娩中出血、分娩疼痛、分娩意外、住院造成的陌生感、医院环境的刺激以及与家人分离的孤独感等。焦虑和恐惧的心理状态能使机体产生一系列变化，如呼吸急促、心率加快，导致子宫缺氧而发生收缩乏力、宫口扩张缓慢、胎先露部下降受阻、产程延长；交感神经兴奋，释放儿茶酚胺，可使血压升高，胎儿因缺血、缺氧出现宫内窘迫；焦虑时，去甲肾上腺素减少可使子宫收缩力减弱而对疼痛的敏感性增加。护理人员应在入院评估及每次观察时积极了解产妇心理状态，并探索有效的健康教育方式，向产妇及其家属传授科学分娩知识。

第 2 节　正常分娩妇女的护理

【分娩机制】

分娩机制（mechanism of labor）是指胎儿先露部为适应骨盆各平面的不同形态，被动地进行一系列的适应性转动，并以其最小径线通过产道的过程。分娩机制是一个连续的过程，其下降动作贯穿于分娩全程。临床以枕左前位最多见，故以枕左前位的分娩机制为例，加以详细说明。

1. **衔接（engagement）** 胎头双顶径进入骨盆入口平面，胎头颅骨最低点接近或达到坐骨棘水平，称为衔接或入盆（图 3-7）。胎头以半俯屈状态进入骨盆入口，以枕额径衔接，由于枕额径大于骨盆入口前后径，胎头矢状缝坐落在骨盆入口右斜径上，胎头枕骨在骨盆左前方。经产妇多在分娩开始后衔接，部分初产妇可在预产期前 1~2 周内胎头衔接。若初产妇已临产而胎头仍未衔接，应考虑有无头盆不称。

2. **下降（descent）** 胎头沿骨盆轴前进的动作称为下降，贯穿于分娩全程，与其他动作相伴随，并呈间歇性。迫使胎头下降的因素：① 宫缩时通过羊水传导，将压力由胎轴传至胎头；② 宫缩时子宫底部直接压迫胎臀；③ 腹肌收缩，增加腹压；④ 胎体伸直、伸长。初产妇胎头下降的速度较经产妇慢，系宫口扩张缓慢及软组织阻力大的缘故。临床上以胎头下降的程度作为判断产程进展的重要标志之一。胎头在下降的过程中，受骨盆底的阻力发生俯屈、内旋转、仰伸、复位及外旋转等动作。

3. **俯屈（flexion）** 当胎头由骨盆腔继续下降至骨盆底时，原处于半俯屈状态的胎头枕部遇到肛提肌的阻力，借杠杆作用进一步俯屈，变胎头衔接时的枕额径（11.3cm）为枕下前囟径（9.5cm），凭借最小径线适应产道，有利于胎头进一步下降（图 3-8）。

4. 内旋转 (internal rotation) 胎头到达中骨盆时为适应骨盆纵轴而旋转，使其矢状缝与中骨盆和骨盆出口前后径相一致，称内旋转 (图 3-9)。一般胎头于第一产程末完成内旋转动作。这一动作使胎头适应中骨盆及骨盆出口前后径大于横径的特点，有利于胎头进一步下降。枕先露时，肛提肌收缩力将位于胎头最低位置的胎儿枕部推向阻力小、部位宽的前方，枕左前位的胎头向母体前方旋转 45°，后囟转至耻骨弓下方。

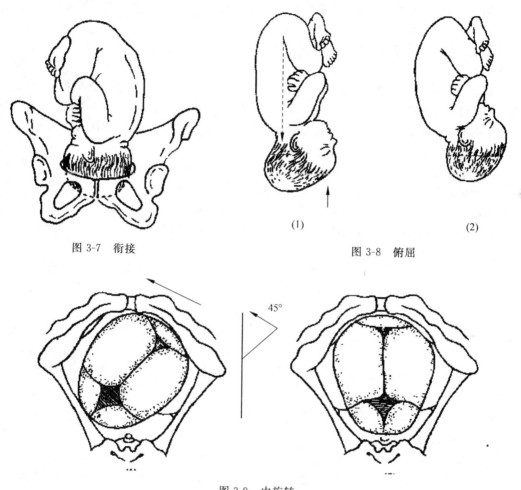

(1)   (2)

图 3-7 衔接   图 3-8 俯屈

45°

图 3-9 内旋转

5. 仰伸 (extention) 胎头完成内旋转后，继续下降到达阴道外口时，子宫收缩力 (宫缩)、腹肌及膈肌收缩力 (腹压) 继续迫使胎头下降，而骨盆肛提肌收缩力又将胎头向前推进，两者的共同作用 (合力) 使胎头沿骨盆轴下段向下、向前的方向转向前，胎头的枕骨下部达耻骨联合下缘时，以耻骨弓为支点，使胎头逐渐仰伸，胎头顶、额、鼻、口、颏相继娩出。当胎头仰伸时，胎儿双肩沿左斜径进入骨盆入口。

6. 复位及外旋转 (restitution and external rotation) 胎头娩出时，胎儿双肩径沿骨盆入口的左斜径下降。胎头娩出后，为使胎头与胎肩形成垂直关系，枕部向左旋转 45°，称为复位。胎肩在盆腔内继续下降，前 (右) 肩向母体前方中线旋转 45°时，胎儿双肩径转成与骨盆出口前后径相一致的方向，胎头枕部需在外继续向左旋转 45°，以保持胎头与胎肩垂直关系，称为外旋转。

7. 胎肩及胎儿娩出 胎头完成外旋转后，前 (右) 肩在耻骨弓下娩出，随即，后 (左) 肩从会阴前缘娩出。两肩娩出后，胎体及下肢随之顺利娩出。

【临产诊断】

（一）分娩先兆（preliminary signs of labor）

正常分娩是指从临产到胎儿、胎盘娩出的生理过程。分娩发动之前，往往出现一些预示孕妇不久将临产的症状，称分娩先兆。

1. 不规律宫缩　又称假宫缩，特点是子宫收缩力弱，持续时间短（常少于 30 秒），并且不规律，强度也不会逐渐增加；常在夜间出现，清晨消失；宫颈管不会随宫缩而消失及扩张，给予镇静剂能够抑制假宫缩。

2. 上腹轻松感　由于胎先露部下降进入骨盆入口后，子宫底随之下降，初产妇多有上腹轻松感，进食增多，呼吸轻快。

3. 血性分泌物　在分娩开始前 24～48 小时，因宫颈内口附近的胎膜与该处的子宫壁分离，毛细血管破裂经阴道排出少量血液，与宫颈管内的黏液栓相混合而排出，称为见红。它是分娩即将开始的一个比较可靠的征象。若阴道流血量较多，超出平时月经量，不应认为是先兆临产，而可能是妊娠晚期出血，如前置胎盘等。

（二）临产（in labor）

临产开始的重要标志为有规律且逐渐增强的子宫收缩，持续 30 秒或以上，间歇 5～6 分钟，同时伴随进行性子宫颈管消失、子宫颈口扩张和胎先露下降。

分娩全过程指从规律宫缩开始至胎儿、胎盘完全娩出为止，简称总产程（total stage of labor），临床上一般分 3 个阶段。

1. 第一产程（first stage of labor）　又称宫颈扩张期，指从出现间歇 5～6 分钟的规律宫缩开始到宫口开全。初产妇宫颈口较紧，宫口扩张较慢，需 11～12 小时；经产妇的宫颈口较松，宫口扩张较快，需 6～8 小时。

2. 第二产程（second stage of labor）　又称胎儿娩出期，指从宫口开全到胎儿娩出为止。初产妇需 1～2 小时，通常不超过 2 小时；经产妇一般数分钟即可完成，但也有长达 1 小时者。

3. 第三产程（third stage of labor）　又称胎盘娩出期，指从胎儿娩出到胎盘胎膜娩出为止，需 5～15 分钟，通常不超过 30 分钟。

【第一产程妇女的护理】

（一）临床表现

1. 规律宫缩　产程开始时，子宫收缩力弱，持续时间较短（约 30 秒），间歇期较长（5～6 分钟）。随着产程进展，持续时间渐长，50～60 秒，间歇期渐短，2～3 分钟，且强度不断增加。当宫口近开全时，宫缩间歇期仅 1～2 分钟，持续时间可达 1 分钟或以上。

2. 宫口扩张　通过肛查或阴道检查，可以确定宫口扩张的程度。当宫缩渐频且不断增强时，宫颈管逐渐短缩直至展平，宫口逐渐扩张。当宫口开全时，宫颈口边缘消失，子宫下段及阴道形成宽阔的管腔以利于胎儿通过。

第一产程可分为两个阶段，潜伏期（latent phase）指自有规律宫缩开始至宫口扩张 3cm 止，潜伏期宫口扩张较慢，平均每 2～3 小时扩张 1cm；活跃期（active phase）是从宫口扩张 3～10cm 止，活跃期扩张速度加快。近几年，国际上有将宫口扩张 4cm 或 6cm 作为活跃期开始的标志。

3. 胎头下降　随着产程进展，先露部逐渐下降，一般在宫颈扩张的最大加速期，胎头下降速度达最高水平，并保持不变，直到先露部达到外阴及阴道口。为能准确判断胎头下降程度，应定时行肛查或阴道检查，以明确胎头颅骨最低点的位置，并协助判断胎方位。

4. 胎膜破裂　宫缩时，子宫羊膜腔内的压力增高，胎先露部下降，将羊水阻断为前、后两部分，在胎先露部前面的羊水量不多，约 100ml，称为前羊水，形成前羊水囊，它有助于扩张宫口。宫缩继续增强，当前羊水囊的压力增加到一定程度时，胎膜自然破裂称破膜。破膜多发生在宫口近开全时。

（二）护理评估

1. 健康史　根据产前检查记录了解待产妇的一般情况，重点了解年龄、身高、体重、一般营养状况，询问既往健康史、过敏史、月经史、生育史、分娩史等；了解本次妊娠的经过、骨盆各径线的测量值、胎先露等情况。

2. 身体评估

（1）一般情况：观察体温、脉搏、呼吸有无异常，评估皮肤张力情况、有无水肿。

（2）产程进展状况：了解宫缩的持续时间、间歇时间、强度，是否随着产程进展而发生相应变化；定时肛查或阴道检查以了解宫口扩张和胎头下降情况；同时需要了解是否破膜，并描述羊水的颜色、性状、量。

（3）胎儿宫内情况：在宫缩间隙期用胎心听诊器或多普勒仪监测胎心。正常胎心率为 110～160 次/分。

（4）疼痛：询问产妇以往应对疼痛时的处理方法，对分娩的疼痛有无心理准备，目前疼痛的部位、程度，是否知道如何减轻疼痛，同时应注意观察产妇的面部表情。

3. 心理、社会评估　由于环境的陌生及宫缩所致的疼痛，产妇可能出现焦虑或者恐惧，表现为孤独、无助、不能放松、哭泣、紧张、急躁情绪、要求多、问题多以及心悸、血压增高等。家属也随着产程的进展焦虑不安。询问产妇既往面临问题时的态度及其应对方式，有无可以依赖的支持系统等。

（三）护理诊断/问题

1. 疼痛　与子宫收缩有关。

2. 舒适改变　与子宫收缩、膀胱充盈、胎膜破裂等有关。

3. 焦虑　与缺乏对分娩过程的了解，担心自己和胎儿的安全有关。

4. 潜在并发症　胎儿窘迫、子宫破裂。

（四）护理目标

（1）产妇能正确地对待宫缩痛，表示不适程度减轻；

（2）产妇能描述正常分娩过程及各产程如何配合；

（3）产妇主动参与和控制分娩过程；

（4）产妇未出现因护理不当所发生的并发症。

（五）护理措施

1. 提供护理支持

（1）入院护理：判断产妇临产后，协助其办理住院手续，介绍产房及周围的环境。结合产前检查记录，采集健康史并完成入院评估；向产妇及家属做自我介绍，介绍产房环境，包括工作人员、产房常规、待产室及产房的设备，以及待产过程可能遇到的问题。

（2）心理护理：通过语言及非语言方式与产妇沟通，让产妇知道护士扮演的是支持者、照顾者及信息提供者的角色，增强产妇对自然分娩的信心。尊重产妇的行为；为产妇提供信息支持，包括分娩的过程、产程进展情况、每次检查的目的与结果、治疗和护理措施的目的等；在产妇和医师间起到桥梁作用，建立良好的护患关系。

2. 密切观察产程

（1）子宫收缩：用触诊法或胎心监护仪观察、监测宫缩。最简单的方法是助产人员一手手掌放于产妇腹壁上，感觉宫缩时宫体部隆起变硬，间歇时宫体松弛变软的情况。宫缩时应注意宫缩持续时间、强度及间歇时间。亦可用胎心电子监护仪观察宫缩强度、频率、持续时间及宫缩或胎动时胎心率的变化。从胎心监护仪描记的宫缩曲线可以直观地看出每次宫缩持续时间、强度和频率，能够较全面地反映宫缩的客观指标。

（2）胎心监测：潜伏期1小时听胎心音1次，活跃期15～30分钟听1次。在宫缩间隙每次听诊1分钟，正常胎心率为每分钟110～160次，若胎心率小于每分钟110次，或大于每分钟160次，均提示胎儿宫内缺氧。

1）听诊器或多普勒仪：用听诊器或多普勒胎心仪于宫缩间歇时听胎心，此法简便，但仅能获得每分钟的胎心率，不能分辨瞬间变化，也不能识别胎心率的变异及其与宫缩、胎动的关系，容易忽略胎心率的早期改变。

2）胎心监护仪：将测量胎心的探头置于胎心音最响亮的位置，固定于腹壁上，观察胎心率的变异及其与宫缩、胎动的关系。若宫缩后胎心率不能恢复，或胎心率小于每分钟110次或大于每分钟160次，均提示胎儿窘迫，立即给产妇吸氧，改为左侧卧位等，并积极查找原因。

（3）宫颈扩张及胎头下降（图3-10）：临床上常用产程图（图3-11）描记宫口扩张及胎头下降情况，以便指导产程处理。产程图以临产时间（小时）为横坐标，以宫颈扩张程度（cm）为纵坐标在左侧，先露部下降程度（cm）在右侧，描记宫口扩张曲线和胎头下降曲线，制作图表。了解宫口扩张及胎头下降规律，掌握产程进展情况，指导产程的处理。胎头下降曲线以胎头颅骨最低点与坐骨棘平面的关系标明，坐骨棘平面是判断胎头高低的标志。胎头颅骨最低点平坐骨棘时，以"0"表示；在坐骨棘平面上1cm时，以"－1"表示；在坐骨棘平面下1cm时，以"＋1"表示，余以此类推。

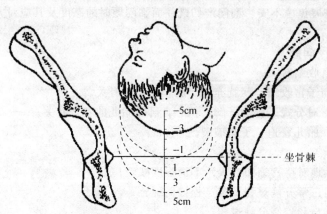

图3-10　胎头高低的判断

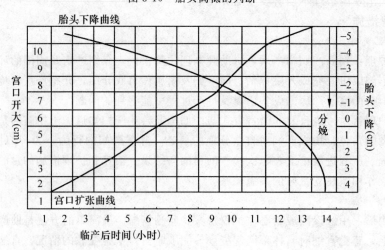

图3-11　产程图

（4）破膜：胎膜多在第一产程末，即宫口近开全时破裂，前羊水流出。一旦发生破膜，应立即听胎心，观察羊水的性状、颜色和流出量，同时记录破膜时间。注意有无脐带脱垂，若有则给予紧急处理。若羊水呈绿色或棕黄色浑浊，提示胎儿宫内缺氧，应及时报告医师；若羊水清亮而胎头浮动未入骨盆者，需卧床并将孕妇臀部抬高，预防脐带脱垂。破膜超过 12 小时尚未分娩者应给予抗生素预防感染。

（5）血压：第一产程期间，宫缩时产妇血压常升高 $0.67\sim1.33$kPa（$5\sim10$mmHg），间歇期恢复原状，应每隔 2 小时测量 1 次。若发现血压异常升高，应适当增加测量次数，并给予相应的处理。

3. 促进舒适

（1）提供休息与放松的环境：护理人员应态度温和，为待产妇安排一个安静并且可以休息和放松的环境，室内的光线尽量采用自然光，最好为单间，布置温馨、人性化，允许家属陪伴。护理人员在需要检查或处理之前告知产妇，让其有心理准备。

（2）补充液体和热量：临产过程中长时间的用力及流汗，使产妇体力消耗较大，并感口干舌燥。在宫缩间歇期，护理人员应鼓励产妇少量多次进食，进高热量、易消化、清淡食物，并注意摄入足够的水分，以保证充沛的精力和体力。不能进食者必要时静脉输液。

（3）活动和休息：临产后，若产妇宫缩不强且未破膜，在宫缩间歇期时应鼓励其在室内适当活动，有助于宫口扩张及胎先露的下降，从而加速产程进展。

（4）保持身体舒适：干净、平整的床单可以改善舒适感，临产过程中，见红、出汗、羊水会弄湿产妇的衣服和床单、会阴垫，护理人员或家属应协助产妇擦汗，经常更换会阴垫和床单。大小便后及时行会阴冲洗，可保持会阴部的清洁和卫生，以增进舒适并预防感染。

（5）排尿：临产后，应鼓励产妇每 $2\sim4$ 小时排尿 1 次，以免膀胱充盈影响宫缩及胎头下降。因胎头压迫而引起排尿困难者，必要时予以导尿。

（6）肛查：在宫缩时行肛查，次数不宜过多。临产初期，隔 4 小时查 1 次，经产妇或宫缩频率高的产妇，检查间隔应缩短。肛查可以帮助了解宫颈的软硬程度、厚薄和宫口扩张程度（其直径以 cm 或横指计算，一横指相当于 1.5cm），以及是否已破膜、骨盆腔大小、胎方位以及胎头下降程度。肛查方法：产妇仰卧，两腿屈曲分开，检查者立于产妇右侧，右手示指戴指套蘸润滑油轻轻伸入直肠内。检查者在直肠内的示指触及尾骨尖端，了解尾骨活动度，再摸两侧坐骨棘是否突出，并确定胎头的高度，然后利用指端掌侧探查子宫颈口，摸清四周边缘，从而估计宫口扩张的程度。宫口接近开全时，仅能摸到一窄边。当宫口开全时，则摸不到宫口边缘。未破膜者，在胎头前方可触及有弹性的前羊膜囊。已破膜者能直接触到胎头，若无胎头水肿，还能扪清颅缝及囟门的位置，有利于确定胎方位。

（7）阴道检查：检查者戴无菌手套，次数不宜过多，以免增加感染机会。阴道检查能直接触清宫口四周边缘，准确估计宫颈管消退、宫口扩张、胎膜破否、胎先露部及位置。若先露为头，还能了解矢状缝及囟门，确定胎方位。肛门外的皮肤富于神经末梢对外界反应敏感，肛门括约肌受到外界刺激时极易产生反射性收缩，当行肛门检查时孕妇不适感较阴道检查明显，且当肛门检查不满意时，还需进一步行阴道检查。研究表明，产程中规范的阴道检查未必增加感染的几率。因此阴道检查有取代肛门检查的趋势。

（8）减轻疼痛：教会产妇应用有效的措施缓解疼痛，如指导产妇应用呼吸镇痛法，同时要评估产妇是否真正掌握吸收镇痛法的技巧；协助产妇采取合适的体位；必要时通过提供音乐、图书、电视等方法转移产妇的注意力以缓解疼痛。在产妇宫缩时应避免提问或检查。

（六）护理评价

（1）产妇表示不适减轻，能够保持适当的摄入与排泄，没有痛苦面容；

（2）产妇能在分娩过程中积极配合，并适当休息、活动。

【第二产程妇女的护理】

(一) 临床表现

(1) 子宫收缩较第一产程增强，宫缩频率和强度达到高峰，持续 1 分钟或以上，间歇期仅为 1～2 分钟。

(2) 当胎先露降至骨盆出口压迫骨盆底组织时，产妇有排便感，不自主地向下屏气用力。

(3) 会阴渐膨隆和变薄，肛门括约肌松弛。胎头于宫缩时露出于阴道口，露出部分不断增大。在宫缩间歇期，胎头又缩回阴道内，称胎头拨露（head visible on vulval gapping）（图 3-12）；当胎头的双顶径越过骨盆出口，宫缩间歇期胎头也不再回缩，称胎头着冠（crowning of head）（图 3-13）。

(4) 此后会阴极度扩张，胎头枕骨于耻骨弓下露出，出现仰伸动作，胎头娩出。再经胎头复位及外旋转后，前肩和后肩相继娩出，胎体很快娩出，后羊水随之涌出。经产妇的第二产程短，有时仅需几次宫缩，即可完成胎头的娩出。

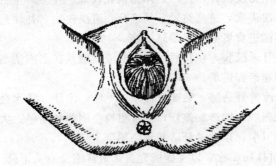

图 3-12　胎头拨露

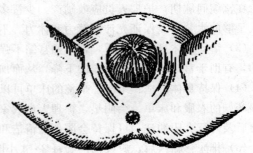

图 3-13　胎头着冠

(二) 护理评估

1. 健康史　了解产程进展及胎儿宫内情况，同时需要了解第一产程经过及处理。

2. 身体评估　了解宫缩持续的时间、间歇时间、强度和胎心情况，询问产妇有无便意，观察胎头拨露和着冠情况，评估会阴局部情况，判断是否需要行会阴切开术。

3. 心理、社会评估　评估产妇目前的精神心理状态，有无焦虑、恐惧、急躁情绪，以及对正常分娩有无信心。

(三) 护理诊断/问题

1. 有受伤的危险（会阴撕裂、新生儿产伤）　与会阴保护不当，接生手法不当有关。

2. 急性疼痛　与强烈子宫收缩或会阴侧切术有关。

3. 焦虑　与缺乏顺利分娩的信心和担心胎儿安全有关。

4. 知识缺乏　缺乏分娩时正确使用腹压的知识。

(四) 护理目标

(1) 产妇及新生儿未因操作技能不当发生并发症；

(2) 产妇情绪稳定，对分娩有信心；

(3) 产妇正确使用腹压，积极参与、控制分娩过程。

(五) 护理措施

1. 严密监测胎心率　第二产程宫缩频而强，须密切观察胎儿有无急性缺氧，应勤听胎心，一般每 5～10 分钟听胎心一次，必要时行胎心监护；若发现胎心减慢等异常，应立即阴道检查，并尽快结束分娩。

2. 指导产妇屏气　宫口开全后，科学指导产妇运用腹压。方法是让产妇双足蹬在产床上，两手紧握产床的把手，一旦出现宫缩，先深吸气屏住，然后如解大便样向下用力屏气以增加腹压。于宫缩间歇时，嘱产妇呼气并使全身肌肉放松，安静休息。宫缩再现时，做同样的屏气动作，以加速产程进展。护理人员需反复地提醒产妇用力的技巧并正确给予评估反馈，若产妇做得好，护理人员应立即给予肯定和鼓励，防止用力不当，消耗体力，影响产程进展。

3. 接产准备　初产妇宫口开全，经产妇宫口扩张至 4～5cm 且宫缩规律有力时，将产妇送至分娩室，做好接产准备。

（1）会阴消毒准备（图 3-14）：产妇两腿屈曲分开仰卧于产床上，露出外阴部。用消毒肥皂水纱球擦洗外阴部 3遍，顺序是大阴唇、小阴唇、阴阜、大腿内上 1/3、会阴及肛门周围，然后用温开水冲掉肥皂水。为防止冲洗液倒流入阴道内，阴道口填塞消毒干纱球一个。最后用碘伏或其他消毒溶液擦拭消毒，取下阴道口的棉球并铺无菌单于臀下。

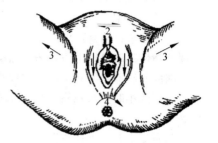

图 3-14　会阴部消毒顺序

（2）接生者准备：接生者按无菌操作常规洗手，穿手术衣后戴手套，打开产包，铺好消毒巾准备接产。

4. 接产　接产是预防会阴撕裂的关键，要领是保护会阴的同时，协助胎头俯屈，使胎头以最小径线（枕下前囟径）在宫缩间歇时缓慢通过阴道口。接产者应主动与产妇建立信任关系，指导产妇掌握用力要领。

接生者站在产妇右侧，当胎头拨露使阴唇后联合紧张时，应开始保护会阴。在会阴部盖上一块消毒巾，接产者的右肘支在产床上，右手拇指与其余 4 指分开，利用手掌大鱼际肌顶住会阴部。每当宫缩时向上内方托压，同时左手应轻轻下压胎头枕部，协助胎头俯屈并使其缓慢下降。宫缩间歇时保护会阴的右手稍放松，以免压迫过久引起会阴水肿。当胎头枕部在耻骨弓下露出时，左手应按分娩机制协助胎头仰伸。此时若宫缩强，应嘱产妇张口哈气以缓解腹压的作用。在宫缩间歇时，指导产妇稍向下屏气，使胎头缓慢娩出。胎头娩出后，右手仍需注意保护会阴，不要急于娩出胎肩。应先以左手自鼻根部向下颏挤压，挤出口鼻内的黏液和羊水，然后协助胎头复位和外旋转，使胎儿双肩径与骨盆出口前后径相一致。接产者的左手将胎儿颈部向下轻压，使前肩自耻骨弓下先娩出，继之再托胎颈向上，使后肩从会阴前缘缓慢娩出。双肩娩出后，保护会阴的右手方可放松，最后双手协助胎体娩出。记录娩出时间。

当胎头娩出见脐带绕颈一周且较松时，可用手将脐带顺胎肩推下或从胎头滑下。若脐带绕颈过紧或绕颈两周以上，则用两把血管钳将其一段夹住从中剪断脐带，注意勿伤及胎儿颈部，待松解脐带后再协助胎肩娩出。胎儿娩出后 1～2 分钟内结扎脐带，在距脐带根部 15～20cm 处用两把血管钳夹，在两钳之间剪断脐带。胎儿娩出之后，在产妇臀下放一专用容器接血，以计算出血量。

（六）护理评价

（1）产妇正确使用腹压，积极参与、控制分娩过程；

（2）整个分娩过程顺利，新生儿没有发生头颅血肿、锁骨骨折等产伤。

【第三产程护理】

（一）临床表现

胎儿娩出后，子宫底部降至脐平，宫缩暂停，数分钟后重又出现。由于子宫腔容积突然明显缩小，而胎盘不能相应缩小，遂与子宫壁发生错位、剥离。剥离面有出血，形成胎盘后积血。同时子宫继续收缩，使剥离面积增加，直至胎盘完全剥离而排出。

胎盘剥离征象：①子宫体变硬呈球形，剥离的胎盘降至子宫下段，宫体呈狭长形被推向上，宫底升高达脐上；②阴道少量流血；③剥离后露于阴道外的脐带自行向外延长；④在产妇耻骨联合上方用手掌尺侧轻压子宫下段，宫体上升而外露的脐带不再回缩。

胎盘剥离及排出方式：①胎儿面娩出式：指胎盘胎儿面先娩出，胎盘先从中央开始剥离，而后向周围剥离，随后见阴道少量流血，此方式较多见；②母体面娩出式：即胎盘母体面先娩出，胎盘边缘先开始剥离，血液沿剥离面流出，其特点是先有较多阴道流血，然后胎盘娩出，此方式少见。

（二）护理评估

1. **健康史** 资料同第一、二产程，并了解第二产程经过及处理情况。

2. **身体评估**

（1）母亲：胎盘娩出前，了解宫缩的强度、频率，以及有无胎盘剥离的征象，记录阴道流血的颜色和量；胎盘娩出后评估胎盘、胎膜是否完整，有无胎盘小叶或胎膜残留，胎盘周边有无血管残端的断裂面，判断是否有副胎盘。评估会阴切口的情况，有无软产道裂伤或切口延伸。

产后两小时产房观察时期，重点评估子宫收缩情况、膀胱是否充盈、宫底高度、阴道流血量等。

（2）新生儿：评估新生儿的健康状况，对新生儿进行 Apgar 评分（表 3-1）。Apgar 评分法用以判断新生儿有无窒息及窒息的程度，是以出生后 1 分钟内的心率、呼吸、肌张力、喉反射、皮肤颜色 5 项体征为依据，每项为 0～2 分，满分为 10 分。同时需评估新生儿身高、体重，体表有无畸形。

表 3-1 新生儿 Apgar 评分标准

体征	应得的分数		
	0 分	1 分	2 分
皮肤颜色	全身苍白	躯干红，四肢青紫	全身红润
心率（次/分）	无	<100	≥100
弹足底或插鼻管反应	无反应	有些动作，如皱眉	哭、咳嗽、喷嚏
肌张力	松弛	四肢略屈曲	四肢活动好
呼吸	无	慢，不规则	正常，哭声响

3. **心理、社会评估** 评估产妇的情绪状态，对新生儿性别、外形和健康等是否满意，能否接受新生儿，有无进入母亲角色等。

（三）护理诊断/问题

1. **组织灌注量改变的危险** 与产后出血有关。

2. **有受伤的可能** 与会阴裂伤或会阴切开有关。

3. **有亲子依附关系改变的危险** 与产后疲惫、会阴切口疼痛或新生儿性别不理想有关。

4. **潜在并发症** 新生儿窒息。

（四）护理目标

（1）产妇未发生产后出血，表现为外周组织灌注正常；

（2）产妇接受新生儿并开始亲子间的互动；

（3）新生儿未发生窒息。

（五）护理措施

1. **新生儿处理**

（1）清理呼吸道：胎儿娩出后，接产者及时用新生儿吸痰管或洗耳球轻轻吸除新生儿口腔及鼻腔的黏液和羊水，以免发生新生儿吸入性肺炎。当呼吸道黏液和羊水确已吸净而仍无啼哭时，可用手轻拍新生儿足底。新生儿大声啼哭，表示呼吸道已畅通。

（2）处理脐带：在清理呼吸道之后，用两把血管钳钳夹脐带，在两钳之间剪断。用 75％乙醇消毒脐带根部周围，在脐轮上 0.5cm 处用无菌粗丝线先结扎一道，在结扎线外 0.5cm 处结扎第二道。丝线结扎时注意要扎紧，以防脐带出血，但也应避免用力过猛造成脐带断裂。最后在第二道结扎线外 0.5cm 处将脐带剪断，挤出残余血液，断面涂以 2.5％碘酊或 20％高锰酸钾溶液，注意药液勿涂到脐带周围皮肤，以免发生灼伤。待干后用无菌纱布覆盖，并用脐带布包扎好。处理脐带时需注意新生儿保暖的问题。目前还有用气门芯、血管钳、脐带夹等方法取代双重结扎脐带法，简便有效，脐带脱落快并减少脐带感染。

（3）Apgar 评分：Apgar 评分满分为 10 分，8～10 分均属正常新生儿；4～7 分为轻度窒息，需经清理呼吸道、人工呼吸、吸氧等处理才能恢复；0～3 分为重度窒息，须紧急抢救，并行喉镜直视下气管内插管并给氧。缺氧较严重的新生儿应在出生后 5 分钟、10 分钟时分别再次评分，直至连续两次评分均≥8 分为止。Apgar 评分以呼吸为基础，皮肤颜色最灵敏，心率是最终消失的指标。临床恶化顺序依次为：皮肤颜色→呼吸→肌张力→反射→心率。复苏有效顺序依次为：心率→反射→皮肤颜色→呼吸→肌张力。肌张力恢复越快，提示预后越好。

（4）产房内新生儿处理：护理人员擦净新生儿后打足底印于新生儿病历上，将标明新生儿性别、出生时间以及母亲姓名、床号、住院号的手圈系在新生儿手腕上（有的医院还需系一条于脚踝上），将新生儿抱给母亲进行早吸吮。

（5）身体外观的评估：护理人员需认真测量新生儿的身长和体重，并同时检查其身体外观各部分有无异常，确定新生儿有无唇裂、腭裂、尿道下裂、多指症、无肛门或脑脊膜膨出等，若发现异常情况需记录在新生儿出生记录单上。

（6）早接触、早吸吮：新生儿出生后 30 分钟内，护理人员将新生儿抱到母亲胸前，与母亲胸贴胸进行第一次吸吮，早接触有助于建立母子感情，早吸吮可促使脑垂体分泌催产素及泌乳素，这有助于促进子宫收缩，减少产后出血，并刺激乳腺早泌乳，提高母乳喂养成功率。

（7）保暖：因产房环境与母体内温度存在差异，新生儿出生时全身潮湿，加上新生儿体温调节功能不健全，在新生儿娩出后，应先以无菌巾擦干其全身羊水和血迹，并在完成常规处理时尽快包裹保暖，防止身体热量过快散失。在产妇进入第二产程时，护理人员可预先将新生儿辐射保暖台打开并预热，让新生儿娩出后即有一个舒适温暖的环境，在辐射保暖台上可进行所有的常规处理。

2. 协助娩出胎盘并检查　正确娩出胎盘可有效减少产后出血的发生率。切忌在胎盘尚未完全剥离时用手按揉、下压子宫底或牵拉脐带，以免引起胎盘部分剥离而出血或拉断脐带，甚至造成子宫内翻。

当确认胎盘已完全剥离时，于宫缩时将左手握住子宫底部并按压，右手轻拉脐带，协助胎盘娩出。当胎盘娩出至阴道口时，接产者用双手接住胎盘，向一个方向旋转并缓慢向外牵拉，协助胎盘胎膜完整娩出。若在胎膜排出过程中发现胎膜部分断裂，可用血管钳夹住断端上端，再继续向原方向旋转，直至胎膜完全排出。胎盘胎膜完全娩出后，按摩子宫可刺激其收缩、减少出血；同时观察并测量出血量。

3. 检查胎盘、胎膜　将胎盘辅平，先检查胎盘母体面的胎盘小叶有无缺损，以及胎膜是否完整；然后将胎膜提起，检查胎儿面边缘有无血管断裂，及时发现副胎盘，并检查胎盘、胎膜有无异常。如有副胎盘、部分胎盘残留或大部分胎膜残留，需在无菌操作下，徒手或用器械进入宫腔取出。

4. 产后观察　胎盘娩出后 2 小时内，应密切观察产妇的脉搏、血压、宫底高度、子宫收缩、膀胱充盈及阴道流血情况，注意有无阴道内血肿形成。此期是产后出血高发时期，阴道流血多时，应及时通知医师妥善处理。如无异常，2 小时后可连同新生儿一起送回母婴同室病房。产后 24 小时内仍应注意观察异常情况（主要是出血）的发生。

（六）护理评价

（1）产妇在分娩中及分娩后出血量小于 500ml；

（2）产妇能接受新生儿并开始与新生儿目光交流、皮肤接触，新生儿早吸吮母乳。

第3节 分娩镇痛

疼痛是分娩期妇女最常见的护理问题，是每一个产妇都必须要经历的不适之一。产妇对疼痛的体验因人而异，主要与其文化背景、社会环境等因素有关。提供分娩镇痛是每个助产人员的义务，也是每个孕（产）妇及胎儿的权利，分娩镇痛为产妇顺利度过分娩期，促进产后恢复及亲子行为都具有重要意义。子宫本身的收缩并不带来疼痛，分娩疼痛主要由宫缩对肌肉的牵拉造成，临床上的分娩镇痛分为非药物镇痛与药物镇痛两种方法。

【非药物镇痛】

1. **孕期活动锻炼** 孕妇尽可能坚持参与各种日常活动，在条件许可下坚持锻炼，加强盆底肌及腹肌的力量，有利于正常分娩。孕期锻炼需有专业人员的指导，排除可能导致胎儿及母体危险的任何可能因素。活动强度由轻至重逐步增加，以不感疲劳为宜。如有持续腹痛或阴道流血等立即停止锻炼并及时与医师联系。

（1）坐位锻炼：可加强盆底肌的力量，适合在看电视时或玩牌时采用。孕妇在坐位时两腿不能交叉，一腿应放在另一腿前方，两大腿应尽可能地平行于地面，以能够感觉到会阴部的张力为宜。腰部挺直，头部力量向上有助于伸展背部，减轻压在腰骶部的身体重量，防止腰背酸痛。

（2）蹲姿锻炼：有助于加强盆底肌肉。蹲位时两大腿平行于腹部两侧，防止挤压腹部。可以穿平底鞋或赤足，双脚平放于地面以加强效果。下蹲时注意保持盆底肌肉收缩上提，以达到锻炼效果。

（3）背部运动：帮助放松腰背部肌肉，减轻腰背疼痛。两手及膝着地，尽可能高地弓起背部，以放松和拉伸腰背部肌肉，坚持 3 秒，然后放低。建议在每天睡前做 5~10 次。

2. **产前呼吸训练** 每日陪同孕妇进行呼吸减痛法训练并进行评估。教会孕妇掌握呼吸技巧，如腹式呼吸、腰部按摩、屏气等。一般先示范，再陪练直至孕妇最后熟练掌握。

3. **注意力转移** 提供安静、舒适的环境，如听音乐、自我暗示、组织观看健康教育节目等，都是较好的减轻疼痛的方法。

4. **心理护理** 产前向孕妇讲解阴道分娩的生理过程，告知孕妇各产程的时限和宫口扩张的速度特点，使她们认识到分娩是一个正常的生理过程，消除孕妇的恐惧心理，并树立自然分娩的信心。

【药物镇痛】 优点是起效快、苏醒快，但需在医师和麻醉师指导下应用。

1. **镇静药物** 肌内或静脉注射：① 哌替啶，50~100mg 肌内注射，10~20 分钟后发挥药效，1~1.5 小时后达高峰，4 小时后消退。肌内注射哌替啶在镇痛的同时还可调整宫缩协调性。但如果在使用后 4 小时内分娩，则有可能导致新生儿呼吸抑制，因此主要用于潜伏期。② 地西泮，10mg 静脉缓慢注射，作用时间短，可缓解产妇的精神紧张，当产妇疲劳时静脉注射后，可迅速进入睡眠状态。地西泮可有效松弛宫颈的平滑肌，主要用于活跃期。

2. **笑气（氧化亚氮）吸入镇痛** 将氧化亚氮和氧气按照 1：1 的比例混合，在第一产程中，将面罩覆盖于产妇口鼻处，宫缩来临前 20~30 秒深呼吸数次，吸入的氧化亚氮可达到镇痛效果。整个过程应用专门的笑气瓶和吸入装置，并在麻醉师指导下应用。

3. **硬膜外麻醉** 行椎管穿刺注入麻醉药物如芬太尼，也可使用产妇自控持续镇痛装置 (PCA)。产妇保持清醒状态。由于有可能造成低血压，要注意监测血压。

4. **全身麻醉** 仅用于急诊剖宫产时。

【**典型病例**】 女性，孕 1 产 0，停经 40 周，因阴道有少量粉红色分泌物且伴有阵发性腹痛而入院。检查：枕左前位，未入盆，胎心 140 次/分，胎膜未破，宫口开大 2cm，宫缩间隔 5～6 分钟，持续 30～35 秒。请问：

(1) 此孕妇处于分娩的哪个时期？

(2) 请列出此孕妇的主要护理评估内容、护理诊断/问题、护理目标及护理措施。

（罗碧如）

第4章

产褥期妇女的护理

【重点提示】

(1) 产褥期母体的变化：生殖系统变化为子宫复旧、子宫体积缩小逐步恢复至妊前期正常大小；乳房泌乳；妊娠期血容量增加后逐渐恢复至孕前水平。心理变化及家庭调适。

(2) 产褥期主要临床表现为泌乳热、产后宫缩痛、恶露、乳房胀痛、乳头皲裂等。

(3) 产褥期主要常见护理问题为便秘、尿潴留、疼痛等。护理措施包括一般护理、哺乳指导、疼痛护理及相关的产褥期健康教育。

第1节 产褥期母体的变化

伴随着每个新生命的诞生，每个产妇都会经历生理和心理的变化。产妇全身各器官除乳腺外从胎盘娩出至恢复或接近正常未孕状态所需的时期称为产褥期（puerperium），一般为6周。在产褥期，产妇不但要有较大的生理变化，特别是生殖系统的变化，同时心理的变化也有一个适应的过程，因此了解产褥期母体变化，对做好产褥期保健，保证母婴身心健康，具有很重要的意义。

【生理变化】 产褥期妇女经过6周左右的时间，机体各器官、系统逐渐恢复到自然非孕状态，此期变化最大的是生殖系统。产褥期产妇的生理变化主要有以下几个方面：

（一）生殖系统的变化

1. 子宫 子宫是产褥期变化最大的器官。妊娠子宫自胎盘娩出后逐渐恢复至未孕状态的过程称子宫复旧（uterine involution），主要包括子宫体复旧和子宫颈复旧。

（1）子宫体复旧：主要表现为宫体肌纤维缩复和宫内膜再生。妊娠期间，子宫增大的过程并不是细胞数目的增多，而是子宫肌细胞本身的肥大。分娩后子宫复旧的过程不是肌细胞数目的减少，而是肌细胞体积的缩小，表现为肌细胞胞浆蛋白质被分解排出，胞浆减少导致肌细胞缩小。随着肌纤维不断缩复，子宫体积逐渐缩小，产后1周缩小至约妊娠12周大小，产后10日左右子宫降至骨盆腔内，腹部检查触不到子宫底。产后6周，子宫恢复到正常大小。子宫重量在分娩结束时约为1000g，其重量也逐渐减少，产后1周时约为500g，产后2周约为300g，产后6周时约为50g。同时，当胎盘被排出后，子宫内原胎盘附着面立即缩小至原来的一半，压迫血管使出血减少直至停止。整个子宫内膜缓慢修复再生，约于产后第3周，除胎盘附着处外，子宫腔表面均由新生的内膜修复。约产后6周胎盘附着部位修复。

（2）子宫颈复旧：分娩后子宫颈松弛、充血、壁薄皱起，外口如袖口状，于产后2～3日，宫口仍可通过2指。产后7～10天宫颈内口关闭，产后4周时子宫颈完全恢复正常状态。由于分娩过程中，子宫颈外口常会发生轻度裂伤，多发生于子宫颈的3点及9点部位，使子宫颈外口由产前的圆形变为产后的一字形。

2. 阴道及外阴　分娩时因胎儿通过阴道，因此产后阴道充血，阴道壁松弛，肌张力降低，黏膜皱襞消失。产后 3 周左右阴道皱襞复现，肌张力逐渐恢复，阴道腔逐渐变小，但不能完全恢复到妊娠前状态。分娩后，外阴轻度水肿，有轻触痛，于产后 2～3 日可自行消退。会阴如有轻度撕裂或会阴切口缝合，术后均在 3～5 日愈合。处女膜因在分娩时撕裂形成痕迹，称处女膜痕，是经产妇的重要标志之一。

3. 盆底组织　在分娩过程中，由于支持盆底的肌肉和筋膜在分娩时受到损伤，从而导致支撑子宫、阴道壁、肛门、尿道、膀胱的能力减弱。如盆底肌及其筋膜发生严重的断裂造成骨盆底松弛，或产褥期过早参加重体力劳动或剧烈运动可导致阴道壁膨出，甚至子宫脱垂等。

4. 卵巢　乳汁分泌影响产后妇女排卵与月经周期。不哺乳产妇一般在产后 3～6 周开始排卵，产后 6～10 周月经复潮。而哺乳期产妇月经复潮延迟，平均在产后 4～6 个月恢复排卵。哺乳期妇女首次月经复潮期多有排卵，因此哺乳期应采取避孕措施。

（二）乳房的变化

产褥期乳房的主要变化是泌乳。产后最初 2～3 天，乳房极度膨胀，静脉充盈，压痛明显。产后 7 日内所分泌的乳汁，称初乳，较一般乳汁含有更多的蛋白质，较少的脂肪和乳糖，极易消化，并含有大量免疫抗体，是新生儿理想的天然早期食物。产后 7～14 日分泌的乳汁为过渡乳汁，产后 14 日以后所分泌的乳汁为成熟乳汁，呈白色。产后由于激素水平的变化，乳汁开始分泌。虽然垂体催乳激素是泌乳的基础，但在以后的乳汁分泌中很大程度依赖于哺乳时的吸吮刺激。当新生儿在出生后半小时内吸吮乳头时，由乳头传来的感觉信号，经传入神经纤维抵达下丘脑，通过抑制下丘脑多巴胺及其他催乳素抑制因子，致使垂体泌乳激素成脉冲式释放，促进乳汁分泌。吸吮动作能反射性地引起神经垂体释放缩宫素，使乳腺腺泡周围的肌上皮细胞收缩，增加乳腺管内压，喷出乳汁。因此，吸吮是保持乳腺不断分泌的关键。不断排空乳房，也是维持乳汁分泌的一个重要条件。此外，乳汁分泌还与产妇营养、睡眠、情绪及健康状况密切相关。

（三）血液循环系统

妊娠期血容量增加，在产后 2～3 周恢复至孕前水平。在产后最初 3 日内，因子宫收缩及胎盘循环的停止，大量血液从子宫流到体循环，使体循环血容量增加 15%～25%，特别是产后 24 小时，心脏负担加重，心脏病产妇在这一时期易发生心力衰竭。产后白细胞数量增加，一般在产后 1～2 周恢复至正常水平。产褥早期血液仍处于高凝状态，有利于减少产后出血量，纤维蛋白原、凝血酶、凝血酶原在产后 2～4 周恢复正常。白细胞总数于产褥早期仍较高，红细胞沉降率于产后 3～4 周恢复正常。

（四）消化系统

产褥期胃、小肠及大肠恢复正常位置，功能恢复，但肠蠕动缓慢，常见肠胀气出现。由于进食少，水分排泄较多，因此肠内容物较干燥，加上腹肌及盆底松弛，产妇卧床等，容易发生便秘。

（五）泌尿系统

体内于妊娠期潴留的多量水分主要经肾排出，故产后最初数日尿量增多。分娩过程中膀胱受压造成黏膜水肿、充血，肌张力降低，以及会阴伤口疼痛、不习惯卧床排尿等原因，容易发生尿潴留。

（六）内分泌系统

胎盘娩出后，雌激素和孕激素水平迅速下降，产后 7 日已降至未孕水平。产后 6 小时已测不出胎盘生乳素，产后哺乳者垂体催乳素仍高于非孕水平，不哺乳者于产后 2 周降至非孕水平。产褥期增大的腺垂体、甲状腺及肾上腺在产后逐渐恢复至未孕状态。

（七）骨骼、肌肉

分娩以后，由于孕激素水平降低，解除了对肌肉张力的影响。产妇腹部因腹直肌与腹中肌分离，肌张力降低；盆底肌在分娩过程中受到过度牵拉与损伤，影响肌张力。多数产妇肌张力可在6周左右恢复。部分产妇分娩后24小时感觉下肢肌肉酸痛无力，其原因是分娩时，肌肉过度紧张和用力的结果。

【心理变化】

产后产妇必须面临身体、心理的改变，潜意识的内在冲突，经历着不同的感受：高涨的热情、希望、幸福感、乐观、压抑及焦虑，以及为人母所需的情绪调整等，家庭关系的改变，经济来源的需求，或因不是全家切盼的性别，或有缺陷，这将使母亲的调适发生更大的困难。因为现实母亲太多责任而感到恐惧，还可能因为丈夫注意力转移至新生儿而感到失落。

一个新的家庭需要在多个方面调整，渐进完成心理、社会的适应。同时家中添增一个新的成员，对较年长的孩子而言也是一项压力。因此，护理人员在产后期提供的指导与支持是相当重要的。

美国心理学家鲁宾（Rubin）研究发现，产褥期产妇的行为态度经历3个时期，既依赖期、依赖-独立期、独立期。

1. 依赖期　产后前3天。产妇表现出十分依赖的特性，很多需要是通过别人来满足的。显得疲倦，对睡眠非常需求；喜欢谈论自己的妊娠和分娩的感受，尤其喜欢用言语来表达对孩子的关心；非常注意食物及婴儿的饮食；情绪较为欣快和被动。在依赖期，丈夫及家人的关心帮助、医务人员的关心指导都很重要。

2. 依赖-独立期　产后3～14日。产妇身体逐渐恢复，变得较为独立，恢复了自我护理能力，对新生儿的护理产生了兴趣，主动参与学习和练习护理新生儿，但这一时期可产生焦虑、压抑。其原因可能是太多的母亲责任、妊娠和分娩的痛苦经历、新生儿出生后产生爱的被剥夺感、参与新生儿的护理使产妇极度疲劳等。护理人员应及时发现产妇的行为变化，更加关心产妇，鼓励家人参与关心，提供婴儿喂养知识并给予耐心指导，鼓励产妇表达自己的情感，并与其他产妇交流，平稳地度过压抑。

3. 独立期　一般在产后2周～1个月。产妇已逐渐适应了自身的角色，新家庭、新生活已自成体系，夫妇俩人甚至加上孩子共同分享欢乐和责任，逐步恢复产前生活状态。同时，也承受着压力，如爱好与需要、抚养孩子、承担日常家务、夫妻关系等，不同角色的需求与矛盾等。

第2节　产褥期妇女的全面护理

产褥期是产妇身心恢复的重要时期，护理人员的关心、照顾可促进产妇的身心恢复。

【产褥期临床表现及处理原则】

（一）生命体征

由于分娩过程体力消耗较大及脱水，产后24小时内部分产妇体温可轻微升高，但一般不超过38℃。产妇因乳房血管、淋巴管极度充盈，于产后3～4日可有发热，体温达37.8～39℃，这种现象称泌乳热（breast fever）。一般持续4～16小时，体温大多可降至正常范围。产后由于循环血量相对增加，心排血量不能迅速下降，故反射性引起心率减慢，为60～70次/分，于产后1周恢复正常。产后膈肌下降，呼吸深而慢，为14～16次/分。血压无变化，如妊高征产妇，其血压在产后变化较大。

（二）产后宫缩痛

产后 1～2 日，因子宫强烈收缩，而引起产妇下腹部阵发性疼痛，称产后宫缩痛。一般持续 2～3 日后自然消失，经产妇比初产妇多见。哺乳时反射性缩宫素分泌增多使疼痛加重。一般不需特殊用药。

（三）恶露

胎盘娩出后，子宫蜕膜开始脱落、坏死，坏死蜕膜组织伴随着血液自阴道排出，称恶露（lochia）。根据恶露的性状、颜色和时间的不同分为 3 种：

1. **血性恶露**（lochia rubra）　出现于产后最初 3～4 日。量多，色鲜红，含有大量血液，有时有小血块、少量胎膜及坏死的蜕膜组织，又称红色恶露。

2. **浆液恶露**（lochia serosa）　出现于产后 4 日，持续 10 日左右。色淡红，含有少量血液、白细胞、坏死蜕膜，宫颈黏液、阴道排液及细菌。

3. **白色恶露**（lochia alba）　于产后 10 日出现，持续约 3 周干净。色较白，质地黏稠，含有大量白细胞、退化蜕膜、表皮细胞及细菌。

（四）会阴切开创口

阴道分娩时因会阴部撕裂或侧切缝合后，于产后 3 日内可出现局部疼痛和水肿，切口拆线后自行好转。

（五）胃纳

产后由于肠蠕动减弱，胃液分泌减少，胃肠肌张力降低，加之产时疲劳，造成产妇食欲不振，喜进流食、半流食等清淡饮食，10 天左右恢复；个别产后由于腹腔压力降低，产程进食少，造成产妇有饥饿感，食欲猛增。

（六）排泄

1. **褥汗**　产褥早期，皮肤排泄功能旺盛，排出大量汗液，尤其是晚上睡眠和早上初醒时明显，产后 1 周好转。

2. **泌尿增多和排尿困难**　妊娠期潴留在体内的水分，在产后数天内排出，故尿量增多，但因分娩过程中膀胱受压使其黏膜水肿、充血，肌张力降低，以及产后疲劳、外阴伤口疼痛和不习惯床上排尿等原因，易发生尿潴留及尿路感染。

3. **便秘**　产后肠蠕动减弱，又因卧床、会阴伤口疼痛，常有便秘。

（七）乳房胀痛

产后 2～3 日由于乳房充血，乳房增大、充盈，致使乳房形成硬结，使产妇感到疼痛，可伴低热。不哺乳者产后乳房上述变化可在 1 周左右恢复正常。

（八）乳头皲裂

初产妇或哺乳方法不当，容易发生乳头皲裂，表现为乳头口裂开，有时有出血，哺乳时疼痛。

（九）体重减轻

产时由于胎儿及胎盘的娩出、失血、羊水排泄，产后由于恶露及汗液、尿液大量排出造成体重下降。

（十）产后压抑

产后压抑的发生与产妇体内的雌、孕激素水平急剧下降，产后心理压力及疲劳有关，主要表现为情绪不稳定、容易哭泣、喜怒无常等。

【**护理评估**】

（一）健康史

了解产妇既往有无肝炎等传染病史，阅读产前检查记录、分娩记录、用药史，有无产后出血、会阴撕裂、新生儿窒息等异常变化及其处理经过。

（二）身体评估

一般状况：了解产后有何不适感，是否排尿困难及便秘，恶露、哺乳情况，观察恶露的量、性状、色、有无臭味；测量生命体征；检查乳汁的质和量；乳房胀痛及乳头有无皲裂、凹陷；子宫收缩情况，宫底高度；外阴伤口有无红肿、硬结、脓性分泌物等。

（三）心理、社会评估

(1) 评估产妇对分娩后的不适感及疼痛的差异反应；

(2) 评估产妇对自身角色变化的反应，对自己和孩子的感受以及对形体变化的看法等；

(3) 评估母亲对育儿相关知识的掌握及对婴儿的关心程度、责任感，母亲爱心是否很强；

(4) 评估对孩子行为的看法，是否能解释孩子的行为；

(5) 评估影响因素了解产妇的心情，有何思想顾虑，社会支持系统照顾产妇的能力，经济、年龄、健康状况，性格特征，文化背景等。

【护理诊断/问题】

1. 知识缺乏　与缺乏产褥期保健、母乳喂养、新生儿护理的知识有关。

2. 便秘或尿潴留　与产时损伤及活动减少有关。

3. 有感染的危险　与产后生殖创面、生殖道防御功能下降有关。

4. 疼痛　与会阴伤口、乳房胀、子宫复旧有关。

【护理目标】

(1) 产妇能说出产褥期自我保健知识，学会正确地哺乳及护理新生儿；

(2) 产妇能正常排便与排尿；

(3) 产妇生命体征平稳，恶露正常，会阴伤口无红、肿、热、痛；

(4) 产妇舒适感增加。

【护理措施】

（一）一般护理

1. 生命征象　产后应密切观察患者生命体征的变化，每日2次测体温、脉搏及呼吸，如体温超过38℃应注意观察。如分娩过程中出血多者应密切观察血压变化。

2. 饮食　指导产妇进食高蛋白、高热量、高维生素且易消化的食物，多饮汤水，应少量多餐。

3. 休息与活动　产后24小时应鼓励产妇下床活动，早期下床活动有利于子宫复旧、恶露排出、大小便通畅、促进切口愈合、增强食欲、预防下肢静脉血栓形成、促进康复。但要避免重体力劳动或长时间站立及蹲位，以防子宫脱垂。保证产妇有足够的睡眠。

4. 大小便　产后2～4小时应鼓励产妇排尿，以免膀胱膨胀影响子宫收缩。如不能自行排尿，用热敷、暗示、针灸等方法，必要时导尿。

5. 清洁卫生及休养环境　因出汗多，应指导产妇经常擦浴，勤换内衣及床单，卧室应清洁、温暖、舒适、安静，空气流通，适于母子生活与休息。

（二）哺乳指导

1. 指导喂养方法　早开奶，一般产后半小时内开始哺乳。每次哺乳前应清洁乳房并洗净双手，最初哺乳时间3～5分钟，以后逐渐增加至15～20分钟。哺乳期限以10个月至1年为宜。

哺乳时，母亲及新生儿均应选择舒适位置，姿势要正确，母婴应紧密相贴。需将乳头和大部分乳晕含在新生儿口中，用手扶托并挤压乳房协助乳汁外溢。注意乳房不要堵住新生儿鼻孔，吸空一侧再吸另一侧。每次哺乳后，应将新生儿抱起轻拍背部 1～2 分钟，排出胃内空气，以防吐奶。

2. 教会产妇乳房按摩护理技术　从乳房边缘向乳头中心按摩，使乳腺通畅。若发生乳胀，可指导产妇用温热毛巾湿热敷，用吸奶器将剩余的乳汁吸尽，按摩乳房等。

（三）疼痛护理

1. 乳房胀痛　多因乳腺管不通致使乳房形成硬结，可口服维生素 B_6 或散结通乳中药，教会产妇乳房按摩护理技术，吸净剩余乳汁等。

2. 会阴伤口肿痛　应以 95％ 乙醇纱布湿敷，或 50％ 硫酸镁纱布温热敷，或进行理疗、红外线照射等。

（四）预防感染

（1）每日测量子宫底的高度，了解子宫逐日复旧过程；每日观察恶露量、颜色及气味，记录宫底高度、恶露的质和量；若子宫复旧不全，恶露增多，应给予宫缩剂；若并发感染，给予抗生素控制感染。

（2）保持外阴清洁、干燥，仔细评估会阴切口，有无渗血、血肿、水肿等，如有异常及时通知医师。每日用 1∶5000 高锰酸钾液或 1∶1000 苯扎溴铵液擦洗外阴 2～3 次。

（五）健康教育

1. 产后锻炼　适当活动及产后锻炼有助于子宫复旧，腹肌、盆底肌张力恢复和体型健美。经阴道自然分娩的产妇，应于产后 6 小时后下床活动，2 日后随意走动。剖宫产的产妇可 3 日后下床活动，再按时做产后健身操，一般产后 2 天开始，每 1～2 天增 1 节，每节做 8～16 次。

2. 产褥期保健操（图 4-1）

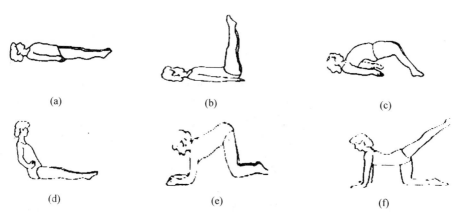

图 4-1　产褥期保健操

（a）收腹、缩肛运动；（b）双腿上举运动；（c）提臀运动；（d）仰坐运动；（e）腰转运动；（f）全身运动

第一节、第二节：仰卧，深吸气，收腹，呼气，缩肛与放松，两臂直放。

第三节：仰卧，双腿轮流上并举，与身体呈直角，两臂直放。

第四节：仰卧，腹背运动。

第五节：仰卧起坐。

第六节：跪姿，双膝分开，肩肘垂直，双手平放床上，腰部进行左右旋转动作。

第七节：跪姿，双臂支撑床上，左右腿交替向背后高举。

3. 指导心理适应　建立良好关系，保持心情愉快，帮助产妇尽快进入母亲角色。了解产妇对孩子及新家庭的看法和想法，尊重风俗习惯，提倡科学的产褥期生活方式，让产妇在充分休息的基础上，多抱孩子，培养母子亲情，指导产褥期自我护理及新生儿护理知识，培养技能，鼓励和指导丈夫及家人参与新生儿护理活动，培养新家庭观念，使产妇心情愉快地适应环境和身体的变化，顺利地度过产褥期。

4. 计划生育指导　产褥期 4 周内禁止性生活。产后 6 周起应采取避孕措施，告知各种避孕措施，指导产妇选择适当的避孕方法。

5. 产后检查　包括产后访视和产后健康检查两部分。产后访视需要 4 次以上，分别在产后的第 3 天、第 7 天、第 14 天、第 28 天。了解产妇及新生儿健康状况，若发现异常应给予及时指导。产妇应于产后 42 日去医院做产后健康检查。

【护理评价】

(1) 产妇理解母乳喂养的好处，熟知产褥期自我保健知识，学会正确的哺乳方法及新生儿护理；

(2) 产妇产后及时排尿、排便；

(3) 产妇主诉疼痛减轻或消失，睡眠好，心情愉快，舒适，生命体征平稳；

(4) 产妇在护士指导下，积极参与自我护理及婴儿护理，表现出自信和满足。

第 3 节　正常新生儿的生理解剖特点与护理

从出生到满 28 天前的这段时期，是新生儿逐渐适应子宫外生活的过渡阶段，称为新生儿期。孕龄达到 37 周至不足 42 周，体重不低于 2500g 出生的新生儿，称为足月新生儿。对新生儿来说最初子宫外生活的过渡时期，也是护理工作的重要时期。

【正常新生儿的生理特点】

1. 呼吸　由于新生儿呼吸中枢不成熟，开始时不大会呼吸，呼吸没有规律，以后逐渐会稳定下来。以腹式呼吸为主，因为新生儿代谢快，需氧量多，使呼吸浅而快，每分钟为 40～60 次，2 日后降至 20～40 次，新生儿呼吸节律不规律。

2. 循环　由于新生儿耗氧量大，其心率较快，每分钟为 120～140 次，波动较大，范围在 90～160 次/分之间，且易受啼哭、吸乳等多种因素影响而波动。新生儿红、白细胞计数较高，以后逐渐下降至婴儿值。由于新生儿血流多集中分布于躯干及内脏，故四肢容易发冷，出现发绀。可触及肝、脾。

3. 消化　新生儿胃容量小，肠道容量相对较大，胃呈水平位，贲门松弛，幽门紧张，所以，哺乳后易发生溢乳和呕吐。

新生儿出生后 24 小时排出的胎便呈黑绿色黏稠状，称胎粪，内含胆汁、肠道分泌物、黏液、上皮细胞及胎儿吞入的胎毛，3～4 天后转为黄色粪便。

4. 泌尿　新生儿出生后 12 小时开始排尿，24 小时内仍不能排尿应检查原因。新生儿的肾单位数量与成人相似，但滤过能力、调节功能及浓缩功能较低，所以易发生水、电解质紊乱。

5. 体温　新生儿体温中枢不成熟，调节功能差，基础代谢较低，皮下脂肪少，所以，其体温易受外环境温度的影响而波动。产热靠棕色脂肪，产热较慢，体表面积相对较大，容易散热，故易发生体温不升或发热。

6. 免疫　可由胎盘从母体获得 IgG，使其在出生后 6 个月内对多种传染病具有免疫力，如麻疹、风疹、白喉等。但 IgM、IgA 不能通过胎盘从母体获得，又缺乏补体和白介素，故新生儿易患各种感染，尤其是呼吸道和消化道感染。

7. 皮肤黏膜　新生儿出生时，皮肤红润，胎毛少，全身覆盖胎脂。胎脂具有保护皮肤、减少散热的作用，数小时后开始吸收，如不及时吸收，可分解成脂肪酸刺激皮肤。新生儿皮肤薄嫩，血管丰富，易受损伤而发生感染。

新生儿口腔黏膜柔嫩，血管丰富，但因唾液腺发育不良而湿度不够。在硬腭中线两旁有黄白色小点称上皮珠，齿龈上有白色韧性小颗粒称牙龈粟粒，数周后可消失，切勿挑吸以防感染。脐带生后 1～7 天后脱落。

8. **生理性黄疸**　新生儿生后 2～3 天出现黄疸，4～5 天最明显，10～14 天自然消退。一般情况良好，血清胆红素浓度一般在 68.4～85.5μmol/L，最高不超过 205.2μmol/L。主要原因是新生儿出生后，体内红细胞破坏增加，产生大量间接胆红素，肝细胞摄取未结合胆红素能力差，肝内葡萄糖醛酰转换酶活力不足，不能使间接胆红素全部结合成直接胆红素从胆道排出，导致高胆红素血症，出现新生儿皮肤、黏膜及巩膜发黄，称生理性黄疸。

9. **生理性体重下降**　新生儿出生后数日因丢失水分过多引起体重下降，一般不超过 10%，7～10 日恢复到初生时水平。

10. **乳腺肿大及假月经**　新生儿出生后 3～4 天，由于受胎盘分泌的雌、孕激素影响，男、女均可发生乳腺肿胀，如蚕豆或鸽蛋大小，多于 2～3 周后自行消失。部分女婴生后 5～7 天可见阴道有阴道分泌物及少量血性分泌物，似月经样，持续 1～2 日后自然停止。

【**护理措施**】

（一）提供良好的环境

1. **一般环境**　新生儿出生不久，一天当中的多半时间是在睡眠中度过的，为此房间必须人少、安静、光照好、空气流通，室温保持在 20～24℃，相对湿度在 55%～65%。母婴同室一个床单元（一张母亲床加一张婴儿床）所占面积不应少于 6m²。

2. **安全措施**

（1）新生儿的床应铺有床垫，配有床围。

（2）不要让东西掉到新生儿床上，或立着放东西掉下来砸在新生儿的床上。新生儿床上拒放危险品，如锐角玩具、过烫的热水袋等。使用暖水袋或脚炉时，要离开新生儿 10～20cm。

（3）预防感染：①环境清洁卫生应湿式清扫，每日用紫外线照射 30 分钟。工作人员应定期体检，每季做鼻咽拭子培养，严格无菌操作及消毒隔离制度。②凡接触新生儿者，必须先洗手或消毒双手。③患有呼吸道、皮肤黏膜、肠胃道传染性疾病者在接触新生儿前应采取相应的措施，如戴口罩、手套等。④新生儿患有传染病者应采取消毒隔离措施。

（二）帮助新生儿适应母体外环境

1. **预防体温改变的护理**　保暖，新生儿娩出后要及时擦干表面水分，用温暖毛巾、小棉被包裹，做好保暖。要保持室温恒定，避免骤冷骤热，在冬季，要放置热水袋等。定时测量新生儿体温，并根据体温状况采取相应措施。

2. **维持呼吸道通畅**　新生儿娩出后立即清理呼吸道，及时去除口腔或鼻腔内的羊水或黏液，观察呼吸道通畅情况。

（三）帮助家属做好新生儿日常生活护理

护士在正常承担新生儿日常护理工作外，还要及时向新生儿父母指导、宣教新生儿护理知识，提高新生儿父母的自我护理能力。

1. **新生儿的喂养**

（1）母乳喂养：首先，要向婴儿的父母宣传母乳喂养的好处及必要性，实行母婴同室。因为母乳可提高婴儿的免疫能力，易消化、方便、经济、无污染，给新生儿一种满足感和安全感，加深母子的感情，促进母亲子宫收缩，可预防产后出血，为婴儿的健康成长打下基础。同时要指导产妇母乳喂养的方法和注意事项，可通过看录像、模拟示范、宣传画、现场指导等多种不同的方式进行。

（2）人工喂养：母亲没有奶或者因母亲生病不能母乳时，可喂牛奶、羊奶或特制奶粉。护理要点：①注意婴儿食具应定时煮沸消毒，并妥善保存，避免污染；②配制前检查奶的质量、奶温，不要过烫或过冷；③遇新生儿腹泻或其他不适，应稀释奶浓度并减量。

2. 淋浴　婴儿的沐浴可以清洁皮肤、评估身体状况、保持血液循环通畅、促进新陈代谢、促进舒适、增加食欲、利于睡眠，促进亲子间互动，对婴儿发育也有积极的促进作用。如婴儿无异常变化，冬季应每天淋浴，夏天应当每天2次淋浴。在医院内以淋浴为主，在家里以盆浴为主。

3. 脐部护理　新生儿出生后，在无菌条件下断脐包扎，24小时后基本干枯，逐渐脱落。断脐后要密切观察婴儿脐部出血情况，保持脐部清洁、卫生、干燥，防止粪、尿、脏水污染。每次沐浴后用75％乙醇消毒，用无菌纱布覆盖、包扎。如脐部有渗出物，可用酒精消毒，脐部感染用抗生素。

4. 臀部护理　婴儿出生后要定时更换尿布，尿布使用松紧合适，要易吸水、柔软、舒适，不宜用橡皮布或塑料纸作为婴儿床垫。每次大便后用温水清洗臀部，擦干后涂上软膏，以避免发生红臀、溃疡或皮疹等。

5. 免疫接种

(1) 卡介苗：一般在正常新生儿出生后12～24小时接种。

(2) 乙肝疫苗：正常新生儿在出生后24小时、1个月及6个月各注射基因工程乙肝疫苗10μg。

6. 心理护理　心理护理主要观察父母与孩子间的相互反应，指导父母建立亲子关系。鼓励、指导父母与婴儿面对面和眼对眼接触，与孩子说话、玩游戏，与孩子交流，解释孩子的情感反应等，观察孩子的情绪反应。采用多种方式教会家长新生儿日常护理方法，强调新生儿出院后继续照顾的重要性，帮助家长尽快进入父母角色，增强责任感和自信心，以愉快的心情护理好下一代。

【习题】

(1) 产褥期妇女心理调试过程中，易出现压抑情绪，通常发生在（　　　）。

　　A. 依赖期　　　B. 依赖独立期　　　C. 独立期　　　D. 抑郁期　　　E. 开朗期

(2) 未母乳喂养或未做到及时、有效的母乳喂养的产妇，通常于产后3～4天因乳房血管、淋巴管极度充盈可有发热，这种发热属于（　　　）。

　　A. 产褥热　　　B. 产后热　　　C. 泌乳热　　　D. 乳腺炎　　　E. 产褥感染

(3) 每次哺乳前产妇清洗乳房应（　　　）。

　　A. 用湿毛巾擦净乳房　　　　　　　　　　B. 用肥皂水清洗乳房

　　C. 用酒精消毒乳房　　　　　　　　　　　D. 用专用消毒剂消毒乳房

　　E. 用碘伏消毒乳房

(4) 女性，25岁，职员，产后第3天。自觉会阴胀痛，伴头痛、乏力及寒战，测体温38.5～39.6℃，心率120次/分，呼吸32次/分。查体：咽部、心、肺未见异常；乳房胀，无红肿及硬结；腹软，宫低脐下一横指，有压痛；恶露量多，暗红色，有臭味；会阴伤口局部红肿，可触及约4cm×4cm×3cm大小的硬结，触痛明显。血常规：血红蛋白88g/L，白细胞17.4×10⁹/L，中性粒细胞0.92，淋巴细胞0.08。请问：

1) 该产妇产褥期的身体变化是否正常？为什么？

2) 正常产褥期应采取哪些护理措施？

（杜红梅）

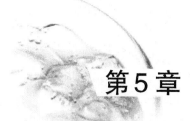

第5章

高危妊娠妇女的护理

第1节 高危妊娠及监护

【重点提示】

（1）电子胎儿监护通过连续观察胎心及其与胎动和宫缩间的关系，评估胎儿宫内安危情况。

（2）监护胎儿简单而且准确的方法是胎动计数。正常胎动为每小时3～5次，如12小时胎动少于10次或逐日减少超过50%，而又不能恢复，均提示胎儿缺氧。

（3）胎心率监测包括基线胎心率及周期性胎心率两种基本变化。

（4）预测胎儿宫内储备能力：包括无应激试验、宫缩应激试验及催产素激惹试验。

高危妊娠（high risk pregnancy）是指妊娠期有某种并发症或致病因素可能危害孕妇、胎儿与新生儿或导致难产者。凡具有高危因素的孕妇称高危孕妇。

高危妊娠包括了所有的病理产科，此次妊娠时含有下列一个或一个以上因素者都属高危妊娠：①孕妇年龄＜18岁或＞35岁；②有异常妊娠史，如异位妊娠、自然流产、早产、死产、难产（包括剖宫产史）、新生儿死亡、新生儿畸形或有先天性或遗传性疾病等；③各种妊娠合并症，如心脏病、糖尿病、高血压、肾脏病、肝炎、甲状腺功能亢进、血液病（贫血）、病毒感染（风疹病毒、巨细胞病毒感染）等；④各种妊娠并发症，如妊高征、前置胎盘、胎盘早剥、羊水过少或过多、胎儿宫内生长迟缓、过期妊娠、母儿血型不合等；⑤可能发生分娩异常者，如骨盆异常、软产道异常、胎位异常、多胎妊娠、巨大胎儿等；⑥胎盘功能不全；⑦妊娠期接触大量放射线、化学性毒物或服用过对胎儿有影响的药物；⑧盆腔肿瘤或曾有手术史等。

具有下列高危因素之一的围生儿称高危儿：①孕龄＜37周或＞42周；②出生体重＜2500g；③小于孕龄儿或大于孕龄儿；④出生1分钟Apgar评分0～3分；⑤产时感染；⑥高危妊娠产妇的新生儿；⑦手术产儿；⑧新生儿的兄姐有严重的新生儿病史或新生儿期死亡史等。

【监护措施】

（一）人工监护

1. 确定孕龄　根据末次月经、尿妊娠试验时间、早孕反应、早孕期B超孕囊情况及胎心搏动出现时间、胎动出现时间及子宫大小加以推算孕龄。

2. 宫底高度及腹围　根据子宫底高度及腹围数值可估算胎儿大小，以了解胎儿宫内的发育情况。简单易记的估算方法为宫底高度（cm）×腹围（cm）＋200。

3. 高危妊娠评定　可在第一次产前检查时，就根据孕妇病史及体征，评定早期妊娠是否有高危因素，并对孕妇进行动态观察。属于高危妊娠的孕妇应给予高危监护。随着妊娠进展，可随时再重新评定。

4. 胎动计数　正常为每小时 3～5 次，如 12 小时胎动少于 10 次或逐日减少超过 50%，而又不能恢复，均提示胎儿缺氧。

（二）妊娠图

妊娠图是反映胎儿在宫内发育及孕妇健康情况的动态曲线图。将每次产前检查测得的体重、子宫底高度、腹围、胎头双顶径值记录下来，绘制成标准曲线，动态观察其变化，即妊娠图。同时记录血压、水肿、尿蛋白、胎儿心率、胎位等数值，以了解母儿情况。

（三）仪器监护

1. B 超检查　B 超检查能显示胎儿数目、胎位、有无胎心搏动以及胎盘位置，亦能测量胎头的双顶径（biparietal diameter，BPD）、股骨长度、胸径、腹径，以估计孕周及预产期，并可估计胎儿体重、胎盘成熟度、有无胎儿体表畸形等。最常用的为 BPD 值，通常认为 BPD≥8.5cm 作为胎儿成熟的标志。

2. 胎心听诊　用听诊器或多普勒监测，应注意胎心的强弱及节律，每次听诊 1 分钟，有疑问时应延长听诊的时间。可判断胎儿是否存在宫内缺氧。缺点是不能分辨瞬间变化，不能识别胎心率的变异。

3. 电子胎心监护　可以连续记录胎心率的变化，并能同时观察胎动、宫缩对胎心率的影响。胎心监护有内、外监护两种形式。胎心外监护可监测胎心率及预测胎儿宫内的储备能力。外监护是将宫缩描绘探头和胎心率探头直接放在孕妇的腹壁上，操作方便，临床应用广泛，但外界干扰可影响结果。内监护是在宫口开大 1cm 以上，将单极电极经宫口与胎头直接连接进行监测。内监护在破膜后操作记录较准确，但可增加感染的机会。

（1）胎心率（fetal heart rate，FHR）监测：用胎儿监护仪记录胎心率，有基线胎心率及周期性胎心率两种基本变化。

1）基线胎心率：在无胎动、无宫缩影响时，10 分钟以上的胎心率的平均值为基线胎心率。正常 FHR 在 110～160 次/分，如持续＞160 次/分或＜110 次/分，历时 10 分钟，为心动过速或心动过缓。胎心率的基线摆动包括胎心率的变异振幅及变异频率。变异振幅为胎心率波动范围，一般 10～25 次/分；变异频率为 1 分钟内胎心率波动的次数，正常＞6 次。

2）周期性胎心率（periodic fetal heart rate，PFHR）：与子宫收缩有关的胎心率变化，有加速和减速两种情况。加速是指胎动时胎心基线率增加 15 次以上，持续时间＞15 秒，这是胎儿情况良好的表现，可能是因胎儿躯干或脐静脉受压引起的。减速可分为 3 种：①早期减速：与子宫收缩几乎同时开始，宫缩后即恢复正常（图 5-1）。正常减速幅度＜50 次/分。这是由于宫缩时胎头受压，脑血流量一时性减少的表现，不因体位或吸氧而改变。②变异减速：由于宫缩时脐带

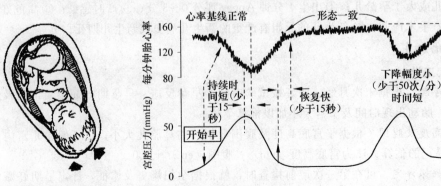

图 5-1　PFHR 早期减速

受压兴奋迷走神经，导致宫缩开始后胎心率不一定减慢。减速与宫缩的关系不恒定，但减速出现后下降幅度＞70 次/分，持续时间长短不一，恢复迅速（图 5-2）。③晚期减速：宫缩开始后一段时间（一般在高峰后）出现胎心率减慢，下降幅度＜50 次/分，而且下降缓慢，持续时间较长，恢复也缓慢（图 5-3），可能是胎儿缺氧的表现。

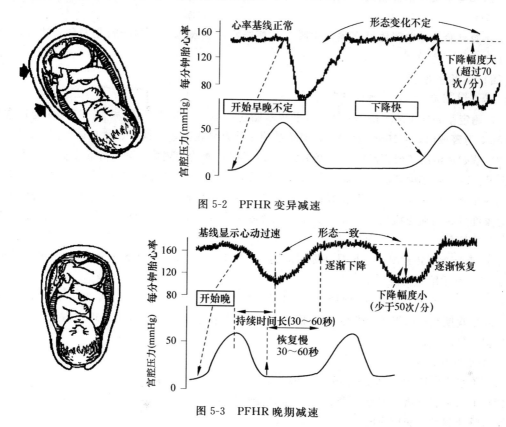

图 5-2　PFHR 变异减速

图 5-3　PFHR 晚期减速

（2）预测胎儿宫内储备能力：观察胎动、自然宫缩或药物刺激引起的宫缩对胎心率有无影响，包括无应激试验、宫缩应激试验及催产素激惹试验。

1）无应激试验（non-stress test，NST）：观察胎动时胎心率的变化，是以胎动时伴有一过性胎心率加速为基础，判断胎儿宫内储备能力的试验。正常情况下，20 分钟内有≥3 次胎动伴胎心率加速＞10 次/分，称 NST 有反应，如无意外，胎儿在一周内是安全的。如少于 3 次或没有胎心率加速，称 NST 无反应，被视为异常，此时如孕周＞36 周者应行催产素激惹试验。

2）宫缩应激试验（contraction stress test，CST）：了解宫缩时胎心率的变化情况。宫缩时，胎盘供血量暂时减少，如胎儿-胎盘功能良好，对暂时缺氧有耐受能力。胎儿-胎盘功能减退、脐带受压、用药等均影响胎儿的应激性，胎心可表现出不同减速反应的图形。宫缩后如出现早期减速、胎动后胎心率加快称为 CST 阴性，如无意外，胎儿在一周内无大的危险。每次宫缩后均有晚期减速、胎动后无胎心率改变称为 CST 阳性，表明胎盘功能减退，胎儿窘迫，有死亡的危险。如为变异减速，胎心率下降幅度＞70 次/分，持续 60 秒以上表示胎儿情况严重。

3）催产素激惹试验（oxytocin challenge test，OCT）：通过用催产素诱导宫缩进行的暂时性的缺氧负荷试验，检查宫缩对胎心率的影响。观察孕妇 10 分钟无宫缩后，静脉滴注稀释的催产素，滴速从 8 滴/分开始，逐渐增加，至有效宫缩 3 次/10 分后行外监护，观察所记录的胎心率与宫缩的关系。如宫缩时或宫缩后胎心变异正常或无晚期减速者为 OCT 阴性；如多次宫缩后重复出现晚期减速，变异减少、胎动后无胎心率增快为 OCT 阳性，提示胎儿-胎盘功能减退。

4. **胎儿心电图**　根据胎儿心电图图形可推测胎儿宫内情况，如胎位、是否多胎、孕周、胎盘功能等。

5. **羊膜镜检查**　羊膜镜经宫颈在胎膜处观察羊水性状及颜色，判断胎儿安危，达到监测胎儿的目的。

（四）实验室检查

1. **雌三醇测定**

（1）测定孕妇尿中雌三醇（E_3）：用于判断胎盘功能，一般 24 小时尿 E_3>15mg 为正常值，10~15mg 为警戒值，<10mg 为危险。但此数值个体差异较大，受饮食、休息诸多因素影响。

（2）孕妇血清游离雌三醇测定：妊娠 31~35 周时，血清游离雌三醇常停止上升，而在 36 周突然上升。因此，连续 3 次确定血清游离雌三醇值，可协助确定胎龄。若连续测定每周 2~3 次，E_3 值均在正常范围说明胎儿情况良好；若发现 E_3 值持续缓慢下降可能为过期妊娠；下降较快者可能为重度妊娠高血压疾病或胎儿生长受限；急骤下降或下降>50% 时说明胎儿有宫内死亡的危险，应尽快抢救。

2. **血清胎盘生乳素测定**　足月妊娠时应为 4~11mg/L，如足月妊娠时该值<4mg/L 或突然降低 50%，表示胎盘功能低下。

3. **血清妊娠特异性 β 糖蛋白测定**　胎盘是特异性 β 糖蛋白的主要来源，所以用于检测胎盘功能。若孕晚期呈低值提示胎儿生长受限；若孕晚期呈高值提示存在或将出现妊娠高血压疾病及胎盘早剥、早产等。

4. **羊水检查**

（1）羊水中卵磷脂/鞘磷脂比值（L/S）：该值>2，提示胎儿肺成熟度。

（2）羊水中肌酐值、胆红素类物质含量、淀粉酶值及脂肪细胞出现率：分别用于评估胎儿肾、肝、唾液腺及皮肤成熟度。

5. **胎儿头皮血 pH 值测定**　用于检测胎儿缺氧情况。一般在产程中宫颈扩张 1cm 以上，利用羊膜镜取胎儿头皮血测定，正常胎儿头皮血 pH 值为 7.25~7.35，如 pH 值为 7.20~7.24 提示胎儿可能有轻度酸中毒，pH 值<7.20 则胎儿有严重酸中毒存在。此法常与胎儿监护仪联合使用。

6. **甲胎蛋白（alpha fetoprotein，AFP）测定**　AFP 主要由胎儿卵黄囊、胎儿肝及胃肠道合成，孕 12~15 周时，胎儿血清内 AFP 浓度最高，以后逐渐下降，胎儿的 AFP 随尿液排入羊水，又经胎盘渗透到母体血循环或由胎血直接通过胎盘进入母体血循环。AFP 异常增高是胎儿患开放性神经管缺损的重要指标，多胎妊娠、死胎及胎儿上消化道闭锁等也伴有 AFP 值的升高。

【简述题】　请简述胎儿电子监护在孕妇 32 周后的临床应用，以了解胎儿的储备能力和有无窘迫情况。

第 2 节　高危妊娠妇女的处理原则与护理

【重点提示】

（1）尽早发现高危妊娠的病因，高危妊娠妇女的处理主要是预防和治疗引起高危妊娠的病因及产科处理两个方面。

（2）高危妊娠妇女的恐惧胎儿及自身的威胁、高危妊娠身体不适或胎儿宫内缺氧或手术，甚至有胎儿受损危险是主要的护理问题。

（3）指导孕妇自我监测，及时进行产前检查等。重视心理护理，采取必要的手段减轻和转移孕妇的焦虑和恐惧，并鼓励和指导家人的参与和支持。按孕妇的高危因素给予相应的健康指导。

【处理原则】　高危妊娠妇女的处理原则包括一般处理、针对病因的处理及产科处理。

（一）一般处理

1. **增加营养**　孕妇的健康及营养状况对胎儿的生长发育极为重要。对有胎盘功能减退及胎儿生长受限的孕妇应给予高蛋白、高能量饮食，并补充足够的维生素和铁、钙、碘等矿物质和微量元素。孕妇有严重贫血或营养不良往往导致新生儿出生体重过轻。

2. **卧床休息**　改善子宫胎盘血循环，常规建议孕妇取左侧卧位，可避免增大的子宫对腹部椎前大血管的压迫，改善肾脏及子宫胎盘血循环，减少脐带受压。

（二）病因处理

1. **及早发现遗传性疾病**　对于遗传性疾病应做到早发现、早处理，以预防为主。孕妇有先天性代谢障碍（酶系统缺陷）疾病或染色体异常的家族史、有神经管开放性畸形儿妊娠史、年龄≥35 岁、曾经生育先天愚型患儿或有家族史，均应做羊水穿刺，进行遗传学诊断。一般在妊娠16 周左右进行，有异常者要终止妊娠。

2. **做好围生期保健**　对于有妊娠并发症或妊娠合并症的孕妇应认真做好围生期保健，及时发现高危人群，预防并发症，应根据各自的特点进行相应的治疗，避免本类疾病易引起的胎儿发育障碍或者危及母儿生命。

（三）产科处理

（1）提高胎儿对缺氧的耐受力：遵医嘱静脉缓慢滴注 10％葡萄糖 500ml 加维生素 C 2g，每日 1 次，5～7 日为一个疗程。休息 3 日后可再重复。

（2）间歇吸氧：尤其对胎盘功能减退的孕妇，每日 3 次，每次 30 分钟。

（3）预防早产：按医嘱用硫酸镁抑制宫缩。

（4）选择适当的时间终止妊娠：对需终止妊娠而胎儿成熟度较差者，可于终止妊娠前应用肾上腺皮质激素，促进肺表面活性物质的形成和释放，促进胎儿肺成熟，防止发生新生儿呼吸窘迫综合征。

（5）产时严密观察胎心变化，给予吸氧。尽量少用镇静、麻醉药物，避免加重胎儿缺氧。

（6）从阴道分娩者应尽量缩短第二产程，如有胎儿窘迫的症状和体征应及早结束分娩，并做好新生儿的抢救准备。

（7）高危儿应加强产时、产后的监护。

【护理评估】

（一）健康史

询问产妇既往有无高血压、糖尿病、肾病及肝炎等疾病；了解妊娠早期是否有过病毒性感染；是否用过对胎儿有害的药物或接受过放射线检查；了解年龄、身高、体重；有无异常孕产史。

（二）身体评估

1. **症状**　询问产妇，了解有无妊娠并发症，如妊娠高血压疾病、前置胎盘、胎盘早剥等相应症状；有无妊娠合并症，如心脏病、高血压、糖尿病、肝炎等相应症状。

2. **体征**　①测量宫底高度和腹围：判断子宫大小是否与停经周数相符，大于或小于正常值 3cm 者为异常，如果为足月，如估计胎儿大小异常，应给予重视。②评估心脏杂音及心功能。③测量身高、体重、血压：身高<140cm 者易发生头盆不称；体重<40kg 或>80kg 者危险性增加；血压>18.7/12.01kPa（140/90mmHg）或较基础血压升高 4/2kPa（30/15mmHg）者为异常。④了解胎位有无异常。⑤检查产道有无异常。⑥分娩时要评估有无胎膜早破，观察羊水量及性状。⑦胎动：胎动正常表示胎儿在宫内存活良好；如孕妇自觉胎动次数减少，12 小时内胎动次数≤10 次或低于自测胎动规律的 50%，表示胎儿在宫内严重缺氧，有胎死宫内的危险。

（三）心理状态评估

高危孕妇在妊娠早期常担心流产及胎儿畸形，在妊娠 28 周以后则担心早产、胎儿异常或者胎死宫内、死产等。因为自己的健康与维持妊娠相矛盾而感到焦急、无助，也可因为不可避免的流产、死产、死胎、胎儿畸形等产生悲哀和失落，要认真评估高危孕妇的心理状态，给予必要的护理措施。

【护理问题】

1. **恐惧**　与现实或设想对胎儿及自身的威胁有关。
2. **自尊紊乱**　与分娩的愿望及对孩子的期望得不到满足有关。
3. **功能障碍性悲哀**　与高危妊娠身体不适或丧失胎儿有关。
4. **有胎儿受损危险**　与胎儿宫内缺氧或手术有关。

【护理目标】

（1）孕妇恐惧感减轻或消失；
（2）孕妇维持良好的自尊；
（3）产妇身体舒适，失去胎儿的悲伤得以淡化；
（4）孕妇安全，胎儿健康。

【护理措施】

1. **心理护理**　评估孕妇的心理状态，为孕妇提供有利于倾诉和休息的环境，注意运用恰当的沟通方式和技巧，鼓励她们诉说心理的痛苦与不适，并指导其采取听音乐、深呼吸等应对的方法减轻压力。避免不良刺激，各种检查和操作之前应向孕妇解释，提供指导，采取必要的手段减轻和转移孕妇的焦虑和恐惧，并鼓励和指导家人的参与和支持。

2. **一般护理**

（1）增加营养：加强饮食指导，改善孕妇营养状况，保证胎儿发育需要，与孕妇讨论食谱及烹饪方法，尊重饮食嗜好，同时提出建议。对胎盘功能减退、胎儿生长受限的孕妇给予高蛋白、高能量饮食，补充维生素、铁、钙及多种氨基酸；对妊娠合并糖尿病者则要控制饮食。

（2）卧床休息：一般取左侧卧位，以改善子宫、胎盘血循环，增加回心血量和心排血量。

（3）注意个人卫生，勤换衣裤。

（4）保持室内空气新鲜，通风良好。

3. **健康教育**　按孕妇的高危因素给予相应的健康教育，指导孕妇自我监测，及时进行产前检查等。

4. **密切观察病情**　观察并记录孕妇的心率、脉搏、血压、活动耐受力；有无阴道流血、高血压、水肿、心力衰竭、腹痛等症状。产时严密观察胎心率及羊水的色、量、性状，做好母儿监护及监护配合。

5. **检查及治疗配合**　认真执行医嘱并配合处理。为妊娠合并各种疾病的孕妇做好各项辅助检查，正确给予药物，并提供用药指导和用药观察；有大出血倾向患者做好输血、输液准备；如需进行剖宫产术应做好用物准备及配合工作；同时做好新生儿的抢救准备及配合工作。如为早产儿或极低体重儿应准备好暖箱，并将高危儿列为重点护理对象。

【护理评价】

（1）孕妇的高危因素得到有效控制，胎儿发育、生长良好；

（2）孕妇积极配合治疗，主动获取自我护理的知识；

（3）孕妇能与医护人员共同讨论自己的病情或表达自身的情绪。

【典型病例】　女性，35 岁，孕 2 产 0，平素月经规律，周期为 28～31 天，持续 3～5 天，末次月经为 1 月 10 日，于今晨（9 月 15 日）乘车上班途中，汽车突然刹车，腹部撞击前排座位后，孕妇及其丈夫异常慌张，不知到底会发生什么事情，孕妇恐惧、害怕速来医院，孕妇还说单位还有许多工作没有安排。

请根据上述情况找出两个主要的护理诊断，并制订相应的护理目标和措施。

第 3 节　胎儿窘迫的护理

【重点提示】

（1）胎动减少是慢性胎儿窘迫的重要指标，但胎动剧增（胎动频繁）后减少，则为急性胎儿窘迫和胎死宫内前的表现；单纯羊水粪染不是胎儿窘迫的证据，需要结合胎儿监护进行评估。

（2）急性胎儿窘迫的处理应根据病因采取果断措施，迅速改善缺氧，停止使用缩宫素，尽快终止妊娠。

（3）慢性胎儿窘迫应针对病因，根据孕周、胎儿成熟度及缺氧程度决定处理措施。

（4）孕妇胎盘和子宫的血流改变、担心胎儿/新生儿健康及生命是胎儿窘迫主要的护理问题。

（5）采用心理护理、对症护理以及针对不同治疗方式的个体化护理。

胎儿在宫内有缺氧征象，危及胎儿健康和生命者，称为胎儿窘迫（fetal distress）。根据窘迫发生的速度可分为急性胎儿窘迫和慢性胎儿窘迫两类，急性胎儿窘迫多发生于分娩期，慢性胎儿窘迫多发生于妊娠晚期。胎儿窘迫是胎儿生长受限、胎儿及新生儿围生期死亡、新生儿窒息和神经系统后遗症的常见原因。

【病因】　母体血液含氧量不足、母胎间血氧运输及交换障碍、胎儿自身因素异常，均可导致胎儿窘迫。

1. **胎儿急性缺氧**　系因母胎间血氧运输及交换障碍或脐带血循环障碍所致。常见因素：①脐带异常，如脐带绕颈、脐带打结、脐带扭转、脐带脱垂、脐带血肿、脐带过长或过短、脐带附着于胎膜等；②前置胎盘、胎盘早剥；③母体严重血循环障碍致胎盘灌注急剧减少，如各种原因导致休克等；④孕妇应用麻醉药及镇静剂过量，抑制呼吸；⑤缩宫素使用不当，造成过强及不协调宫缩，宫内压长时间超过母血进入绒毛间隙的平均动脉压。

2. **胎儿慢性缺氧**　①子宫胎盘血管硬化、狭窄、梗死，使绒毛间隙血液灌注不足，如妊娠期高血压疾病、慢性肾炎、糖尿病、过期妊娠等；②母体血液含氧量不足，如合并先天性心脏病或伴心功能不全、肺部感染、慢性肺功能不全、哮喘反复发作及重度贫血等；③胎儿严重的心血管疾病、呼吸系统疾病致胎儿运输及利用氧能力下降，如胎儿畸形、母儿血型不合、胎儿宫内感染、颅内出血及颅脑损伤等。

【发病机制】 胎儿对宫内缺氧有一定的代偿能力。胎儿轻度缺氧时，二氧化碳蓄积出现呼吸性酸中毒，最初通过交感神经兴奋，肾上腺、儿茶酚胺及皮质醇分泌增多，代偿性使血压升高及胎心率加快；如继续缺氧，则转为迷走神经兴奋，胎心率由快变慢，胎儿血液重新分布。无氧酵解增加以补偿能量消耗，因此，丙酮酸、乳酸等有机酸增加，胎儿血 pH 值下降，转为代谢性酸中毒。细胞膜通透性破坏，胎儿血钾增加，以及自主神经反射性兴奋，胎儿出现宫内呼吸运动增强，肠蠕动亢进，肛门括约肌松弛使胎粪排出，导致混有胎粪的羊水吸入，对胎儿有一定危险，出生后极易发生新生儿肺不张及吸入性肺炎，导致新生儿窒息、死亡。如是孕期慢性缺氧，可出现胎儿生长受限，临产后易发生进一步缺氧，出生后患新生儿缺血缺氧性脑病及脑瘫等终身残疾。

【临床表现】 胎儿窘迫的主要表现为胎心音改变、胎动异常及羊水胎粪污染或羊水过少，严重者胎动消失。

急性胎儿窘迫多发生在分娩期，主要表现为胎心率加快或减慢，羊水胎粪污染和胎儿头皮血 pH 值下降，出现酸中毒，CST 或者 OCT 等出现频繁的晚期减速或变异减速，多因脐带异常、前置胎盘、胎盘早剥、宫缩过强、产程延长及休克等引起。羊水胎粪污染可以分为 3 度，Ⅰ度为浅绿色，Ⅱ度为黄绿色并混浊，Ⅲ度为棕黄色、稠厚。

慢性胎儿窘迫多发生在妊娠末期，往往延续至临产并加重，表现为胎动减少或消失，NST基线平直，胎儿发育受限，胎盘功能减退，羊水胎粪污染等，多因妊娠期高血压疾病、慢性肾炎、糖尿病所致。

【诊断及辅助检查】

（一）诊断要点

1. 胎动变化 在窘迫的早期孕妇自觉胎动过频、躁动，如缺氧未纠正或加重，则胎动转弱且次数减少，进而消失。

2. 胎心率变化 胎儿窘迫最明显的临床征象。胎儿早期缺氧，胎心率加快，>160 次/分；持续缺氧，胎心率减慢，<110 次/分。胎心监护表现为基线平直、晚期减速、变异减速。

3. 羊水胎粪污染 胎儿缺氧导致肠蠕动增加及肛门括约肌放松，使胎便排入羊水中而使羊水着色。分为 3 度，Ⅰ度污染羊水呈浅绿色，Ⅱ度污染羊水呈黄绿色，Ⅲ度污染羊水呈混浊的棕黄色。10%～20%的分娩中会出现羊水胎粪污染，羊水中胎粪污染不是胎儿窘迫的征象。

4. 胎儿酸中毒 胎儿头皮血血气分析氧分压降低，二氧化碳分压升高，pH<7.20，提示胎儿危险。

（二）实验室及其他检查

1. 胎心监测 胎动时胎心率加速不明显，基线变异率<5 次/分，出现晚期减速、变异减速。

2. 胎盘功能检查 出现胎儿窘迫的孕妇，一般 24 小时尿 E_3 值急骤减少，或于妊娠末期连续多次测定在 10mg/24h 以下，均提示胎盘功能不良。

3. 胎儿头皮血血气分析 pH<7.20。

【处理原则】

1. 急性胎儿窘迫者 应采取果断措施，改善胎儿缺氧状态。宫颈口开全，胎先露部已达坐骨棘平面以下 3cm 者，应尽快助产经阴道娩出胎儿，并做好新生儿的抢救准备；宫颈未完全扩张，胎儿窘迫情况不严重者，给予吸氧，嘱产妇左侧卧位，观察 10 分钟，如胎心率变为正常，可继续观察，如因催产素使宫缩过强造成胎心率减慢者，应立即停止使用，继续观察，病情紧迫或经上述处理无效者，立即剖宫产结束分娩，并做好新生儿窒息抢救准备。

2. 慢性胎儿窘迫者　应针对病因，视孕周、胎儿成熟度及窘迫程度决定处理。积极治疗妊娠合并症及并发症，指导孕妇左侧卧位，定时给予吸氧。孕周小，估计胎儿娩出后存活可能性小，应尽量保守治疗，同时促胎肺成熟。妊娠近足月、胎动减少、OCT 出现频繁晚期减速或重度变异减速、胎儿生物物理评分＜3 分者，均应行剖宫产术终止妊娠。

【护理评估】

（一）健康史

了解孕妇的年龄、生育史、烟酒嗜好、有无吸毒史；内科疾病史如高血压、慢性肾炎、心脏病等；此次妊娠经过如胎膜早破、子宫过度膨胀（如羊水过多和多胎妊娠）、妊高征；分娩经过如产程延长（特别是第二产程延长）、催产素使用不当。了解有无胎儿畸形、胎盘功能的情况。

（二）身体评估

1. 胎动异常　缺氧早期胎儿进行性躁动，胎动频繁＞30 次/12h；如缺氧未纠正或进一步加重则胎动减少以至消失。

2. 胎心率改变　胎儿轻微或慢性缺氧时，刺激交感神经导致胎心率加速，＞160 次/分；如长时间或严重缺氧，则会使胎心率变慢，＜110 次/分，提示胎儿危险，是急性胎儿窘迫的主要征象。

3. 诊断检查

（1）胎盘功能检查：测定尿 E_3＜10mg/24h，血 HPL＜4mg/L，提示胎儿窘迫；

（2）胎心监测：胎动时胎心无反应型或出现早期减速、晚期减速、变异减速等；

（3）胎儿头皮血血气分析：pH＜7.20。

（三）心理、社会评估

孕妇因担心胎儿安危而产生焦虑，盼望尽快采取措施，结束分娩。了解胎儿死亡的孕产夫妇感情上的创伤过程。

【护理诊断/问题】

1. 有胎儿受损的危险　与胎盘子宫的血流改变、血流中断（脐带受压）有关。

2. 焦虑　与担心胎儿/新生儿健康有关。

3. 预感性悲哀　与胎儿可能死亡有关。

【护理目标】

（1）胎儿情况改善，胎心维持正常，健康出生；

（2）孕妇能控制焦虑，主诉心理舒适感增强；

（3）产妇及家人能接受现实。

【护理措施】

1. 一般护理　嘱孕妇取左侧卧位，应用面罩吸 100% 纯氧提高胎儿血氧供应量，10L/min，间隔吸氧 30 分/次，间隔 5 分钟。观察生命体征；严密监测胎心变化，一般每 15 分钟测 1 次胎心或进行胎心监护，密切注意胎心变化。

2. 积极寻找原因　尽快去除诱发因素。如因催产素使宫缩过强而造成胎儿心率减慢，应立即停止使用，并按医嘱应用宫缩抑制剂。

3. 胎心监护　NST 无反应型及可疑型时，应延长监护时间，再重复做一个周期，观察胎心率的变化。发现异常的胎心监护图形时，及时通知主管医师处理。

4. 分娩期护理　对于分娩期的胎儿窘迫，根据不同的产程时段采取相应的护理措施，并做好术前准备：如宫口开全、胎先露部已达坐骨棘水平以下 3cm 者，应尽快助产娩出胎儿；

如须手术应做好剖宫产准备；同时做好新生儿的抢救准备及配合，并将高危儿列为重点护理对象。

5. **健康教育** 说明吸氧、采取正确卧位的临床意义；指导孕妇正确进行胎动计数，向孕妇说明自我胎动监护的重要意义；产后根据分娩方式进行产褥期的卫生、饮食、营养指导。

6. **心理护理** ①向孕产妇及其亲属提供相关的医疗信息，包括预测胎儿宫内安危指标的检测方法及结果、医疗措施的目的、操作过程、预期结果、需要孕产妇配合的工作。帮助他们面对现实，减轻焦虑情绪。②对于胎儿死亡的产妇，安排远离他人的单间，将真实情况告之孕产妇夫妇。陪伴产妇，鼓励其诉说悲伤，提供关怀与帮助，促进产后恢复。

【护理评价】

(1) 胎儿情况改善，胎心率恢复正常；

(2) 孕妇能有效控制焦虑，主动诉说心理舒适感增强；

(3) 产妇能够接受胎儿死亡的现实。

【典型病例】 女性，28岁，初产臀位，现已39周末临产，突感阴道流水入院。检查：胎方位 RSA，胎心 110～120 次/分，快慢不均；阴道检查：宫口开 1cm，可触及索条状物，臀位，"S^{-3}"，见清亮液体自阴道流出，用酸碱试纸测阴道流出液 pH 值为 7.5。请问：

(1) 请分析孕妇的诊断是什么？最好的处理方法是什么？

(2) 对此孕妇进行的护理评估及护理措施有哪些？

第4节 新生儿窒息的护理

【重点提示】

(1) 新生儿窒息最主要的病理生理改变是缺氧，凡影响母体和胎儿血液循环和气体交换的原因都会造成胎儿的缺氧。

(2) 新生儿窒息程度的临床评价方法是 Apgar 评分，内容包括心率、呼吸、对刺激的反应、肌张力和皮肤颜色等 5 项，每项 0～2 分，总共 10 分。出生后 1 分钟评分可区别窒息程度，出生后 5 分钟评分对估计预后很有意义。

(3) 配合医师按 ABCDE 程序进行复苏及复苏后监护与转运。

新生儿窒息（neonatal asphyxia）是指胎儿娩出后 1 分钟，仅有心跳而无呼吸或未建立规律呼吸的缺氧状态。它是引起新生儿死亡及儿童伤残的主要原因之一，是出生后常见的一种紧急情况，必须积极抢救，精心护理，以降低新生儿死亡率及预防远期后遗症。

【病因】 凡影响母体和胎儿间血液循环和气体交换的任何因素均可引起胎儿或新生儿窒息。新生儿窒息多为胎儿窘迫的延续。

1. **胎儿窘迫** 各种原因造成胎盘灌注障碍、胎盘脐带异常、胎儿畸形等可造成胎儿缺氧，在出生前尚未得到纠正，出生后即表现为新生儿窒息。

2. **呼吸中枢的抑制或损害**

(1) 胎儿颅内出血及脑部长时间缺氧导致的脑水肿，可使呼吸中枢受到损害；

(2) 药物影响：产妇在分娩过程中临近胎儿娩出时，麻醉剂、镇静剂或催产素的使用不当等，使胎儿的呼吸中枢受到抑制。

3. **其他原因** 早产、肺发育不良、呼吸道畸形、先天性心脏病、胎儿吸入羊水或胎粪导致呼吸道阻塞，造成气体交换受阻。

【发病机制】　窒息时胎儿向新生儿呼吸、循环的转变受阻；各器官缺血、缺氧，体内血液重新分布：血浆中促肾上腺皮质激素、儿茶酚胺、肾素等分泌增加，使心肌收缩力增强，心率增快，心排出量增加及外周血压轻度上升，心、脑血流灌注得以维持。如缺氧持续存在，无氧代谢使代谢性酸中毒进一步加重，体内储存糖原耗尽，脑、心肌和肾脏等器官的血流量也减少，导致心肌功能受损，心率和动脉血压下降，脑损伤发生。各器官血流量则进一步减少而导致各脏器受损。

【临床表现】　目前临床上多采用 Apgar 评分法（表 5-1）来确定新生儿有无窒息及其窒息程度。

1. 轻度窒息　也称青紫窒息，Apgar 评分 4～7 分。新生儿全身皮肤呈青紫色；呼吸不规律或表浅；对外界刺激有反应；喉反射存在；肌张力好；四肢稍屈曲；心跳规则且有力，心率减慢（80～120 次/分）。如果抢救治疗不及时，可转为重度窒息。

2. 重度窒息　也称苍白窒息，Apgar 评分 0～3 分。新生儿皮肤苍白；口唇暗紫；仅有喘息样微弱呼吸或无呼吸；对外界刺激无反应；喉反射消失；肌张力松弛；心跳不规则；心率<80次/分，且弱。如果抢救治疗不及时可导致死亡。

表 5-1　新生儿 Apgar 评分标准

体征	应得的分数		
	0 分	1 分	2 分
皮肤颜色	全身苍白	躯干红，四肢青紫	全身红润
心率（次/分）	无	<100	≥100
弹足底或插鼻管反应	无反应	有些动作，如皱眉	哭、咳嗽、喷嚏
肌张力	松弛	四肢略屈曲	四肢活动好
呼吸	无	慢，不规则	正常，哭声响

生后 1 分钟 Apgar 评分仅为窒息诊断和分度的依据，5 分钟及 10 分钟的评分有助于判断复苏效果和预后。评分越低，说明新生儿酸中毒和低氧血症越严重，如 5 分钟评分<3 分，则新生儿死亡率及日后发生脑部后遗症的机会明显增加。

【诊断及辅助检查】

1. 病史　了解是否存在胎儿窘迫的诱因。

2. 临床表现　依据 Apgar 评分法来确定新生儿有无窒息及其窒息程度。

3. 辅助检查　宫内缺氧胎儿，可通过羊膜镜了解羊水性质或取头皮血行血气分析，以评估宫内缺氧的程度；胎儿娩出后检测其动脉血气、血糖、电解质、血尿素氮和肌酐等生化指标。头颅 CT 能发现颅内出血的部位和范围。

【处理原则】　胎儿娩出后应立即进行复苏及评估，由产科、儿科医师和护士共同协作完成。抢救要及时，动作轻柔、迅速、准确，避免发生损伤。

1. 早期预测　估计胎儿娩出后有窒息危险的应做好复苏准备，如医师、护士、药品、器械。

2. 及时复苏　采用国际公认的 ABCDE 复苏方案——A：清理呼吸道；B：建立呼吸，增加通气；C：维持正常循环；D：药物治疗；E：评价。

3. 复苏后监护与转运

【护理评估】

1. 健康史　了解是否存在胎儿窘迫的诱因，如产妇有妊高征、重度贫血、高血压、心脏病、前置胎盘、胎盘早剥、胎膜早破、产程延长、子宫过度膨胀、使用大量镇静剂、有无胎儿先天性心脏病、脐带脱垂、脐带过长或过短、胎儿窘迫、颅内出血、胎儿畸形；胎心监护是否有晚期减速；娩出前6小时内使用吗啡等对呼吸中枢有抑制的药物等。

2. 身体评估　重点评估窒息的程度，对胎儿出生后1分钟、5分钟进行 Apgar 评分。

3. 心理社会评估　产妇可产生焦虑、担忧心理，害怕新生儿出现意外，表现为不顾自身分娩疼痛和切口疼痛，而急切询问新生儿情况。

【护理诊断/问题】

1. 新生儿

(1) 气体交换受损：与呼吸道梗阻（呼吸道内存在羊水、黏液）、肺透明膜形成有关；

(2) 清理呼吸道无效：与呼吸道肌张力低下有关；

(3) 体温过低：与周围环境温度低和新生儿缺氧有关；

(4) 有受伤的危险：与脑缺氧、抢救时操作有关；

(5) 有感染的危险：与抢救时受凉、全身抵抗力下降、吸入污染的羊水有关。

2. 母亲　预感性悲哀，与预感失去孩子和孩子可能会留有后遗症有关。

【护理目标】

(1) 呼吸道通畅，通气增加，表现为动脉血气分析值正常；

(2) 器官得到充分供氧，新生儿损伤降到最低；

(3) 母亲情绪稳定。

【护理措施】

1. 准备　估计胎儿出生后可能发生窒息时，迅速准备好氧气、急救药品、物品及保暖设施。

2. 配合医师按 ABCDE 程序进行复苏

(1) A：清理呼吸道。胎头娩出后用手挤压法清除口、鼻、咽部黏液及羊水。胎儿娩出断脐后，将娩出的新生儿置于远红外或其他预热的保暖台上，用干毛巾揩干头部及全身，减少散热。继续快速用吸痰管吸净口、咽、鼻的黏液，吸引时间不超过10秒，必要时用气管插管吸取。吸痰时摆好体位，肩部垫高 2～2.5cm，使颈部轻微伸仰，使气道充分通畅。直视下清理呼吸道，动作轻柔，避免负压过大而损伤气道黏膜。

(2) B：建立呼吸。在呼吸道通畅的基础上：①用触觉刺激后出现正常呼吸，再评估心率、观察肤色；②如无规律呼吸或心率<100 次/分，应摆好体位（图5-4），立即用复苏气囊进行面罩（图5-5）正压通气（图5-6），通气频率 40～60 次/分，吸呼比为 1：2，压力 1.96～2.94kPa（20～30cmH₂O），以可见胸动和听诊呼吸音正常为宜；③15～30秒后，再评估心率，如心率>100 次/分，出现自主呼吸可评估肤色，吸氧或观察；④如无规律呼吸或心率<100 次/分，需进行气管插管正压通气。

(3) C：维持正常循环。如进行气管插管正压通气 30 秒，心率<60 次/分或在 60～80 次/分不再增加，应进行胸外心脏按压。新生儿仰卧，用示、中指有节奏地按压胸骨中段，每分钟按压 100 次，按压深度为胸廓按下 1～2cm，每次按压后随即放松，按压时间与放松时间大致相等。按压有效者可摸到颈动脉和股动脉搏动。

(4) D：药物治疗。经胸外心脏按压 30 秒不能恢复正常循环时，心率仍<80 次/分或心率为 0，按医嘱给予 1：10000 肾上腺素 0.1～0.3ml/kg，静脉或气管内注入；纠正酸中毒常用 5% 碳酸氢钠 3～5ml/kg 溶于 25% 葡萄糖 20ml 内，5分钟内自脐静脉缓慢注入。注射过快可因脑脊液 pH 迅速改变导致呼吸抑制；其母在婴儿出生前 6 小时内曾用过麻醉药者，可用纳洛酮静脉或气管内注入。

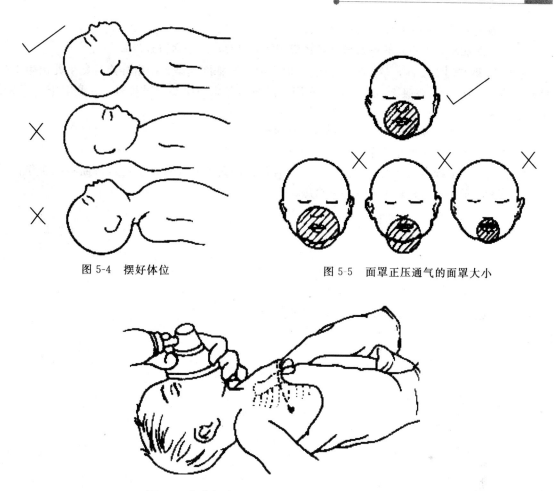

图 5-4 摆好体位　　　　　　　图 5-5 面罩正压通气的面罩大小

图 5-6 复苏气囊面罩正压通气＋双拇指胸外按摩

（5）E：评估。复苏过程中要随时评估患儿情况，以确定进一步采取的抢救方法。复苏有效，胎儿窒息好转的体征：心率增加、自主呼吸建立、皮肤黏膜转红。

3. 保暖　在整个抢救过程中必须注意保暖，维持肛温 36.5～37℃。新生儿出生后立即放于辐射源保温区内，迅速揩干体表的羊水（毛巾提前预热）。在适宜的温度中新生儿的新陈代谢及耗氧最低，有利于患儿复苏。

4. 氧气吸入　在人工呼吸的同时给予氧气吸入。

（1）鼻内插管给氧：流量＜2L/分，气泡 5～10 个/秒，避免气胸发生。

（2）气管插管加压给氧：30 次/分，压力不可过大，以防肺泡破裂，开始瞬间压力 2～2.93kPa（15～22mmHg），逐渐减到 1.47～2kPa（11～15mmHg）。待新生儿皮肤逐渐转红，建立自主呼吸后拔出气管内插管，给予一般吸氧。

5. 复苏后护理　复苏后仍需加强新生儿护理，继续保持呼吸道通畅，密切监测呼吸、心率、体温、面色。遵医嘱应用药物，预防感染及新生儿颅内出血。窒息的新生儿应延迟哺乳，静脉补液供给营养。护士应认真做好重症记录。

6. 母亲护理　做好产妇的心理护理；给予情感支持。刺激子宫收缩，预防产后出血。选择适宜的时间告知新生儿情况，抢救时要保持安静，避免加重产妇的思想负担。

【护理评价】

（1）新生儿 5 分钟的 Apgar 评分提高；

（2）新生儿没有受伤和感染的征象；

（3）母亲能理解新生儿的抢救措施，接受现实，没有产后出血等并发症。

【典型病例】　女性，孕1产1，孕40周，因羊水Ⅲ度粪染，产钳分娩。新生儿出生1分钟时心率110次/分，呼吸20次/分，不规则，四肢屈肌张力略小，吸痰有喉反射，肤色青紫。孕妇和家属都很着急，不知发生了什么事情。请问：

（1）根据上述条件正确的Apgar评分应是多少？

（2）列出目前对新生儿可能采取的处理原则。

（3）为该孕妇确定两个主要的护理诊断或合作性问题，并针对每一护理诊断（或合作性问题）制订相应的护理目标及主要的护理措施。

（李玉兰）

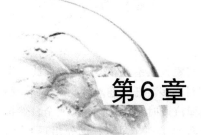

第6章
妊娠期并发症妇女的护理

第1节 流 产

【重点提示】

(1) 自然流产与遗传基因缺陷、某些全身疾病及生殖内分泌功能有关,可分为先兆流产、难免流产、不全流产、完全流产、稽留流产及复发性流产。

(2) 流产的主要表现为阴道流血及腹痛,其症状、体征与不同临床类型有关,借助妇科检查、激素测定及 B 超检查可以做出判断。

(3) 根据流产的不同临床类型,可以选择保胎及终止妊娠等治疗措施。

(4) 继发性感染、焦虑及有出血性休克的可能是其主要护理诊断。

(5) 其主要的护理措施有一般护理、心理护理、预防感染及手术护理。

妊娠不满 28 周、胎儿体重不足 1000g 而终止者称为流产(abortion)。流产可分为人工流产和自然流产,本节仅介绍后者。

【病因】

(一) 胚胎因素

胚胎染色体异常是自然流产的主要原因,尤其是早期流产,染色体异常的胚胎占 50% ~ 60%。染色体异常多为数目异常,如多倍体、三倍体及单体 X 等;其次为结构异常,如染色体易位、断裂或缺失。

(二) 母体因素

1. 全身性疾病 全身性感染时高热可引起子宫收缩而发生流产;细菌毒素或病毒可通过胎盘进入胎儿血液循环,导致胎儿死亡而发生流产;孕妇患严重贫血或心力衰竭时可因胎儿缺氧而导致流产;患慢性肾炎或高血压的孕妇,其胎盘可发生梗死而引起流产。

2. 子宫异常 子宫畸形、子宫发育不良、子宫肌瘤等影响胎儿的生长发育,而导致流产。子宫颈重度裂伤、宫颈内口松弛者,可因胎膜早破而引起晚期流产。

3. 内分泌异常 黄体功能不足的妇女,因蜕膜、胎盘发育不良而导致流产。甲状腺功能低下者,也可因胚胎发育不良而流产。

4. 免疫功能异常 妊娠后,由于母婴双方免疫不相适应,母体排斥胎儿而发生流产。

(三) 环境因素

一些有害的化学物质(如镉、铅、汞、苯、尼古丁、酒精等)、物理因素(如放射性物质、噪声、振动及高温等)以及生物因素(如致病微生物所致的宫内感染)等可直接或间接地对胚胎或胎儿造成损害,引起流产。

【病理】 流产的病理过程因其发生的时间早晚而有所不同。

妊娠不足 8 周时，由于胎盘绒毛发育不成熟，胎盘与母体子宫蜕膜联系不够牢固，故而此期发生的自然流产，妊娠物大多数情况下可以完全排除，且出血量相对不多。妊娠进入第 8~12 周，胎盘绒毛较前期成熟，胎盘与母体子宫蜕膜联系也较前期牢固，故而流产时，妊娠物不易完全自然排出，且出血也较多。妊娠第 12 周以后，胎盘完全形成，流产过程也类似于早产，即先出现腹痛，进而排出胎儿及其附属物。

【临床表现】 流产的主要症状为停经后阴道流血及下腹疼痛，其常见临床类型如下所述：

1. 先兆流产　阴道流血量少，腹痛轻微，宫颈口未开，妊娠试验尚为阳性，且子宫大小与停经周数相符。

2. 难免流产　阴道流血增多，腹痛加剧，伴随宫颈口扩张或胎膜破裂，有时在宫颈口可见到胚胎组织，此时子宫大小与停经周数相符或略小，且流产已不可避免。

3. 不全流产　指部分妊娠物已排出体外，然而宫腔内尚有部分妊娠物残留，残留物影响子宫收缩，致阴道持续流血，严重者甚至发生休克。孕妇腹痛加剧，有时可发现组织物堵塞于宫颈口，或于阴道内发现部分已排出的组织物，子宫小于停经周数。

4. 完全流产　妊娠物全部从子宫排出，且阴道流血逐渐停止，腹痛逐渐消失，宫颈口关闭，子宫与正常大小接近。

5. 稽留流产　胚胎或胎儿在宫内已死亡，且 8 周以上尚未排出者。此期妊娠试验为阴性，子宫小于停经周数且多数伴有先兆流产的症状。

6. 复发性流产　指同一性伴侣连续发生 3 次或 3 次以上的自然流产。复发性流产大多为早期流产，少数为晚期流产。

各型流产均可导致感染，以不全流产多见，严重时感染可由宫腔、宫旁组织扩散到盆腔、腹腔甚至全身，严重者发生败血症、感染性休克。

流产的发展过程如图 6-1 所示。

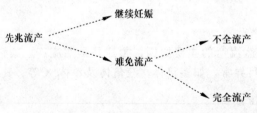

图 6-1　流产的发展过程

【诊断与辅助检查】

（一）诊断要点

流产的主要症状为停经后发生阴道流血及腹痛，而下述辅助检查有助于进一步确定是否为流产及其类型。

（二）辅助检查

1. 绒毛膜促性腺激素（human chorionic gonadotropin，hCG）测定　采用免疫学方法对 hCG 进行定量测定，通过此法可以了解流产的预后。

2. 其他激素测定　主要测定血孕酮水平，测定结果若低于正常参考值提示将要发生流产。

3. B超检查　可显示有无胎囊、胎心及胎动，从而协助诊断并鉴别其类型。

【治疗原则】

1. 先兆流产　卧床休息，减少刺激，必要时可使用对胎儿影响小的镇静剂。如孕妇黄体功能不足，可肌内注射黄体酮促进孕卵发育，并及时进行 B 超检查，以避免盲目保胎。

2. 难免流产　一旦确诊为难免流产，应尽早使妊娠物完全排出，且对出血和感染进行预防。

3. 不全流产　确诊为不全流产后，应尽快清除宫腔内的残留组织，可视具体情况行吸宫术或钳刮术。

4. 完全流产　如不伴感染，一般不需要进行特殊处理。

5. 稽留流产　应及时促使胎儿及其附属物排出，但为防止稽留时间过长发生凝血功能障碍，故在清宫之前应先做凝血功能检查。

6. 复发性流产　应查找原因，进行针对性的治疗。

【护理评估】

1. 健康史　询问孕妇停经史及早孕反应情况；了解孕妇有无阴道流血、排液及有无妊娠产物排出等；了解孕妇既往有无全身性疾病、生殖系统疾病及有无内分泌功能失调等；同时评估孕妇有无接触有毒有害物质，以分析流产的诱因。

2. 身体评估　评估孕妇阴道流血量及其持续时间；是否伴腹痛以及腹痛的部位、性质、程度；了解孕妇生命体征；了解有无贫血、感染等征象，并判断流产的类型。

3. 心理、社会评估　评估孕妇及其家属的心理感受和情绪反应，了解孕妇的家庭及社会支持情况。

【护理诊断/问题】

1. 有感染的危险　与阴道流血、妊娠物残留及宫腔手术有关。

2. 焦虑　与担心胎儿健康等因素有关。

3. 潜在并发症　出血性休克。

【护理目标】

(1) 孕妇无感染发生；

(2) 孕妇能说出导致焦虑的原因，并积极配合治疗，维持较高的自尊水平；

(3) 孕妇阴道流血得到控制，生命体征维持在正常范围。

【护理措施】

1. 一般护理　告知孕妇卧床休息并禁止性生活，同时减少各种外界刺激；为孕妇提供各项需要的日常护理；告知孕妇合理饮食，注意营养物质的摄取，以增强抵抗力，防止贫血的发生；告知并协助孕妇保持外阴的清洁、干燥；对于先兆流产者，遵医嘱应用药物保胎治疗并严密监测病情变化，如孕妇阴道流血量增多、腹痛加剧，则应及时处理。

2. 心理护理　护士应鼓励孕妇及家属表达内心的感受，尤其是不良情绪的宣泄，并和孕妇、家属一起分析导致流产的可能原因，向其介绍病情及治疗方法，以稳定孕妇及家属情绪，减轻其焦虑。

3. 预防感染　观察孕妇阴道分泌物的颜色、气味及量，监测其体温及血常规等检查结果，以了解有无感染征象；告知孕妇及其家属加强会阴部的护理，并提供必要的协助；如有抗生素医嘱，护士应遵医嘱应用以预防感染。

4. 手术护理　如遇需行吸宫术或钳刮术者，护士应做好术前准备，并建立好静脉通道，做好术中及术后输液、输血准备；术中密切监测生命体征，密切配合手术操作；术后注意观察子宫收缩情况和阴道流血量，如有需要，将刮出的组织物送病理检查。

5. 健康教育　告知孕妇及家属，若出院后阴道流血长时间不止，流血量超过月经量或伴有腹痛、发热等，应及时就诊；注意保持外阴清洁、干燥，向孕妇及家属提供针对性的再次妊娠指导。

【护理评价】

(1) 孕妇及家属情绪平稳配合治疗，并能与医护人员讨论再次妊娠事宜；

(2) 孕妇生命体征正常，无感染发生。

【典型病例】　女性，25 岁，停经 8^+ 周，因阴道流血伴腹痛就诊。查体：子宫略增大，与停经周数相符，子宫颈口关闭。妊娠试验结果为阳性。请问：

(1) 其可能的诊断是什么？还需要做哪些辅助检查加以确定？

(2) 请提出主要的护理问题，并列出具体护理措施。

第2节　异位妊娠

【重点提示】

(1) 异位妊娠最常见的临床类型为输卵管妊娠，占 95% 左右。

(2) 输卵管妊娠的主要病因是慢性输卵管炎。

(3) 其主要临床表现为停经后的腹痛及阴道流血，严重者甚至出现晕厥与休克，可借助 B 超、阴道后穹隆穿刺等方法进行诊断。

(4) 疼痛、恐惧及有组织量灌注不足的可能是其主要护理诊断。

(5) 做好急救护理及心理护理对患者尤为重要。

受精卵在子宫体腔以外着床称异位妊娠（ectopic pregnancy），习惯称宫外孕（extrauterine pregnancy）。异位妊娠多为输卵管妊娠，占 95% 左右，而在输卵管妊娠中，又以壶腹部妊娠多见，约占输卵管妊娠的 60%。而相较于输卵管妊娠而言，卵巢妊娠、腹腔妊娠等均较为少见，故本节重点介绍输卵管妊娠。

【病因】　慢性输卵管炎症是引起输卵管妊娠的主要原因，除此以外，以下因素也能导致输卵管妊娠的发生：输卵管发育不良或功能异常、神经内分泌功能失调、辅助生殖技术及宫内节育器避孕失败等。

【病理】　输卵管管腔狭小，管壁较薄，不能为妊娠提供完好的蜕膜，不利于胚胎的生长及发育，故而输卵管妊娠常发生以下结局：

1. 输卵管妊娠流产　输卵管壶腹部妊娠的患者，大多易在妊娠 8～12 周时发生流产。若整个囊胚完整剥离，落入管腔并刺激输卵管蠕动，最终剥离物经输卵管伞端排至患者腹腔，形成输卵管妊娠完全流产，这种情况出血一般不多；若囊胚不能完整剥离，即有一部分囊胚仍附着于输卵管壁，滋养细胞则会继续对其进行侵蚀，从而导致反复出血。

2. 输卵管妊娠破裂　此种情况多见于输卵管峡部妊娠患者，并常于妊娠第 6 周左右发生破裂。由于输卵管肌层血管分布丰富，故破裂发生后，短时间内即可导致大量腹腔内出血，甚至导致患者休克。

3. 继发性腹腔妊娠　输卵管妊娠流产或破裂后，囊胚掉入腹腔多已死亡，但偶有存活者可重新种植于腹腔内脏器继续生长，形成继发性腹腔妊娠。

4. 持续性异位妊娠　输卵管妊娠行保守性手术，如果术中未完全清除胚囊或残存的滋养细胞继续生长，致术后 β-hCG 不降或上升称持续性异位妊娠。

【临床表现】

1. 症状

(1) 停经：多数患者有 6～8 周的停经史，而少数患者阴道流血发生在月经过期后几日，容易被误认为是月经，所以仍有 20%～30% 的患者无明显停经史。

（2）腹痛：输卵管妊娠者就诊的主要原因为腹痛。在输卵管妊娠发生流产或破裂前，患者多感一侧下腹部隐痛或酸胀感，因为输卵管随胚胎的增长而膨胀所致；当输卵管妊娠流产或破裂时，患者突感一侧下腹出现撕裂样疼痛，且常常伴有恶心、呕吐等症状；若血液局限于病变区域，则疼痛部位主要为下腹部，若血液积聚于直肠子宫陷凹处，则可出现肛门坠胀。

（3）阴道流血：胚胎死亡后，患者常出现不规则阴道流血，但是其量少，一般不会超过月经量，且颜色暗红或深褐，并可伴有蜕膜管型或蜕膜碎片排出。

（4）晕厥及休克：剧烈的腹痛以及急性腹腔内出血可导致患者晕厥甚至休克，且内出血越快、量越多，症状的出现往往也会越迅速、越严重。但值得注意的是，症状的严重程度与阴道流血量不成正比。

2. 体征

（1）一般情况：当腹腔内出血较多时，患者可呈贫血貌，并出现面色苍白、血压下降、脉搏细弱等休克表现。

（2）腹部检查：患者下腹部可出现明显压痛及反跳痛，以病侧更甚；当出血量较多时，可叩出移动性浊音。

（3）盆腔检查：患者阴道内可有少许来自宫腔的血液。若遇输卵管妊娠流产或破裂者，其阴道后穹隆饱满，有触痛，且宫颈举痛、摇摆痛明显。

【诊断与辅助检查】

（一）诊断要点

（1）于停经 6～8 周后出现阴道不规则流血、腹痛，严重者甚至出现晕厥、休克，据此可做出初步诊断；

（2）B 超、阴道后穹隆穿刺、腹腔镜、妊娠试验等可以协助诊断。

（二）辅助检查

1. 阴道后穹隆穿刺　若可抽出暗红色且不凝固的血液，则提示腹腔内出血的存在。

2. 妊娠试验　测定 β-hCG 为早期诊断异位妊娠的常用手段，异位妊娠患者，妊娠试验的阳性率通常可达 80%～90%，但 β-hCG 阴性不能完全排除异位妊娠。

3. B 超检查　有助于诊断是否为异位妊娠。

4. 病理检查　若患者宫腔排除物或刮出物切片未见绒毛而仅见蜕膜则有助于诊断。

5. 腹腔镜检查　适用于输卵管妊娠尚未破裂或流产的孕妇，若见输卵管膨大、充血有助于做出早期诊断。

【治疗原则】

1. 手术治疗　输卵管妊娠未发生破裂或流产者，可以选择腹腔镜手术；针对内出血多的患者，在积极纠正休克的同时，还应及时进行手术抢救。

2. 药物治疗　输卵管妊娠未发生破裂或流产者，常采用局部或全身给药化学疗法，常用药物为甲氨蝶呤等，同时监测患者 β-hCG 水平。

【护理评估】

1. 健康史　详细询问月经史，准确计算患者末次月经时间，了解有无放置宫内节育器，既往有无不孕史、异位妊娠史、输卵管手术史及盆腔炎症等高危因素。

2. 身体评估　输卵管妊娠未发生破裂或流产前，患者临床症状常不明显；当内出血较多时可出现贫血面容，甚至出现休克体征；患者下腹部常有明显的压痛与反跳痛；其体温多正常或偏高；而当腹腔内出血发生凝血后，可于患者下腹部触及包块。

3. 心理、社会评估　孕妇及家属在面对急性大量出血、剧烈腹痛以及妊娠终止的现实时，常会出现恐惧、自责、无助、哭泣等情绪反应，且通常会对再次受孕能力表现出担忧。

【护理诊断/问题】

1. 疼痛　与输卵管妊娠破裂或流产有关。

2. 恐惧　与担心失去胎儿及生命安危有关。

3. 有组织灌注量不足的危险　与腹腔内出血过多有关。

【护理目标】

(1) 患者出现疼痛时，能得到及时的处理；

(2) 及时发现腹腔内出血，并进行积极救治和护理；

(3) 孕妇及家属情绪稳定，接受现实并配合治疗。

【护理措施】

1. 急救护理　去枕平卧位，吸氧，注意保暖；迅速建立静脉通路，并做好输血、输液准备工作，遵医嘱进行血容量的补充；严密观察患者生命体征，尤其是血压，严密观察患者尿量并记录；协助进行体检、阴道后穹隆穿刺等操作；采集患者血液标本进行血常规、血型、出凝血时间等检查；在纠正休克的同时还应做好急诊手术的准备。

2. 心理护理　护士态度应亲切、友好，并提供快速、准确的抢救，同时介绍治疗方法的可行性，以减轻孕妇及家属的紧张和焦虑；护士还应帮助患者及家属以正常的心态面对并接受此次妊娠失败的现实。

3. 保守治疗的护理　①告知孕妇卧床休息，避免增加腹压的活动，以减少异位妊娠破裂的可能；②指导患者进食高蛋白、高维生素、含铁丰富的食物，以增强机体抵抗力；③正确留取血液标本，配合各项检查操作并观察治疗效果；④严密监测病情变化，及时发现以下可能提示病情加重的情况，如面色苍白、腹痛加剧、出血增多、肛门坠胀感明显等。

4. 健康教育　告知孕妇，保持良好的个人卫生习惯，勤沐浴、勤换内衣，性伴侣稳定；保持外阴清洁、干燥，术后1个月内禁止性生活；若有盆腔炎症，应积极治疗；提供避孕指导，告知孕妇再次受孕至少需在半年以后，且下次妊娠应及时就医。

【护理评价】

(1) 患者自述疼痛减轻，并逐渐消失；

(2) 患者生命体征平稳，血液动力学各项指标恢复正常；

(3) 患者及其家属接受现实、情绪稳定且能说出应对措施。

【典型病例】　女性，27岁，停经7$^+$周，因突然出现右侧下腹撕裂样疼痛伴少量阴道流血就诊。查体：面色苍白，脉搏细弱，阴道后穹隆饱满，有触痛，穿刺抽出不凝的血液，下腹有明显的压痛及反跳痛，叩诊有明显的移动性浊音。请问：

(1) 其可能的诊断是什么？

(2) 请提出主要的护理问题，并列出具体护理措施。

第3节　妊娠期高血压疾病

【重点提示】

(1) 妊娠期高血压疾病病因目前尚不明确，可能与年龄、气温、精神因素及慢性全身性疾病有关。

(2) 其基本的病理生理变化为全身小动脉痉挛，主要临床表现为高血压、蛋白尿及水肿。

（3）主要治疗措施为解痉、镇静、降压、合理扩容及适度利尿。

（4）组织灌注量改变、有受伤的危险及焦虑是其主要护理诊断。

（5）做好一般护理、心理护理及预防子痫尤为重要，还应特别注意用药护理，尤其是在硫酸镁的使用过程中。

妊娠期高血压疾病（hypertensive disorders complicating pregnancy）为妊娠期特有的疾病，多数患者在妊娠 20 周以后出现一过性高血压、蛋白尿及水肿等症状，严重时出现头晕、抽搐、昏迷，甚至发生母婴死亡，且上述症状在分娩后逐渐消失。该病严重危害母婴健康，是导致孕（产）妇及围生儿死亡的重要原因之一。

【病因】　病因目前尚未得到阐明，高危因素及病因学说如下：

1. 高危因素　①低龄初产妇（年龄≤20 岁）及高龄初产妇（年龄≥35 岁）；②精神过度紧张；③气温变化过大或寒冷季节；④孕妇有糖尿病、慢性肾炎及慢性高血压等健康史；⑤有家族高血压健康史者；⑥体形矮胖者；⑦营养不良者；⑧子宫张力过高者。

2. 病因学说　目前可能与妊娠期高血压疾病有关的学说：①子宫胎盘缺血学说；②免疫学说；③神经内分泌学说；④饮食缺陷学说。

【病理生理】

1. 基本病理生理变化　本病的基本病理生理变化为全身小动脉痉挛。全身小动脉痉挛可造成血管管腔狭窄，周围血管阻力增大，损伤内皮细胞，使得血管通透性增加，造成体液和蛋白质渗漏，出现水肿、高血压、蛋白尿及血液浓缩等。

2. 主要脏器的病理变化　患者全身各组织器官因缺血、缺氧而受到不同程度损害，严重时心、脑、肾、肝及胎盘等出现小动脉痉挛，可导致患者抽搐、昏迷、脑水肿、脑出血、肺水肿，心、肾衰竭，肝细胞坏死，胎盘绒毛退行性变、出血和梗死，胎盘早剥以及凝血功能障碍等。

【临床表现和分类】　妊娠期高血压疾病的 3 大典型临床症状为高血压、蛋白尿及水肿，其分类如表 6-1 所示。

表 6-1　妊娠期高血压疾病分类

分类		症状与体征
妊娠期高血压		妊娠期出现高血压，收缩压≥18.7kPa（140mmHg）和（或）舒张压≥12kPa（90mmHg），于产后 12 周内恢复正常；尿蛋白（－）；产后方可确诊；少数患者可伴有上腹部不适或血小板减少
子痫前期	轻度	妊娠 20 周后出现收缩压≥18.7kPa（140mmHg）和（或）舒张压≥12kPa（90mmHg），伴尿蛋白≥0.3g/24h，或随机尿蛋白（＋）
	重度	血压和尿蛋白持续升高，发生母体脏器功能不全或胎儿并发症。出现下述任一不良情况可诊断为重度子痫前期：①血压持续升高：收缩压血压≥21.3kPa（160mmHg）和（或）舒张压≥14.7kPa（110mmHg）；②蛋白尿≥5.0g/24h 或随机尿蛋白≥（＋＋＋）；③持续性头痛或视觉障碍或其他脑神经症状；④持续性上腹部疼痛，肝包膜下血肿或肝破裂症状；⑤肝功能异常：ALT 或 AST 水平升高；⑥肾功能异常：少尿（24 小时尿量＜400ml 或每小时尿量＜17ml）或血肌酐＞106μmol/L；⑦低蛋白血症伴胸腔积液或腹腔积液；⑧血液系统异常：血小板呈持续性下降并低于 100×10⁹/L，血管内溶血、贫血、黄疸或血 LDH 升高；⑨心力衰竭、肺水肿；⑩胎儿生长受限或羊水过少；⑪早发型即妊娠 34 周以前发病
子痫		子痫前期基础上发生不能用其他原因解释的抽搐

分类	症状与体征
慢性高血压并发子痫前期	慢性高血压孕妇妊娠前无尿蛋白，妊娠后出现尿蛋白≥0.3g/24h；或妊娠前有蛋白尿，妊娠后蛋白尿明显增加；或血压进一步升高；或血小板减少<100×10⁹/L
妊娠合并慢性高血压	妊娠 20 周前收缩压≥18.7kPa（140mmHg）和（或）舒张压≥12kPa（90mmHg）（除外滋养细胞疾病），妊娠期无明显加重；或妊娠 20 周以后首次诊断为高血压并持续到产后 12 周以后

【诊断与辅助检查】

（一）诊断要点

（1）孕妇于妊娠 20 周后出现头晕、头痛、视物模糊等自觉症状，血压≥18.7/12kPa（140/90mmHg）；

（2）尿蛋白≥0.5g/24h；

（3）眼底检查：根据动脉静脉比例，协助判断妊娠期高血压疾病的类型。

（二）辅助检查

1. 尿液检查　尿蛋白定量、定性检查，可协助判断肾脏受损程度。

2. 血液检查　测定血红蛋白、血黏度及血细胞比容，了解有无血液浓缩；测定凝血酶原时间等以了解凝血功能。

3. 眼底检查　测定眼底动静脉比例，正常比例为 2∶3，如变为 1∶2 甚至 1∶4，表示出现了眼底小动脉痉挛，情况严重者甚至可以出现视网膜水肿、出血、渗出及剥离。

4. 其他检查　通过心电图、超声心动图检查可了解心功能，疑有脑出血时可行 CT 或 MRI 检查，同时常规做胎盘功能、胎儿成熟度检查及 B 超检查等。

【治疗原则】

1. 妊娠期高血压　此类型孕妇一般可以在门诊进行治疗，注意休息，减轻工作量，左侧卧位并间断吸氧。饮食方面，若非全身水肿者，不需限盐。密切观察病情变化，可适当应用镇静剂。

2. 子痫前期　应立即住院治疗，其治疗原则为休息、解痉、镇静、降压、合理扩容及酌情利尿，在适当时机终止妊娠，且注意防止发生其他并发症。

（1）休息：左侧卧位，保持病室安静，避免各种刺激。

（2）解痉：首选药物为硫酸镁。

（3）镇静：常用药物有地西泮及冬眠合剂等。

（4）降压：适用于血压过高者，舒张压过高者尤为适用，常用药物有肼屈嗪、卡托普利等。

（5）扩容：仅用于严重的低蛋白血症及贫血者。常用胶体扩容剂包括血浆、右旋糖酐-40等，常用晶体扩容剂如平衡液等。

（6）利尿：应在扩容基础上进行，常用药物包括甘露醇、呋塞米等。

（7）终止妊娠时机：①子痫前期孕妇在接受积极治疗 24～28 小时无明显好转时；②重度子痫前期孕妇孕龄超过 34 周；③重度子痫前期孕妇孕龄不足 34 周，但胎盘功能减退，胎儿已成熟者；④重度子痫前期孕妇孕龄不足 34 周，但胎盘功能减退，胎儿未成熟者，可用地塞米松促胎肺成熟后终止妊娠；⑤子痫控制后 2 小时可考虑终止妊娠。

3. 子痫的紧急处理　控制抽搐，纠正酸中毒和缺氧，控制高血压，密切监测病情变化，并在子痫控制后 2 小时终止妊娠。

【护理评估】

1. 健康史　了解有无家族史，询问妊娠前及妊娠 20 周前是否有高血压、蛋白尿、水肿、抽搐等症状；既往有无原发性高血压、糖尿病及慢性肾炎等健康史；了解本次妊娠经过以及出现异常症状的时间和接受治疗的情况。

2. **身体评估**　重点评估孕妇的血压、尿蛋白以及水肿的部位、程度；孕妇有无自觉症状；其抽搐和昏迷的发作状态、频率、持续时间以及间隔时间；孕妇神志情况及是否有并发症等。

3. **心理、社会评估**　孕妇的心理状态往往与其病情的轻重、对疾病的认知程度以及社会支持系统有关。面对妊娠期高血压疾病，孕妇及家属会产生一系列的心理变化，如自责、焦虑、紧张等。

【护理诊断/问题】

1. 组织灌注量改变　与全身小动脉痉挛有关。
2. 有受伤的危险　与子痫发作有关。
3. 焦虑　与担心疾病及胎儿状况有关。
4. 潜在并发症　肾衰竭。

【护理目标】

(1) 孕妇血压平稳，无其他并发症；
(2) 孕妇及其家属情绪稳定，积极配合治疗及护理。

【护理措施】

1. **一般护理**　①为孕妇提供安静、舒适的环境，保证其每天 8～10 小时的睡眠。休息时取左侧卧位为宜，以增加胎盘血流量。②提供饮食指导，多摄入富含蛋白质、钙、铁、维生素，且脂肪含量低的食品，若孕妇有全身水肿应限盐。③间断吸氧，并督促孕妇每天自数胎动。④对精神紧张或睡眠欠佳者遵医嘱使用镇静剂。

2. **心理护理**　介绍妊娠期高血压疾病的相关知识，强调积极治疗的重要性和有效性，减轻孕妇及家属的焦虑。

3. **病情监测**　①监测血压；②记 24 小时出入量并监测尿蛋白；③每天测体重、观察水肿的部位及其程度；④询问孕妇有无头晕、视物模糊等自觉症状；⑤监测胎心音；⑥注意观察有无并发症的发生。

4. **用药护理**　硫酸镁为目前治疗子痫前期和子痫的首选解痉药物，但硫酸镁的治疗剂量和中毒剂量很接近，应特别注意观察药物的治疗作用与毒性反应。正常孕妇血清镁离子浓度范围为 0.75～1mmol/L，治疗有效浓度为 1.8～3mmol/L，若浓度超过 3.5mmol/L 即可发生镁中毒，表现为膝反射减弱或消失、肌张力减退、呼吸困难、呼吸停止，甚至心脏停搏等。因此，用药期间应注意观察以下指标：孕妇膝反射必须存在；呼吸≥16 次/分；尿量≥400ml/24h，或≥17ml/h。用硫酸镁治疗时应备钙剂，一旦出现中毒反应，立即静脉注射 10% 葡萄糖酸钙 10ml 以阻断镁离子的作用。用药过程中还应监测血清镁离子浓度。

5. **子痫的护理**　①控制抽搐：首选药物为硫酸镁，必要时加用冬眠合剂。②保持呼吸道通畅：置孕妇于头低侧卧位，头偏向一侧，持续给予氧气吸入。用纱布包裹压舌板或开口器置于患者上下磨牙之间，以舌钳固定舌头，防止舌后坠及舌咬伤的发生。有义齿者应取出。及时清除孕妇呼吸道的分泌物及呕吐物，昏迷未清醒者禁喂水，防止窒息及吸入性肺炎的发生。③防止外伤：床两侧加床档，防止坠床；孕妇抽搐时勿用力按压其肢体，以免发生骨折。④避免刺激：住单人暗室，避免声光刺激，保持病室安静，所有治疗及护理操作尽量集中进行，且动作轻柔，以免刺激孕妇而诱发再次抽搐。⑤专人护理：监测生命体征、抽搐情况、24 小时出入量、治疗经过及检查结果并及时发现并发症。⑥为终止妊娠做好准备。

6. **分娩期护理** 密切观察产程进展及生命体征；缩短第二产程，初产妇可行会阴侧切，并予以助产；在胎儿前肩娩出后注射缩宫素（禁用麦角新碱）以预防产后出血。

7. **产褥期护理** 产后24小时至产后5天内仍可能发生子痫，需继续监测血压；保持环境的安静，减少探视；注意观察宫缩、子宫复旧及阴道流血情况。

8. **健康教育** 告知孕妇出院后注意营养及休息，定期复查血压、尿蛋白，注意预防慢性高血压及慢性肾炎。提供计划生育指导，需再次妊娠者，应在血压正常至少1年后进行，选择好受孕时机，并早期接受产前检查；可以于妊娠20周起每天补充钙剂2g。

【护理评价】

(1) 孕妇住院期间，生命体征平稳，病情得到有效控制；

(2) 孕妇及其家属情绪稳定，积极配合治疗及护理工作。

【典型病例】 女性，38岁，主因"孕1产0孕34^{+5}周，头痛、胃区疼痛1周，视物模糊2天"入院。查体：体温为36.5℃，脉搏为98次/分，呼吸频率为24次/分，血压为24.4/17.9kPa（183/134mmHg）；水肿（＋＋＋）；无宫缩及阴道流血，胎心率142次/分。眼底检查：视网膜点片状出血，动静脉比例为1∶3。实验室检查示：尿蛋白（＋＋）。入院后，患者及家属非常担心母婴安全，且反复询问住院费用情况。请问：

(1) 该患者最可能的医疗诊断是什么？

(2) 该疾病的治疗原则是什么？

(3) 请列出主要的护理问题和护理措施。

第4节 前置胎盘

【重点提示】

(1) 前置胎盘病因尚不明确，可能与子宫内膜炎症、胎盘面积过大及受精卵的发育迟缓有关，可以分为中央性前置胎盘、部分性前置胎盘及边缘性前置胎盘。

(2) 主要临床症状为妊娠晚期或临产时出现的无诱因、无痛性的反复阴道流血，B超是其主要的诊断方法。

(3) 前置胎盘的治疗原则是止血、补充血容量及预防感染。

(4) 组织灌注量不足、有感染的危险、自理能力缺陷及胎儿有受伤的危险是其主要护理诊断。

(5) 应做好急救护理、心理护理或采用期待疗法患者的护理。

妊娠28周后，若胎盘附着于子宫下段，甚至其下缘达到或覆盖宫颈内口，其位置低于胎儿的先露部，称为前置胎盘（placenta previa）。前置胎盘是妊娠晚期出血的常见原因，严重威胁母婴生命安全，多见于经产妇尤其是多产妇。

【病因/发病机制】 前置胎盘病因尚未明确，其危险因素如下：①子宫内膜炎症或损伤，子宫蜕膜血液供应不足，为摄取足够的营养胎盘面积增大，可伸展到子宫下段或宫颈内口而形成前置胎盘；②多胎妊娠及副胎盘所致的胎盘面积过大，胎盘可延伸至子宫下段或覆盖宫颈内口；③受精卵发育迟缓，其到达子宫下段才具备着床能力，且在此生长发育，导致胎盘前置；④吸烟、吸毒等也可能诱发前置胎盘。

【临床表现及分类】

1. **症状** 前置胎盘的主要症状为妊娠晚期或临产时出现的无诱因、无痛性反复阴道流血，偶尔也发生于妊娠 20 周左右。因子宫下段逐渐伸展，宫颈管逐渐消失，伴宫颈扩张，而附着于子宫下段或宫颈内口的胎盘却不能相应地伸展，从而导致胎盘的前置部分从附着处剥离，血窦破裂而出血。前置胎盘可分为 3 类：①中央性前置胎盘：孕妇初次出血的时间早，在妊娠 28 周左右，且出血频繁，量较多，严重者一次大量出血即可使孕妇陷入休克状态；②部分性前置胎盘：其出血量和初次出血时间介于完全性前置胎盘及边缘性前置胎盘之间；③边缘性前置胎盘：初次出血时间较晚，多发生于妊娠 37～40 周或临产后，且量也较少。根据疾病的凶险程度，前置胎盘又可分为凶险性和非凶险性。凶险性前置胎盘是指前次有剖宫产史，此次妊娠为前置胎盘，发生胎盘植入的危险约为 50%。

2. 体征

（1）孕（产）妇由于多次、反复或大量阴道流血，可出现贫血征象，且贫血程度与出血量成正比；若出血严重则可发生休克、胎儿缺氧、宫内窘迫，甚至死亡。

（2）腹部检查：子宫大小与停经月份一致，胎先露高浮，胎方位清楚，胎心可正常，也可表现为异常或消失。

【诊断与辅助检查】

（一）诊断要点

（1）有既往子宫手术史或双胎妊娠史；

（2）孕 28 周后或临产时，发生无诱因、无痛性的反复阴道流血；

（3）B超检查胎盘定位准确率高达 95% 以上，并根据胎盘边缘与宫颈内口的关系确定其类型；

（4）胎盘娩出后，检查胎盘、胎膜可协助诊断。

（二）辅助检查

1. B超检查　可清楚显示胎盘附着的位置。

2. 产后检查胎盘及胎膜　胎盘前置部分可见暗红色或紫黑色陈旧性血块附着，若这些改变位于胎盘边缘，且胎膜破口处距胎盘边缘<7cm，则可诊断为前置胎盘。

【治疗原则】　前置胎盘的治疗原则是止血、补充血容量及预防感染。根据孕妇一般状况、阴道流血量、孕周、胎儿是否存活及前置胎盘的类型进行综合分析，制订治疗方案。

1. 期待疗法　在确保孕妇安全的前提下，尽量延长孕周，以此提高胎儿存活率，主要适用于妊娠不足 34 周或估计胎儿体重小于 2000g、且胎儿尚存活、阴道流血不多、一般状况良好者。

2. 终止妊娠　适用于入院时即发生出血性休克者、接受期待疗法发生大出血或出血量虽少但已近足月妊娠或临产者。目前处理前置胎盘的主要手段是剖宫产术；阴道分娩仅适用于边缘性前置胎盘、枕先露、出血量不多且估计在短时间内即可分娩者。

【护理评估】

1. 健康史　了解孕妇健康史、本次妊娠经过及孕产史；重点询问有无人工流产、剖宫产等子宫手术史及有无子宫内膜炎等高危因素；了解妊娠 28 周后阴道流血发生的时间、出血量及有无腹痛等。

2. 身体评估　阴道反复或多量出血致孕妇出现头晕、心悸及乏力等贫血症状，严重者甚至有面色苍白、脉搏细弱、血压下降及四肢厥冷等休克表现。

3. 心理、社会评估　孕妇及家属面对阴道突然大量或反复、多次的出血，易出现紧张、焦虑、恐慌不安等情绪反应。

【护理诊断/问题】

1. 组织灌注量不足　与前置胎盘所致的出血有关。

2. 有感染的危险　与反复、多次的阴道流血导致机体抵抗力下降有关。

3. 自理能力缺陷　与期待疗法绝对卧床有关。

4. 有胎儿受伤的危险　与出血所致的胎盘供血不足有关。

5. 焦虑　与阴道流血及担心胎儿安危有关。

【护理目标】

(1) 孕妇组织灌注量恢复，生命体征正常；

(2) 孕妇分娩后无产后感染的发生；

(3) 孕妇情绪稳定，生活需要得到满足，配合治疗。

【护理措施】

1. 急救护理　将孕妇置于去枕侧卧位，吸氧并采取保暖措施。对阴道流血量多者，应迅速建立静脉通道，从而确保液体、血液及药物的顺利输入；纠正休克，同时做好抢救母儿的准备。

2. 心理支持　鼓励孕妇及家属倾诉内心感受，讲解前置胎盘的相关知识，增强治疗信心和安全感，减轻其焦虑。

3. 期待疗法的护理　①绝对卧床休息，以左侧卧位为宜，为孕妇提供必要的生活护理；②定期吸氧，以提高胎儿的血氧供；③禁止肛门检查和阴道检查，进行 B 超检查及腹部检查时应动作轻柔，避免各种刺激；④鼓励孕妇进食高蛋白及含铁丰富的食物，以增强机体抵抗力；⑤保持外阴清洁，预防感染，密切监测体温及血象变化，必要时应用抗生素预防感染；⑥密切监测生命体征，观察阴道流血的颜色、量、时间及次数；⑦定期检测血红蛋白，遵医嘱给予硫酸亚铁口服或输血；⑧定时监测胎心，指导孕妇自数胎动，必要时做胎心电子监护，以了解胎儿在宫内的状况。

4. 健康教育　①计划生育宣传：提供避孕指导，避免因多次刮宫、引产甚至多产而导致子宫内膜损伤或炎症的发生；②妊娠期保健指导：强调定期产前检查的重要性，且妊娠期无论出血多少，均应及时就医；③产褥期指导：产褥期应避免盆浴及性生活，于产后 42 天后到医院进行复查。

【护理评价】

(1) 孕妇出血逐渐减少直至停止，且生命体征平稳；

(2) 接受期待疗法的孕妇母婴安全；

(3) 孕妇及家属情绪平稳，积极配合治疗及护理工作。

【典型病例】　女性，31 岁，孕 4 产 1 孕 32^{+3} 周，从妊娠 29 周开始出现反复阴道流血，共 5 次，出血量少于月经量，且不伴腹痛。此次因再次出现阴道流血，且量较大而来院就诊。查体：血压 16/10kPa（120/75mmHg），脉搏 88 次/分，子宫软且不伴宫缩，胎心率 150 次/分。请问：

(1) 其可能的诊断是什么？还需做哪些辅助检查加以确定？

(2) 请提出主要的护理问题，并列出具体护理措施。

第 5 节　胎盘早剥

【重点提示】

(1) 胎盘早剥病因目前尚不明确，可能与血管病变、机械性因素及宫内压的改变有关，根据其严重程度可以将其分为 Ⅰ 度、Ⅱ 度及 Ⅲ 度。

(2) 其主要临床症状为妊娠晚期突然发生的腹痛和阴道流血，B 超是其主要的诊断方法。

(3) 胎盘早剥的治疗原则是纠正休克、及时终止妊娠和预防并发症。

(4) 组织灌注量不足、弥散性血管内凝血（disseminated intravascular coagulation，DIC）、胎儿有受伤的危险及恐惧是其主要护理诊断。

(5) 应做好急救护理、心理护理及病情观察。

妊娠 20 周以后或分娩期，正常位置的胎盘于胎儿娩出前，部分或全部从子宫壁剥离，称为胎盘早剥（placental abruption）。胎盘早剥是妊娠晚期一种严重并发症，起病急、进展快为其发病特点，若处理不当，可危及母儿生命。

【病因及发病机制】　目前胎盘早剥的病因及发病机制尚不明确，其危险因素如下：

1. 血管病变　如妊娠期高血压疾病、慢性高血压、慢性肾炎者，其底蜕膜螺旋小动脉痉挛或硬化，可引起远端毛细血管破裂出血甚至缺血、坏死，血液流至底蜕膜与胎盘之间，易形成血肿导致胎盘自子宫壁剥离。

2. 机械性因素　孕妇腹部受到挤压或撞击；脐带过短或脐带绕颈者，易在分娩过程中因胎头下降过度牵拉脐带出现胎盘早剥。

3. 子宫静脉压突然升高　孕妇在妊娠晚期或临产后，长时间处于平卧位，增大的子宫压迫下腔静脉，使得回心血量减少，血压下降，出现子宫静脉压升高，容易引起蜕膜静脉床淤血或破裂，从而导致部分或全部胎盘剥离。

4. 宫腔内压力骤降　破膜时羊水过快流出、双胎分娩时第一个胎儿太快娩出等，均可使宫腔内压力骤然下降，子宫突然收缩，导致胎盘自子宫壁剥离。

【临床表现及分类】　妊娠晚期突然发生的腹痛和阴道流血为胎盘早剥的主要临床表现，根据病情严重程度，可将其分为 3 度。

1. Ⅰ度　分娩期多见。胎盘剥离面较小，孕妇无明显腹痛或仅伴轻微腹痛，贫血体征也不明显。腹部检查可见子宫软且大小与妊娠周数相符，胎位清，宫缩有间歇，胎心率多正常。

2. Ⅱ度　胎盘剥离面为胎盘面积的 1/3，孕妇突然发生持续性腹部疼痛，且疼痛的程度与胎盘后积血量成正比，孕妇可无阴道流血或仅有少量流血。腹部检查可见子宫较妊娠周数大，宫底升高且胎盘附着处有明显压痛，胎儿存活，宫缩有间歇。

3. Ⅲ度　胎盘剥离面超过胎盘面积的 1/2，且有较大的胎盘后血肿。孕妇可出现恶心、呕吐，甚至面色苍白、大汗、血压下降及脉弱等休克征象。腹部检查可见子宫硬如板状且在宫缩间歇期不能放松，胎位不清，胎心消失。

【诊断与辅助检查】

（一）诊断要点

（1）有妊娠期高血压疾病、慢性高血压、慢性肾炎及外伤等健康史；

（2）于妊娠晚期突然发生剧烈且持续性腹痛，伴或不伴阴道流血，或伴有急性贫血、休克体征。

（二）辅助检查

1. B超检查　可了解胎儿宫内状况。在胎盘与子宫壁间有液性低回声区、胎盘增厚；若血液已流出未形成血肿，则看不到以上典型图像。

2. 血液检查　查血常规了解贫血程度；DIC 筛查试验可判断其凝血功能。

3. 产后检查胎盘　可见胎盘母体面有血块压迹。

【治疗原则】

1. 纠正休克　补充血容量，必要时输入新鲜血液；

2. 及时终止妊娠　胎盘早剥一经确诊，应立即终止妊娠，分娩方式应根据早剥严重程度、胎儿宫内状况及宫口是否开大等情况综合考虑；

3. 控制并发症　如急性肾衰竭、凝血功能障碍及产后出血等。

【护理评估】

1. 健康史　了解有无妊娠期高血压疾病、慢性肾炎、慢性高血压健康史及有无外伤史；了解本次妊娠经过，并重点评估有无阴道流血等情况。

2.**身体评估**　评估腹痛的部位、程度及性质；阴道流血的量、颜色；孕妇的一般情况、生命体征及胎儿宫内状况。

3.**心理、社会评估**　了解孕妇及其家属的心理状态、有无不良情绪反应及评估孕妇社会支持系统等。

【护理诊断/问题】

1.组织灌注量改变　与胎盘早剥导致的出血有关。

2.潜在并发症　弥散性血管内凝血。

3.有胎儿受伤的危险　与胎盘功能障碍有关。

4.恐惧　与出血危机母儿生命有关。

【护理目标】

(1) 孕妇无出血性休克或出血性休克得到控制；

(2) 孕妇未发生凝血功能障碍、产后出血及急性肾衰竭等并发症；

(3) 孕妇顺利分娩，胎儿健康；

(4) 孕妇及家属情绪平稳，能积极配合治疗护理工作。

【护理措施】

1.**预防措施**　加强产前检查，减少其高危因素，如妊娠期高血压疾病、慢性高血压及慢性肾炎等疾病；避免妊娠晚期长时间平卧位及腹部外伤；遇双胎妊娠、羊水过多者分娩时，应避免宫腔压力下降过快。

2.**休克患者的护理**　①吸氧，采取保暖措施；②监测孕妇生命体征、神志、尿量及肢体温度；③迅速建立静脉通道，并遵医嘱补充血容量；④及时采集血液标本配合检查；⑤在纠正休克的同时，做好抢救母儿的准备。

3.**病情观察**　①监测生命体征、尿量，若发现少尿、无尿时应警惕急性肾衰竭的发生；②定时测量子宫底的高度，若宫底上升，且腹围增大，可能提示有内出血的发生；③密切观察全身有无出血倾向：如黏膜、皮下、注射部位等；④监测胎心音，了解胎方位是否清楚，了解有无胎儿窘迫等。

4.**预防产后出血**　于分娩后即刻注射缩宫素，并可按摩子宫加强宫缩，预防产后出血，若出血不能得到控制，做好切除子宫的术前准备。

5.**心理护理**　鼓励其诉说内心感受，给予心理支持，减轻焦虑；遇胎儿或新生儿死亡或切除子宫的患者，应尽量安排住单人病室，鼓励家属多安慰、陪伴孕（产）妇。

6.**产褥期护理**　①指导产妇进食高热量、高蛋白、含铁丰富的食物；②保持外阴清洁，防止感染；③根据产妇具体情况，指导母乳喂养；④对胎儿或新生儿死亡者，及时采取退乳措施，如水煎生麦芽当茶饮等。

【护理评价】

(1) 孕妇住院期间生命体征平稳，无并发症发生；

(2) 母婴健康平安出院，胎儿或新生儿死亡的患者及家属能正确面对现实。

【典型病例】　女性，36岁，初孕35^{+5}周，妊娠前有慢性高血压健康史。因突发下腹痛，及少量阴道流血就诊。查体：贫血貌，宫底明显升高，子宫硬，有明显压痛，宫颈扩张1cm，胎心消失。请问：

(1) 其可能的诊断是什么？还需做哪些辅助检查加以确定？

(2) 请提出主要的护理问题，并列出具体护理措施。

第 6 节 早 产

【重点提示】

(1) 早产是指妊娠满 28 周至不满 37 足周之间分娩者。

(2) 主要临床表现为最初不规律宫缩，逐渐发展为规律有效宫缩，其过程与足月临产相似。

(3) 有新生儿受伤的危险、焦虑、自尊低下是主要的护理问题。

(4) 采用预防早产、预防新生儿并发症、提供心理支持等护理措施。

早产（preterm delivery，PTD）指妊娠满 28 周至不满 37 足周之间分娩者。早产儿出生体重一般 <2500g，各器官发育尚不够成熟，因而呼吸窘迫综合征、坏死性小肠炎、高胆红素血症、脑室内出血、动脉导管持续开放、视网膜病变、脑瘫等发病率增高。据统计，约有 15% 的早产儿于新生儿期死亡，75% 的围生儿死亡与早产有关，出生体重越轻，孕周越小，预后越差。早产占分娩总数的 5%～15%。近年来，由于早产儿及低体重儿治疗学的进步，其生存率明显提高，伤残率下降，已有国外学者将早产定义的时间下限提前到妊娠 20 周。

【病因】 目前仍有 30% 的早产原因不明，常见原因有孕妇、胎儿、胎盘 3 方面的因素。

1. 孕妇因素 孕妇合并感染性疾病，急、慢性疾病，妊娠期并发症等时易诱发早产。胎膜早破、绒毛膜羊膜炎等是早产最常见的诱因，30%～40% 的早产与此有关。

2. 胎儿、胎盘因素 前置胎盘、胎盘早剥、多胎、羊水过多等。

【临床表现】 主要的临床表现是子宫收缩，最初宫缩不规律，常伴有少量阴道血性分泌物或阴道流血，逐渐发展为规律、有效宫缩，其过程与足月临产相似，使宫颈管消失和宫口扩张。

【治疗原则】 若胎儿存活，无胎儿窘迫且胎膜未破，应尽量保胎至 34 周；治疗原则为通过休息和药物治疗抑制宫缩，尽可能延长孕周。若胎膜已破，早产已无法避免时，治疗原则为尽可能地预防新生儿并发症，提高早产儿存活率。

【护理评估】

1. 健康史 详细评估可能导致早产的高危因素，如孕妇以往早产史、流产史、本次妊娠是否有阴道流血史等。

2. 身体评估 若宫缩规律（20 分钟 ≥4 次），每次持续时间 ≥30 秒，伴以宫颈管缩短 ≥75%，进行性宫口扩张 2cm 以上，可诊断为早产临产。应通过产科及全身检查，评估胎儿成熟度、胎方位等，确定早产进程。

3. 心理、社会评估 早产已无法避免时，孕妇常会产生自责感，焦虑、恐惧等也是早产孕妇及其家庭成员常见的情绪反应。

【护理诊断/问题】

1. 有新生儿受伤的危险 与早产儿发育不成熟有关。

2. 焦虑 与担心早产儿预后有关。

3. 自尊低下 与认为自己对早产的发生负有责任却无力阻止有关。

【护理目标】

(1) 早产儿未出现因护理不当而发生的并发症；

(2) 孕妇焦虑程度减轻，自信心增加，能平静地面对现实并积极接受治疗及护理。

【护理措施】

1. 预防早产　孕妇良好的身心状况可降低早产的发生率，因此，应指导孕妇保持平静的心态、避免精神刺激和创伤。指导孕妇加强营养，进食高蛋白、高热量、高维生素食物，戒烟、酒。高危孕妇需多卧床休息，以左侧卧位为佳，减轻子宫对下腔静脉、腹主动脉的压迫，改善子宫胎盘的血供。慎做肛查和阴检，积极治疗合并症。

2. 预防感染　感染是早产的重要诱因之一，遵医嘱使用抗生素，保持会阴部清洁，每天行外阴擦洗 2 次。

3. 用药护理　遵医嘱应用抑制宫缩的药物，同时积极控制感染、治疗合并症及并发症。常见抑制宫缩的药物有硫酸镁、利托君、沙丁胺醇等。①硫酸镁：钙离子拮抗剂，直接作用于肌细胞，使平滑肌松弛，从而抑制子宫收缩。正常孕妇血清镁离子浓度范围为 $0.75 \sim 1\text{mmol/L}$，若浓度超过 3.5mmol/L 即可发生镁中毒，因此用药过程中应检测血清镁离子浓度。镁中毒表现为膝反射减弱或消失、肌张力减退，呼吸困难、呼吸停止，甚至心脏停搏等，故用药前应检查孕妇膝腱反射、呼吸和尿量。膝腱反射存在、呼吸≥16 次/分、每小时尿量不少于 17ml 或 24 小时尿量不少于 400ml 才能够用药。硫酸镁治疗时应备好钙剂，一旦出现中毒反应及时予以解毒，10％的葡萄糖酸钙 10ml 在静脉推注时宜在 3 分钟以上的时间推完。②利托君、沙丁胺醇：β-肾上腺素受体激动剂。该类药物的不良反应主要为心率增快、血压下降、血糖增高、血钾降低、恶心、出汗、头痛等，妊娠合并心脏病、糖尿病、重度高血压的孕妇慎用或不用。

4. 预防新生儿并发症　分娩前遵医嘱给予孕妇糖皮质激素，如地塞米松、倍他米松等，以促进胎肺成熟，是避免发生新生儿呼吸窘迫综合征的有效方法。

5. 做好分娩准备　早产已无法避免时，应设法提高早产儿存活率。胎位异常、胎儿成熟度低，可选择行剖宫产结束分娩；引导分娩者，分娩过程中给予氧气吸入，必要时使用产钳和会阴切开术缩短产程，减少对胎头的压迫。

6. 提供心理支持　安排时间向孕妇及家属讲解有关早产的知识，让孕妇意识到早产的发生有时是无缘由的，并非她的过错。由于早产常常是出乎意料的，孕妇多没有精神和物质方面的准备，对产程中的孤独、无助感尤为敏感，因此，护理人员及家人的陪伴非常重要，能帮助孕妇重建自尊，以良好的心态顺利完成母亲角色的转换。

【护理评价】

(1) 孕妇能够积极配合治疗；

(2) 母婴顺利出院。

【典型病例】　女性，28 岁，孕 1 产 0 孕 32 周，因出现子宫收缩，伴阴道血性分泌物就诊。经检查诊断为早产。请问：

(1) 早产的治疗原则有哪些？

(2) 对此孕妇进行护理评估、提出护理问题及护理措施。

第 7 节　过期妊娠

【重点提示】

(1) 过期妊娠是指妊娠达到或超过 42 周仍未分娩者。

(2) 在处理时要充分考虑是否发生羊水量下降、胎头过硬、巨大儿等情况。

(3) 围生儿受伤的危险、有组织完整性受损的危险、知识缺乏是主要的护理问题。

（4）采用严密监护、防止产道损伤、健康教育等护理措施。

凡是平时月经周期准确，妊娠达到或超过 42 周仍未分娩者，称为过期妊娠（postterm pregnancy）。过期妊娠对围生儿有明显不良影响，其胎儿窘迫、新生儿窒息、胎粪吸入综合征等发生率增高，因胎儿窘迫、巨大儿等使母体产伤及手术产率增加。

【病因】　确切病因尚不明确，可能与下列因素有关。

1. 雌、孕激素比例失调　正常妊娠足月分娩时，雌激素增高，孕激素降低。如果雌激素不能明显增高，导致孕激素优势，抑制前列腺素及缩宫素作用，可引起过期妊娠。

2. 胎儿畸形　胎儿的垂体-肾上腺发育不良，使雌三醇的前身物质 16-α 羟基硫酸脱氢表雄酮减少，胎盘单位无法生成雌三醇，而发生过期妊娠。

3. 子宫收缩刺激反射减弱　部分过期妊娠胎儿较大，可导致头盆不称或胎位异常，胎儿先露部不能与子宫下段及宫颈密切接触，反射性子宫收缩减少而致过期妊娠。

4. 遗传因素　某家族、某个体反复发生过期妊娠，提示过期妊娠可能与遗传因素有关。有过期妊娠史的孕妇，再次妊娠时有 50% 左右会再次发生过期妊娠。

【临床表现】

（1）经核实，妊娠 ≥42 周。

（2）宫底高度、腹围较大或小于孕周。

（3）超声提示羊水量减少，胎儿严重缺氧时，胎粪排出容易发生宫内窘迫。

（4）子宫大小和足月时相符，孕妇体重不再增加。

（5）胎盘功能正常，胎儿继续增长为巨大儿，颅骨钙化较明显，易致难产。

（6）产后检查胎盘表面会发现有钙化点和纤维蛋白沉积；新生儿皮下脂肪少，皮肤皱纹多，指（趾）长，成"小老人"（"过熟儿"）貌。

【诊断与辅助检查】

（一）诊断要点

1. 核实孕周　根据末次月经、排卵日计算孕周，通过 B 超检查、早孕反应出现时间、胎动开始时间等推算预产期；

2. 判断胎盘功能　通过胎动计数、胎儿电子监护、B 超检查等判断胎盘功能是否良好。

（二）辅助检查

1. B 超检查　测定胎儿股骨径、双顶径，根据羊水量推算预产期等协助诊断。

2. 判断胎盘功能　测定孕妇尿雌三醇（E_3）值 <10mg/24h；尿雌三醇与肌酐（E/C）比值 <10 或忽然下降 50%，应考虑胎儿胎盘功能减退。

3. 胎儿电子监护　无应激试验（NST）2 次/周，无反应者，需做缩宫素激惹试验（OCT），若出现晚期减速，提示胎盘功能低下，胎儿缺氧。

【治疗原则】　应避免发生过期妊娠，对确诊者应根据胎盘功能、胎儿大小、宫颈成熟度等综合分析，选择恰当的分娩方式。

1. 引产　不同的引产方法均适用于过期妊娠。在使用缩宫素引产前，经产妇 Bishop 评分 >5 分，初产妇 >9 分即可开始缩宫素引产。

2. 剖宫产　若胎盘功能减退或胎儿窘迫则无论宫颈是否成熟，均应行剖宫产尽快结束分娩。

【护理评估】

1. 健康史　重点询问孕妇平时月经是否规律，了解早孕反应及胎动出现的时间，以进一步确定妊娠周数；了解本人及家族有无过期妊娠史。

2. 身体评估　了解孕周核实情况、胎盘功能、胎儿大小等。

3. 心理、社会评估　妊娠末期，孕妇常常盼望胎儿的出生，若超过预产期仍未分娩，会使孕妇出现烦躁情绪。孕妇及家属对医师提出的引产建议不够理解，担心引产带来不良后果，想尽快分娩又不敢接受引产建议，从而产生矛盾心理。

【护理诊断／问题】

1. 有围生儿受伤的危险　与巨大儿或胎盘功能减退有关。

2. 知识缺乏　孕妇及家属缺乏过期妊娠对母儿影响的相关知识。

【护理目标】

(1) 胎儿受伤危险性较低；

(2) 孕妇能进行自我监测。

【护理措施】

1. 严密监护　准确核实孕周，推算预产期，判断胎盘功能；嘱孕妇左侧卧位休息，并给予吸氧。教会孕妇自数胎动，胎动计数≥6 次/2 小时为正常，<6 次/2 小时或减少 50% 者，提示胎儿缺氧，应及时处理。

2. 阴道分娩时防止产道损伤　加强产时监护，指导孕妇适时正确使用腹压，防止软产道裂伤。

3. 为剖宫产做准备　若胎盘功能不良、疑为巨大儿、合并胎位异常、同时存在其他合并症或并发症、引产失败等时应做好剖宫产准备。

4. 健康教育　向孕妇及家属讲解过期妊娠的相关知识，使其认识到过期妊娠的危害，明白及时终止过期妊娠的重要性。

【护理评价】

(1) 胎儿未发生宫内缺氧，分娩顺利；

(2) 母婴健康平安，顺利出院。

【思考题】

(1) 过期妊娠的定义是什么？临床表现有哪些？

(2) 过期妊娠的护理措施有哪些？

第8节　多胎妊娠

【重点提示】

(1) 多胎妊娠最常见的类型为双胎妊娠。

(2) 有受伤的危险、胎盘早剥、脐带脱垂等是主要的护理问题。

(3) 采用病情监测、身心护理、积极配合治疗、健康教育等护理措施。

一次妊娠有两个或两个以上胎儿时称为多胎妊娠（multiple pregnancy）。近 20 多年，由于辅助生育技术的广泛应用，多胎妊娠发生率明显增高。多胎妊娠易引起妊娠期高血压疾病、妊娠肝内胆汁淤积症、贫血、胎膜早破及早产、胎儿发育异常等。多胎的好发人群有以下特点：多胎家族史、多胎妊娠史、曾应用促排卵药物及助孕技术等。多胎妊娠中以双胎妊娠最常见，本节重点介绍双胎妊娠。

【分类】

1. 双卵双胎　两个卵子分别受精而形成两个受精卵，约占双胎妊娠的 70%。两个胎儿各有自己的遗传基因，其血型、性别可以不同或相同，而容貌与同胞兄弟姐妹相似。

2. 单卵双胎　由一个受精卵分裂形成两个胎儿，约占双胎妊娠的 30%。由于其遗传基因相同，胎儿的血型、性别、容貌等均相同。

【临床表现】

1. 症状　早孕反应重，子宫增大超过孕周，24 周后尤为明显；孕晚期压迫症状：呼吸困难、下肢水肿、静脉曲张；分娩期易发生胎盘早剥、宫缩乏力、胎儿窘迫等；产褥期易发生产后出血、产后感染等。

2. 体征　腹部触诊可触及两个胎头、多个肢体，在腹部不同部位能听到两个胎心音，且两者之间速率相差＞10 次/分。B 超检查在妊娠 6～7 周时可见两个妊娠囊，妊娠 9 周时可见到两个原始心管搏动。

【辅助检查】　主要为 B 超检查，可以早期诊断双胎，在孕 6～7 周时能见到两个妊娠囊，孕 13 周后能清楚看到两个胎头光环及各自拥有的躯干、肢体等，B 超对中晚期双胎诊断率几乎高达 100%。

【治疗原则】

1. 妊娠期　增加产检次数，加强孕期营养并注意休息。如果孕妇并发其他问题会增加胎儿的危险，需及时防治并发症，做一系列的胎儿监护。

2. 分娩期　多数双胎能经阴道分娩，必要时行剖宫产。第一个胎儿娩出后，立即夹紧脐带，助手应在腹部扶正第二个胎儿的胎位，使其保持为纵产式，尽早发现胎盘早剥和脐带脱垂，一般在 15～20 分钟后第二个胎儿娩出。若第一个胎儿娩出 15 分钟仍无宫缩，可滴缩宫素或人工破膜促进宫缩。若怀疑胎盘早剥或发现脐带脱垂，应立即手术助产。若第一个胎儿为臀位，第二个为头位，应当注意防止胎头交锁从而导致难产发生。在第二个胎儿娩出后，应立即静脉滴注或肌内注射缩宫素，以预防产后出血。

3. 产褥期　根据产妇一般情况和分娩方式提供护理；同时积极预防产后感染、产后出血等并发症。

【护理评估】

1. 健康史　评估孕妇双胎妊娠家族史、有无使用过促排卵药物及助孕技术等。

2. 身体评估　评估孕妇早孕反应程度，下肢静脉曲张、水肿严重程度等。

3. 心理、社会评估　双胎孕妇及其家庭成员需要适应两次角色转换，首先是接受妊娠，再次是被告知双胎时，还需适应第二次角色转换。护理人员应评估孕妇角色转换及适应状况、家庭成员对双胎的接受程度等。

【护理诊断/问题】

1. 有胎儿受伤的危险　与双胎妊娠引起早产有关。

2. 潜在并发症　胎盘早剥、早产、脐带脱垂等。

【护理目标】

(1) 孕妇能够主动摄入足够营养，保证母婴需要；

(2) 及时发现母婴并发症。

【护理措施】

1. 一般护理　嘱孕妇采取左侧卧位休息。孕妇早孕反应严重、食欲减退时，应鼓励其少量多餐，满足孕期营养需求。若孕妇腰背疼痛较明显，可指导做骨盆倾斜运动，或者采用局部热敷来缓解疼痛。

2. 病情观察　在妊娠期间，应注意监测有无羊水过多、前置胎盘、妊娠期高血压等并发症，做到及时发现并处理。

3. 心理护理　根据评估结果对孕妇及其家庭成员进行指导，更好地接受和适应双胎的事实，孕妇保持心情愉快。

4. 健康教育　指导孕妇加强营养，注意休息，注意防止产后出血。指导产妇进行母乳喂养，产后选择有效的避孕措施。

【护理评价】

(1) 孕妇做好分娩的准备；

(2) 母婴安全。

【思考题】

(1) 多胎妊娠的临床表现有哪些？

(2) 双胎妊娠的治疗原则和护理措施是什么？

第9节　羊水过多

【重点提示】

(1) 羊水过多是指妊娠任何时期内羊水量超过 2000ml 者。

(2) 正常妊娠足月时，羊水量约 1000ml。

(3) 有胎儿受伤的危险、焦虑是主要的护理问题。

(4) 采用一般护理、病情监测、心理支持等护理措施。

妊娠期间，羊水量超过 2000ml 者，称为羊水过多（polyhydramnios）。大多数孕妇羊水量缓慢增多，称为慢性羊水过多；少部分孕妇羊水在数日内剧增，称为急性羊水过多。羊水过多者，妊娠期高血压疾病的发病风险明显增加，是正常妊娠的 3 倍。急性羊水过多可引起明显的压迫症状，由于子宫肌纤维伸展过度，可致宫缩乏力、产程延长及产后出血增加；若突然破膜可使宫腔内压力骤然降低，导致胎盘早剥、休克等。胎儿方面常并发胎位异常、脐带脱垂、胎儿窘迫及因早产引起的新生儿发育不成熟等，其围生儿病死率约为正常妊娠的 7 倍。

【病因】　正常妊娠足月时，羊水量约 1000ml。羊水过多的确切原因尚不十分清楚，临床上常见于以下几种情况。

1. 多胎妊娠　多胎妊娠时羊水过多的发生率是单胎的 10 倍，以单卵双胎居多。单卵双胎之间血液循环互通，其中体重较重的一个胎儿循环血量较多，从而尿量增加，致羊水量增多。

2. 胎儿畸形　羊水过多的孕妇中，18%～40%合并有胎儿畸形，以上消化道畸形和中枢神经系统畸形最为多见。

3. 孕妇因素　孕妇本身患有糖尿病、ABO 或 Rh 血型不合、妊娠期高血压疾病、急性肝炎等均可导致羊水过多。

4. 胎盘、脐带病变　脐带帆状附着、胎盘血管瘤等可引起羊水过多。

5. 特发羊水过多　原因不明确。

【临床表现】

1. 急性羊水过多　较少见，多发生于妊娠 20～24 周。由于羊水量急剧增加，孕妇出现呼吸困难，不能平卧，下肢、外阴部水肿及静脉曲张等。腹部检查：可见皮肤紧而亮；子宫大于妊娠月份；胎位不清；胎体有飘浮感；胎心音遥远或听不清。

2. **慢性羊水过多**　较多见，多见于妊娠晚期。由于羊水缓慢增长，子宫逐渐膨大，症状比较缓和，多数孕妇能逐渐适应。羊水过多的孕妇常并发妊娠期高血压疾病和胎位异常；破膜后羊水大量冲出，子宫骤然缩小，可引起胎盘早期剥离；产后因子宫过大易致子宫收缩乏力引起产后出血。

【辅助检查】

1. **B超检查**　最大羊水暗区垂直深度≥8cm 即可考虑为羊水过多，羊水指数≥25cm 为羊水过多；

2. **神经管缺陷胎儿的检测**　可做母血甲胎蛋白（AFP）及羊水测定，标准为母血 AFP 超过正常平均值2个标准差以上，羊水 AFP 超过正常平均值3个标准差以上；

3. **羊膜囊及胎儿造影**　用来了解胎儿消化道有无畸形，但易引起早产、宫内感染，放射线及造影剂对胎儿也有一定损害，应该慎用。

【治疗原则】　明确诊断为羊水过多合并有胎儿畸形者应及时终止妊娠；羊水过多但胎儿正常者，应根据羊水量过多的程度与胎龄选择合适的处理方法。

【护理评估】

1. **健康史**　了解孕妇年龄、有无合并症、先天畸形家族史等。

2. **身体评估**　评估孕妇有无因羊水过多引起的呼吸困难、食欲不振等症状。

3. **心理、社会评估**　注意评估孕妇及家属产生的焦虑、紧张、恐惧心理。

【护理诊断/问题】

1. **有胎儿受伤的危险**　与破膜时容易并发早产、脐带脱垂、胎盘早剥等有关。

2. **焦虑**　与担心胎儿可能合并畸形有关。

【护理目标】

（1）羊水过多但是胎儿正常者，母婴均健康平安；

（2）羊水过多合并胎儿畸形者，孕妇能够接受现实，及时终止妊娠。

【护理措施】

1. **一般护理**　向孕妇及家属介绍羊水过多的原因和注意事项，指导减少增加腹压的活动，如咳嗽、用力排便等，以防胎膜早破。

2. **病情观察**　观察孕妇生命体征，测量宫高、腹围、体重，及时发现并发症。密切观察胎动、胎心及宫缩，尽早发现早产及胎儿窘迫的征象。人工破膜时应观察宫缩和胎心，尽早发现脐带脱垂和胎盘早剥的征象。产后应密切观察子宫收缩及阴道流血的情况，防止发生产后出血。

3. **羊水穿刺减压注意事项**　腹腔穿刺放羊水时速度不宜过快，一次放羊水量不应超过1500ml，放羊水后用腹带加压包扎或放置沙袋防止血压骤降而发生休克。

【护理评价】

（1）孕妇积极配合治疗，母婴安全；

（2）孕妇能正确面对并接受因胎儿畸形终止妊娠。

【思考题】

（1）羊水过多的定义和临床表现是什么？

（2）羊水过多的护理措施有哪些？

第10节　羊水过少

【重点提示】

（1）羊水过少是指妊娠足月时羊水量不足 300ml 者。

（2）主要临床表现为胎动时孕妇常感腹痛，宫高、腹围小于同期正常妊娠者，以及羊水过少引起的各种并发症。

（3）有胎儿受伤的危险、恐惧是主要的护理问题。

（4）采用一般护理、病情观察、积极配合治疗等护理措施。

妊娠晚期羊水量低于 300ml 称为羊水过少（oligohydramnios）。羊水过少是胎儿危险的重要信号，围生儿发病率和死亡率明显增高。与正常妊娠比较，轻度羊水过少围生儿死亡率增高 13 倍，重度羊水过少增高 47 倍，其死亡原因主要为胎儿缺氧及畸形。羊水过少的孕妇手术产和引产的几率增加。

【病因】　原因尚不明确，临床上常见的原因有以下几种。

1. 孕妇因素　孕妇服用利尿剂、布洛芬、血管紧张素转化酶抑制剂等药物，孕妇脱水均可能引起羊水过少；

2. 胎儿畸形　以先天性泌尿系统异常最为多见，包括胎儿染色体异常、泌尿生殖道畸形、甲状腺功能减退等；

3. 胎盘因素　胎盘退行性变、过期妊娠等导致胎盘功能异常；

4. 其他因素　如胎膜病变等因素。

【临床表现】　胎动时孕妇常感腹痛，宫高、腹围小于同期正常妊娠者，子宫敏感性高，轻微刺激即可诱发宫缩，临产后阵痛剧烈，宫缩多不协调，宫口扩张缓慢，产程延长。妊娠早期羊水过少者，可发生胎膜与胎体相连；妊娠中晚期羊水过少可引起胎儿斜颈、手足畸形等。羊水过少影响胎肺发育，易引起胎儿窘迫、新生儿窒息，因此围生儿死亡率高。

【辅助检查】

1. 胎儿电子监护　胎儿电子监护可出现晚期减速图形。

2. B超检查　最大羊水暗区垂直深度≤2cm 即可考虑为羊水过少，≤1cm 为羊水严重过少。羊水指数≤8cm 为羊水过少诊断的临界值，≤5cm 为诊断的绝对值。

3. 羊水直接测量　直接测量羊水多少，破膜时少于 300ml 即可诊断。需要注意的是直接测量羊水不能做到早期发现。

【治疗原则】　怀疑羊水过少者，应积极寻找原因并处理，必要时终止妊娠。

【护理评估】

1. 健康史　详细询问健康史，了解孕妇生育史、有无先天畸形家族史等。

2. 身体评估　监测胎动情况，测量孕妇宫高、体重、腹围，了解子宫敏感度。

3. 心理、社会评估　注意评估孕妇及家属心理状态。

【护理诊断/问题】

1. 有胎儿受伤的危险　与羊水过少导致胎儿生长受限或胎儿粘连等有关。

2. 恐惧　与担心胎儿存在畸形有关。

【护理目标】

（1）羊水过少但胎儿正常者，母婴均健康、平安。

（2）羊水过少合并胎儿畸形者，孕妇能积极配合治疗。

【护理措施】

1. 一般护理　向孕妇及家属介绍羊水过少的原因，教会孕妇自数胎动，指导其采取左侧卧位休息以改善胎盘血液循环。

2. 病情观察　进行胎心、胎动及宫缩等监测，及时发现并发症。密切观察孕妇的呼吸、脉搏等生命体征，定期测量腹围、体重和宫高，评估病情进展。

3. 配合治疗　合并有胎儿宫内生长受限或过期妊娠时应做好终止妊娠的准备；合并胎膜早破者应注意严格无菌操作，防止感染发生。

【护理评价】

（1）母婴均无并发症发生；

（2）因胎儿畸形终止妊娠者能够积极配合治疗。

【思考题】

（1）羊水过少的定义和临床表现是什么？

（2）羊水过少的护理措施有哪些？

（罗碧如）

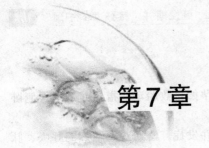

第7章
妊娠期合并症妇女的护理

妊娠合并症是导致孕产妇及围生儿死亡的常见原因,常见的内科合并症有心脏病、糖尿病、病毒性肝炎及贫血等。医护人员应指导孕妇定期进行产前检查,加强监护,及早发现并处理妊娠合并症,保障母儿的安全。

第1节 心 脏 病

妊娠合并心脏病是造成产妇死亡的主要原因之一,在我国孕产妇死因顺位中居第二位,属高危妊娠,发病率为1.06%,死亡率0.73%。其中以先天性心脏病最多,占35%~50%,其次为风湿性心脏病、妊娠高血压性心脏病、围生期心肌病等。

【妊娠、分娩对心血管系统的影响】

1. **妊娠期** 妊娠后,子宫逐渐增大、胎盘循环建立、母体代谢率增高等变化,导致母体血容量、血流动力学方面发生了变化。孕妇循环血量比非孕时增加30%~45%,自孕6周开始,至孕32~34周时达高峰,导致心排血量增加,心率加快,心脏负担加重。妊娠早期以心排血量增加为主,至4~6个月时增加最多,较孕前平均增加30%~50%;妊娠中晚期,则需增加心率以适应血容量的增多。分娩前1~2个月,由于子宫增大、膈肌上升、心脏向左向上移位等,均可使心脏负担加重,故此时较易发生心力衰竭。

2. **分娩期** 分娩期为心脏负担最重时期。在第一产程中,由于子宫收缩,且每次宫缩时有250~500ml的血液被挤入体循环,因此增加了周围血循环阻力及回心血量,使心脏负担增加。在第二产程中,除子宫收缩外,一方面膈肌、腹肌和盆底肌均参加收缩活动,更增加以上变化;另一方面,当产妇屏气用力,肺循环压力增加,腹腔压力增加,使内脏血液涌向心脏。因此,第二产程心脏负担最重。第三产程,当胎儿娩出后,子宫迅速缩小,胎盘循环停止,血窦关闭,窦内血液约有500ml突然进入体循环,回心血量急剧增加,使心脏负担加重,另外腹腔内压力骤减,大量血液向内脏灌注,均造成血流动力学改变,此时,心脏病孕妇极易发生心力衰竭。

3. **产褥期** 产后3日内,由于子宫复旧使大量血液进入体循环,同时产妇体内组织中潴留的液体使循环血量再度增加,故产后心脏负担并未减轻,严重时可导致心力衰竭。

综上所述,妊娠32~34周、分娩期及产褥期的最初3日内,这3个时期孕妇的心脏负担最重，患有心脏病的孕妇极易发生心力衰竭，是最危险的时期，应密切观察病情变化，及时处理。

【心脏病对妊娠的影响】　由于妊娠及分娩能加重心脏负担，患有心脏病的孕产妇易发生心力衰竭。孕早期应及时就诊，密切监护，并给予适当的治疗，对心脏病较轻，心功能Ⅰ～Ⅱ级，无心力衰竭史、无并发症者，可以妊娠，但需严密监护，适当治疗。对心功能Ⅱ级或Ⅲ级以上者，既往有心力衰竭史者，不宜妊娠。重症者，因心功能不全（紫绀型者）血中含氧量不足，胎儿严重缺氧，故易发生流产、早产、胎儿生长受限、胎死宫内等。

【实验室及其他检查】

1. X 线检查　X 线胸片示心界扩大。

2. 心电图检查　提示各种心律失常，ST 段改变。

3. 超声心动图检查　提示心脏结构及各瓣膜异常情况。

4. 胎儿电子监护仪检查　可提示胎儿宫内健康状况。

【诊断要点】

（1）心脏病病史；

（2）典型的心力衰竭的临床表现；

（3）实验室及其他检查：包括 X 线胸片、心电图、超声心动检查发现心脏异常。

【治疗要点】

1. 妊娠期　不宜妊娠者，在妊娠 12 周前行人工流产，超过 12 周者，终止妊娠。可以妊娠者，定期产前检查，动态观察心功能，防治心力衰竭。

2. 产褥期　产后 24 小时内应绝对卧床休息；产后 72 小时仍应密切观察产妇生命体征及心功能的变化；预防感染；选择合适的喂养方式。

【护理评估】

（一）健康史

（1）孕妇初诊时，应详细、全面地了解病史及既往史，尤其对有心脏病的患者应高度重视；

（2）了解有无诱发增加心脏负荷的因素，如感染、贫血、妊娠高血压综合征、便秘、孕妇过度焦虑等；

（3）评估孕妇对妊娠的适应情况，包括药物使用、日常活动与休息、营养与排泄等；

（4）通过产前检查，连续、动态地观察孕妇的心功能状态。

（二）身体评估

1. 评估有无心脏病的体征　如心脏扩大、严重心律失常、心房扑动或颤动等。

2. 判断心脏功能分级　注意评估孕产妇有无早期心力衰竭的症状和体征，以便及早诊断和处理。

3. 评估胎儿健康状况　了解孕妇宫高、腹围和体重增长情况，胎动计数及胎心情况等。

4. 心理、社会评估　重点评估产妇心理反应及其社会支持系统，以取得积极配合治疗。

【护理诊断/问题】

1. 活动无耐力　与妊娠增加心脏负荷有关。

2. 自理能力缺陷　与心脏病活动受限及绝对卧床休息有关。

3. 知识缺乏　缺乏有关妊娠合并心脏病的自我护理知识。

4. 潜在并发症　充血性心力衰竭、感染。

5. 母乳喂养中断　与产妇心功能不全，不能耐受母乳喂养有关。

【护理目标】

(1) 孕产妇能获得妊娠合并心脏病知识;

(2) 孕产妇的基本生活要求得到满足;

(3) 孕产妇不发生感染、心力衰竭等并发症;

(4) 孕产妇能选择合适的喂养方式。

【护理措施】

(一) 非孕期

确定患者能否妊娠,要根据心脏病的类型、程度和心功能情况而定。对不宜妊娠者,应指导避孕。

(二) 妊娠期

1. **定期产前检查** 及早发现心力衰竭的早期征象。在妊娠 20 周前,应每 2 周检查 1 次,20 周以后,尤其是 32 周以后,应每周检查 1 次,重点注意心功能情况及其变化,以便及时发现早期心力衰竭的征象。如无异常,应在妊娠 36～38 周提前住院待产。

2. **防治心力衰竭** ①适当休息与活动,每天睡眠不少于 10 小时,采取左侧卧位或半卧位。②合理营养,进食高营养、高蛋白质、高维生素、低盐、低脂肪饮食,少量多餐。整个孕期体重增加不超过 10kg。妊娠 16 周以后,限制食盐的摄入量,每天不超过 4～5g。③预防及治疗各种引起心力衰竭的诱因,及时控制各种感染,合理应用抗生素,并防治妊娠期高血压疾病和其他合并症与并发症。④动态观察心功能,判断妊娠进展及心功能的变化。⑤加强心理护理,告知孕妇及家属预防心力衰竭的有效措施以及出现心力衰竭后抢救和应对措施,减轻其焦虑、恐惧心理,增加安全感。

(三) 分娩期

1. **第一产程** 严密观察生命体征,监测胎儿宫内情况,给予孕妇心理支持,消除紧张情绪。严密观察产程进展情况及母儿情况,给予氧气吸入。遵医嘱使用镇静剂和抗生素预防感染。心功能良好者采取产妇喜欢的体位;若出现心力衰竭,取半坐卧位。产程进展不顺利或心功能不全进一步恶化者,应立即报告医师,并做好终止妊娠的术前准备。

2. **第二产程** 宫口开全后,应尽量缩短第二产程,行会阴侧切术,必要时应产钳助产分娩。避免产妇用力屏气,减轻心脏负担,以免发生心力衰竭。严密观察产妇生命体征的变化、心功能的变化及胎儿宫内情况,必要时给予吸氧或根据医嘱给予药物治疗。

3. **第三产程** 胎儿娩出后,产妇腹部沙袋压迫 24 小时,防止腹压骤降诱发心力衰竭;产后立即肌内注射哌替啶 100mg,以镇静、减慢心率;肌内注射缩宫素 10～20U,预防产后出血,禁用麦角新碱,以防静脉压升高,引起心力衰竭。同时给予心理支持,保证产妇安静休息。

(四) 产褥期

1. **预防心力衰竭的发生** 产后 72 小时仍应密切观察产妇生命体征及心功能的变化,防止心力衰竭的发生。

2. **保证充足的睡眠和休息** 产后 24 小时内应绝对卧床休息;24 小时后根据产妇心功能情况,可指导其适当下床活动。

3. **预防感染** 特别预防感染性心内膜炎的发生,并注意外阴部清洁。

4. **选择合适的喂养方式** 心功能Ⅰ～Ⅱ级的产妇,在避免疲劳的情况下可以哺乳;心功能Ⅲ级或以上者不宜哺乳,应及时回奶。

5. **做好产褥期的健康教育** 预防便秘,协助产妇制订家庭康复计划,并落实有效的避孕措施,根据病情,定期产后复查。

【护理评价】

（1）孕妇能调整自己的情绪，积极配合治疗；

（2）能顺利经过妊娠、分娩和产褥最初期，母儿健康状况良好；

（3）孕妇能描述增加心脏负荷的因素及预防产后感染等自我保健措施；

（4）能选择适宜的喂养方式。

第2节 病毒性肝炎

病毒性肝炎是由多种肝炎病毒引起的传染病，目前已经确定的肝炎病毒有 5 种：甲型、乙型、丙型、丁型及戊型。病毒性肝炎也是妊娠期妇女肝病和黄疸的最常见的原因，其中乙型肝炎病毒感染最常见。肝炎可通过妊娠、分娩、哺乳等方式传染给婴儿。重症肝炎是我国孕产妇死亡的主要原因之一，居导致孕产妇间接死因的第 2 位。

【妊娠对病毒性肝炎的影响】 妊娠后，由于胎儿的生长发育和母体的变化，可增加肝脏负担，使原有肝损害进一步加重，某些妊娠并发症使病毒性肝炎病情复杂化，诊断和治疗的难度增加。如：①妊娠期新陈代谢率高，营养物质消耗增多，糖原储备降低；②体内雌激素水平增高，雌激素需在肝内灭活并妨碍肝脏对脂肪的运转和胆汁的排泄；③胎儿的代谢产物需在母体肝脏内解毒；④分娩时的疲劳、缺氧、出血及酸性代谢物质产生增加，均可加重肝脏负担；⑤在妊娠晚期合并妊高征时，由于全身动脉痉挛，肝脏血流量减少，肝细胞水肿、变性甚至大片肝细胞坏死，致重症肝炎。

【病毒性肝炎对妊娠的影响】

（一）对母体的影响

病毒性肝炎对母体危害较大，如发生于妊娠早期可使早孕反应加重，持续时间延长，引起营养不良，影响胚胎发育。发生于妊娠晚期，妊娠期高血压疾病发病率增高，分娩时因凝血因子合成功能减退，容易发生产后出血。重症肝炎发生率及孕产妇死亡率高，最终导致肝脏疾病和肝肾综合征。若为重症肝炎，常并发 DIC，出现全身性出血倾向，直接威胁母儿生命。

（二）对胎儿的影响

妊娠期患病毒性肝炎，可致流产、早产、死胎、死产和新生儿死亡，围生儿死亡率明显增高；且围生期感染的婴儿有相当一部分转为慢性病毒携带者，以后容易发展为肝硬化或原发性肝癌。

（三）母婴传播

1. 甲型肝炎病毒（hepatitis A virus，HAV） 主要经粪-口途径传播。HAV 不能通过胎盘传给胎儿，但可通过与母亲密切接触，经消化道传给婴幼儿。

2. 乙型肝炎病毒（hepatitis B virus，HBV） 母婴传播是 HBV 传播的主要途径之一，主要有 3 种途径：①可在宫内经胎盘传播；②产时经软产道接触母血或羊水传播，是 HBV 母婴传播的主要途径；③产后经母乳喂养或接触母亲唾液传播。

3. 丙型肝炎病毒（hepatitis C virus，HCV） HCV 已证实存在母婴传播，晚期妊娠患丙肝约 2/3 发生母婴传播，1/3 受感染者将发展为慢性肝病。

4. 丁型肝炎病毒（hepatitis D virus，HDV） 必须依赖 HBV 重叠感染引起肝炎，可经体液、血行或注射途径传播，传播途径与 HBV 相同，但母婴垂直传播相对少见，性传播相对重要。

5. 戊型肝炎病毒（hepatitis E virus，HEV） 经粪-口途径传播，临床表现与甲型肝炎类似，但病情重，目前已有母婴传播的病例报道。

【实验室及其他检查】

1. 肝功能的检查 血清 ALT、AST 持续增高，尤其是数值很高（大于正常 10 倍以上），如能除外其他原因，对病毒性肝炎具有诊断价值。血清胆红素在 $17\mu mol/L$（1mg/dl）以上，尿胆红素阳性。

2. 凝血功能检查 凝血酶原时间延长，全身有出血倾向。

3. B 超检查 胎盘功能、胎儿在宫内生长发育的情况。

【诊断要点】

1. 病史 半年内曾有接受输血、注射血制品史，有与肝炎患者密切接触史。

2. 症状与体征 孕妇有不能用妊娠反应或其他原因解释的消化系统症状，如食欲不振、恶心、呕吐、腹胀、发热、肝区痛等；部分患者有皮肤、巩膜黄染，并有肝区叩击痛。

3. 实验室检查 血清 ALT 增高，血清胆红素在 $17\mu mol/L$（1mg/dl）以上，尿胆红素阳性，凝血酶原时间延长，有助于肝炎的诊断。

【治疗要点】

1. 休息与用药 原则上肝炎患者不宜妊娠。妊娠期发现肝炎已不能终止妊娠时，注意休息，加强营养；应用中西药物，积极进行保肝治疗，避免应用可能损害肝脏的药物。避免应用损害肾脏的药物，预防肾衰竭。

2. 控制蛋白摄入与入液量 重症肝炎患者，应限制蛋白质的摄入，保持大便通畅，应用保肝降氨的药物，预防并治疗肝昏迷；进行凝血功能的检查，积极预防并治疗 DIC；严格限制入液量，一般每日入液量为 500ml 加前一日尿量。

3. 预防感染 准备好新鲜血制品；产时严格消毒；临产时减少体力消耗，缩短产程；注意新生儿隔离，给予特殊处理，有黄疸者应立即住院，按重症肝炎处理。

【护理评估】

1. 健康史 了解与病毒性肝炎患者密切接触史、输血或注射血制品史；并注意了解家族史中的肝炎发生情况。

2. 身体评估 孕妇出现不能用妊娠反应或其他原因解释的消化系统症状，如恶心、呕吐、食欲减退、腹胀、畏寒、发热、乏力、肝区痛等，部分患者有皮肤、巩膜黄染，尿色深黄。孕早、中期可触及肝肿大，并有肝区叩击痛；妊娠晚期受增大子宫影响，肝脏极少被触及。

3. 心理、社会评估 评估孕妇对肝炎知识了解的程度、孕产妇的焦虑程度及支持系统的情况。

【护理诊断/问题】

1. 营养失调 低于机体需要量：与肝炎致食欲不振有关。

2. 知识缺乏 缺乏有关病毒性肝炎的感染途径、传播方式、肝炎与妊娠的相互影响及防治措施的知识。

3. 潜在并发症 肝衰竭、产后出血。

4. 母乳喂养中断 与保护性隔离有关。

【护理目标】

（1）孕妇摄入的营养能满足机体需要；

（2）取得孕妇及家属配合，孕妇了解肝炎有关知识，家属对疾病充分认识；

（3）母婴无严重并发症发生；

（4）选择合适的喂养方式。

【护理措施】

（一）增强预防疾病的意识

HBV 在围生期的传播意义重大，应加强卫生宣教，普及预防知识。妊娠期应加强围生期保健、定期产前检查，患乙型肝炎的育龄妇女应采取有效避孕措施，待肝炎痊愈后至少 6 个月、最好 2 年后根据情况再妊娠。

（二）妊娠期

（1）注意休息，避免体力劳动，每天保证 9 小时的睡眠和适当的午睡。

（2）加强营养，摄入富含蛋白质、糖类和维生素的低脂饮食，保证摄入足够热量；注意个人卫生、饮食卫生；保持大便通畅。

（3）密切监护，预防妊娠高血压综合征及贫血等并发症的发生。

（4）定期产前检查，为肝炎患者提供隔离待产室和产房，各项检查操作应执行严格的消毒隔离制度。

（5）向孕妇及家属讲解肝炎对母婴的影响以及消毒隔离的重要性，使孕妇理解并取得家属的配合，帮助孕妇解除顾虑及自卑心理。

（6）合并急重症肝炎时，应限制蛋白质的摄入，每天<0.5g/kg；保持大便通畅，严禁肥皂水灌肠；遵医嘱应用降氨药物；积极预防及治疗 DIC，同时严密观察有无出血倾向。

（三）分娩期

（1）注意孕妇的出血及凝血功能情况，遵医嘱于分娩前 1 周肌内注射维生素 K；准备好新鲜血液。

（2）密切观察产程进展，监护母婴状况。缩短第二产程，宫口开全后可行胎头吸引术或产钳术助产，防止产道损伤和胎盘残留。对重症肝炎，经积极控制 24 小时后迅速终止妊娠，分娩方式以剖宫产为宜。

（3）及时了解孕妇心理状态，提供心理支持，将孕妇安置于隔离待产室及产房待产分娩，提供安全、舒适的待产环境，满足其生活需要，指导产妇产程中进食、排尿、休息以及如何减轻宫缩痛等。

（4）遵医嘱应用缩宫素以减少产后出血。

（5）严格执行消毒隔离制度，凡肝炎产妇接触过的物品以及产妇的排泄物，均应严格消毒，并遵医嘱应用抗生素预防感染。

（四）产褥期

（1）应用对肝脏损害较小的广谱抗生素控制感染；

（2）严密观察子宫收缩及恶露情况，预防产后出血；

（3）不宜哺乳者应及早回乳，回乳不能用增加肝脏负担的雌激素，可冲服生麦芽或乳房外敷芒硝；

（4）新生儿隔离 4 周，并注射乙肝疫苗和（或）高效价乙肝免疫球蛋白，预防 HBV 母婴传播；

（5）孕妇应继续保肝治疗，并注意落实避孕措施；

（6）出院前教会产妇及家属减少新生儿感染的措施，并督促按时接种疫苗和产后检查。

【护理评价】

（1）产妇及家属获得肝炎防治知识；

（2）母子平安，健康状态良好；

（3）产妇和家属能心态平和地面对现实。

第3节 糖 尿 病

糖尿病是一种全身慢性代谢性疾病，由于胰岛素的绝对或相对不足而引起糖、脂肪和蛋白质代谢紊乱。妊娠合并糖尿病包括两种情况，即妊娠前已有糖尿病和妊娠后发生或首次发现的糖尿病，前者称为妊娠合并糖尿病，后者称为妊娠期糖尿病（gestational diabetes mellitus，GDM）。GDM 患者糖代谢异常多数能于产后恢复正常，但将来患糖尿病的机会增加，处理不当则并发症多，母儿死亡率高。

【妊娠对糖尿病的影响】

1. 妊娠期　可使隐性糖尿显性化，使原有糖尿病病情加重，亦可使既往无糖尿病的孕妇发生 GDM。妊娠期，母体对胰岛素的需要量较孕前增加 1 倍左右，且易发生低血糖。

2. 分娩期　在分娩的过程中，产妇进食少及大量消耗体力，若不减少胰岛素的用量容易产生低血糖。另外，孕妇临产的紧张与疼痛也可引起血糖的波动，故要严密监测产程中血糖的变化。

3. 产褥期　胎盘娩出后，产妇体内的抗胰岛素样物质迅速消失，机体对胰岛素的需求量减少，若不及时调整胰岛素的用量，易出现低血糖休克。

【糖尿病对妊娠的影响】　妊娠合并糖尿病对母儿的影响及影响程度取决于糖尿病病情及血糖控制水平，血糖控制不良或病情较重者，对母儿影响较大。

（一）对孕产妇的影响

1. 易并发妊娠期高血压疾病　糖尿病孕妇多有小血管内细胞增厚及管腔狭窄，组织供血不足，因此妊娠期高血压疾病发生率比普通孕妇高 4～7 倍，尤其糖尿病并发肾脏病变时，妊娠期高血压疾病发生率高达 50％以上。

2. 感染　糖尿病孕妇抵抗力下降，易并发感染，以泌尿系统感染最常见。

3. 宫缩乏力　因糖尿病孕妇糖利用不足，能量不够，常发生宫缩乏力，导致产程延长和产后出血。

4. 羊水过多　发生率较非糖尿病孕妇多 10 倍，其原因可能与胎儿高血糖、高渗糖利尿致胎尿排出增多有关。

5. 手术产率增加　巨大儿发生率高。

（二）对胎儿、新生儿影响

1. 对胎儿的影响　①巨大儿：因孕妇血糖高，通过胎盘转运，使胎儿长期处于高血糖状态，刺激胎儿本身胰岛素大量产生，促进蛋白质、脂肪合成和抑制脂解作用所致；②胎儿畸形：机制尚不清楚，可能与缺氧、代谢紊乱或应用糖尿病治疗药物有关；③早产、胎儿生长受限发生率增加；④围生期死亡率增高，因胎盘血管病变使其供血不足而引起死胎、死产。

2. 对新生儿的影响　①因母体血糖供应中断而发生新生儿反应性低血糖；②因肺泡表面活性物质不足而导致新生儿呼吸窘迫综合征等。

【实验室及其他检查】

1. 实验室检查　定期测尿糖、血糖，必要时做空腹血糖耐量试验；胎盘功能、胎儿成熟度检查。

2. B 超检查　测胎儿双顶径、股骨长度、胎盘级别及羊水量，同时注意有无胎儿发育畸形。

3. 并发症的检查　眼底检查、24 小时尿蛋白定量及肝、肾功能检查等。

【诊断要点】　原有糖尿病患者，一般于妊娠前糖尿病已经确诊或有典型的糖尿病"三多一少"症状，较容易确诊。但 GDM 孕妇常无明显症状，空腹血糖有时可能正常，由于围生儿并发症发生率及死亡率增高，应作为诊断的要点。

【治疗要点】

1. **饮食疗法**　饮食控制是糖尿病治疗的基础。目标：维持正常血糖水平；预防酮症；保证母亲和胎儿的营养需要；保持正常体重增加。

2. **药物治疗**　因口服降糖药物能通过胎盘，有导致胎儿死亡或畸形的危险，因此对饮食治疗不能控制的糖尿病，胰岛素是主要的治疗药物。

【护理评估】

（一）健康史

因为糖尿病有家族遗传倾向，家族史很重要，其他为患病年龄，治疗经过，用药情况，有无死胎、死产，有无巨大儿、畸形儿分娩史等。同时要了解本次妊娠经过，了解孕妇及家属对糖尿病的认知程度、自测血糖或尿糖的能力以及对胰岛素用药的掌握情况。

（二）身体评估

1. **症状与体征**　孕妇多数表现为"三多一少"，即多尿、多饮、多食和体重减轻；糖尿病孕妇常并发感染，如念珠菌性阴道炎、外阴炎，常表现为阴道分泌物增多、外阴瘙痒，并发尿道炎者出现尿频、尿急、尿痛。妊娠期主要评估孕妇有无糖尿病的产科并发症及胎儿宫内健康状况；分娩期评估产妇有无低血糖症状，注意有无酮症酸中毒的发生；产褥期主要评估产妇有无高血糖或低血糖症状、有无感染征象，新生儿意外，以及产妇及家属的情绪反应。

2. **判断病情与预后**　依据孕妇发生糖尿病的年龄、病程以及是否存在血管并发症等进行临床分期，有助于判断病情的严重程度及预后。

（1）A_1 级：经控制饮食，空腹血糖 <5.8mmol/L，餐后 2 小时血糖 <6.7mmol/L；

（2）A_2 级：经控制饮食，空腹血糖 >5.8mmol/L，餐后 2 小时血糖 >6.7mmol/L；

（3）B 级：糖尿病是 20 岁以后发病，病程 <10 年；

（4）C 级：10～19 岁发病或病程达 10～19 年；

（5）D 级：10 岁前发病或病程 >20 年，或合并单纯性视网膜病；

（6）F 级：糖尿病性肾病；

（7）R 级：眼底有增生性视网膜病变或玻璃体出血；

（8）H 级：冠状动脉粥样硬化性心脏病；

（9）T 级：有肾移植史。

3. **B 超检查**　判断胎儿发育情况、胎盘功能及羊水情况。

（三）心理、社会评估

评估孕产妇及家属对糖尿病及妊娠与糖尿病关系的认识程度，是否积极配合检查和治疗，有无焦虑、恐惧情绪，社会支持系统是否得力。

【护理诊断/问题】

1. **有感染的危险**　与糖尿病白细胞功能缺陷有关。

2. **有胎儿受伤的危险**　与糖尿病引起巨大儿、畸形儿、胎儿窘迫、胎儿肺泡表面活性物质形成不足有关。

3. **焦虑**　与担心本人身体状况、胎儿预后有关。

4. **知识缺乏**　缺乏糖尿病、饮食控制及胰岛素使用知识。

【护理目标】

（1）解除焦虑情绪；

（2）饮食控制合理，了解糖尿病有关知识及胰岛素使用方法；

（3）胎儿生长发育良好。

【护理措施】

（一）妊娠前

为保证母婴安全，减少胎儿畸形的发生，进行卫生宣教，建议糖尿病妇女注意避孕或将血糖严格控制在正常或接近正常的范围内再怀孕。孕妇要做全面检查，减少感染。

（二）妊娠期

1. 健康教育　护士应加强与孕妇及家属沟通，宣传糖尿病知识，孕妇自测尿糖、血糖和饮食控制的方法，胰岛素的应用及注射知识，心理及情绪的自我调节。妊娠早期每 2 周 1 次，妊娠中、晚期每周 1 次，必要时行 B 超检查。

2. 饮食控制　糖尿病孕妇在妊娠期饮食控制十分重要。孕中期以后，每周热量增加 3%～8%，其中糖类 40%～50%、蛋白质 20%～30%、脂肪 30%～40%，控制餐后 1 小时血糖值在 8mmol/L 以下；此外每天补充钙剂 1～1.2g、叶酸 5mg、铁剂 15mg。

3. 药物治疗　正确使用胰岛素，用药过程中注意观察用药反应，如注射胰岛素后出现面色苍白、出汗、心悸，应使孕妇平卧，饮糖水或静脉注射 50% 葡萄糖液 40～60ml，并及时通知医师；如出现糖尿病酮症酸中毒的症状，则遵医嘱给予胰岛素治疗。

4. 运动治疗　适当的运动可降低血糖，提高对胰岛素的敏感性，有利于糖尿病的控制和正常分娩。通过饮食控制和运动治疗，使孕妇在整个妊娠期体重增加保持在 10～12kg 的范围内。

5. 自我监测　从妊娠 28～30 周起，孕妇自行胎动计数、听胎心音，发现异常及时就诊。

（三）分娩期

1. 适时终止妊娠　若血糖控制良好，孕晚期无合并症，胎儿宫内状态良好，可等待至近预产期（38～39 周）终止妊娠。若血糖控制不满意，并伴有重度子痫前期、严重感染、胎儿生长受限、胎儿窘迫，均应先了解胎儿肺成熟情况，可遵医嘱应用地塞米松促进胎儿肺成熟，胎儿肺成熟后立即终止妊娠。

2. 分娩时间及方式的选择　应根据孕妇全身情况、血糖控制情况、胎盘功能情况、并发症及胎儿大小、成熟度等，综合考虑分娩时间及方式。经阴道分娩者，应提供安静、舒适的环境，给予孕妇心理安慰，鼓励进食，保证足够热量，防止低血糖；密切观察产程进展及胎心音的变化，宫口开全后应缩短第二产程，出现异常情况，及时终止妊娠；第三产程给予缩宫素防止产后出血。

（四）产褥期

1. 产后处理　分娩后由于胎盘排出，抗胰岛素的激素迅速下降，故产后 24 小时内的胰岛素用量应减至原用量的 1/2，48 小时减少至原用量的 1/3，以防止发生低血糖。同时注意水、电解质平衡，预防产后出血。

2. 新生儿的处理　新生儿出生后应取脐血检测血糖，无论体重大小均按早产儿处理，娩出后 30 分钟开始定时口服 25% 葡萄糖液，注意保温、吸氧，尽早哺乳，鼓励母乳喂养，预防低血糖、低血钙、高胆红素血症及新生儿呼吸窘迫综合征。

3. 预防产褥期感染　严密观察孕妇有无感染现象，注意皮肤清洁，保持腹部和会阴伤口的清洁。

4. 出院后定期随访　了解母儿情况，产后应长期避孕，不用药物及宫内避孕器具。

【护理评价】

（1）孕妇了解妊娠合并糖尿病的危害，积极配合治疗，使血糖控制在正常范围；

（2）新生儿健康状态良好；

（3）产妇没有发生感染、低血糖、酮症酸中毒。

第4节　贫　血

妊娠后，当孕妇血红蛋白低于100g/L、红细胞数低于3.5×10^{12}/L时或血细胞比容＜0.30时视为贫血。有资料显示，50％以上孕妇合并贫血，其中以缺铁性贫血最常见，约占妊娠期贫血的95％。贫血对母儿均可造成一定危害，应给予足够的重视。本节主要介绍缺铁性贫血。

【病因】　妊娠早期，孕妇常因胃肠功能失调，致恶心、呕吐、食欲缺乏或腹泻而影响铁的摄入；整个妊娠期，孕妇胃酸常过低，有碍铁的吸收。妊娠期血容量增加、胎儿生长发育对铁的需求量增加，若不及时补充铁剂，极易造成贫血。

【贫血对母儿的影响】　不同程度的贫血均会导致孕妇机体抵抗力降低，对分娩、出血、手术和麻醉的耐受力差，容易发生产后出血和产褥感染；重度贫血孕妇还可发生贫血型心脏病，导致孕妇风险增加。一般情况下，胎儿缺铁不是很严重，但是，当孕妇严重贫血时，经过胎盘供氧和营养物质不足时，可导致胎儿生长受限、胎儿窘迫、死胎或早产，分娩时易造成胎儿缺氧，导致围生儿死亡率增高。

【诊断与辅助检查】

1.实验室检查　妊娠后，当孕妇血红蛋白＜100g/L、红细胞＜3.5×10^{12}/L或血细胞比容＜0.30时视为贫血。妊娠期贫血的严重程度分为4度。轻度：红细胞（3.0～3.5）$\times10^{12}$/L，血红蛋白91～100g/L；中度：红细胞（2.0～3.0）$\times10^{12}$/L，血红蛋白61～91g/L；重度：红细胞（1.0～2.0）$\times10^{12}$/L，血红蛋白31～61g/L；极重度：红细胞≤1.0×10^{12}/L，血红蛋白≤30g/L。白细胞和血小板计数一般没有变化。血清铁浓度能准确反映缺铁情况，贫血时血清铁＜6.5μmol/L。

2.B超检查　监测胎头双顶径、股骨径等，了解胎儿宫内生长发育情况。

【治疗要点】

（1）主要采用铁剂治疗。轻度贫血者口服铁制剂，如硫酸亚铁0.3mg，3次/日。重度贫血或严重胃肠道反应不能口服者，可改用右旋糖酐铁或山梨醇铁深部肌内注射。若血红蛋白＜60g/L应少量多次输血或输注浓缩红细胞。

（2）临产后做好输血准备。严密观察产程进展，防止产程延长。注意保护会阴，避免软产道损伤。产后积极预防产后出血和感染。

【护理评估】

1.健康史　评估孕妇既往月经情况，有无月经过多、经期过长等；评估孕妇的社会文化背景，既往饮食习惯或禁忌，有无异食癖；评估妊娠早期恶心、呕吐等反应情况；既往有无胃肠道功能紊乱病史。了解孕妇的年龄、身高和孕前体重，贫血的治疗经过、使用药物等情况。

2.身体评估　轻度贫血时孕妇可无明显症状，重者可表现为面黄、乏力、水肿、头晕、心慌、气短、食欲缺乏、腹胀、腹泻等。体检时可发现皮肤、黏膜及眼睑膜苍白，皮肤、毛发干燥，指甲脆薄。有的孕妇可出现口腔炎、舌炎等。评估胎儿宫内发育情况，严重贫血者可出现生长发育受限、宫内窘迫等。临产后，产妇因贫血可出现宫缩乏力、产程延长、产后出血。

3.心理、社会评估　孕妇及家属因担心病情对母体、胎儿会造成不良影响，所以会存在焦虑和紧张情绪。评估孕妇的家庭经济情况、饮食习惯以及家人对疾病、妊娠的态度和支持程度。

【护理诊断/问题】

1. 活动无耐力　与贫血、机体乏力有关。

2. 营养失调（低于机体需要量）　与铁的需求量增加、含铁食物摄入不足等有关。

3. 知识缺乏　缺乏相关人体营养需求的知识。

【护理目标】

（1）孕妇及家属了解合理饮食的重要性并积极配合；

（2）母儿顺利度过妊娠期、分娩期，一般状况良好。

【护理措施】

（一）妊娠期

1. 合理饮食　纠正孕妇存在的不良饮食习惯，讲解合理饮食的重要性。帮助孕妇制订合理的膳食计划，告知孕妇多吃含铁丰富且易吸收的食物，如海带、紫菜、菠菜、木耳、香菇、动物的肝脏、蛋类、豆类等。因为浓茶影响铁的吸收，所以孕妇最好不喝茶，尤其是浓茶。

2. 用药护理　遵医嘱给药，口服铁剂时应饭后服用以减少胃肠道反应。为了促进铁剂的吸收，可同时服用10%稀盐酸0.5～2ml及维生素C 100mg。液体铁剂需稀释，并以吸管服用，避免牙齿染色。观察药物的疗效以及不良反应。胃肠道反应较大者，可遵医嘱改用右旋糖酐铁或山梨醇铁肌内注射，100mg，每日1次。告知孕妇勿揉注射部位，鼓励孕妇注射后多走动，以促进铁剂吸收，注意局部有无硬结形成。

3. 病情监测　注意观察孕妇头晕、疲乏、心悸、气短等自觉症状有无改善。定期进行实验室检查，监测血红蛋白量。重度贫血者，遵医嘱少量多次输血，注意输血速度宜慢，以免造成急性左心衰竭，严密观察心率和心律。勤听胎心，计数12小时胎动，做B超检查了解胎儿情况。

4. 心理护理　告知孕妇及家属贫血对母儿的影响，目前采用的治疗、护理措施和预后等，鼓励孕妇诉说内心的焦虑，提供有效的信息，帮助其制订合理的饮食计划。鼓励家属积极参与，提供良好的情感支持。

（二）分娩期

临产后做好输血准备。重度贫血孕妇行剖宫产者应做好手术前准备工作，给予孕妇心理支持。阴道分娩者要严密监测产程进展，鼓励产妇进食并做好生活护理，防止产程延长。宫口全开后，可协助医师行产钳助产以缩短第二产程。会阴水肿者，组织脆性增加，容易发生损伤，应注意保护会阴，正确协助胎儿娩出。胎儿娩出后，肌内注射或静脉滴注缩宫素10～20U或肌内注射麦角新碱0.2mg以加强宫缩，减少出血量；出血多者，遵医嘱输血，速度宜慢，避免发生不良反应。严格遵守无菌技术操作，遵医嘱使用抗生素预防感染发生。

（三）产褥期

1. 休息与活动　产妇应卧床休息为主，待体力恢复后，可适当下床活动。重度贫血孕妇应注意安全，防止昏厥。

2. 预防感染　保持外阴清洁、干燥，每日行会阴冲洗2次，避免感染。对于会阴水肿明显者可采用50%硫酸镁湿热敷促进水肿尽快消散。遵医嘱使用抗生素，观察疗效和不良反应。

3. 合理饮食，指导母乳喂养

4. 病情观察　密切观察产妇的生命体征变化，重视产妇主诉，监测红细胞数、血红蛋白等变化。严密观察子宫复旧、阴道流血情况；观察会阴切口的愈合情况。

（四）健康教育

妊娠前应积极治疗月经过多等慢性失血性疾病，以增加铁的储备。孕期注意合理饮食，避免浓茶和咖啡。服用制酸剂的孕妇，应注意增加铁剂的补充，因为制酸剂会妨碍铁质的吸收。妊娠16 周起常规口服硫酸亚铁 0.3g/d。对于年龄<18 岁或>35 岁的孕妇更应该注意铁剂的补充，指导孕妇定期产前检查，监测母儿状况。重度贫血孕妇应提前住院待产。

【护理评价】

(1) 孕妇及家属了解合理饮食的重要性并积极配合；

(2) 母儿顺利度过妊娠期、分娩期，一般状况良好。

【习题】

(1) 第二产程心脏负担最重不是由于 （   ）。

    A. 血容量增加　　　　　B. 心排血量增多，平均动脉压升高　　　　C. 周围阻力增大

    D. 肺循环压力升高　　　E. 腹压加大，内脏血液涌入心脏

(2) 妊娠早期合并心脏病孕妇，决定是否能继续妊娠的依据是 （   ）。

    A. 心脏病的类型　　　　B. 心脏病的部位　　　　　　　　　　　C. 心功能分级

    D. 病情的严重程度　　　E. 既往有无生育史

(3) 下列哪项不属于乙型病毒性肝炎的母婴传播方式 （   ）。

    A. 粪-口传播　　　　　　B. 娩出时接触母亲的产道分泌液或血液　　C. 乳汁传染

    D. 母婴垂直传播　　　　E. 密切生活接触传染

(4) 女性，35 岁，教师，孕 36 周，孕妇月经规律，停经 2 个月时 B 超提示早孕，孕 6 个月时感心慌，气短，心电图显示"早搏"，吸氧后症状缓解；孕期无头痛、头晕、视物不清等，1周前自觉心慌、胸闷、憋气，并曾晕厥 1 次，夜间需半坐卧位，不能从事一般家务劳动，在家吸氧每日 2 次，症状不缓解，故于 2005 年 12 月 13 日急症入院。请问：

1) 此孕妇合并哪种疾病？

2) 请制订妊娠合并贫血护理诊断、护理目标和护理措施。

（杜红梅）

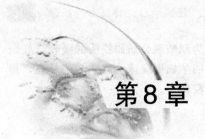

第8章

异常分娩妇女的护理

影响分娩的因素为产力、产道、胎儿及产妇的精神心理因素，任何一个或一个以上的因素发生异常以及各因素之间不能适应而使分娩受阻，称为异常分娩（abnormal labor），又称难产。顺产与难产在一定条件下可以相互转化，若处理不当，顺产可以转变为难产；若处理得当，难产也可以转变为顺产。所以对于影响分娩的因素必须有所了解，以便能及时处理，使分娩顺利进行。

第1节 产力异常

【重点提示】

（1）产力异常分为子宫收缩乏力和子宫收缩过强。

（2）产力异常临床上主要表现为协调性宫缩乏力、不协调性宫缩乏力、协调性宫缩过强、不协调性宫缩过强。

（3）治疗原则：协调性宫缩乏力可给予缩宫素静脉滴注；不协调性宫缩乏力可酌情给予镇静剂，协调性宫缩未恢复前，禁用缩宫素；宫缩过强出现急产，新生儿应予肌内注射维生素 K_1，如来不及消毒接产者应给予破伤风抗毒素和抗生素。

（4）疲乏、体液不足、疼痛、焦虑为主要护理问题。

（5）应采取心理护理、休息、补充营养和水分等措施实施护理。

产力是指将胎儿及其附属物经过产道排出体外的力量，包括子宫收缩力、腹肌和膈肌收缩力及肛提肌收缩力，以子宫收缩力为主。在分娩过程中，子宫收缩的节律性、对称性及极性不正常或强度和频率有改变，称为子宫收缩力异常，简称产力异常（abnormal uterine action）。子宫收缩力异常临床上分为子宫收缩乏力（简称宫缩乏力）和子宫收缩过强（简称宫缩过强）两类，每类又分为协调性子宫收缩和不协调性子宫收缩。

一、子宫收缩乏力

【病因】

1. **头盆不称或胎位异常** 由于胎儿先露部下降受阻，胎先露不能紧贴子宫下段及宫颈内口，不能反射性引起子宫收缩。

2. **精神因素** 多发生于35岁以上高龄初产妇，由于恐惧及精神过度紧张，使中枢神经系统功能紊乱，导致宫缩乏力。

3. **子宫局部因素** 多胎妊娠、巨大胎儿或羊水过多均可使子宫壁过度膨胀，子宫肌纤维过度伸展；经产妇或曾有急、慢性子宫感染的产妇，其子宫肌纤维可能变性；子宫发育不良、子宫畸形（如双角子宫等）或子宫肌瘤等，均影响子宫收缩力。

4. 内分泌失调　临产后，产妇体内雌激素、缩宫素及前列腺素等分泌不足，雌激素和孕激素比例失调，均可影响子宫的收缩能力。

5. 药物影响　临产后使用大剂量的镇静剂或镇痛剂，如吗啡、氯丙嗪、硫酸镁、苯巴比妥钠或哌替啶等，可使子宫收缩受到抑制。

6. 其他　产妇过度疲劳、进食与睡眠不足、水及电解质紊乱及膀胱、直肠充盈，均可导致宫缩乏力。

【临床表现】　临床上子宫收缩乏力分为协调性和不协调性两类。类型不同，临床表现也不同。

1. 协调性宫缩乏力（低张性宫缩乏力）　其特点是子宫收缩虽有节律性、极性和对称性，但收缩力弱，持续时间短而间歇时间长，宫腔压力<2kPa（15mmHg），宫缩<2 次/10 分钟。在宫缩的高峰期，子宫体隆起不明显，以手指按压子宫底部肌壁仍可出现凹陷。此种宫缩乏力多属继发性宫缩乏力，多见于宫颈扩张活跃期。

2. 不协调性宫缩乏力（高张性宫缩乏力）　其特点是子宫收缩的极性倒置，宫缩的兴奋点来自子宫下段的一处或多处，节律不协调；宫腔压力达 2.67kPa（20mmHg），宫缩时宫底部收缩力不强，而是子宫下段收缩力强。这种宫缩因为宫缩间歇期子宫壁不能完全松弛，致使宫口也不能如期扩张，不能使胎先露如期下降，属无效宫缩；潜伏期延长。产妇自觉持续腹痛，拒按、烦躁不安，可能出现肠胀气及尿潴留等。由于胎儿-胎盘循环障碍，出现胎儿窘迫。

3. 子宫收缩乏力时，表现在产程图上的异常主要有 7 种类型　①潜伏期延长：从临产规律宫缩开始至宫口扩张 3cm 超过 16 小时；②活跃期延长：从宫口扩张 3cm 至宫口开全超过 8 小时；③活跃期停滞：活跃期宫口扩张停止 4 小时以上；④第二产程延长：初产妇超过 2 小时，经产妇超过 1 小时，胎儿尚未娩出；⑤胎头下降延缓：宫颈扩张减速期及第二产程胎头下降速度每小时小于 1cm；⑥胎头下降停滞：减速期后胎头不下降，停在原处超过 1 小时；⑦滞产：总产程超过 24 小时。这 7 种异常产程，可以单独或合并存在。

【对母儿的影响】

1. 对产妇的影响　由于产程延长，产妇精神与体力消耗大，可出现肠胀气和尿潴留等；第二产程延长，胎先露压迫膀胱，形成膀胱阴道瘘或尿道阴道瘘；胎膜早破及多次肛诊或阴道检查易发生感染；宫缩乏力可致胎盘滞留、产后出血等。

2. 对胎儿的影响　不协调性宫缩乏力致胎盘-胎儿循环障碍，产程延长，胎膜早破易使脐带受压或脱垂，容易发生胎儿窘迫甚至胎死宫内。因产程延长，手术产率高，胎儿产伤增多。

【诊断要点】

1. 产程观察

（1）用胎儿电子监护仪监测（或用手触摸）子宫收缩的节律、强度及频率，根据临床表现确定宫缩乏力是协调性还是不协调性；

（2）根据产程图的曲线描绘，判断产程的进展情况；

（3）多普勒胎儿听诊仪（或用听诊器）监测胎心的速率或节律变化，胎心变化出现较晚的多为协调性宫缩乏力，反之则多为不协调性宫缩乏力。

2. 实验室检查　血液生化检查，可出现血液钾、钠、氯和钙等电解质的改变，二氧化碳结合力可出现降低。尿液检查可出现尿酮体阳性。

【治疗原则】

1. 协调性宫缩乏力　首先找出原因，若发现头盆不称，不能经阴道分娩者，应及时行剖宫产术；估计能经阴道分娩者，应采取以下措施。

（1）第一产程

1）一般处理：改善产妇的全身状况，不能进食者静脉滴注 10％葡萄糖 500～1000ml 内加 2g 维生素 C，每日液体摄入量不少于 2500ml。伴酸中毒时应根据二氧化碳结合力补充 5‰碳酸氢钠。注意纠正电解质紊乱，及时补充氯化钾及钙剂等。破膜 12 小时以上者应给予抗生素预防感染。

2）加强子宫收缩：经上述处理，产程仍无明显进展，可选下列方法加强宫缩：① 针刺合谷、三阴交、太冲、关元和中极等穴位，均有加强宫缩的作用。② 人工破膜：宫口扩张≥3cm，无头盆不称，胎头已衔接，无脐带先露，在宫缩间歇或下次宫缩将开始时进行。破膜后，胎头紧贴子宫下段和宫颈内口，引起反射性子宫收缩。③ 缩宫素静脉滴注：应除外头盆不称、胎位异常、前置胎盘、胎儿窘迫及有子宫或子宫颈手术史者。将缩宫素 2.5U 加入 5％葡萄糖 500ml，从每分钟 4～5 滴开始，根据子宫收缩的强弱进行调整，一般不超过每分钟 40 滴，维持宫缩持续 40～60 秒，间隔 2～4 分钟。④ 地西泮静脉推注：适用于宫口扩张缓慢及宫颈水肿者，与缩宫素联合应用效果更佳。⑤ 经上述处理，产程仍无进展或出现胎儿窘迫现象时，应立即进行剖宫产术。

（2）第二产程：若出现宫缩乏力时，也要给予缩宫素静脉滴注，加强宫缩，促进产程进展。

（3）第三产程：胎儿前肩娩出时，可静脉推注缩宫素 10U，并同时静脉滴注缩宫素 10～20U，使宫缩增强，促使胎盘剥离，预防产后出血；应用抗生素预防感染。

2. 不协调性宫缩乏力　首先调节宫缩，使其恢复节律性及极性。给予适量的强镇静剂，哌替啶 100mg 或吗啡 10～15mg 肌内注射，也可静脉推注地西泮，使产妇休息，醒后多能恢复。协调性宫缩未恢复前，禁用缩宫素。如不协调性宫缩未能得到纠正，又伴有胎儿窘迫或头盆不称，均应行剖宫产术。若宫缩恢复为协调性，但宫缩仍不强时，可按协调性宫缩乏力采取措施以加强宫缩。

【护理评估】

1. 健康史　询问产妇既往妊娠史和分娩史；评估产妇身体的发育情况、胎儿的大小与头盆的关系、身高与骨盆的测量值等。进入产程后要评估产妇子宫收缩的强度、频率、节律性、对称性与极性；注意观察宫口开大与先露下降情况，了解产程进展；评估产妇的休息时间、精神状态以及进食、饮水和排泄情况。

2. 身体评估　注意观察产程图的曲线描绘，了解产程进展。协调性子宫收缩乏力的产妇，多在宫颈扩张活跃期，子宫收缩有节律性、极性和对称性，但子宫收缩力弱，持续时间短而间歇时间长，宫缩每 10 分钟少于 2 次；在宫缩的高峰期，子宫体隆起不明显，以手指按压子宫底部肌壁仍可出现凹陷，听诊胎心的速率和节律变化出现较晚。不协调性宫缩乏力是子宫收缩的极性倒置，节律不协调，子宫收缩时宫底部收缩力不强，子宫下段收缩力强，宫口不能如期扩张，胎先露下降缓慢，产妇自觉持续腹痛，拒按、烦躁不安，有时出现肠胀气及尿潴留，甚至出现胎儿窘迫，潜伏期延长，听诊胎心的速率和节律变化出现较早。血液生化检查，可出现血液钾、钠、氯和钙等电解质的改变，二氧化碳结合力可出现降低。尿液检查可出现尿酮体阳性。

3. 心理、社会评估　子宫收缩乏力的产妇由于产程时间长、休息差、进食饮水少，产妇及家属担心母儿的安危出现焦虑、恐惧，对阴道分娩失去信心，往往请求医师尽快解除产妇痛苦，要求手术分娩。

【护理诊断/问题】

1. 有体液不足的危险　与产程延长、产妇过度消耗、进食后饮水少有关。

2. 疲乏　与产程延长休息差有关。

3. 焦虑　与担心母儿安危有关。

【护理目标】

（1）产妇水、电解质达到平衡；

（2）保证产妇休息，安全分娩；

（3）产妇及家属情绪稳定，配合治疗及护理。

【护理措施】

1. 心理护理　产妇的心理状态可以直接影响子宫收缩，因此应对孕妇进行产前教育。进入产程后要随时评估产妇的心理状况，可用语言和非语言沟通技巧，解除产妇及其家属的思想顾虑和恐惧心理，增强其对分娩的信心。目前国内、外均设导乐待产室和家庭化病房，配偶及家属的陪伴为产妇提供了心理支持，有助于消除产妇的紧张情绪。

2. 协调性子宫收缩乏力

（1）第一产程的护理

1）保证休息：要关心和安慰产妇，对产程时间长、过度疲劳或烦躁不安者，遵医嘱给予镇静剂。

2）补充营养：进食易消化、高热量的饮食，对入量不足者，遵医嘱静脉补液，同时鼓励产妇饮水，保证每天液体摄入量不少于 2500ml。纠正电解质紊乱，补充氯化钾和钙剂时，要注意保持输液管路通畅，以免液体渗出血管外；遵医嘱严格控制输液速度。

3）注意膀胱和直肠的排空：初产妇宫口开小于 4cm 且胎膜未破者，给予温肥皂水灌肠。自然排尿困难者，先行诱导法排尿，仍无效者给予导尿。

4）缩宫素静脉滴注的护理：遵医嘱严格控制输液速度，必须专人监护；根据子宫收缩的持续时间、间隔时间及强度，随时调节剂量、浓度和滴速；严密观察血压、脉搏、子宫收缩和胎心情况，每隔 15 分钟记录 1 次。避免因子宫收缩过强而发生胎儿窘迫或子宫破裂。

5）预防感染：人工破膜后要保持会阴部的清洁，避免粗暴地多次宫腔内操作等，以免引起感染。

（2）第二产程的护理：应做好阴道助产和抢救新生儿的准备。

（3）第三产程的护理：遵医嘱及时、准确给予药物，预防产后出血及感染。密切观察宫缩、阴道流血情况及生命体征的指标，并注意产后保暖，及时补充高热量饮品，使产妇得到休息与恢复。

3. 不协调性子宫收缩乏力　遵医嘱给予镇静药物，使产妇休息。要耐心、细致地指导产妇在疼痛时做深呼吸及放松的技巧，减轻疼痛。鼓励产妇表达其担心和不适感，随时解答产妇的问题。产妇休息期间，定时听胎心音。若宫缩协调性不能恢复或伴胎儿窘迫、头盆不称等，应及时通知医师。

4. 剖宫产术前的准备　如经处理产程仍无进展，或出现宫内窘迫、头盆不称或孕妇体力衰竭等，医嘱行剖宫产术时，护士要迅速做好术前准备。

【护理评价】

（1）产妇水、电解质平衡，未出现酸中毒问题；

（2）产妇在产程中满足了基本需要，得到了休息，顺利分娩；

（3）母婴安全。

【典型病例】　女性，35 岁，教师，初产妇。足月临产 18 小时，骨盆正常；头位，胎心

148 次/分；宫缩每 7～8 分钟 1 次，持续 20 秒，宫缩时按压宫底出现凹陷，宫口开大 3cm，未破水。请问：

(1) 此病例属于哪种宫缩乏力？

(2) 治疗要点及护理措施有哪些？

二、子宫收缩过强

【病因】 目前尚不十分清楚，可能与下列因素有关：

1. 经产妇 主要原因是软产道阻力小。

2. 临产后缩宫素的使用 产妇对缩宫素敏感或缩宫素剂量过大。

3. 分娩发生梗阻 胎盘早剥血液浸润子宫肌层引起强直性子宫收缩。

4. 产妇精神紧张 过度疲劳或进行阴道内操作所致。

【临床表现】

1. 协调性子宫收缩过强 子宫收缩的节律性、对称性和极性均正常，特点是子宫收缩力过强，收缩过频。宫口扩张速度＞5cm/h（初产妇）或 10cm/h（经产妇），若产道无阻力，宫口迅速开全，分娩在短时间内结束，总产程＜3 小时，造成急产。经产妇多见。

2. 不协调性子宫收缩过强

(1) 强直性子宫收缩：产妇烦躁不安，持续性腹痛，拒按。触诊胎位不清，听诊胎心不清，甚至出现病理性缩复环或血尿等先兆子宫破裂征象。

(2) 子宫痉挛性狭窄环：指子宫壁某部肌肉呈痉挛性不协调性收缩所形成的环状狭窄，持续不放松，成为子宫痉挛性狭窄。此环多在子宫上、下段交界处，也可在胎腰等狭窄部。产妇烦躁不安，持续性腹痛，宫颈扩张缓慢，胎先露不能下降，胎心不规律。此环与病理性缩复环不同，不随宫缩而上升。

【对母儿的影响】

1. 对产妇的影响 由于急产可致初产妇宫颈、阴道及会阴撕裂伤，消毒不及时可致产褥感染。如胎先露下降受阻，可发生子宫破裂。产后子宫肌纤维缩复不良，易造成胎盘滞留或产后出血。

2. 对胎儿及新生儿的影响 宫缩过强、过频，影响子宫胎盘血液循环，可导致胎儿窘迫、新生儿窒息甚至死亡。胎儿娩出过快，产道内胎头受到的压力突然解除，可导致新生儿颅内出血。如无准备接产，来不及消毒，新生儿易发生感染。若坠地可发生新生儿骨折或外伤等。

【诊断要点】

1. 急产史 经产妇需了解有无急产史。

2. 宫缩 宫缩持续时间长，宫体硬，间歇时间短，触诊胎方位不清。

3. 产程快 如产道无梗阻，产程进展快，胎头下降迅速。

4. 病理缩复环 如产道梗阻，腹部可出现一环状凹陷，即病理缩复环。子宫局部肌肉强直性收缩时，围绕胎颈或胎腹可形成环状狭窄。

5. 压痛 子宫下段压痛明显、膀胱充盈或有血尿等为先兆子宫破裂的征象。

【治疗原则】

1. 胎儿娩出后的处理 急产来不及消毒及新生儿坠地者，给予新生儿肌内注射维生素 K_1 10mg 以预防颅内出血，尽早肌内注射精制破伤风抗毒素 1500U。若未消毒接产，给予抗生素预防感染。

2.**宫缩抑制剂的使用**　确诊为强直性宫缩，要及时给予宫缩抑制剂，如硫酸镁等。如原因为梗阻性，应立即行剖宫产术。

3.**镇静剂的使用**　如出现子宫痉挛性狭窄环，应认真寻找原因，及时纠正。停止阴道内操作，停止应用缩宫素等。无胎儿窘迫征象时，可给予镇静剂，如哌替啶或吗啡，也可给予宫缩抑制剂，如沙丁胺醇或硫酸镁等。当宫缩恢复正常时，可行阴道助产或等待自然分娩。若经处理仍不能缓解，胎先露部高，宫口未开全，或伴胎儿窘迫征象，应行剖宫产术。若胎死宫内，宫口开全，可给予乙醚麻醉，经阴道分娩。

【护理评估】

1.**健康史**　评估产妇的身高、生命体征及一般情况，有无分娩史，经产妇有无急产史。

2.**身体评估**　评估产妇的产道情况，特别是骨产道；评估胎儿情况，如胎位、胎心及胎动有无异常；临产后注意评估子宫收缩的强度、持续时间、间歇时间。如子宫收缩的节律性、对称性和极性正常，但子宫收缩力过强，收缩过频，则为协调性子宫收缩过强；如产妇烦躁不安，持续性腹痛，拒按，触诊胎位不清，听诊胎心不清，甚至出现病理性缩复环或血尿、膀胱充盈、子宫下段明显压痛等先兆子宫破裂征象时，或在子宫上下段交界处出现子宫痉挛性狭窄环，不随宫缩而上升，产妇烦躁不安，持续性腹痛，宫颈扩张缓慢，胎先露下降受阻，胎心不规律，均为不协调性子宫收缩过强。

3.**心理、社会评估**　由于子宫收缩过强、过频而致产程进展很快，产妇及家属没有思想准备，表现为惊慌失措、恐惧，担心母儿的安危而焦虑。

【护理诊断/问题】

1.**疼痛**　与过强、过频的子宫收缩有关。

2.**焦虑**　与担心母儿的安危有关。

【护理目标】

（1）产妇能够运用缓解疼痛的技巧；

（2）产妇及家属能够描述自己的感受，并能配合医疗护理所采取的措施。

【护理措施】

1.**预防母儿损伤**　有急产史的孕妇，在预产期前1～2周提前住院待产。初产妇有急产先兆时，如宫缩过强、过频及产程进展过快等，要迅速做好接产及抢救新生儿窒息的准备。如出现产兆尽量采取左侧卧位卧床休息，不应给予灌肠，需解大小便时，应先了解宫口大小及胎先露下降的情况，必要时护士陪同，避免在厕所内分娩。指导产妇缓解疼痛、减轻焦虑与紧张的方法，鼓励产妇深呼吸，勿向下屏气，以减慢分娩过程。

2.**密切观察产程进展**　监测宫缩、胎心及产妇的生命体征的变化，发现异常及时通知医师，迅速、准确执行医嘱。静脉推注硫酸镁时，推注时间应不少于5分钟；静脉滴注肾上腺素时，要密切观察产妇血压及心率的变化。

3.**分娩期及新生儿的护理**　分娩时尽可能行会阴侧切术，防止会阴撕裂；胎儿娩出后，应仔细检查宫颈、阴道及外阴，如有撕裂应及时缝合。遵医嘱给予新生儿肌内注射维生素 K_1，预防颅内出血。

4.**产后护理**　观察子宫收缩、宫体恢复情况及阴道流血的性质和出血量，注意产妇的生命体征变化。新生儿如有意外情况，要掌握沟通技巧，尽可能解除产妇及家属的哀伤。指导产妇注意产褥期卫生，做好健康宣教及出院指导。

【护理评价】

（1）产妇能够运用缓解疼痛的方法，疼痛感减轻；

(2) 产妇顺利分娩，母子平安，产后 24 小时阴道流血量少于 500ml。

【典型病例】　女性，23 岁，务农，初产妇，足月临产。产妇呼痛不已，烦躁不安；查体：胎位不清，胎心听不清；宫缩无间歇，出现病理缩复环，肛查宫口开大 3cm，行导尿术时发现肉眼血尿。请问：

(1) 此病例属于哪种异常宫缩？

(2) 其诊断要点和护理措施有哪些？

第 2 节　产道异常

【重点提示】

(1) 产道包括骨产道和软产道，临床上以骨产道异常多见。

(2) 产道异常主要分类：①骨产道异常：骨盆入口平面狭窄、中骨盆及骨盆出口平面狭窄、骨盆 3 个平面狭窄、畸形骨盆。②软产道异常：外阴异常、阴道异常、宫颈异常。

(3) 治疗原则：明显的头盆不称或出现胎儿窘迫，应尽早行剖宫产结束分娩；软产道异常，可局部手术治疗。

(4) 潜在并发症：子宫破裂、胎儿窘迫、有新生儿窒息的危险、有感染的危险为主要护理问题。

(5) 护理措施：心理护理；密切观察产程，随时做好术前及新生儿的抢救准备工作；胎儿娩出后，及时给予宫缩剂、抗生素，预防产后出血及感染。

产道包括骨产道（骨盆腔）及软产道（子宫下段、宫颈、阴道和外阴），临床上以骨产道异常多见。

【临床表现】

1. 骨产道异常及临床表现　骨盆径线过短或形态异常，致使骨盆腔小于胎先露可通过的限度，阻碍胎先露下降，影响产程顺利进展，称狭窄骨盆。当一个径线过短时，要观察同一个平面其他径线的大小，并结合骨盆腔大小与形态进行综合分析，做出正确判断。

(1) 骨盆入口平面狭窄：骨盆入口呈横扁圆形或横的肾形，骶耻外径不超过 18cm，入口前后径不超过 10cm。我国妇女常见有单纯扁平骨盆（图 8-1）和佝偻病性扁平骨盆（图 8-2）两种。因入口狭窄，临产胎头不能入盆，胎位异常（如臀先露、面先露或肩先露）的发生率是正常骨盆的 3 倍，胎膜早破的发生率为正常骨盆的 4～6 倍，脐带脱垂发生率增加 6 倍，常出现继发性宫缩乏力、宫颈扩张缓慢、产程延长或停滞。严重狭窄时，常发生梗阻性难产，或因宫缩过强，出现病理性子宫缩复环，可导致子宫破裂。

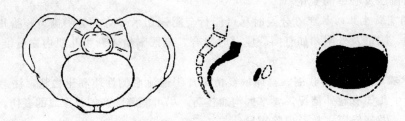

图 8-1　单纯扁平骨盆

(引自：乐杰. 妇产科学 [M]. 北京：人民卫生出版社，2004.)

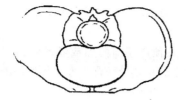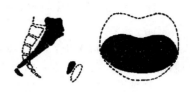

图 8-2 佝偻病性骨盆

（引自：乐杰. 妇产科学 ［M］. 北京：人民卫生出版社，2004.）

（2）中骨盆及骨盆出口平面狭窄：其特点是两侧骨盆壁向内倾斜，状似漏斗，中骨盆及骨盆出口明显狭窄；或骨盆入口、中骨盆及骨盆出口横径均缩短；坐骨棘间径不超过 10cm，坐骨结节间径不超过 7.5cm。我国妇女中常见漏斗骨盆（图 8-3）和横径狭窄骨盆（图 8-4）两种，以漏斗骨盆更为常见，其耻骨弓角度小于 90°。临产后胎头能正常衔接，当胎头下降达中骨盆时，旋转受阻，常出现持续性枕横位或枕后位，造成难产；同时继发宫缩乏力造成第二产程延长甚至停滞。若狭窄严重，宫缩又较强时，可致子宫破裂，危及母儿生命。强行阴道助产，可导致严重软产道裂伤及新生儿产伤。

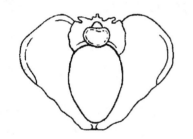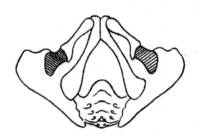

图 8-3　漏斗骨盆　　　　　　　　　　图 8-4　横径狭窄骨盆

（引自：乐杰. 妇产科学 ［M］. 北京：人民卫生出版社，2004.）

（3）均小骨盆：骨盆入口、中骨盆及骨盆出口均狭窄，称均小骨盆，其特点是骨盆每个平面的径线均比正常值小 2cm，甚至更多，多见于身材矮小、体形匀称的妇女。若胎儿较大，明显头盆不称者，不能经阴道分娩。

2. 软产道异常及临床表现　软产道包括子宫下段、宫颈、阴道及外阴。由于软产道异常所致的难产少见，故易被忽视。应于妊娠早期进行妇科检查，以了解软产道有无异常。

（1）外阴异常：会阴坚韧、外阴水肿或外阴瘢痕等。由于组织缺乏弹性、水肿、外伤或炎症后遗症瘢痕牵缩，影响胎先露部下降，且可于胎头娩出时造成会阴严重裂伤。

（2）阴道异常：阴道横膈、纵膈及阴道尖锐湿疣等。阴道横膈可阻碍胎先露下降；阴道纵膈常伴有双子宫或双宫颈畸形，一般不影响分娩；阴道尖锐湿疣在妊娠期可迅速生长，产妇分娩时易发生阴道裂伤、血肿及感染。

（3）宫颈异常：宫颈外口粘连、宫颈水肿、宫颈坚韧、宫颈瘢痕及宫颈癌等均可阻碍胎头下降，造成难产。

【诊断要点】

1. 病史　产妇如有佝偻病、脊髓灰质炎、脊柱和髋关节结核以及外伤史者，应仔细检查骨盆有无异常。

2. 全身检查　孕妇身高＜145cm 应警惕均小骨盆，观察孕妇的体形、步态有无跛足。

3. 腹部检查

（1）一般检查：测量子宫底高度及腹围，估计胎儿大小。

（2）胎位检查：骨盆入口狭窄常导致臀先露或肩先露；中骨盆狭窄导致持续性枕横位或枕后位等。

（3）估计头盆关系：一般情况下，部分初产妇在预产期前两周或经产妇临产后，胎头应入盆。嘱孕妇排空膀胱后仰卧，两腿伸直；检查者将手放在耻骨联合上方，将浮动的胎头向骨盆腔方向推压，以检查头盆是否相称。如胎头低于耻骨联合平面，表示胎头可以入盆，头盆相称，称为跨耻征阴性；如胎头与耻骨联合在同一平面，为可疑头盆不称，称跨耻征可疑阳性；如胎头高于耻骨联合平面，表示明显头盆不称，称跨耻征阳性。

4. 会阴检查　外观有无异常，妊娠早期行双合诊检查，了解软产道有无异常。

5. 其他检查　如骨盆测量、B超检查等可协助诊断。

（1）骨盆外测量：方法简单易行，可间接反映真骨盆的大小。如发现异常应进行骨盆内测量。

（2）B超检查：观察胎先露与骨盆的关系，判断能否顺利通过骨产道。

【治疗原则】

1. 决定分娩方式　明显的头盆不称或出现胎儿窘迫征象，应尽早行剖宫产术结束分娩。如估计胎儿不大，胎位正常，头盆相称或轻度头盆不称且宫缩好，可以试产。

2. 手术治疗　软产道异常，如阴道，可局部手术治疗。

【护理评估】

1. 健康史　测量产妇的身高，观察其体形及步态；了解产妇有无佝偻病、脊髓灰质炎、脊柱和髋关节结核以及外伤史。

2. 身体评估　核对产妇的产前检查资料；测量骨盆外侧、内侧值，判断头盆是否相称；测量腹围及子宫底高度，估计胎儿大小；观察会阴外观有无异常，了解软产道有无异常，判断胎儿能否顺利通过产道。

3. 心理、社会评估　了解产妇的情绪及心理状态，评估家庭支持等情况。

【护理诊断／问题】

1. 潜在并发症　子宫破裂、胎儿窘迫。

2. 有新生儿窒息的危险　与产程延长有关。

3. 有感染的危险　与产程延长、手术操作有关。

【护理目标】

（1）产妇能顺利分娩，无并发症发生；

（2）新生儿出生后 Apgar 评分＞7 分，一般状况良好；

（3）产妇无感染征象。

【护理措施】

1. 一般护理　在分娩过程中，应保证产妇的营养及水分的摄入，必要时补液。注意产妇休息，保持良好的体力。尽量减少肛查次数，禁止灌肠。

2. 试产过程的护理

（1）密切观察产程进展及胎儿情况：专人护理；监测胎心音；人工破膜宜慎重，破膜后即听胎心音，并注意观察羊水的性质；若胎头未衔接，破膜后应抬高床尾。注意观察胎先露部下降及宫口扩张情况。如试产人工破膜后 2 小时，胎头仍未入盆，或出现胎儿窘迫，则应及时通知医师。

（2）监测子宫收缩的强弱：把手放在产妇腹部或用胎儿电子监护仪监测宫缩及胎心率的变化，如有异常应立即通知医师停止试产，预防子宫破裂。

（3）中骨盆平面狭窄：若胎头俯屈及内旋转受阻，易发生持续性枕横位或枕后位。若宫口开全，胎头双顶径已达坐骨棘水平或更低，遵医嘱做好产钳或胎头吸引等阴道助产的准备及配合。

（4）骨盆出口狭窄者：不应进行试产。若出口横径与出口后矢状径之和＞15cm，多数可经阴道分娩，有时需行阴道助产，并应进行会阴侧切开，以免会阴严重撕裂。

3. 剖宫产手术前准备 若有明显头盆不称、试产失败、出现胎儿窘迫或阴道尖锐湿疣面积大、范围广等，均应行剖宫产术。做好术前准备，包括交叉配血、备皮、术前用药、听胎心及注意宫缩等。

4. 心理护理

（1）及时与产妇、家属沟通：讲解产道异常对母儿的影响以及阴道分娩的可能性及优点。提供最佳的护理服务，建立良好的护患关系，增强产妇的自信心。

（2）主动告知目前产程的进展情况，认真解答产妇及家属提出的问题。

（3）丈夫陪产：有条件时可让丈夫陪伴，以缓解产妇的恐惧心理，夫妇共同合作，安全度过分娩。

（4）术前宣教：进行剖宫产术前，要及时向产妇进行术前宣教，以便术中能够得到其积极配合。

5. 预防产后出血及感染 分娩后，遵医嘱及时注射宫缩剂和准确使用抗生素。保持会阴部清洁，对有会阴侧切开或留置导尿管的产妇，应每日冲（擦）洗会阴两次，使用消毒会阴垫；保持导尿管通畅，定期更换一次性引流袋，防止感染。

6. 新生儿的护理 分娩前应做好抢救新生儿窒息的准备。对胎头在产道压迫时间长或经手术助产的新生儿，护理动作应轻柔，尽可能减少被动活动，遵医嘱使用预防颅内出血的药物，并严密观察有无颅内出血或其他损伤的症状。

【护理评价】

（1）产妇能积极配合治疗，顺利度过分娩过程；

（2）新生儿窒息经及时救治后一般情况良好；

（3）产妇体温正常，伤口愈合良好。

第3节 胎位及胎儿发育异常

【重点提示】

（1）异常胎位是造成难产的常见因素之一，臀先露是常见的胎位异常。

（2）胎位异常表现为持续性枕后位或枕横位、胎头高直位、面先露、臀先露等，胎儿发育异常表现为巨大胎儿、胎儿先天畸形。

（3）治疗原则：孕期要根据不同情况给予矫治；临产前胎位异常者根据情况综合分析，决定分娩方式；胎儿发育异常者，及早发现、及早治疗或终止妊娠。胎儿先天畸形分娩时可行毁胎术、颅内穿刺放液，娩出胎儿。

（4）有新生儿窒息的危险、恐惧为主要护理问题。

（5）待产过程中应做好心理护理，尽量卧床，少做肛查，禁止灌肠。随时做好抢救新生儿的准备工作。遵医嘱及时、准确应用宫缩剂与抗生素，预防产后出血和感染。

分娩时枕前位（正常胎位）约占90%，其余均为异常胎位，约占10%。异常胎位是造成难产的常见因素之一，其中胎头位置异常居多，占6%～7%，胎产式异常的臀先露占3%～4%，肩先露及复合先露极少见。

【临床表现】

1. 胎位异常及临床表现

(1) 持续性枕后位、枕横位：在分娩过程中，胎头枕骨持续不能转向前方，直至分娩后期仍位于母体骨盆后方或侧方，致使分娩发生困难者，称为持续性枕后位或持续性枕横位；由于胎先露部不能紧贴子宫下段及宫颈内口，导致协调性宫缩乏力及宫口扩张缓慢。若枕后位，产妇自觉肛门坠胀及排便感，导致宫口尚未开全就过早使用腹压，致宫颈前唇水肿、产妇疲劳，影响产程进展。持续性枕后位、枕横位常致活跃期晚期及第二产程延长。

(2) 胎头高直位：胎头呈不屈不仰姿势，以枕额径衔接于骨盆入口，其矢状缝与骨盆入口前后径相一致，称为胎头高直位。临产后，胎头迟迟不能衔接，致使胎头不下降或下降缓慢，宫口扩张也缓慢，造成产程延长，并会感到耻骨联合部位疼痛。高直后位时，由于胎头高浮，易发生滞产、先兆子宫破裂或子宫破裂。

(3) 面先露：多于临产后发现。胎头枕骨与背部接触，胎头呈极度仰伸的姿势通过产道，以面部为先露时称为面先露。临床表现为潜伏期延长、活跃期延长或阻滞，胎头不能入盆。经产妇多于初产妇。

(4) 臀先露：最常见的异常胎位。因胎臀比胎头小，分娩时，后出胎头无明显变形，往往娩出困难。脐带脱垂发生较多，故围生儿死亡率较头位分娩明显增高。临床表现有孕妇常感肋下有圆而硬的胎头。临产后由于胎臀不能紧贴子宫下段及宫颈内口，导致宫缩乏力，宫口扩张缓慢，使产程延长。同时臀先露的并发症也较多，如早产、脐带脱垂、新生儿窘迫和损伤等。

(5) 其他

1) 前不均倾位：发生率为 0.55%～0.81%，前顶骨先下降，矢状缝靠近骶骨。表现为胎膜早破、胎头难以下降以及产程延长或停滞等。

2) 肩先露：发生率为 0.1%～0.25%，是对母儿最不利的胎位，常出现宫缩乏力和胎膜早破，可伴脐带和上肢脱垂等，导致胎儿窘迫甚至死亡。

3) 复合先露：发生率为 1.43%～1.66%，胎头或胎臀伴有肢体同时进入骨盆。若上臂或下肢和胎头同时入盆，可致梗阻性难产。胎儿可因脐带脱垂或因产程延长，导致缺氧，造成死亡。

2. 胎儿发育异常的临床表现

(1) 巨大胎儿：指胎儿体重达到或超过 4000g 者，称巨大胎儿。表现为腹部明显膨隆。由于胎儿大，手术助产机会增加，常出现头盆不称、软产道损伤及新生儿产伤等。

(2) 胎儿先天畸形：出生缺陷的一种，指胎儿在宫内发生的结构异常。全国出生缺陷总发生率为 1.307‰，缺陷发生的顺序为无脑儿、脑积水和开放性脊柱裂等。

1) 无脑儿：最常见，女胎占大多数。缺少头盖骨，双眼凸出，颈短，脑部发育极为原始，脑髓暴露，不能存活；如伴有羊水过多常致早产。

2) 脑积水：胎头颅腔内或脑室内、外有大量脑脊液潴留（500～3000ml），致颅缝明显变宽，头颅体积增大，囟门显著增大，压迫正常脑组织；可致梗阻性难产、子宫破裂及生殖道瘘等，对母亲有严重危害。

【诊断要点】

1. 胎位异常诊断要点

(1) 根据临床表现做出诊断；

(2) 可通过腹部检查、肛门及阴道检查和 B 型超声检查进一步明确诊断（表8-1）。

表 8-1　胎位异常的检查诊断项目及内容

	持续性枕后位或枕横位	胎头高直位	面先露	肩先露
腹部检查	胎背偏向母体后方或侧方，胎心在脐下一侧偏外最响亮；枕后位时胎心在胎儿肢体侧也能听到	胎背靠近腹前壁，胎心位置稍高，在近腹中线最清楚	宫底位置高，腹前壁易扪及胎儿肢体，胎心在胎儿肢体侧的下腹部清楚	宫底部触到圆而硬、按压有浮球感的胎头，胎心在脐左（右）上方最清楚
肛门或阴道检查	肛查胎头矢状缝位于骨盆斜径上或位于骨盆横径上，阴道查胎儿耳郭朝向骨盆后方或骨盆侧方	阴道检查胎头矢状缝与骨盆入口前后径一致	可触到高低不平、软硬不均的颜面部	可能触及胎背、胎足或胎膝
B 型超声检查	根据胎头颜面及枕部位置探清胎头位置	探清胎头双顶径与骨盆入口横径一致，胎头矢状缝与骨盆入口前后径一致	可看到过度仰伸的胎头，确定胎头枕部及眼眶的位置	能准确探清臀先露

2. 胎儿发育异常的诊断要点

（1）巨大胎儿

1）病史及临床表现：有巨大胎儿分娩史、糖尿病史等；

2）腹部检查：根据宫底高度及腹围估计胎儿体重；

3）B 型超声检查：胎体大，胎头双顶径大于 10cm，可协助诊断。

（2）胎儿先天畸形

1）无脑儿：腹部扪诊胎头较小。肛门和阴道检查时，可扪及凹凸不平的颅底部。化验检查孕妇尿 E_3 值呈低值，羊水甲胎蛋白呈高值。孕 14 周后，B 型超声探查不到圆形颅骨光环。

2）脑积水：在耻骨联合上方可触到宽大、有弹性的胎头，大于胎体并高浮，跨耻征阳性。阴道检查盆腔空虚，颅骨软而薄，囟门大且紧张，胎头如乒乓球的感觉。

【治疗原则】

1. 孕期治疗　孕期须定期产前检查，对于胎位异常者，要根据不同情况给予矫治。临产前胎位异常者要提前 1 周住院待产观察，根据情况综合分析，决定分娩方式。胎儿发育异常者，及早发现、及早治疗或终止妊娠。

2. 胎儿分娩处理　胎儿先天畸形分娩时，无脑儿因头小不能扩张软产道而致胎肩娩出困难，可行毁胎术；脑积水确诊后引产，在宫口开大 3cm 时行颅内穿刺放液，缩小胎头，娩出胎儿。

【护理评估】

1. 健康史　了解产妇有无分娩巨大儿、畸形儿等家族史，询问产妇既往分娩史、有无糖尿病史。

2. 身体评估　核对产前检查资料，如骨盆测量值、胎方位、羊水量、有无盆腔肿瘤及前置胎盘等。测量身高、估计胎儿大小。通过腹部检查、肛门或阴道检查、B 型超声检查及实验室检查，判断是否为巨大胎儿、脑积水合并脊柱裂及胎位有无异常。

3. 心理、社会评估　由于胎位异常导致产程延长、继发性宫缩无力及胎心异常，若出现胎膜早破易致脐带先露或脐带脱垂，甚至胎儿窒息死亡，产妇及家属十分担心母儿的安危。如胎儿是畸形，产妇及家属无法面对事实，极度恐慌、悲哀。

【护理诊断/问题】

1. 有新生儿窒息的危险　与产程延长或胎膜早破有关。

2. 恐惧　与担心母儿安危及胎儿发育异常有关。

【护理目标】

(1) 新生儿无窒息，一般情况良好；

(2) 产妇及家属能与医护配合，接受治疗方案。

【护理措施】

1. 心理护理　产妇易因胎位异常或胎儿发育异常产生恐惧，因产程时间延长而导致身体疲乏和急躁，并担心自身及胎儿的安危。护士须及时与产妇及家属沟通，提供使产妇减少紧张和增加舒适感的护理措施，多给予关心和照顾，鼓励产妇增强信心与医护积极配合，安全度过分娩。

2. 保持产妇的营养及体力　指导产妇合理用力，不要过早屏气用力，防止宫颈水肿及体力消耗。

3. 加强护理，防止胎膜早破　待产过程中应尽量卧床，少做肛查，禁止灌肠。如胎膜早破，要抬高床尾，并注意胎心变化，发现脐带脱垂立即报告医师。

4. 配合医师做好阴道助产及抢救新生儿的准备　分娩后注意观察新生儿有无损伤、胎盘和胎膜是否完整以及产道的损伤情况。医嘱行剖宫产术时及时做好术前准备。

5. 预防出血、感染　遵医嘱及时、准确地应用宫缩剂与抗生素，预防产后出血和感染。

【护理评价】

(1) 新生儿情况良好，母子平安；

(2) 产妇及家属能平静地面对现实，积极配合治疗。

（杜艳英）

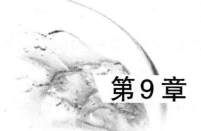

第9章

分娩期并发症妇女的护理

第1节 胎膜早破

【重点提示】

(1) 胎膜早破可致早产、脐带脱垂、胎儿窘迫及母儿感染，常与感染、羊膜腔内压力升高、宫颈内口松弛、机械性刺激、营养因素、细胞因子等多种因素有关。

(2) 胎膜早破常诱发早产。肛诊时，触不到羊膜囊，将胎先露上推时，见阴道流液量增加。

(3) 治疗原则：破膜12小时以上者，应用抗生素预防母儿感染；妊娠小于35周，给予地塞米松静脉滴注；期待疗法适用于妊娠28～35周者。

(4) 有感染的危险、有胎儿受伤的危险、焦虑为主要护理问题。

(5) 胎膜早破胎先露部未衔接者应绝对卧床休息，采取左侧卧位，避免不必要的肛查和阴道检查。

(6) 针对孕妇的心理问题，给予心理疏导并讲解胎膜早破的相关知识。

胎膜在临产前破裂，称为胎膜早破（premature rupture of membrane，PROM），其发生率占分娩总数的2.7%～17%，发生在早产者的为足月产的2.5～3倍。胎膜早破可致早产、脐带脱垂、胎儿窘迫及母儿感染。

【病因】 胎膜早破往往是多种因素作用的结果，常见的因素如下。

1. 感染 下生殖道病原微生物上行性感染，可引起胎膜炎，使胎膜局部张力下降而破裂。

2. 羊膜腔内压力升高 如多胎妊娠、羊水过多等。

3. 宫颈内口松弛 羊水囊受压不均及胎膜发育不良，导致胎膜早破。

4. 机械性刺激 创伤或妊娠后期性交，可增加绒毛或羊膜感染的机会，引起胎膜炎，特别是精液内的前列腺素可诱发子宫收缩。

5. 营养因素 维生素C、锌及铜的缺乏可使胎膜张力下降而引起胎膜破裂。

6. 细胞因子 可激活溶酶体酶，破坏羊膜组织，致使胎膜早破。

【临床表现及对母儿的影响】

1. 临床表现 孕妇突感有较多液体自阴道流出，可混有胎脂及胎粪。当腹压增加时，如咳嗽、打喷嚏、负重时，有羊水继续流出。肛诊时，触不到羊膜囊，将胎先露上推时，见阴道流液量增加。

2. 对母体影响 破膜后，阴道内病原微生物易上行感染。若突然破膜，有时可致胎盘早剥。

3. 对胎儿影响 胎膜早破常诱发早产，早产儿易发生呼吸窘迫综合征；并发绒毛膜羊膜炎时，易引起新生儿吸入性肺炎，甚至败血症、颅内感染等危及新生儿生命；脐带脱垂可致胎儿窘迫。若破膜潜伏期超过 4 周，羊水过少程度重，可出现胎儿宫内受压，如铲形手、弓形腿、扁平鼻等。

【实验室及其他检查】

1. 阴道液酸碱度检查　正常阴道液呈酸性，羊水 pH 值为 7.0～7.5，如 pH 值≥6.5 提示胎膜早破。

2. 阴道液涂片检查　阴道液干燥片检查有羊齿植物叶状结晶的为羊水。

3. 羊膜镜检查　见不到前羊膜囊，可直视胎先露部。

4. 阴道窥器检查　自宫口流出液体，或阴道后穹隆可见混有胎脂或胎粪的液体。

5. 胎儿纤维结合蛋白（fN）测定　当宫颈及阴道分泌物内 fN 含量大于 0.05mg/L 时，易发生胎膜早破，是检测胎膜早破的最佳方法。

【诊断要点】

（1）根据临床表现及肛诊检查确定诊断；

（2）羊膜腔感染时，母儿心率增快，子宫压痛，白细胞计数增高，C-反应蛋白增高；

（3）结合阴道液酸碱度检查、阴道液涂片检查、羊膜镜检查及阴道窥器检查等可协助诊断。

【治疗原则】

1. 期待疗法　适用于妊娠 28～35 周，胎膜早破不伴感染者。

（1）住院待产：绝对卧床休息；

（2）子宫收缩抑制剂的应用：常用硫酸镁及利托君等；

（3）促胎肺成熟：<35 孕周，应予以地塞米松静脉滴注；

（4）预防性应用抗生素：破膜 12 小时以上者，可应用抗生素预防母儿感染。

2. 终止妊娠　根据孕妇的孕龄及胎儿的综合情况，选择经阴道分娩或进行剖宫产术。

（1）足月胎膜早破：一般在破膜后 12 小时内自然临产。若 12 小时内未临产，可予以药物引产。

（2）未足月胎膜早破

1）经阴道分娩：妊娠 35 周后，胎肺成熟，宫颈成熟，无禁忌证可引产。

2）剖宫产：胎头高浮，胎位异常，宫颈不成熟，胎肺成熟，明显羊膜腔感染，伴有胎儿窘迫，抗感染同时行剖宫产术终止妊娠。

【护理评估】

1. 健康史　详细询问病史，了解妊娠期诱发胎膜早破的原因，确定胎膜破裂的时间，了解是否有宫缩及感染的征象。

2. 身体评估　观察孕妇阴道液体流出情况，是否在咳嗽、打喷嚏及负重等腹压增加的情况下有液体流出。行肛诊检查时，触不到羊膜囊，上推胎头，可有羊水流出。

3. 心理、社会评估　了解孕妇因胎膜早破带来的不良后果，因担心早产、胎儿安全及自身健康，是否产生焦虑和恐惧心理。

【护理诊断/问题】

1. 有感染的危险　与胎膜破裂有关。

2. 有胎儿受伤的危险　与脐带脱垂和早产有关。

3. 焦虑　与胎儿的死亡威胁及自身健康将受到的影响有关。

【护理目标】

（1）母儿身体健康；

（2）孕妇及家属能面对现实，与医护人员密切配合。

【护理措施】

（1）胎先露部未衔接者，应绝对卧床休息，以左侧卧位为宜，垫高臀部，防止脐带脱垂。避免不必要的肛诊与阴道检查。

（2）监测胎心率的变化以及羊水的性状，并详细记录，发现异常立即报告医师。

（3）保持外阴清洁、干燥，并于外阴部放置吸水性好的消毒会阴垫，适时更换。未分娩者遵医嘱进行会阴擦洗。

（4）严密观察孕妇生命体征、白细胞计数，了解感染征象。

（5）遵医嘱给予抗生素预防感染。

（6）阴道检查确定有无隐性脐带脱垂，发现异常时，应在数分钟内终止妊娠。

（7）重视妊娠期卫生保健；注意补充足量的维生素、钙、锌及铜等元素；避免负重及腹部受撞击；宫颈内口松弛者应卧床休息，或于妊娠 14 周左右行宫颈环扎术；妊娠后期禁止性交。

【护理评价】

（1）孕妇心态平静，积极配合医护工作；

（2）母儿健康无感染发生；

（3）产妇及家属能正确面对新生儿的死亡。

【典型病例】　女性，26 岁，警察，孕 37 周。因突发阴道流水 2 小时而急诊入院。查体：体温 36℃，呼吸 22 次/分，心率 110 次/分，血压 16/10.7kPa（120/80mmHg），无宫缩；胎心音 146 次/分。肛查：胎先露部为头，未入盆，宫口未开，上推先露部，触不到羊膜囊，但阴道流水量增加。阴道液 pH＞6.5。请问：

（1）该孕妇最可能的诊断是什么？发生此症状可能的原因是什么？应如何处理？

（2）进行护理评估，列出主要护理诊断和护理目标，并提出相应的护理措施。

第 2 节　产 后 出 血

【重点提示】

（1）产后出血与子宫收缩乏力、胎盘因素、软产道损伤及凝血机制障碍有关，为分娩期的严重并发症，是产妇死亡的重要原因之一。

（2）阴道流血量过多是最主要的临床表现。

（3）治疗原则：针对病因，迅速止血；补充血容量，纠正失血性休克；预防感染。

（4）子宫收缩乏力是产后出血最常见的原因。产后 2 小时是产后出血的高峰期，产妇分娩后应在产房观察 2 小时，密切观察阴道流血、生命体征和宫缩情况。

（5）潜在并发症：失血性休克、恐惧、活动无耐力为主要护理问题。

（6）采用心理护理、予以生活照顾，以及正确、及时地应用药物和积极、迅速的抢救等护理措施。

产后出血是指产妇在胎儿娩出后 24 小时内失血量超过 500ml，是分娩期严重并发症之一，其发病率占分娩总数的 2%～3%，居我国产妇死亡原因的首位。

【病因】

1. 子宫收缩乏力　产后出血最常见的原因。任何影响子宫收缩和缩复功能的因素均可导致产后出血，如产妇精神过度紧张、临产后过多使用镇静剂或子宫肌纤维过度伸展、子宫肌壁损伤及子宫肌瘤等。

2. 胎盘因素 按胎盘剥离状况分为胎盘滞留、胎盘粘连或植入以及胎盘和（或）胎膜部分残留等，均可影响子宫正常收缩而导致产后出血。

3. 软产道损伤 较少见，常发生于阴道手术助产、急产、巨大儿分娩、软产道组织弹性差或产力过强时，表现为会阴、阴道及宫颈裂伤，严重者可达阴道穹隆或子宫下段，导致产后出血。

4. 凝血功能障碍 胎盘早剥、死胎、羊水栓塞和重度妊娠期高血压疾病等产科并发症可引起弥散性血管内凝血（DIC），患有原发性血小板减少及再生障碍性贫血等血液系统疾病的产妇，均可因凝血功能障碍而引起出血。

【临床表现】

1. 症状 阴道流血量过多是最主要的临床表现。产妇可出现失血性休克的表现，面色苍白、出冷汗、心慌、头晕、寒战、脉搏细弱及血压下降等。如阴道流血不多，但产妇失血表现明显，阴道疼痛，多为隐匿性软产道损伤（如阴道血肿）。

2. 体征 子宫收缩乏力性出血及因胎盘因素所致出血者，子宫轮廓不清，触不到宫底；因软产道损伤或凝血功能障碍所致的出血，子宫轮廓较清晰，宫缩良好；胎盘剥离后滞留或血液积存于子宫腔内者，宫底可升高，按摩子宫并挤压宫底部，可促使胎盘和积血排出。

【实验室及其他检查】

1. 实验室检查 检查产妇的血常规，出、凝血时间，纤维蛋白原及凝血酶原时间等。

2. 评估产后出血量 注意观察阴道流血是否凝固，同时估计出血量，临床上常采用有刻度的器皿收集阴道流血，能准确了解出血量；或采用称重法，即将使用后的纱布、卫生巾等称总重量，用其差值除以 1.05（血液比重）即为实际出血量；也可用面积法，即血湿面积按 $10cm \times 10cm$ 约为 10ml 来计算出血量。

3. 软产道检查 检查会阴、阴道穹隆部及宫颈有无裂伤及血肿，必要时肛查，了解血肿及裂伤的程度，并对会阴裂伤进行分度。

4. 胎盘检查 仔细检查胎盘及胎膜的完整性、胎膜破裂口距离胎盘边缘的距离、胎盘边缘有无中断的血管、胎盘表面有无陈旧性血块附着等。

【诊断要点】

1. 临床表现与体征 根据临床表现和体征，估计阴道流血量，产后 24 小时内出血量超过 500ml，应做出诊断。

2. 分析原因 针对病因进一步明确诊断，根据阴道流血发生时间、量及与胎儿、胎盘娩出之关系可初步判断引起产后出血的主要原因，有时产后出血的原因可互为因果。由不同原因引起的产后出血，临床表现也有差异。

3. 其他 监测生命体征的变化，结合实验室检查、腹部检查、软产道检查及胎盘检查，协助诊断。

【治疗原则】 针对病因，迅速止血；补充血容量，纠正失血性休克；预防感染。

加强宫缩是纠正子宫收缩乏力性出血最迅速、有效的止血方法；对胎盘因素或凝血功能障碍所致的出血，应迅速采取相应措施，控制出血；对软产道损伤所引起的出血，应及时修补、缝合裂伤。如经积极抢救无效，危及产妇性命时，应进行手术治疗，以挽救产妇生命。

【护理评估】

1. 健康史 主要收集与诱发产后出血相关的健康史，如孕前患有出血性疾病或重症肝炎；妊娠期合并前置胎盘、胎盘早剥、羊水过多、巨大胎儿及多胎妊娠等；分娩过程中过多使用镇静剂；滞产或急产；产妇精神过度紧张等。

2.身体评估　胎儿娩出后，评估产妇产后 24 小时内阴道流血量。注意观察产妇有无面色苍白、出冷汗、心慌、头晕、寒战、脉搏细弱及血压下降等失血性休克的表现。通过实验室检查、胎盘检查及软产道检查评估出血发生的原因。

3.心理、社会评估　因产后出血是分娩期的严重并发症，为产妇主要死亡原因之一，产妇一旦发生产后出血，即可出现恐惧、焦虑情绪，担心自己的生命安危。

【护理诊断/问题】

1.潜在并发症　失血性休克。

2.恐惧　与阴道大量出血危及生命有关。

3.活动无耐力　与失血后贫血有关。

【护理目标】

(1) 失血性休克得到控制或纠正，产妇生命体征平稳；

(2) 产妇贫血初步纠正，在护士和家属协助下，生活需要得到满足；

(3) 产妇主诉生理及心理上的舒适感增加。

【护理措施】

(一) 预防产后出血

(1) 加强孕期保健，定期产前检查，不宜妊娠者及时在早孕时终止妊娠，并及时治疗可能诱发出血的妊娠并发症。

(2) 加强临产后的护理：① 第一产程：注意防止产妇疲劳，补充足够的水分及营养；② 第二产程：正确指导产妇使用腹压，注意保护会阴，避免造成软产道损伤；③ 第三产程：正确处理胎盘娩出，仔细检查胎盘、胎膜是否完整及软产道有无损伤等。

(3) 加强产后观察：产后 2 小时是产后出血发生的高峰期，产妇应在产房观察 2 小时，密切观察阴道流血、生命体征和宫缩情况，发现异常及时报告医师并积极处理。

(4) 早期哺乳：应指导产妇及早哺乳，可刺激子宫收缩，减少阴道流血。

(5) 及早排空膀胱，以免影响宫缩，而导致产后出血。

(二) 及早发现产后出血，积极配合医师处理

1.产后宫缩乏力导致的大量出血　可采用加强宫缩和宫腔内填塞纱布等方法止血。

(1) 加强宫缩：正确使用宫缩剂及有节律地按摩子宫等。① 遵医嘱可采用肌内注射、静脉滴注、舌下含化等给药方式，常用的药物有缩宫素、麦角新碱及前列腺素等。护士应严格执行医嘱给予的剂量并严密观察用药后的出血情况。② 按摩子宫的方法有两种，一是助产者迅速用一只手置于子宫底部，拇指在子宫前壁，其余 4 指在子宫后壁，均匀、有节律地按摩宫底，经按摩后子宫开始收缩；二是一手握拳置于阴道前穹隆，顶住子宫前壁，另一手自腹壁按压子宫后壁，使子宫体前屈，两手相对紧压子宫按摩。必要时可用另一手置于耻骨联合上缘，按压下腹正中部位，将子宫上推。按摩子宫时须用手握住宫体，有节律地轻柔按摩。按压时间以子宫恢复正常收缩，并能保持收缩状态为止。

(2) 宫腔填塞：外阴消毒后，术者可将消毒纱布条，自宫底开始由内而外填塞。填塞后仍应观察产妇血压及阴道流血，及时发现、防止宫腔内出血而阴道不见流血的情况。

(3) 如按摩子宫失败后，应根据具体情况，做好子宫动脉结扎术、髂内动脉结扎术或全子宫切除术的准备。

2.软产道损伤引起的出血　止血的有效措施是及时、准确地修补、缝合伤口。缝合阴道裂伤时要避免留下死腔，并避免缝线穿过直肠。

3. 胎盘因素造成的出血 应根据不同的情况，采取相应的方法。胎盘剥离不全、滞留及粘连可徒手剥离取出。部分残留，用手不能取出者，可用大号刮匙刮取残留物。若剥离困难疑有胎盘植入者，原则上行子宫切除术，及时做好术前准备。

4. 凝血功能障碍所致的出血 分娩前应备好新鲜血，在抢救休克的同时，遵医嘱应用促凝药物以改善凝血机制，补充凝血因子和血容量。

(三) 抢救休克，防止感染

应积极抢救失血性休克，严密观察产妇生命体征、意识状态、皮肤颜色及尿量；使产妇平卧、吸氧，建立有效的静脉通道，注意保暖；及早补充血容量；观察子宫收缩及会阴伤口情况；加强会阴护理，遵医嘱给予抗生素预防感染。产后 24 小时，注意观察感染征象，如有异常及时配合医师处理。

(四) 严格计算出血量

警惕 DIC 的发生，注意阴道内出血有无血块及残留物，保留 24 小时会阴垫。

(五) 观察生命体征

做好护理记录，遵医嘱给予吸氧，注意保暖。

(六) 心理护理

护士应针对产妇的具体情况，主动给予关心与帮助，使其增加安全感；指导产妇一些放松方法；有效纠正贫血，增强体力，逐渐增加活动量；与其家属密切配合，做好安慰、解释工作。

(七) 生活护理

鼓励产妇进食易消化且营养丰富的食物，如含铁量高的动物内脏及瘦肉等，少量多餐；提供安静、舒适的休养环境；使用个人专用便盆，保持会阴清洁。

(八) 健康教育

指导产妇出院后应加强营养、适当活动；继续观察子宫复旧及恶露情况；明确产后复查的时间、目的和意义；产褥期禁止盆浴，禁止性生活；做好计划生育的宣传工作。

【护理评价】

(1) 产妇生命体征平稳，恶露正常；

(2) 产妇疲劳感减轻，舒适感增加，在护士及家属协助下日常生活能自理；

(3) 产妇及其家属能积极配合医护工作。

【典型病例】 女性，28 岁，公务员，初产妇，孕 39 周。胎儿娩出后，阴道有鲜红的血液流出，约 300ml，胎盘、胎膜娩出完整，但 9 小时后阴道仍持续流出少量鲜红血，约 400ml。检查子宫底脐下 2 指，轮廓清。血压 10.7/5.33kPa (80/40mmHg)。请问：

(1) 该产妇是由何种原因引起的产后出血？应如何处理？

(2) 对该产妇进行护理评估，列出主要护理诊断/问题和护理目标，提出相应护理措施，并进行护理评价。

第 3 节　子宫破裂

【重点提示】

(1) 子宫破裂常与梗阻性难产、瘢痕子宫、手术损伤或创伤、宫缩剂使用不当有关。

(2) 多发生于分娩期，可分先兆子宫破裂和子宫破裂两个阶段，按破裂的程度又分为完全性和不完全性两种。

（3）治疗原则：先兆子宫破裂立即给予抑制宫缩的药物，尽快行剖宫产术，结束分娩；子宫破裂者在抢救休克的同时，尽快行手术治疗，术后给予抗生素控制感染。

（4）急性疼痛、组织灌注无效、预感性悲哀为主要护理问题。

（5）加强产前检查，宣传孕妇保健知识，进入产程后应采取密切观察产程进展、配合医师做好子宫破裂的抢救、防止并发症及提供心理支持等护理措施。

子宫破裂是指在分娩期或妊娠晚期子宫体部或子宫下段发生破裂，是产科最严重的并发症，如不及时诊治可导致母儿死亡，多发生于经产妇。近年来，由于我国孕期保健及产科质量的提高，国内发病率已显著降低。

【病因及发病机制】

1. 梗阻性难产 梗阻性难产是引起子宫破裂最常见的原因，多见于骨盆狭窄、头盆不称、胎儿及胎位异常等。当胎先露部下降受阻，子宫收缩过强，子宫下段伸展变薄超过最大限度，进而发生子宫破裂。

2. 瘢痕子宫 曾行剖宫产术或子宫肌瘤剔除术的产妇，因其子宫肌壁有瘢痕，在妊娠晚期及分娩期因宫腔内压力升高或子宫收缩而致子宫破裂。

3. 手术损伤或创伤 多见于阴道助产施术不当或过于粗暴所致，如宫口未开全时行产钳或臀牵引术、严重胎盘粘连或植入性胎盘行胎盘剥离术、分娩时暴力腹部加压助产或妊娠晚期腹部遭受严重外伤等，均可导致子宫破裂。

4. 子宫收缩药物使用不当 宫缩剂过量或子宫对宫缩剂过于敏感、未严格掌握宫缩剂引产的使用指征等，导致子宫强烈收缩发生子宫破裂。

【临床表现】 子宫破裂多发生于分娩期，根据发展的过程，可分为两个阶段，即先兆子宫破裂和子宫破裂。按破裂的程度又分为完全性和不完全性破裂两种。

1. 先兆子宫破裂 表现为产妇烦躁不安，下腹疼痛难忍且拒按，呼吸、心率加快，阴道有少量流血，排尿困难及血尿，胎动频繁，胎心加快或减慢。因胎先露部下降受阻，强有力的宫缩使子宫体部肌肉增厚变短，下段肌肉变薄拉长，两者间形成环行凹陷，此凹陷逐渐上升，达脐部或脐部以上，称病理缩复环。

2. 子宫破裂

（1）不完全性子宫破裂：多见于子宫下段剖宫产切口瘢痕破裂，在不完全破裂处有明显压痛；常无先兆破裂症状，腹痛症状及体征不明显。

（2）完全性子宫破裂：继先兆子宫破裂症状后，产妇突感撕裂样下腹剧痛，宫缩停止；腹痛稍缓和后，很快出现全腹持续性疼痛，伴面色苍白、呼吸急促、脉搏细速及血压下降等休克征象；全腹压痛、反跳痛。胎心、胎动消失；胎先露部升高，宫口缩小。阴道检查有鲜血流出。

【实验室及其他检查】

1. 实验室检查 血常规检查白细胞计数增加，血红蛋白值下降。尿常规检查可见肉眼血尿或红细胞。

2. 腹部检查 先兆子宫破裂阶段，在脐平面或以上可见病理性缩复环。进入子宫破裂阶段后，在腹壁可清楚扪及胎体，子宫位于侧方。

3. 肛查 扩张的宫口回缩，下降中的胎先露消失。

【诊断要点】

1. 临床表现 子宫病理缩复环形成、下腹部压痛、胎心率改变及血尿出现是先兆子宫破裂的 4 大主要表现。

2. 症状、体征　全腹压痛、反跳痛，胎心、胎动消失，胎先露部升高，宫口缩小，阴道检查有鲜血流出，并继发出血性休克的相应症状和体征。

3. 检查　结合实验室检查，白细胞计数增加，血红蛋白值下降。尿常规检查可见肉眼血尿或红细胞。B 超检查可协助确定破口部位及胎儿与子宫的关系。

【治疗原则】

1. 先兆子宫破裂　立即给予抑制宫缩的药物（如肌内注射派替啶或静脉全身麻醉），尽快行剖宫产术，结束分娩。

2. 子宫破裂　在抢救休克的同时，尽快行手术治疗。根据情况采取修补术、子宫次全切除术或子宫全切术，术后给予抗生素控制感染。应尽可能就地抢救，若须转送，应先输血、输液，包扎腹部后方可转院。

【护理评估】

1. 健康史　主要收集与子宫破裂有关的既往史与现病史，如有剖宫产手术史或瘢痕子宫者、滥用宫缩剂引产或催产史、阴道手术助产操作史、此次妊娠胎位不正、头盆不称等。

2. 身体评估　评估产妇宫缩的强度、持续及间隔时间和腹部疼痛的性质；观察腹部有无病理性缩腹环及血尿出现；监测胎心、胎动及胎儿有无缺氧情况；检查腹部子宫及胎体的位置，并结合临床表现判断子宫破裂的阶段及程度。

3. 心理、社会评估　因剧烈、难忍的疼痛，病情变化迅速，产妇及家属常常不能及时了解情况，担心母儿的生命安全，而表现出焦急不安、悲哀、无助等情绪。

【护理诊断/问题】

1. 疼痛　与强直性子宫收缩或子宫破裂后血液刺激腹膜有关。

2. 组织灌注无效　与子宫破裂后低血容量有关。

3. 预感性悲哀　与将要失去胎儿或子宫切除有关。

【护理目标】

(1) 产妇疼痛减轻，强直性子宫收缩得到抑制；

(2) 生命体征平稳，四肢末梢温暖；

(3) 产妇及家属能表达其情绪，接受现实，配合治疗。

【护理措施】

1. 预防子宫破裂

(1) 健全三级保健网，宣传孕妇保健知识，加强产前检查；

(2) 有剖宫产史或有子宫手术史的孕妇，应提前两周住院待产；

(3) 根据孕妇的综合指征及既往史决定分娩方式；

(4) 严格掌握缩宫素的使用方法和指征，并在使用过程中专人守护。

2. 监测宫缩、胎儿情况及子宫先兆破裂的征象

(1) 密切观察产程进展，及时发现导致难产的诱因。若出现异常宫缩、血尿或病理性缩复环，应立即报告医师并停止使用缩宫素。

(2) 监测胎儿心率变化及胎动情况，若胎心先快后慢，胎动增多或减慢，表示胎儿宫内缺氧，应立即采取措施。

3. 配合医师紧急处理子宫破裂

(1) 建立静脉输液通道，输液、输血，迅速补充血容量；

(2) 补充电解质及碱性药物，纠正酸中毒；

（3）监测产妇生命体征、胎心率及宫缩情况，并详细记录；

（4）注意保暖，给予氧气吸入；

（5）迅速做好手术前的准备工作。

4. **防止并发症**　术后注意观察产妇生命体征，遵医嘱给予抗生素预防感染。

5. **提供心理支持**

（1）与产妇及家属及时沟通，使其了解产程进展和病情变化情况；

（2）为产妇及家属提供舒适的住院环境，并给予生活上的照顾，建立良好的护患关系；

（3）如胎儿死亡，护士应多陪伴产妇，鼓励产妇及家属表达内心的感受，并能理解他们的悲伤，与其家属一起帮助产妇尽快调整情绪，勇敢面对现实。

6. **出院指导**　为产妇提供并共同制订产褥期的休养计划，注意产褥期卫生；坚持做产后操，促进身体的恢复；如婴儿死亡，应做好产妇的回奶指导。

【护理评价】

（1）产妇诉说疼痛减轻；

（2）产妇及家属情绪较为稳定，能正确面对现实并配合治疗与护理。

【典型病例】　女性，30 岁，公务员，孕 38 周，3 年前曾行子宫肌瘤剥离术。因下腹部剧痛 1 小时而急诊入院。查体：体温 37℃，呼吸 30 次/分，心率 110 次/分，血压 9.33/6.67kPa（70/50mmHg），贫血貌，神志清，腹隆，移动性浊音（＋），宫底扪不清，胎心音消失。请问：

（1）该孕妇最可能的诊断是什么？发生此症状最可能的原因是什么？应如何处理？

（2）请进行护理评估，列出主要护理诊断，提出相应护理措施。

第 4 节　羊水栓塞

【重点提示】

（1）宫缩过强、急产及羊膜腔内压力升高，是羊水栓塞发生的主要原因；胎膜早破、前置胎盘、胎盘早剥、子宫破裂及剖宫产术等，是羊水栓塞发生的诱因。

（2）典型临床表现分为急性休克期、出血期和急性肾衰竭期 3 个阶段。

（3）治疗原则：立即抢救、纠正低氧血症及呼吸、循环功能衰竭；预防 DIC 及肾衰竭。

（4）气体交换受阻、组织灌注无效、恐惧为主要护理问题。

（5）采取预防措施，如严格掌握破膜时间、正确掌握缩宫素的使用指征、做好羊水栓塞的抢救配合、监测产程进展及产妇生命体征、提供心理支持等护理措施。

羊水栓塞是指在分娩过程中羊水突然进入母体血液循环，引起急性肺栓塞、休克、弥散性血管内凝血（DIC）、肾衰竭或突发死亡的严重并发症。发生在足月分娩者的死亡率可高达 70%～80%；妊娠早、中期流产时也有发生，但病情较轻。近年来研究认为是"妊娠过敏反应综合征"。

【病因及发病机制】　宫缩过强、急产及羊膜腔内压力升高，是羊水栓塞发生的主要原因；胎膜早破、前置胎盘、胎盘早剥、子宫破裂、子宫颈裂伤及剖宫产术等，是羊水栓塞发生的诱因。羊水通过开放的静脉血窦进入母体血液循环，其中的有形物质如胎毛、胎脂和胎粪等，可直接形成栓子，进入肺循环阻塞小血管；也可作为致敏原作用于母体，引起 I 型变态反应，导致过敏性休克；另外，妊娠时母血呈高凝状态，羊水中又含有大量的促凝物质，致使血管内产生广泛的微血栓，形成 DIC；羊水中的纤溶激酶激活纤溶系统及凝血物质的消耗，使产妇血液系统由高凝状态迅速转变为纤溶亢进，造成血液不凝固，发生失血性休克，进而肾脏急性缺血导致肾衰竭。

【临床表现】 羊水栓塞大多在分娩过程中或胎儿娩出后短时间内突然发病，开始时产妇烦躁不安、寒战、恶心、呕吐及呼吸困难，继而迅速出现循环衰竭，进入休克状态。全身广泛性出血，包括阴道持续流血、切口渗血、皮肤黏膜出血、血尿及消化道出血。后期孕妇出现少尿、无尿或尿毒症等肾衰竭表现。严重者惊叫一声后，血压急降，可于数分钟内死亡。典型的临床表现可分为急性休克期、出血期和急性肾衰竭期 3 个阶段。

【实验室及其他检查】

1. 实验室检查　下腔静脉取血可查出羊水中的有形物质；痰涂片可查到羊水内容物；DIC各项血液检查指标呈阳性。

2. 心电图　提示右侧房室扩大。

3. 床边 X 线摄片　双侧肺部可见弥漫性点状或片状阴影，沿肺门周围分布，伴心脏扩大。

【诊断要点】

1. 临床表现　根据分娩或钳刮时出现的羊水栓塞的临床表现，可初步诊断；

2. 检查　结合实验室检查及其他检查，如腔静脉取血、痰涂片、与 DIC 有关的凝血因子缺乏检查及凝血功能检查，均可帮助诊断。

【治疗原则】 立即抢救，纠正低氧血症及呼吸、循环功能衰竭；预防 DIC 及肾衰竭。

1. 解除肺动脉高压，改善低氧血症　予以盐酸罂粟碱、氨茶碱及阿托品等解痉药物，解除平滑肌痉挛，尽快纠正肺动脉高压。保持呼吸道通畅，立即加压给氧，必要时行气管切开。

2. 抗过敏、抗休克　在改善缺氧的同时及早使用大剂量糖皮质激素，如氢化可的松和地塞米松抗过敏；补充血容量并适当应用升压药以纠正休克；及时补充电解质以纠正酸中毒；较早应用强心剂以预防心力衰竭。

3. 积极防治 DIC　尽早应用抗凝剂是控制 DIC 发展的关键，后期则以纠正休克及抗纤溶药物治疗为主。

4. 预防肾衰竭、预防感染

5. 产科处理　羊水栓塞若发生在第一产程，应行剖宫产终止妊娠；若在第二产程，行阴道助产结束分娩。若发生产后大出血，经积极处理后无效者，应行子宫切除术，争取抢救时机。

【护理评估】

1. 健康史　评估发生羊水栓塞的各种因素，如宫缩过强、胎膜早破史以及是否有前置胎盘或胎盘早剥等病史。

2. 身体评估　产妇突然出现烦躁不安、呼吸困难、呛咳、面色苍白、四肢湿冷、血压下降、全身黏膜充血、广泛出血以及少尿或无尿等功能衰竭的症状和体征，并迅速进入休克状态，甚至死亡。

3. 心理、社会评估　羊水栓塞起病急骤，突然之间母儿生命危在旦夕，产妇有濒死感，家属无法理解、无所适从，处于极度恐惧甚至愤怒的状态。

【护理诊断/问题】

1. 气体交换受损　与肺泡-微血管系统的改变有关。

2. 组织灌注无效　与低血容量有关。

3. 恐惧　与极度悲哀及对死亡的恐惧有关。

【护理目标】

(1) 产妇呼吸困难有所改善；

(2) 出血得到控制，体液维持平衡状态；

(3) 产妇生命体征平稳，能说出自身感受，内心趋于平静。

【护理措施】

1. 羊水栓塞的预防

(1) 按时产前检查，注意诱因，发现产科并发症及时处理。

(2) 严格掌握破膜时间，人工破膜宜在宫缩的间歇期，注意控制羊水的流出速度。

(3) 正确掌握缩宫素的使用指征，避免宫缩过强，胎膜早破时更应加强监测。

(4) 早期人工流产钳刮者，应先刺破胎膜，使羊水流出后再钳夹胎块；中期引产羊膜腔穿刺应少于 3 次。禁止在破膜后立即使用缩宫素促进宫缩。

2. 羊水栓塞的抢救配合

(1) 吸氧：取半卧位，加压给氧，必要时行气管插管或气管切开。

(2) 抗过敏：遵医嘱给予糖皮质激素药物，如地塞米松或氢化可的松，静脉推注或快速静脉滴注。

(3) 解痉：应用阿托品或盐酸罂粟碱，后者为解除肺动脉高压的首选药物，使用时宜缓慢静脉推注；阿托品每 15～30 分钟静脉推注 1 次，至面色潮红为止，心率快者不宜使用。

(4) 遵医嘱正确应用冠状动脉扩张剂和强心剂，预防、纠正心力衰竭；补充血容量后仍少尿时，可静脉注射呋塞米或快速静脉滴注 20％的甘露醇，预防肾衰竭。

(5) 抗休克纠正酸中毒：用右旋糖酐，并输入新鲜血液和血浆补充血容量；应用升压药物时，要根据血压情况调整滴速；早期使用 5％的碳酸氢钠，纠正酸中毒。

(6) 应用肝素钠时注意观察有无出血倾向；遵医嘱及时补充凝血因子，控制出血。

3. 监测产程进展及产妇生命体征

(1) 监测胎心率、产程进展、宫缩强度与胎儿情况。

(2) 观察出血量、血凝情况及尿量，若子宫出血不止应做好子宫切除术的术前准备。

(3) 严密监测产妇生命体征变化，并及时记录。抢救过程中监测中心静脉压，以了解心脏负荷情况。

4. 提供心理支持

(1) 对神志清醒的产妇，应予以鼓励和安慰，使其增强信心；

(2) 向家属介绍产妇病情，使其情绪稳定，积极配合治疗和护理；

(3) 产妇病情稳定后，提供相应的出院指导，并与其家属共同制订康复计划。

【护理评价】

(1) 产妇呼吸困难症状改善，体液维持平衡状态；

(2) 产妇及家属心情平静，能积极接受治疗与护理。

（杜艳英）

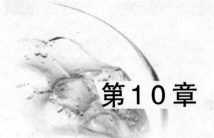

第10章
产褥期疾病妇女的护理

第1节 产褥感染

【重点提示】

(1) 产褥感染是常见的产褥期并发症，至今仍是产妇死亡的4大原因之一。

(2) 发热、疼痛、异常恶露是产褥感染的3大主要症状。

(3) 治疗原则为积极控制感染并纠正全身状况。

(4) 主要的护理问题是体温过高和疼痛。

(5) 强调症状护理、心理护理，并做好健康教育与出院指导。

产褥感染（puerperal infection）是指分娩及产褥期生殖道受病原体感染，引起局部或全身的炎症变化，发病率为6%。近年来随着剖宫产率的上升，产褥感染的发病率也在上升。产褥感染是常见的产褥期并发症，是导致产妇死亡的4大原因之一。产褥病率（puerperal morbidity）是指分娩24小时以后的10日内，用口表每日测量体温4次，间隔时间4小时，有2次≥38℃。虽然造成产褥病率的原因以产褥感染为主，但也包括生殖道以外的其他感染，如急性乳腺炎、上呼吸道感染、泌尿系统感染、血栓静脉炎等。

【病因】 女性生殖道对细菌的侵入有一定的防御功能，其对入侵病原体的反应与病原体的种类、数量、毒力及机体的免疫力有关。只有在机体免疫力、细菌毒力和细菌数量3者之间的平衡失调，才会增加产褥感染的机会，导致感染发生。其发病可能和孕期营养不良、胎膜早破、严重贫血、产科手术操作、产后出血等因素有关。

1. **诱因** 分娩降低或破坏了女性生殖道的防御功能和自净作用，增加病原体侵入生殖道的机会，若产妇体质虚弱、营养不良、孕期贫血、妊娠晚期性生活、胎膜早破、羊膜腔感染、胎盘残留、慢性疾病、产科手术操作、产程延长、产前产后出血过多等，机体抵抗力下降，均可成为产褥感染的诱因。

2. **病原体种类** 孕期及产褥期生殖道内有大量需氧菌、厌氧菌、真菌、衣原体及支原体等寄生，以厌氧菌为主，许多非致病菌在特定环境下可以致病成为条件致病菌。产褥感染常见的病原体有需氧性链球菌、厌氧性革兰阳性链球菌、大肠埃希菌属、葡萄球菌、类杆菌属、厌氧芽孢梭菌、支原体、沙眼衣原体、淋病奈瑟菌，均可导致产褥感染，但较少见。支原体和衣原体引起的感染近年明显增多。

3. **感染来源**

(1) 内源性感染：寄生于正常孕妇生殖道或其他部位的病原体，多数并不致病，当抵抗力降低等感染诱因出现时可致病，引起感染。

　　（2）外源性感染：外界的病原菌进入产道所引起的感染，其病原体可以通过被污染的衣物、用具、各种手术器械、产妇临产前性生活等途径侵入机体。

　　近年研究表明，内源性感染更重要，因为孕妇生殖道病原体不仅可以导致产褥感染，而且还能通过胎盘、胎膜、羊水间接感染胎儿，导致流产、早产、胎儿发育不良、胎膜早破、死胎等。

　　【临床表现】　发热、疼痛、异常恶露是产褥感染的 3 大主要症状，由于感染部位、程度、扩散范围不同，其临床表现也不同。

　　1. 急性外阴、阴道、宫颈炎　分娩时会阴部损伤或手术产导致感染，以葡萄球菌和大肠埃希菌感染为主。会阴裂伤及后斜切开部位是会阴感染的最常见部位。表现为局部灼热、疼痛、下坠；局部伤口红肿、发硬、伤口裂开，脓性分泌物增多。阴道裂伤及挫伤感染表现为黏膜充血、水肿、溃疡、脓性分泌物增多，日后导致阴道壁粘连甚至闭锁。宫颈裂伤感染向深部蔓延，可达宫旁组织，引起盆腔结缔组织炎。

　　2. 急性子宫内膜炎、子宫肌炎　病原体经胎盘剥离面侵入，先扩散到子宫蜕膜层引起急性子宫内膜炎，炎症可继续侵犯浅肌层、深肌层乃至浆膜层，导致子宫肌炎。两者常伴发。若为子宫内膜炎，表现为子宫内膜充血、坏死，恶露量多且有臭味。若为子宫肌炎，表现为发热、寒战、头痛、恶露增多呈脓性有臭味、下腹疼痛及子宫压痛明显、白细胞增高等全身感染征象。

　　3. 急性盆腔结缔组织炎、急性输卵管炎　病原体沿淋巴管和血行播散达宫旁组织，出现急性炎性反应而形成炎性包块，同时波及输卵管系膜、管壁，形成急性输卵管炎。产妇表现为下腹痛伴肛门坠胀，伴有寒战、高热、下腹痛、下腹胀，体征为下腹明显压痛、反跳痛、肌紧张，宫旁一侧或两侧结缔组织增厚、压痛和（或）触及炎性包块，严重者侵及整个盆腔，形成"冰冻骨盆"。

　　4. 急性盆腔腹膜炎及弥漫性腹膜炎　炎症继续发展，扩散至子宫浆膜，形成急性盆腔腹膜炎，继而发展成弥漫性腹膜炎，出现全身中毒症状，如高热、恶心、呕吐、腹胀，检查时下腹部有明显压痛、反跳痛。病情危重，急性期治疗不彻底可发展成盆腔炎性疾病后遗症而导致不孕。

　　5. 血栓静脉炎　厌氧性细菌为常见病原体。盆腔内栓塞静脉炎常侵及子宫静脉、卵巢静脉、髂内静脉、髂总静脉及阴道静脉。病变单侧居多，产后 1～2 周多见，表现为寒战、高热并反复发作。当下肢血栓静脉炎影响静脉回流时，可出现肢体疼痛、肿胀、变粗，局部皮肤温度上升，皮肤发白，习称"股白肿"。病变轻时无明显阳性体征，彩色超声多普勒检查可协助诊断。

　　6. 脓毒血症及败血症　感染血栓脱落进入血循环可引起脓毒血症，若细菌大量进入血循环并繁殖可形成败血症，表现为持续高热、寒战、全身明显中毒症状，可危及生命。

　　【诊断与辅助检查】

　　1. 血、尿常规及其他辅助化验检查　检测血清急性期反应物质中的 C-反应蛋白＞8mg/L，有助于早期诊断感染。

　　2. 确定病原体检查　病原体的鉴定对产褥感染诊断与治疗非常重要。通过宫腔分泌物、脓肿穿刺物、后穹隆穿刺物做细菌培养和药物敏感试验，必要时做血培养和厌氧菌培养。病原体抗原和特异抗体检测可以作为快速确定病原体的方法。

　　3. 确定病变部位　辅助检查如 B 型超声、彩色超声多普勒、CT、磁共振等检测手段，能够对感染形成的炎性包块、脓肿及静脉血栓做出定位和定性诊断。

　　【治疗原则】

　　1. 支持疗法　加强营养并补充足够维生素，增强全身抵抗力；纠正水、电解质失衡；病情严重或贫血者，多次少量输新鲜血或血浆。

　　2. 切开引流　会阴伤口或腹部切口感染，及时行切开引流术；疑盆腔脓肿可经腹或后穹隆切开引流。

3. 胎盘、胎膜残留处理 有效抗感染的同时，清除宫腔内残留物。

4. 抗生素治疗 应按药敏试验选用广谱高效抗生素，注意需氧菌、厌氧菌及耐药菌株问题。中毒症状严重者，短期选用肾上腺皮质激素，提高机体应激能力。

5. 治疗血栓静脉炎 对血栓静脉炎，在应用大量抗生素的同时，可加用肝素，即 150U/（kg·d）肝素加于 5% 葡萄糖液中静脉滴注，每 6 小时 1 次，体温下降后改为每日 2 次，连用 4~7 日。口服双香豆素、阿司匹林等，也可用活血化瘀中药治疗。

6. 手术治疗 出现不能控制的出血、败血症或脓毒血症时，应及时行子宫切除术，清除感染源，抢救产妇生命。

【护理评估】

1. 健康史 评估产褥感染的诱发因素，了解产妇是否有贫血、营养不良或生殖道感染、泌尿道感染的病史，本次分娩是否有胎膜早破、产程延长、手术助产、软产道损伤、产前出血、产后出血及产妇的个人卫生习惯等。

2. 身体评估

（1）伤口及子宫复旧：观察恶露量、颜色、性状、气味等，触摸宫底高度、硬度及有无压痛及疼痛程度；

（2）全身状况：是否有发热、寒战、恶心、呕吐、腹胀、腹痛等症状；

（3）下肢情况：检查有无下肢持续性疼痛、局部静脉压痛及下肢水肿。

3. 心理、社会评估 评估精神和心理状态是否存在心理沮丧、烦躁和焦虑情绪，程度如何。

【护理诊断/问题】

1. 体温过高 与感染因素存在以及产后机体抵抗力下降有关。

2. 疼痛 与产褥感染有关。

3. 焦虑 与担心自身感染和母子分离有关。

【护理目标】

（1）产妇感染得到控制，体温正常；

（2）产妇疼痛减轻，舒适感增加；

（3）产妇诉说自身心理问题，积极参与护理计划。

【护理措施】

1. 加强预防 加强孕期卫生宣传，临产前 2 个月避免性生活及盆浴；加强营养，增强体质；及时治疗外阴阴道炎及宫颈炎等慢性疾病和并发症，避免胎膜早破、滞产、产道损伤与产后出血。

2. 病情观察 密切观察产后生命体征的变化，尤其是体温，每 4 小时测 1 次；观察是否有恶心、呕吐、全身乏力、腹胀、腹痛等症状；同时观察、记录恶露的颜色、性状和气味，子宫复旧情况及会阴伤口情况。

3. 症状护理 对产妇出现的高热、疼痛、呕吐等症状进行症状护理，解除或减轻产妇的不适。取半卧位，以利恶露引流。

4. 执行医嘱 正确执行医嘱应用抗生素控制感染，注意抗生素使用的间隔时间，维持其血液有效浓度。

5. 治疗配合 配合做好脓肿引流术、清宫术、后穹隆穿刺术等的术前准备及护理。

6. 心理护理 让产妇及家属了解病情和治疗护理情况，认真解答产妇及家属的疑问，增强她们的治疗信心，同时提供母婴接触的机会，减轻产妇的焦虑。

7. 健康教育和出院指导　教会产妇自我观察，会阴部要保持清洁、干净、及时更换会阴垫；治疗期间不要盆浴，可采用淋浴。产褥期结束返院复查。

【**护理评价**】

（1）产妇体温在正常范围，感染得到控制；

（2）产妇疼痛减轻，舒适感增加；

（3）产妇能够自我护理，参与并执行护理计划。

【**典型病例**】　女性，23 岁，产后 3 周，以发热、寒战、下腹痛 3 天就诊。生产过程顺利，自然分娩一女婴。产后 3 周，患者有性生活史，3 天前出现高热、恶心、呕吐、下腹痛，家中老人解释为"鬼附身"，故未用药治疗。妇科检查恶露增多有臭味，子宫压痛明显。请问：

（1）患者应该作哪些检查以进一步明确诊断？

（2）从哪些方面进行护理评估？

（3）可以提供哪些护理措施？

第 2 节　急性乳腺炎

【**重点提示**】

（1）急性乳腺炎发生于产后哺乳期妇女。

（2）主要表现为患侧乳房胀痛，局部肿胀；并可出现寒战、高热、脉搏加快、食欲不振等全身感染中毒症状。

（3）治疗原则是控制感染，排空乳汁。

（4）主要的护理问题有体温过高和疼痛。

（5）采用预防措施做好乳房护理、防止乳汁淤积、观察病情、促进局部血循环、对症护理、促进切口愈合以及针对不同治疗方式的个体化护理。

急性乳腺炎（acute mastitis）是乳房的急性化脓性感染，致病菌多为金黄色葡萄球菌，少数为化脓性链球菌。细菌从乳头入侵后沿淋巴管蔓延到乳腺组织及其间的结缔组织，或直接侵入乳管，上行至腺小叶，从而引起急性化脓性感染。

【**病因**】　急性乳腺炎多发生于产后哺乳期妇女，以初产妇多见，好发于产后 3～4 周内。急性乳腺炎的发病除与哺乳期妇女产后抵抗力下降有关外，主要与乳汁淤积、乳头破损和细菌侵入有密切关系。患者常有乳头发育不良、新生儿哺乳障碍及乳头破损等。

1. 乳头发育不良　乳头过小或凹陷、乳管不通畅时可影响乳汁排出，妨碍正常哺乳，易造成乳汁淤积而发生细菌感染。

2. 新生儿不良哺乳习惯　无良好定时哺乳习惯时易造成乳汁淤积继发细菌感染；婴儿患口腔炎或口含乳头睡眠，可使婴儿口腔内细菌侵入乳管；乳汁分泌过多、婴儿吸乳过少可使乳汁不能完全排空。

3. 个人卫生习惯不良及乳头破损　乳头不洁、乳头破损或发生皲裂时，易致细菌感染。

【**临床表现**】　初期患者感觉患侧乳房胀痛，局部肿胀，可触及发热、压痛明显的炎性硬块。形成浅表脓肿时可触及波动感；深部脓肿的波动感不明显，但乳房肿胀明显，有局部深压痛。脓肿破溃时，可见脓液排出。患侧腋窝淋巴结可肿大、疼痛，压痛明显。可出现寒战、高热、脉搏加快、食欲不振等全身感染中毒症状，严重感染者可并发脓毒血症。

【**诊断与辅助检查**】　血常规检查可见白细胞计数及中性粒细胞比例升高；B 超检查可帮

助确诊、定位；诊断性脓肿穿刺抽出脓液表示脓肿已形成。

【治疗原则】　急性乳腺炎的治疗原则是控制感染，排空乳汁。早期未形成脓肿之前，一般经局部热敷或理疗、应用抗生素及中药治疗等，可获得良好的效果。脓肿已形成者应及时作脓肿切开引流术。

【护理评估】

1. 健康史　询问妇女的哺乳史、既往是否存在乳头发育不良、此次哺乳是否有新生儿哺乳障碍及乳头破损、乳头清洁情况等。

2. 身体评估　询问疼痛的部位、性质，是否伴随全身症状；检查乳房是否肿胀，有无破溃、压痛。

3. 心理、社会评估　在感染期间，母亲可因不能有效地母乳喂养而担心婴儿的营养不足，而产生焦虑；另外手术后的疼痛也可增加母亲的焦虑感。

【护理诊断/问题】

1. 体温过高　与炎症反应有关。

2. 不舒适、疼痛　与乳汁淤积、乳腺感染、脓肿切口引流有关。

3. 知识缺乏　缺乏哺乳期乳房保健知识。

4. 潜在的并发症　脓毒血症、乳瘘。

【护理目标】

(1) 妇女的感染被控制，疼痛缓解；

(2) 并发症可及时预防或处理；

(3) 自我保健能力提高。

【护理措施】

1. 病情观察　监测生命体征，并定时查血常规，了解白细胞计数及分类变化，必要时作血细菌培养及药敏试验。

2. 防止乳汁淤积　一般不完全停止哺乳，但患侧乳房应停止哺乳，并用吸乳器吸空乳汁，促使乳汁排出通畅。改变侧卧位哺乳习惯，防止乳房受压。感染严重或脓肿切开后并发乳瘘者应终止乳汁分泌，可选用口服己烯雌酚 1～2mg，每日 3 次，至乳汁停止分泌为止。

3. 促进局部血循环　用宽松的胸罩托起乳房；局部热敷及理疗促进血液循环，以利炎症消散；水肿明显者可用 50%硫酸镁溶液湿热敷。

4. 药物治疗护理　遵医嘱早期、足量应用抗生素。可选用 β 内酰胺类抗生素治疗，如青霉素或苯唑西林钠；若患者对青霉素过敏，可应用大环内酯类抗生素，如红霉素等。可根据细菌培养结果选用有效抗生素。因抗生素可被分泌至乳汁，四环素、氨基糖苷类、磺胺类和甲硝唑等药物应避免使用。可服用蒲公英、野菊花等清热解毒药物。局部可用金黄散或鱼石脂软膏外敷。

5. 对症处理　高热者予以物理降温，必要时应用解热镇痛药物。

6. 促进切口愈合　脓肿切开后，保持引流通畅，及时更换敷料。鼓励患者进食高热量、高蛋白质、高维生素饮食，提高患者抗感染和修复能力。

7. 进行健康教育

(1) 纠正乳头内陷：乳头内陷者于分娩前 3～4 月开始每天挤捏、提拉乳头或用吸乳器吸引，使乳头外突。个别需手术矫正。

(2) 保持乳头和乳晕清洁：孕期经常清洗两侧乳头，妊娠后期每天清洗一次；产后哺乳前、后均需清洁乳头，以保持局部干燥和洁净。

（3）做好乳头、乳晕破损或皲裂的护理：暂停哺乳，用吸乳器吸出乳汁；局部清洗后涂抗生素软膏，待愈合后再行哺乳。症状严重时应及时就诊。

（4）养成良好的哺乳习惯：定时哺乳，每次哺乳时让婴儿吸净乳汁，吸不净时用吸乳器或手法按摩排空乳汁；发现乳汁淤积，应及早按摩、理疗。纠正婴儿含乳头睡眠的不良习惯；注意婴儿口腔卫生，预防或及时治疗婴儿口腔炎症。

【护理评价】

（1）妇女的感染被控制，疼痛缓解；

（2）并发症得到及时预防或处理；

（3）妇女自我保健能力提高，未再发生乳腺炎症。

第3节　泌尿系统感染

【重点提示】

（1）产后泌尿系统感染途径主要为上行性感染，引起膀胱炎和肾盂肾炎。

（2）主要表现为膀胱炎和肾盂肾炎，症状多在产后 2～3 天出现，也可发生在产后 3 周。

（3）治疗应用广谱抗生素抗感染，并保证液体入量以便冲洗膀胱。

（4）主要的护理问题有排尿障碍、体温过高。

（5）采用一般护理、执行医嘱、健康教育以及针对不同治疗方式的个体化护理。

由于产后多尿、膀胱容量增大、膀胱敏感度下降，产后妇女泌尿系统感染发生率很高；由于剖宫产手术麻醉的原因，妇女自主排尿能力未及时恢复，留置导尿也易引起泌尿系统感染。泌尿系统感染包括肾盂肾炎和膀胱炎。

【病因】　妊娠时因直肠充盈，子宫多向右旋转，故右侧输尿管受压较重，在输尿管和肾盂扩张、积尿的基础上，增加了细菌感染的可能性。产褥期妇女抵抗力下降，更易受到细菌的感染。病原体主要为大肠埃希菌，其次为链球菌和葡萄球菌，临床常见混合感染。

膀胱炎可继发于产后尿潴留，产时尿道的损伤及多次插尿管，均可导致细菌从外界侵入膀胱引起膀胱炎。

【临床表现】

1. 症状　肾盂肾炎时患者表现为高热、寒战，体温可达 39℃ 以上；多出现右侧腰痛，疼痛沿输尿管方向向膀胱部位放射，故可出现下腹痛；可出现反射性呕吐。如不加紧治疗，肾脏皮质可能受损，出现肾功能障碍。膀胱刺激症如尿频、尿痛、尿急，排尿时有烧灼感或排尿困难；也有表现为尿潴留或膀胱部位压痛或下腹部胀痛不适。

2. 体征　脉搏增快，腰部可有压痛或叩击痛。

【诊断与辅助检查】

1. 尿液检查　尿液浑浊，镜检见大量脓细胞，细菌培养多为大肠埃希菌生长。

2. 血常规检查　白细胞明显升高。

【治疗原则】

1. 药物治疗　全身及泌尿系统炎症较重者，可根据细菌培养的结果给药，如肠球菌、变形杆菌可采用青霉素、氨苄青霉素等；铜绿假单胞菌、大肠埃希菌感染者可使用羧苄青霉素；如肾功能正常，可使用氨基糖苷类抗生素，如同时给予碱性药物，可提高疗效。

2. 支持治疗　增加营养，增强患者的体质。指导患者健侧卧位利于患侧尿液引流；保持大便通畅；必要时可在腰部行普鲁卡因封闭，以减轻腰部疼痛。

【护理评估】

1. 健康史　详细询问分娩史、插尿管史，了解产妇可能发生泌尿系统感染的诱因；询问产后排尿、排便情况。

2. 身体评估　观察产妇一般状况，询问体温变化、腰骶部疼痛情况。

3. 心理、社会评估　产后泌尿系统的感染常常使产妇出现烦躁、不安的情绪，认为可能影响哺乳、影响自身康复，出现不良情绪反应。

【护理问题】

1. 排尿障碍　与分娩损伤及产后产妇抵抗力下降，细菌入侵泌尿系统有关；

2. 体温过高　与泌尿系统感染有关。

【护理目标】

(1) 感染得到控制，患者情况好转；

(2) 体温恢复到正常范围。

【护理措施】

1. 指导妇女卧床休息　健侧卧位，患侧加热敷。鼓励妇女多饮水，以降低或减轻肾实质损害，提高吞噬细胞功能，增加尿量。

2. 观察药物毒性反应　使用抗生素的妇女应注意观察药物毒性反应，如使用庆大霉素，应注意观察妇女的肾毒性反应。

3. 指导患者随访　通常症状消失，尿液检查正常，停药后 2 周，应做尿培养，以观察有无复发。血行感染或者铜绿假单胞菌、变形杆菌感染，因易复发，疗程可适当延长。停药后每周复查尿常规及尿培养，持续 2~3 周。治愈标准为症状、体征消失，尿常规检查正常，尿细菌培养 3 次阴性，此为临床治愈；经半年随访，无复发征象者，可以认为痊愈。

4. 心理护理　帮助妇女及家人认识泌尿系统感染的原因、治疗的方法、护理注意事项、治愈的标准。与其讨论、制订护理计划，鼓励妇女及家属参与护理过程，使妇女和家人了解病情和治疗护理的情况，增加治疗信心，解除妇产和家人的疑虑。

【护理评价】

(1) 感染征象消失，体温恢复正常；

(2) 患者身心舒适感加强，主诉对医疗护理服务满意。

第 4 节　晚期产后出血

【重点提示】

(1) 晚期产后出血发生在产褥期内、分娩 24 小时后。

(2) 主要表现为阴道少量或中等量流血，亦可表现为急骤大量出血。常因失血过多导致严重贫血或失血性休克。

(3) 治疗可根据出血原因选择抗感染、支持治疗、手术治疗等。

(4) 主要的护理问题有组织灌注量改变、有感染的危险。

(5) 采用一般护理、心理护理、对症护理以及针对不同治疗方式的个体化护理。

晚期产后出血（late puerperal hemorrhage）是指分娩 24 小时后，在产褥期内发生的子宫大量出血。以产后 1～2 周发病最常见，亦有迟至产后 6 周发病者。阴道流血可为少量或中量，持续或间断；亦可表现为急剧大量流血，同时有血凝块排出。产妇多伴有寒战、低热，且常因失血过多导致严重贫血或休克。

【病因】

1. 胎盘、胎膜残留　这是最常见的原因，多发生于产后 10 日左右。黏附在子宫腔内的小块胎盘组织发生变性、坏死、机化，可形成胎盘息肉。当组织脱落时，基底部血管受损，引起大量出血。

2. 蜕膜残留　正常蜕膜多在产后 1 周内脱落，并随恶露排出。若蜕膜剥离不全，长时间残留，也可影响子宫复旧，继发子宫内膜炎症，影响子宫复旧，可引起晚期产后出血。

3. 子宫胎盘附着部位复旧不全　子宫胎盘附着面血管在分娩后即有血栓形成，随着血栓机化，出现玻璃样变，血管上皮增厚，管腔变窄、堵塞；胎盘附着部边缘有内膜向内生长，底蜕膜深层的残留腺体和内膜亦重新生长，使子宫内膜得以修复，此过程需 6～8 周。如果胎盘附着面感染、复旧不全可使血栓脱落，血窦重新开放，导致子宫大量出血。

4. 剖宫产术后子宫伤口裂开　多见于子宫下段剖宫产横切口两侧端。近年来广泛开展子宫下段横切口剖宫产，横切口裂开引起的大出血已不罕见。引起切口愈合不良造成出血的原因主要有：

（1）子宫切口感染：原因包括：①子宫下段与阴道口较近，增加感染机会，细菌易感染宫腔；②手术操作过多，尤其是阴道检查频繁，增加感染机会；③产程过长；④无菌操作不严格。

（2）横切口选择过低或过高：①过低，宫颈侧以结缔组织为主，血供较差，组织愈合能力差，且靠近阴道，增加感染机会；②过高，切口上缘宫体肌组织与切口下缘子宫下段肌组织厚薄相差大，缝合时不易对齐，影响愈合。

（3）缝合技术不当：组织对位不佳；手术操作粗暴；出血血管缝扎不紧；切口两侧角部未将回缩血管缝扎形成血肿；缝扎组织过多过密，切口血循环供应不良等，均影响切口愈合。

5. 感染　以子宫内膜炎为多见，炎症可引起胎盘附着面复旧不全及子宫收缩不佳，血窦关闭不全导致子宫大量出血。

6. 肿瘤　产后子宫滋养细胞肿瘤、子宫黏膜下肌瘤等均可引起晚期产后出血。

【临床表现】

1. 胎盘、胎膜残留　临床表现为血性恶露持续时间延长，以后反复出血或突然大量流血。检查发现子宫复旧不全，宫口松弛，有时可触及残留组织。

2. 蜕膜残留　临床表现与胎盘残留不易鉴别，宫腔刮出物病理检查可见坏死蜕膜，混以纤维素、玻璃样变的蜕膜细胞和红细胞，但不见绒毛。

3. 子宫胎盘附着面感染或复旧不全　表现为突然大量阴道流血，检查发现子宫大而软，宫口松弛，阴道及宫口有血块堵塞。

4. 剖宫产术后子宫伤口裂开　各种因素均可致在肠线溶解脱落后血窦重新开放，多发生在术后 2～3 周，出现大量阴道流血，甚至引起休克。

【诊断与辅助检查】

1. 血、尿常规检查　了解有无感染及有无贫血情况。

2. 超声检查　B 超检查能了解子宫大小、宫腔内有无残留物及子宫切口愈合状况等。

3. 病原菌培养和药敏试验　选择有效广谱抗生素。

4. 血 β-HCG 测定　有助于排除胎盘残留及绒毛膜癌。

5. 病理检查　若有宫腔刮出物或切除子宫标本,应依靠病理检查明确诊断。

【治疗原则】

1. 药物治疗　少量或中等量阴道流血,应给予足量广谱抗生素、子宫收缩剂以及支持疗法和中药治疗。

2. 手术治疗　疑有胎盘、胎膜、蜕膜残留或胎盘附着部位复旧不全者,应行刮宫术。刮出物送病理检查,以明确诊断。剖宫产术后阴道流血,少量或中等量应住院,给予抗生素,并严密观察。阴道大量流血需积极抢救,此时刮宫手术应慎重,因剖宫产组织残留机会甚少,刮宫可造成原切口再损伤导致更多量流血。近年来,经皮股动脉插管行子宫动脉栓塞及髂内动脉栓塞治疗晚期产后出血效果较好。必要时应开腹探查,若组织坏死范围小,炎性反应轻,患者又无子女,可选择清创缝合以及髂内动脉、子宫动脉结扎法止血而保留子宫。否则,宜切除子宫,由于病灶在子宫下段,切除子宫必须包括子宫体及部分宫颈,故宜行低位子宫次全切除术,或行子宫全切术。

3. 相应处理　肿瘤引起的阴道流血,应做相应处理。

【护理评估】

1. 健康史　若妇女为阴道分娩,询问产程进展和观察产后恶露变化,有无反复或突然阴道流血;若妇女为剖宫产,应了解手术指征、术式及术后恢复情况。

2. 身体评估　通过体格检查的方法检查妇女阴道流血、腹痛、发热、全身情况;妇科检查注意子宫复旧不佳时可扪及子宫增大、变软、宫口松弛,有时可触及残留组织和血块,伴有感染者子宫明显压痛。

3. 心理、社会评估　产后妇女面对突然的反复出血和大出血首先感到恐慌,担心生命安危。疼痛和发热使妇女感受到痛苦和不安。评估患者对疾病认知程度,了解有无家庭顾虑,丈夫的支持效应。

【护理诊断/问题】

1. 体温升高　与子宫胎盘附着面感染、子宫内膜炎有关。

2. 组织灌注量不足　与胎盘胎膜残留、蜕膜残留、子宫复旧不良、切口裂开等有关。

【护理目标】

(1) 体温降至正常范围;

(2) 妇女出血得到控制,未出现失血性休克。

【护理措施】

1. 预防

(1) 术前预防:剖宫产时做到合理选择切口,避免子宫下段横切口两侧角部撕裂;合理缝合。

(2) 产后检查:产后应仔细检查胎盘、胎膜,如有残缺,应及时取出。在不能排除胎盘残留时,以进行宫腔探查为宜。

(3) 预防感染:术后应用抗生素预防感染,注意护理操作保持无菌操作。

2. 失血性休克患者的护理　为患者提供安静的环境,保证舒适和休息。严密观察出血征象,观察皮肤颜色、血压、脉搏;观察子宫复旧情况,有无压痛等。遵医嘱使用抗生素防治感染,遵医嘱进行输血。

3. 心理护理　护士应耐心向患者及家属讲解晚期产后出血的有关知识及抢救治疗计划,取得家属支持。安慰产妇,取得产妇配合,解除恐惧心理。

【护理评价】

(1) 出院时，体温正常，舒适感增加；

(2) 出院时，妇女出血得到控制，未出现失血性休克；

第5节 产后抑郁症

【重点提示】

(1) 产后抑郁症是产褥期非精神病性精神综合征中最常见的一种类型。

(2) 主要表现为情绪改变、自我评价降低、创造性思维受损、对生活缺乏信心。

(3) 治疗包括心理治疗和药物治疗。

(4) 主要的护理问题有家庭运行中断、有对自己实施暴力的危险。

(5) 采用一般护理、心理护理以及针对不同治疗方式的个体化护理。

产后抑郁症（postpartum depression）是指产妇在分娩后出现抑郁症状，是产褥期精神综合征中最常见的一种类型。国外报道其发病率为30%，国内为3.8%～16.7%。

【病因】 造成产后抑郁症的可能因素很多，包括生理、心理、社会因素，其中社会心理因素被认为是主要因素。

1. 生理因素 有些研究者认为产后雌、孕激素水平的突然下降是产后抑郁症的可能原因，和产后抑郁症相关的激素还有泌乳激素、肾上腺激素等。产妇经过分娩，机体疲惫，难产、滞产、手术产等均会给产妇带来紧张与恐惧，神经系统功能状态不佳，促使内分泌功能状态不稳定。

2. 心理因素 有学者指出患有产后抑郁症的产妇，时常表现出焦虑以及强迫的特殊品质，或者出现过度自我控制和顺从。另外，对母亲角色有认同缺损的产妇，时常有强烈的依赖需求，这种依赖需求会使产妇无法认同母亲角色，以致对自己的母亲角色产生冲突和适应不良，无法应对初为人母的角色期望所带来的压力，容易形成产后抑郁症。另外有些学者认为妊娠期间情绪压力大、高度焦虑、人际关系困难、婴儿健康状况差等易发生产后精神异常。

3. 社会因素 目前，核心家庭居多，家中可以帮忙照顾新生儿的亲属极少，孩子托人照顾的费用又很高，因此产后面临经济与照顾孩子的压力。身为父母，尤其为人母者，家庭经济的需求常常是她们在产后就业的最主要理由；也有的妇女在分娩孩子以后，虽然没有家庭经济负担，仍然愿意继续在外工作，因为可以从工作中获得充实与满足感。然而，这些妇女必须面对社会文化中认为母亲应留在家中照料孩子的社会期望，所以在具有事业成就感之外，愧疚心情在所难免，从而产生一定的心理问题。

【临床表现】 通常在产后2周出现症状，产后4～6周症状明显，病程可持续3～6个月。

1. 情绪改变 心情压抑、沮丧、情绪淡漠，甚至焦虑、恐惧、易怒，每到夜间加重；有时表现为孤独、不愿见人或伤心、流泪。

2. 自我评价降低 自暴自弃、自罪感，对身边的人充满敌意，与家人、丈夫关系不协调。

3. 创造性思维受损 负向思维、主动性降低，常常失去生活自理和照料新生儿的能力。

4. 对生活缺乏信心 对事物缺乏兴趣，对自身和新生儿健康过度担忧，出现厌食、睡眠障碍、性欲减退，严重者甚至绝望，有自杀和杀婴倾向。

【诊断与辅助检查】 可采用相应的心理测量仪及心理量表，如爱丁堡产后抑郁量表、产后抑郁筛查量表。

【治疗原则】 产后抑郁症产妇需要进行心理治疗和药物治疗。

1. 心理治疗 通过心理咨询等方式，帮助产妇消除造成疾病的可能因素，尽量帮助产妇协调家庭之间的种种人际关系。

2. 药物治疗 应用抗抑郁药物，如 5-羟色胺再吸收抑制剂、三环类抗抑郁药。

产后抑郁症预后良好，约 70% 的患者在 1 年内治愈，极少数患者患病时间持续 1 年以上。再次妊娠者，20% 复发。子代的认知能力会受到一定的影响。

【护理评估】

1. 健康史 询问有无抑郁症、精神病的个人史和家族史，有无重大精神创伤史。了解本次妊娠及分娩情况是否顺利，有无难产、滞产、手术产以及产时、产后的并发症，新生儿的健康情况，婚姻家庭关系及社会支持系统等因素。

2. 身体评估 观察妇女的情绪变化、食欲、睡眠、疲劳程度及集中能力；观察妇女的日常生活活动，如照料新生儿的能力；观察母婴之间的互动，询问妇女对新生儿的感情和分娩的感受。

3. 心理、社会评估 评估妇女的人际交往能力和社会支持系统，判断病情的严重程度。

【护理诊断/问题】

1. 家庭运行中断 与无法承担母亲角色有关。

2. 有对自己实施暴力的危险 与产后严重的心理障碍有关。

【护理目标】

(1) 妇女情绪稳定，能够进入母亲角色，关心、爱护新生儿；

(2) 妇女生理、心理行为正常，没有伤害自己。

【护理措施】

1. 一般护理 提供温暖、舒适的环境，合理安排饮食，保障产妇的营养摄入，使产妇具有良好的哺乳能力。增加休息时间，保证足够睡眠时间和质量。

2. 心理护理 产后期产妇必须面临身体形象的改变、潜意识内在的冲突以及为人母所需的情绪调整等等，随之而来的则是家庭关系的改变、经济来源的需求以及支持系统的寻求。因此，护理人员在产后期为产妇提供的指导与支持是相当重要的，理解产妇情绪发泄，安慰、陪伴产妇，帮助产妇协调与家人、朋友的关系。

3. 遵医嘱用药 遵医嘱应用抗抑郁的药物，并注意观察药物的副作用，如口干、嗜睡等，提供相应的护理服务。

4. 防止暴力行为发生 注意安全保护，谨慎安排产妇生活和居住环境，睡眠障碍的产后抑郁症产妇多表现为早醒，而自杀、杀婴、自伤等意外事件常常发生在这个时间段。

【护理评价】

(1) 出院时及产褥期，妇女情绪稳定，能够进行正常母婴互动；

(2) 出院时及产褥期，妇女生理、心理行为正常，没有伤害自己及他人。

【典型病例】女性，产后 5 天。一次见到其丈夫来探望，一句话没说就哭了。丈夫带来的饭菜也不吃。把她的孩子抱给她也不要。丈夫问她为什么哭，她也不说。哭了一阵就睡着了。请问：

(1) 此产妇目前的情况最可能是什么？

(2) 可以提供哪些护理措施？

（顾 炜）

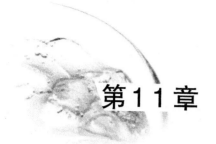

第11章

遗传咨询与产前诊断

第1节 遗传咨询

（1）常见的染色体病有21三体综合征（先天愚型）、18三体综合征、13三体综合征、性染色体多体病及猫叫综合征等。

（2）常见的基因病有舞蹈病、白化病、红绿色盲、无脑儿、脊柱裂、先天性心脏病及原发性高血压等。

（3）遗传性疾病分为染色体病、单基因遗传病、多基因遗传病。

遗传咨询（genetic counselling）是由从事遗传医学的专业人员或咨询师，对咨询者提出的家庭中遗传性疾病的发病原因、遗传方式、诊断、预后、复发风险率和防治等问题予以解答，并对其提出的婚育问题给予必要的指导。遗传咨询是预防遗传性疾病的重要环节。

【遗传疾病的分类】

1. **染色体病** 引起新生儿出生缺陷最常见的一类遗传性疾病。染色体病多数由亲代的生殖细胞染色体畸变引起，包括数目异常和结构异常。常见的染色体疾病有21三体综合征（先天愚型）、18三体综合征、13三体综合征、性染色体多体病及猫叫综合征等。

2. **基因与基因病** 基因是DNA的功能单位，是带有遗传信息的DNA片段，每个基因都按特定的位置线性排列在染色体上。常染色体上的基因是成对排列的，一个为父源的，一个是母源的。基因病是染色体上基因突变引起的疾病，包括单基因病和多基因病。常见的基因病有舞蹈病、白化病、红绿色盲、无脑儿、脊柱裂、先天性心脏病及原发性高血压等。

【遗传咨询的内容】

1. **明确诊断** 首先应详细收集病史资料，了解夫妇双方三代直系血亲的相关疾病状况；进行必要的实验室检查及体格检查；再根据临床表现来确定诊断。

2. **确定遗传方式** 遗传性疾病分为3大类：①染色体病；②单基因遗传病；③多基因遗传病。确诊后就可明确遗传方式。但某些遗传病具有遗传异质性，可有两种或两种以上的遗传方式，必须根据家系分析，辅以临床特征，排除环境因素，来判断某一特定家系的遗传方式。

3. **估计再发危险率**

（1）单基因遗传病再发危险率的推算法：①常染色体显性遗传病：双亲中一方患病，子代中发生概率为50%；子代健康者，其后代一般不发病。②常染色体隐性遗传病：双亲一方患病，且非近亲结婚，其子女为致病基因携带者。

（2）多基因遗传病的再发风险率推算：家庭中患多基因遗传病的患者越多，其子代再发风险率越高。多基因遗传病易受遗传基因和环境因素的双重影响。

（3）染色体病再发风险率推算：因染色体病绝大多数由亲代的生殖细胞染色体畸变引起，故其再发危险率应依照患者及其父母的核型分析来判断。

【遗传咨询的对象】

（1）准备结婚并生育的青年应接受婚前检查和咨询；

（2）婚后多年不孕及 35 岁以上的高龄孕妇；

（3）患有某些遗传病或先天畸形的家庭成员或夫妇；

（4）不明原因智力低下者；

（5）具有不明原因的不孕、反复流产、早产、死产及死胎等的夫妇；

（6）具有致畸物质或放射性物质接触史及病毒感染史的夫妇；

（7）常规检查或遗传病筛查发现异常者。

第 2 节　环境因素与出生缺陷

【重点提示】

（1）环境因素是引起出生缺陷的主要因素，精神因素、文化因素和社会心理因素也起着一定的作用。

（2）自然环境：主要有低碘与碘缺乏、高氟与先天性氟中毒等。

（3）理化因素：主要有铅、甲基汞、核辐射、医源性放射线、噪声、高热等。

（4）其他因素：不良嗜好、药物、营养食品、微生物感染等。

出生缺陷（birth defect）是指婴儿出生前在宫内就存在的发育异常，包括先天畸形和生理功能障碍。现代科学认为，人口素质和人类疾病大多是由环境因素与遗传因素共同作用的结果。引起出生缺陷的环境因素主要指自然环境，自然环境主要包括地质条件和人为环境；此外，精神因素、文化因素和社会心理因素也起着一定的作用。

【自然环境与出生缺陷】

1. 低碘与碘缺乏　碘是胎儿神经系统发育的必要物质之一。碘缺乏病是指在人体发育的各个时期因碘缺乏造成的一系列损伤，而其中对人类最严重的损伤是脑发育落后。一般孕妇每天碘需要量为 $150\sim200\mu g$。胚胎及胎儿期缺碘可导致早产、死产、先天畸形、发育迟缓和神经运动系统功能障碍等。

2. 高氟与先天性氟中毒　氟可通过胎盘进入胎儿体内，随着孕妇血、尿中氟含量的增高，羊水的氟含量也随之升高。先天性氟中毒表现为乳齿氟斑牙和幼儿氟骨症。

3. 其他因素　如水质的软硬度及高放射活性等可致胎儿畸形；季节、气压的变化也与出生缺陷有关。

【理化因素与出生缺陷】

1. 化学因素　①铅来源于建筑油漆、汽车尾气和化妆品等，可通过胎盘屏障进入胎儿体内。高含量的铅可使胎儿致死或发生各种畸形，影响胎儿的生长发育。②甲基汞是人类致畸物质之一，可存在于某些农药及化肥中。甲基汞中毒的特征为严重精神迟钝、共济失调、生长发育不良和斜视等。

2. 物理因素　①核辐射：导致小头症、神经系统发育迟缓和身体发育减慢等。②极低频电磁场（电热毯、微机等）：损害子代生殖系统并影响生育能力，自然流产发生率增高。③医源性放射线：胎儿对放射线敏感，可导致各种出生缺陷，如小头症、神经发育迟缓、白内障、泌尿生殖系统及骨骼畸形。医源性放射线包括 X 线、超声波等。④噪声：大于 85dB 时可致胎儿听觉损伤或智力低下，甚至死产等。⑤高热：可导致流产、死胎及智力低下。因此，孕妇热水浴水温不应超过 45℃，在妊娠早期体温达 38.9℃ 以上时应考虑终止妊娠。

【不良嗜好与出生缺陷】

1. 吸烟　常见的危害有自然流产、宫内发育迟缓、先天性心脏病及腭裂等，围生儿死亡率明显升高。

2. 饮酒　乙醇能通过胎盘致胎儿畸形。孕妇每天饮酒量超过 80ml 时，对胎儿危害极大，其中 50%～70% 的胎儿发生畸形。

3. 咖啡因　存在于咖啡、茶及可乐型饮料中，能导致各种胎儿畸形，也可引起低出生体重和流产。

【药物与出生缺陷】

1. 抗生素　氨基糖苷类抗生素可导致胎儿听觉障碍和肾功能受损；氯霉素易引起灰婴综合征。临床上孕妇用药多首选青霉素及头孢类抗生素。

2. 激素类　雄激素或雌激素可引起女性胎儿男性化或男性胎儿女性化。孕早期服用大量的糖皮质激素可致早产、死产或胎儿畸形等。服用避孕药的女性宜在停药半年后再妊娠。

3. 其他药物　抗肿瘤药物易致流产、死胎或导致胎儿各种畸形；镇静及治疗甲亢和糖尿病的药物也可致胎儿畸形，应慎用。

【营养食品与出生缺陷】　孕妇营养缺乏或营养失调常常导致胎儿生长缓慢、生长停滞或出生缺陷；孕妇膳食中热量与蛋白质摄入不足均可引起胎儿脑发育不良。研究表明，妊娠期锌缺乏可导致下一代先天畸形，如脊柱裂、无脑儿等。孕妇维生素缺乏或过多以及叶酸缺乏可影响胚胎的正常发育，导致胎儿无眼或脑发育异常等。

【微生物感染与出生缺陷】　弓形体感染、风疹病毒感染及单纯疱疹病毒感染等，均可引起各种出生缺陷、流产或死胎等。

第3节　产前诊断

【重点提示】　产前诊断的方法有 B 型超声、胎儿镜检查、染色体核型分析及基因检测法。

产前诊断（prenatal diagnosis）又称宫内诊断，是通过影像学、细胞遗传学、分子生物学及生物化学等先进的检测手段和技术，了解胎儿的宫内发育情况，对先天性和遗传性疾病作出诊断，可早期发现缺陷儿，并恰当处理，以降低缺陷儿的出生及死亡率。

【产前诊断对象】

（1）孕妇年龄大于等于 35 岁。

（2）孕妇曾生育过染色体异常儿，若再次妊娠，染色体异常的发生几率要比正常孕妇高 10 倍。

（3）夫妻一方是染色体平衡易位者；数目异常或结构异常的孕妇；特别是表现正常而携带异常染色体的孕妇或生产过染色体异常儿的孕妇。

（4）夫妻一方有先天性代谢疾病，或生育过此类患儿的孕妇。

（5）有化学毒剂、辐射接触史及病毒感染史的孕妇。

（6）有除外产科原因的不良孕产史的孕妇，包括不明原因的流产、死胎、死产、畸胎和新生儿死亡史等。

（7）羊水过多、胎儿生长受限及可疑有胎儿心血管发育异常等的孕妇。

（8）有遗传病家族史的近亲婚配孕妇。

（9）夫妻为地中海贫血杂合子，或孕妇曾生育过地中海贫血儿。

【产前诊断方法】

1. 物理学诊断方法

（1）B 超检查：可用于诊断胎儿的某些先天畸形，如多囊肾、脐疝、胎体畸形、消化道闭锁及先天性成骨发育不全等。

（2）胎儿镜检查：是一种重要的产前诊断方法。在 B 超的引导下，将胎儿镜插入羊膜腔，可直接观察胎儿外表有无畸形，还可以采集胎儿胎血、皮肤及肌肉组织做检查，并可以直接对胎儿进行宫内治疗。

（3）其他检查：胎儿超声心电图是诊断胎儿心血管发育异常的一项新技术；X 线、磁共振等也可以作为观察胎儿体表畸形的检查方法。

2. 染色体核型分析　利用孕早期的绒毛组织、孕中期的羊水细胞以及胎儿血细胞，经培养或直接制备法分析染色体核型，检测染色体疾病。进行绒毛细胞制备染色体时，应避免母体细胞或其他细胞污染。

3. 基因检测法　近年来产前诊断的新进展，又称 DNA 诊断法，利用胎儿 DNA 分子杂交、多聚酶链反应技术、原位荧光杂交技术及限制性内切酶等技术诊断胎儿基因疾病。

（杜艳英）

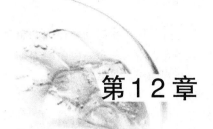

第12章
健康史采集与检查

【**重点提示**】

（1）护理程序由护理评估、护理诊断、护理计划、护理措施实施和护理评价5部分组成。

（2）健康史采集内容包括一般项目、主诉、现病史、既往史、月经史、婚育史、个人史及家族史。

（3）身体评估应在健康史采集后进行，包括全身检查、腹部检查和盆腔检查。盆腔检查包括外阴检查、阴道窥器检查、双合诊检查、三合诊检查、直肠-腹部诊。

护理程序由护理评估、护理诊断、护理计划、护理措施实施和护理评价5部分组成。妇科护士运用护理程序可评估护理对象的健康状态，确认现存的或潜在的健康问题，制订适合护理对象的护理计划并采取恰当的护理措施以解决确认的健康问题。

【**护理评估**】

（一）健康史采集方法

护理评估是护理程序的基础，是指收集护理对象的全面资料，并加以整理、综合和判断的过程。健康史采集是护理评估的重要手段，是护患沟通、建立良好护患关系的重要时机，主要运用会谈方法获得患者的资料。由于女性生殖系统疾病常涉及患者的隐私和与性生活有关的内容，患者会感到害羞和不适，所以在健康史采集过程中，要做到态度和蔼、语言亲切，关心体贴和尊重患者，给患者以责任感和安全感并为其保密。健康史采集时要注意避免暗示和主观臆测，避免使用具有特定意义的医学术语，注意核实不确切的陈述内容。若患者有难言之隐，可避开陪同的家属或友人进行单独询问。对于危重患者可向其家属或友人询问病情，同时配合急救处理；对外院转诊患者，应仔细阅读病历资料。

（二）健康史采集内容

1. **一般项目** 包括患者的姓名、年龄、民族、婚姻、籍贯、职业、文化程度、宗教信仰、家庭住址、联系方式、资料来源等，记录入院日期、入院方式和记录日期。若非患者本人陈述，应注明陈述者与患者的关系。

2. **主诉** 指促使患者就诊的主要症状（或体征）及持续时间。通过主诉能初步估计疾病的大致范围，也能了解患者的应对方式。主诉力求简明扼要，一般不超过20字。妇科患者常见的症状有外阴瘙痒、阴道流血、阴道分泌物异常、闭经、下腹痛、下腹部包块及不孕等。若患者无自觉症状仅在妇科普查时发现子宫肌瘤，可描述为"普查发现子宫肌瘤×日"。主诉应按症状发生的先后顺序进行描述，若患者有停经、阴道流血、腹痛3种症状时，主诉应写为：停经×日，阴道流血×日，腹痛×日。

3. **现病史** 围绕主诉了解发病的时间、发病的原因和可能诱因、病情发展及就医经过，采取的治疗、护理措施及效果。多以主要症状为核心，按时间顺序对患者进行询问。除主要症状外，还需了解有无其他伴随症状及伴随症状与主要症状的关系。此外，还需按时间顺序询问患者的心理反应、饮食、大小便、体重变化、活动能力、睡眠、自我感觉、角色关系、应激能力的变化等。与本次疾病虽无紧密关系但仍需治疗的其他疾病情况，可在现病史后另起一段记录。

4. 既往史　询问患者既往健康状况，曾患何种疾病，重点询问妇产科疾病及与妇产科有关的疾病。内容包括一般健康状况、疾病史、手术外伤史、输血史、传染病史、预防接种史、食物过敏史和药物过敏史，并注明对何种药物过敏。为防止遗漏，可按全身各系统依次询问。若患者曾患有某种疾病，应记录疾病名称、患病时间和诊疗转归。

5. 月经史　询问初潮年龄、月经周期、经期持续时间。如 13 岁初潮，每 28～30 天来一次月经，每次持续 5 天，可简写为 $13\dfrac{5}{28～30}$。了解月经的颜色、每次经量多少（询问每日更换卫生巾的次数）、有无血块、经前有无不适（如乳房胀痛、水肿、精神抑郁或易激动等）、有无痛经及疼痛部位、性质、程度、起始时间、消失时间。常规询问末次月经时间（last menstrual period，LMP）及其经量和持续时间。月经异常者应了解再前次月经时间（past menstrual period，PMP）。绝经后患者应询问绝经年龄，绝经后有无阴道流血、阴道分泌物异常或其他不适。

6. 婚育史　婚姻情况包括婚次及每次结婚年龄，是否近亲结婚（直系血亲及三代旁系血亲），男方健康状况，有无冶游史、性病史及双方同居情况。生育情况包括足月产、早产、流产次数及现存子女数，如足月产 1 次、无早产、流产 1 次、现存子女 1 人，可简写为 1-0-1-1 或用孕×产×方式表示，可记录为孕$_2$产$_1$（G_2P_1）。同时了解分娩方式、有无难产史、新生儿出生情况、末次分娩或流产时间，若是流产应注明是自然流产或人工流产，有无产后或流产后大出血或感染史，曾否刮宫，采用的计划生育措施及其效果。

7. 个人史　询问患者的生活和居住情况、出生地和曾居住地区、个人特殊嗜好、自理程度，与疾病有关的职业、工种和劳动条件。

8. 家族史　了解患者的家庭成员包括父母、兄弟、姊妹及子女的健康状况，询问家族成员有无遗传性疾病（如血友病、白化病等）、可能与遗传有关的疾病（如糖尿病、高血压、癌症等）以及传染病（如结核等）。

（三）身体评估

身体评估应在健康史采集后进行，包括全身检查、腹部检查和盆腔检查（pelvic examination）。盆腔检查为妇科所特有，又称为妇科检查（gynecologic examination）。除病情危急外，应按下列顺序进行。

1. 全身检查　常规测量体温、脉搏、呼吸、血压，必要时测量身高和体重；观察患者营养发育状况、神志、精神状态、面容、体态、全身发育、毛发分布、皮肤黏膜、浅表淋巴结（特别是左锁骨上淋巴结和腹股沟淋巴结）、头部器官、颈、乳房（注意其发育、皮肤有无凹陷及有无包块或分泌物）、心、肺、脊柱及四肢。

2. 腹部检查　腹部检查是妇科身体评估的重要组成部分，应在盆腔检查前进行，应有系统地进行视诊、触诊、叩诊和听诊。视诊观察腹部形状，有无隆起或呈蛙状腹，腹壁有无瘢痕、静脉曲张、妊娠纹、腹壁疝、腹直肌分离等。扪诊腹壁厚度，肝、脾、肾有无增大及压痛，腹部有无压痛、反跳痛或肌紧张，能否扪到包块。有包块时应描述其部位、大小（以 cm 为单位或用相当的妊娠月份大小表示）、形状、质地、活动度、表面是否光滑及有无压痛。叩诊时注意鼓音和浊音分布范围，有无移动性浊音存在。听诊肠鸣音。若合并妊娠，应检查宫底高度、子宫长度、腹围、胎方位、胎心率及胎儿大小等。

3. 盆腔检查　包括外阴、阴道、宫颈、宫体及双侧附件的检查。检查器械包括无菌手套、阴道窥器、鼠齿钳、长镊子、子宫探针、宫颈刮板、玻片、棉拭子、消毒液、液体石蜡或肥皂水、生理盐水等。

（1）基本要求

1）检查者应关心体贴患者，耐心、细致地做好解释工作，态度严肃，语言亲切，检查仔细，动作轻柔。

2）除尿失禁患者外，检查前嘱患者排空膀胱，必要时导尿。大便充盈者应在排便或灌肠后检查。

3）每检查 1 人，应更换臀部下面的垫单、无菌手套和检查器械，以防交叉感染。

4）除尿瘘患者有时需取膝胸卧位外，一般妇科检查时均取膀胱截石位。患者臀部置于台缘，头部略抬高，两手平放于身旁，以使腹肌松弛。检查者面向患者，立在患者两腿之间。危重患者不宜搬动时可在病床上检查。

5）避免经期行盆腔检查，但如为阴道异常出血则必须检查。检查前应消毒外阴，并使用无菌手套及器械，以防发生感染。

6）无性生活患者禁做阴道窥器检查（vaginal speculum examination）及双合诊检查（bimanual examination），限于用示指放入直肠内行直肠-腹部诊（anus-abdominal examination）。若因病情需要确实必须行阴道窥器或双合诊检查时，应在其本人及家属同意后方可进行。男医师及男护士对无性生活患者进行检查时，需有其他医护人员在场，以减轻患者的紧张情绪和避免发生不必要的误会。

7）怀疑有盆腔内病变的腹壁肥厚、高度紧张不合作或无性生活患者，妇科检查不满意时，可行 B 超检查，必要时可在麻醉下进行盆腔检查，以做出正确的判断。

8）检查完毕，将检查结果按照解剖部位先后顺序记录。

（2）检查方法：一般按下列步骤进行。

1）外阴检查（vulva examination）：观察外阴发育、阴毛多少和分布情况，有无畸形（如阴蒂肥大）、水肿、静脉曲张、皮炎、溃疡、赘生物或肿块，注意皮肤和黏膜色泽或色素减退及质地变化，有无增厚、变薄或萎缩。然后分开小阴唇，暴露阴道前庭及尿道口和阴道口。观察前庭区有无潮红充血、出血点及分泌物；前庭大腺有无红肿、压痛及肿块；尿道口黏膜有无红肿、外翻；尿道旁腺有无积脓、积液和压痛；注意处女膜的完整性，有无残痕，阴唇系带是否消失。无性生活患者的处女膜完整未破，其阴道口勉强可容示指；已婚者的阴道口能容两指通过；经产妇的处女膜仅余残痕或可见会阴侧切瘢痕。必要时让患者用力向下屏气，观察有无阴道前壁或后壁膨出、子宫脱垂及尿失禁等。

2）阴道窥器检查：根据患者阴道大小和阴道壁松弛情况，选用大小适当的阴道窥器。无性生活患者非经本人同意，禁用窥器检查。使用阴道窥器检查阴道和宫颈时，需注意阴道窥器的结构特点，临床常用为鸭嘴形阴道窥器。①放置和取出：将阴道窥器上下两叶合拢，旋紧其中部螺丝，放松侧部螺丝，用液状石蜡或肥皂水润滑两叶前端，以减轻插入阴道口时的不适感。冬日气温较低时，最好将窥器前端置入 40～45℃肥皂液中预先加温。若拟做宫颈细胞学检查或取阴道分泌物做涂片时，则不宜用润滑剂，以免影响检查结果，必要时可改用生理盐水润滑。放置窥器前先用左手示指和拇指分开两侧小阴唇，暴露阴道口，右手持预先备好的窥器，避开敏感的尿道周围区，斜行沿阴道侧后壁缓慢插入阴道内，边推进边旋转，将窥器两叶转正并逐渐张开两叶，直至完全暴露宫颈为止（图 12-1），然后旋转窥器，充分暴露阴道各壁。注意防止窥器两叶顶端直

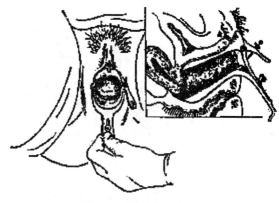

图 12-1　阴道窥器检查

接碰伤宫颈以致宫颈出血。若患者阴道壁松弛、宫颈难以暴露时，可调整窥器上下两叶间的距离，使其两叶张开达较大限度或改用大号窥器进行检查。若遇到阴道萎缩、狭窄患者，应选用小号窥器。取出窥器前，应旋松侧部螺丝，待两叶合拢后再取出。无论放入或取出过程中，均应注意必须旋紧中部螺丝，以免小阴唇和阴道壁黏膜被夹入两叶侧壁间而引起患者剧痛或不适。② 视诊：窥器检查内容包括宫颈和阴道。观察宫颈大小、颜色、外口形状，有无出血、柱状上皮异位、撕裂、外翻、腺囊肿、息肉和肿块，宫颈管内有无出血或分泌物；同时采集宫颈细胞学制片、宫颈管分泌物涂片和培养标本。旋转窥器，观察阴道前后壁、侧壁和穹隆黏膜颜色和皱襞的多少，是否有阴道隔或双阴道等先天畸形，有无溃疡、赘生物或囊肿等。注意观察阴道分泌物的量、性状、色泽及有无臭味。阴道分泌物异常者应做涂片或培养，寻找滴虫、假丝酵母菌、淋菌及线索细胞等。

3）双合诊检查：检查者一手的两指或一指放入阴道，另一手在腹部配合检查，称为双合诊。双合诊是盆腔检查中最重要的项目，其目的在于检查阴道、宫颈、宫体、输卵管、卵巢、宫旁结缔组织以及骨盆腔内壁有无异常。

检查者戴好消毒手套，示、中两指涂润滑剂后，轻轻通过阴道口，沿后壁放入阴道，检查阴道通畅度和深度，有无先天畸形、瘢痕、结节或肿块；接着扪触宫颈大小、形状、硬度及宫颈外口情况，有无接触性出血，若向上或向两侧拨动宫颈时患者感觉疼痛称宫颈举痛，为盆腔内器官有病变的表现。"倾"指宫体纵轴与身体纵轴的关系，当扪及宫颈外口方向朝后、宫体多朝向耻骨称前倾，宫颈外口朝前、宫体多朝向骶骨称后倾。

随后阴道内两指放在宫颈后方，托住宫颈向上、向前方抬举，同时另一手以 4 指指腹，自腹部平脐处向下、向后按压腹壁，逐渐向耻骨联合部位移动，通过内外手指同时分别抬举和按压，相互协调，可扪清子宫体位置、大小、形状、软硬度、活动度以及有无压痛（图 12-2）。"屈"指宫体与宫颈间的关系，当两者间的纵轴形成的角度朝向前方为前屈，当两者间的纵轴形成的角度朝向后方为后屈。正常子宫位置一般是前倾略前屈。

扪清子宫后，将阴道内两指由宫颈后方先后移至两侧穹隆部，尽可能往上向盆腔深部扪触，同时另一手从同侧下腹壁髂嵴水平开始，由上往下按压腹壁，与阴道内手指相互对合，以触摸该侧子宫附件处有无肿块、增厚或压痛（图 12-3）。若扪及肿块，应查清其位置、大小、形状、软硬度、活动度、与子宫的关系及有无压痛等。正常卵巢偶可扪及，触之有酸胀感；正常输卵管不能扪及。

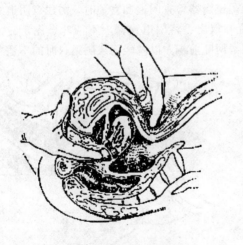 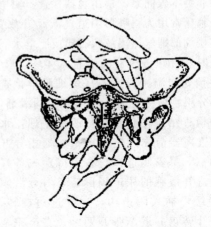

图 12-2　双合诊（检查子宫）　　　　图 12-3　双合诊（检查附件）

4）三合诊检查（rectovaginal examination）：经直肠、阴道、腹部联合检查称为三合诊。检查时，一手示指在阴道内，中指在直肠内，另一手在腹部配合，其余具体检查步骤与双合诊相同（图12-4）。三合诊的目的在于弥补双合诊的不足。通过三合诊可扪清后倾或后屈子宫的大小，发现子宫后壁、直肠子宫陷凹、宫骶韧带及双侧盆腔后部的病变，估计盆腔内病变范围，特别是癌肿与盆壁间的关系，以及扪诊阴道直肠隔、骶骨前方或直肠内有无病变。所以三合诊在生殖器官肿瘤、结核、内膜异位症、炎症检查时尤为重要。

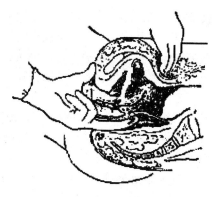

图 12-4　三合诊

5）直肠-腹部诊：一手示指伸入直肠，另一手在腹部配合检查，称直肠-腹部诊。一般适用于无性生活史、阴道闭锁或因其他原因不宜行双合诊的患者。

（3）记录：盆腔检查结束后按照顺序记录检查结果。

1）外阴：发育情况、阴毛分布形态、婚产类型。若有异常应详细描述。

2）阴道：是否通畅，黏膜情况，分泌物量、色、性状及有无臭味。

3）宫颈：大小、硬度，有无柱状上皮异位、撕裂、息肉、腺囊肿，有无接触性出血、举痛等。

4）宫体：位置、大小、硬度、活动度、有无压痛等。

5）附件：有无块物、增厚、压痛。如扪及块物，记录其位置、大小、硬度、表面光滑与否、活动度、有无压痛，与子宫及盆壁关系。左右两侧应分别记录。

4. 辅助检查　血、尿、粪三项常规检查，相关的实验室检查和相应的物理检查如 B 超检查、X 线检查、内镜检查等。

（四）心理、社会评估

妇科患者常担心因疾病或手术牵涉性生活、生育等问题而影响家庭和夫妻生活，所以她们思想压力较大。因此需注意：①评估患者对疾病的认识和态度：了解患者对健康问题的感知程度，对自己所患疾病的认识和态度，对治疗和护理的期望，对患者角色的接受程度；②评估患者的应激水平和应对措施：评估患者患病前后的应激水平，面对压力时的解决方式，处理问题过程中遭遇到的困难，从而明确导致患者疾病的社会心理原因；③评估患者的精神心理状态：评估患者的定向力、意识水平、注意力、仪表、举止、情绪、沟通交流能力、思维、记忆和判断能力等有无改变，判断患者有无焦虑、恐惧、否认、绝望、自责、沮丧、愤怒、悲哀等情绪变化；④评估患者的人格类型：如依赖型、独立型、主动型、被动型、紧张型、松弛型、内向型、外向型等；⑤评估患者的社会支持系统：了解患者的家庭成员构成，患者与其家属的亲密程度，患者家属能否满足患者的健康照顾需求。

【护理诊断】　护理诊断（nursing diagnosis）是护士针对个体、家庭、社区对现存的或潜在的健康问题或生命过程的反应所做的临床判断。护理诊断为护士在其职责范围内选择护理措施提供了基础，以达到预期的结果。我国目前使用的是北美国际护理诊断协会认可的护理诊断。妇科护士全面收集患者的资料，经过整理、分析后提出护理诊断。确认护理诊断后，按照其重要性和紧迫性排列先后顺序，并根据患者病情变化及时调整护理诊断的排列顺序，以指导护士采取护理措施。

【护理目标】　护理目标是指通过护理干预，护士期望患者达到的健康状态或在行为上的改变，也是护理效果的标准。护理目标可明确护理工作的方向，有利于护理措施的制订和实施。护理目标应具体、可被测量或观察到，同时鼓励患者及家属参与讨论，共同制订目标。根据目标所需时间的长短可将护理目标分为：① 长期目标：又称远期目标，是指在较长时间内（数周或数月）能够达到的目标。长期目标有利于妇科护士针对患者长期存在的健康问题采取连续护理行动，常用于妇科慢性炎症患者和手术后康复患者。② 短期目标：又称近期目标，是指在较短的时间（1 周或 1 天甚至更短时间）内能够达到的目标，常用于病情变化较快或短期住院的妇科患者。长期目标和短期目标在时间上没有绝对的分界，有些护理计划只有短期目标，有些护理计划则可能具有长期和短期目标。

【护理措施】　护理措施是指护士为帮助患者达到预定目标所采取的具体护理活动，包括执行医嘱、缓解症状、促进舒适的护理措施，预防、减轻和消除病变反应的措施，用药指导和健康教育等。护理措施要有针对性，结合妇科患者身心问题和护士的技术理论水平制订出切实可行的护理措施，同时需要与医疗计划保持一致，具有科学性和可操作性。护理措施的内容可分为 3 类：① 依赖性护理措施：是指护士执行医师、营养师或药剂师等人的医嘱；② 协作性护理措施：是指护士与其他医务人员协同完成的护理活动；③ 独立性护理措施：是指护士运用自己的护理知识和技能，自行或授权其他护士进行的护理活动。

【护理评价】　护理评价是对整个护理效果的鉴定。护理评价时，将患者目前的健康状况与护理计划中的护理目标进行比较，判断目标是否达到。若护理目标已全部实现，那么相应的护理措施可停止。若护理目标未全部实现，则应根据结果重新收集患者的资料，调整护理诊断和护理计划，可有如下情况：① 修订：对护理目标部分实现和未实现的情形进行分析，然后对护理诊断、护理目标、护理措施中不恰当的地方进行修改；② 排除：经过分析，排除已经不存在的护理问题；③ 增加：根据对所获得资料的判断，可发现新的护理诊断，应将这些诊断及其目标和措施加入护理计划中。

护理程序是一个动态的过程，通过护理评价可以总结经验教训，不断改进和提高护理质量，争取患者早日康复。

（曹永军）

第13章 女性生殖系统炎症患者的护理

第1节 概 述

【重点提示】

(1) 女性生殖系统的局部解剖特点和免疫系统构成其自然防御功能。

(2) 病原体包括细菌、原虫、真菌、病毒、衣原体及支原体等。

(3) 沿生殖器黏膜上行蔓延、经血循环传播、经淋巴系统蔓延以及直接蔓延是常见的传染途径。

(4) 炎症的发展和转归主要表现为痊愈、转为慢性、扩散和蔓延。

(5) 处理原则为加强预防、控制炎症、局部治疗、物理或手术治疗、中药治疗等。

(6) 外阴舒适度改变、担心传播、睡眠形态紊乱、焦虑是主要的护理问题。

(7) 采用心理护理、对症护理和健康教育的个体化护理措施。

女性生殖器官炎症是女性常见病、多发病，包括下生殖道的外阴阴道炎、子宫颈炎和上生殖道的盆腔炎性疾病；此外，还有常见的淋病、尖锐湿疣和梅毒等性传播疾病。

【女性生殖系统的自然防御功能】

(1) 两侧大、小阴唇自然合拢遮盖阴道口、尿道口。

(2) 在盆底肌肉的作用下，阴道口闭合，阴道前、后壁紧贴，可减少外界病原体的侵入。

(3) 生理情况下，雌激素使阴道上皮增生变厚并增加细胞内糖原含量，阴道上皮细胞分解糖原为单糖，阴道乳杆菌将单糖转化为乳酸，维持阴道正常的酸性环境（pH≤4.5，多在 3.8～4.4 之间），抑制其他病原体生长，称为阴道自净作用。

(4) 子宫颈分泌黏液形成黏液栓，堵塞子宫颈管，子宫颈内口平时紧闭，病原体不易侵入。

(5) 育龄期妇女子宫内膜的周期性剥脱，是消除宫内感染的有利条件。

(6) 输卵管黏膜上皮细胞的纤毛向宫腔方向摆动及输卵管的蠕动有利于阻止病原体侵入。

(7) 生殖道的免疫系统：生殖道黏膜如子宫颈和子宫聚集有不同数量的淋巴组织及散在的淋巴细胞；此外，中性粒细胞、巨噬细胞、补体以及一些细胞因子均在局部有重要的免疫功能，发挥抗感染作用。

当自然防御功能遭到破坏、机体免疫功能下降、内源性菌群发生变化或外源性致病菌侵入，均可导致炎症发生。

【病原体】

1. 细菌 包括需氧菌（肠球菌、表皮葡萄球菌、非溶血性链球菌、大肠埃希菌等）、厌氧菌（如梭状杆菌、动弯杆菌以及变形杆菌等）以及淋病奈瑟菌、结核杆菌等。

2. 原虫　以阴道毛滴虫最为多见，现阿米巴原虫少见。

3. 真菌　以假丝酵母菌多见。

4. 病毒　疱疹病毒、人乳头瘤病毒等。

5. 螺旋体　梅毒螺旋体。

6. 衣原体　沙眼衣原体。

7. 支原体　条件致病菌，是阴道正常菌群的一种，常见的有人型支原体、解脲脲原体和生殖支原体。

【传染途径】

1. 内源性感染　正常阴道内有多种细菌存在，称为正常菌群。对人体有益的菌群主要为乳杆菌，乳杆菌产生的抑菌物质可以抑制其他细菌的生长。当阴道正常菌群发生改变，乳杆菌下降，而其他内源性细菌大量繁殖时，将导致阴道炎症发生，如细菌性阴道病。

2. 性交直接传染　多数性传播疾病可经性交直接传播，如淋病、梅毒、尖锐湿疣等。

3. 间接传染　一些性传播疾病也可以经污染的衣物、器械等间接途径传播，如淋病、滴虫性阴道炎等。

【炎症的转归与发展】

1. 痊愈　患者抵抗力强、病原体致病力弱或得到及时、有效的治疗，以及抗生素使用恰当，病原体完全被消灭，炎症被控制、炎症渗出物完全被吸收，称为痊愈。一般痊愈后，组织结构、功能都可以恢复正常，不留痕迹。

2. 转为慢性　炎症得不到及时、彻底的治疗或病原体对抗生素不敏感，机体防御功能和病原体作用力处于相持状态，使得炎症长期存在。少数患者也可无明显急性炎症的表现，而直接表现为慢性炎症。当机体防御功能增强或治疗方法恰当，慢性炎症可被控制并逐渐好转痊愈，一旦机体抵抗力减退，慢性炎症可急性发作。

3. 扩散与蔓延　机体防御功能降低或遭受破坏、病原体作用强，又没有得到及时、有效的治疗，炎症可很快经淋巴和血行扩散或蔓延到邻近器官，严重时形成腹膜炎、败血症。但此种情况不多见。

【临床表现】　下生殖道炎症（外阴阴道炎及子宫颈炎）主要表现为阴道分泌物增多、性状改变或有异味；上生殖道炎症（盆腔炎性疾病）主要表现为下腹痛，也可伴有阴道分泌物异常。外阴受到阴道分泌物的刺激，也可引起外阴瘙痒、疼痛或烧灼感。若盆腔炎性疾病未得到及时、正确的诊断或治疗，可能会发生盆腔炎性疾病后遗症，主要表现为不孕、异位妊娠、慢性盆腔痛以及盆腔炎性疾病的反复发作。

【治疗原则】

1. 加强预防　注意个人卫生，勤换内裤，保持外阴清洁、干燥；切断传染源；增强机体抵抗力；定期进行妇科检查，及早发现炎症并积极治疗。

2. 控制炎症　针对病原体选用敏感抗生素，及时、足量、规范使用，必要时加用辅助药物，以提高疗效。

3. 局部治疗　热敷、坐浴，或使用抗生素软膏局部涂抹。

4. 物理或手术治疗　微波、冷冻、激光等物理治疗；手术治疗可根据不同情况选择。

5. 中药治疗　可根据具体情况选择相应作用的中药治疗。

【护理评估】

1. 健康史　询问患者的年龄、发病可能的诱因，追问月经婚育史、性生活史、生殖系统的手术史、外伤史、分娩史及有无其他慢性疾病史，有无接受大剂量雌激素治疗或长期应用抗生素治疗史，宫腔内手术操作后、产后、流产后有无感染史，采用的避孕或节育措施，个人卫生及月经期卫生保健习惯。了解发病的时间、症状持续时间，以前有类似病史的要了解其治疗经过及疗效等。

2. 身体评估　了解阴道分泌物的颜色、质地、量及气味，外阴局部症状如瘙痒、疼痛、灼热感等。同时了解发病后有无发热、寒战、腹痛、腰骶部疼痛，以及泌尿系统或消化系统等症状。仔细观察生殖系统的局部变化，如有无红、肿、热、痛，阴道分泌物的量及性质，宫颈外观，子宫大小、活动度、有无压痛，附件区有无增厚、压痛及包块。

3. 心理、社会评估　通过与患者接触、交谈，观察其行为变化，以了解患者情绪、心理状态变化。多数患者在出现典型的临床症状后，不愿及时就诊，尤其是有不洁性交史者，害怕自己患性病。有些未婚或未育女性，常因害羞、恐惧等原因未及时就诊，或自行寻找非正规诊所治疗，以致延误病情，给治疗和护理带来一定的困难。

【护理诊断/问题】

1. 皮肤完整性受损　与炎症分泌物刺激引起局部瘙痒、不适甚至疼痛有关。
2. 睡眠形态紊乱　与局部瘙痒不适和疼痛有关。
3. 焦虑　与治疗效果不佳、担心传染、影响性交有关。

【护理目标】

(1) 患者接受和配合各种检查及治疗；
(2) 通过正规治疗，炎症反应消退，恢复皮肤完整性；
(3) 患者能叙述病因，并列举保健及预防措施。

【护理措施】

1. 心理护理　由于炎症发生于隐私部位，患者往往感到害羞，不愿及时就诊，应耐心向其解释，告知就诊的重要性，并鼓励坚持治疗及按时随访。妇科诊治的体位和方式往往使患者感到不安，要陪伴患者并保护患者的隐私。对于慢性患者，要及时了解其心理问题，耐心倾听其述说病情，主动向患者解释各种治疗的目的、作用、方法、副作用及注意事项；与患者讨论治疗、护理方案，减轻患者的恐惧和焦虑，并争取家人的理解和支持，必要时提供直接帮助。

2. 一般护理　嘱患者多休息，避免劳累，急性炎症期，应卧床休息，有利于炎症局限。嘱增加营养，注意合理饮食。指导患者保持会阴部清洁，勤换内裤。若患者发热要做好物理降温并及时为其更换衣服、床单。疼痛症状明显时，按医嘱给予止痛药物。局部瘙痒难忍时，按医嘱给止痒药膏，并嘱患者避免搔抓。准确执行医嘱，协助医师完成治疗。仔细观察生命体征、分泌物的量和性状、腹痛、用药反应等情况，有异常情况及时报告，做好记录。生殖器炎症常需局部用药，要耐心教会患者自己用药的方法及注意事项。向患者讲解有关药物的作用、副作用，使患者明确各种不同剂型药物的用药途径，以保证疗程和疗效。

3. 健康教育　注意个人卫生，指导患者穿棉质内裤，以减少局部摩擦；治疗期间避免去公共浴池、游泳池，禁止性生活；注意孕期、分娩期、经期及产褥期卫生。指导患者定期进行妇科检查，及早发现异常并积极治疗。讲解常见妇科炎症的病因、诱发因素和防治措施。对于性传播疾病，解释配偶双方同时接受治疗的必要性及坚持治疗的重要性。

【护理评价】

(1) 治疗期间，患者自述舒适感增加，表现为积极配合治疗；
(2) 患者用药方法正确，并能坚持治疗；
(3) 患者全身、局部的症状和体征消失，实验室检查指标在正常范围；
(4) 患者能简述预防及保健措施。

第2节　外阴阴道炎症

一、外阴炎

【重点提示】

(1) 由阴道分泌物、尿液、粪便以及卫生巾等非病原体因素造成。

(2) 主要表现为外阴瘙痒、疼痛、烧灼感等。

(3) 治疗原则是积极消除病因和局部治疗。

(4) 缺乏外阴清洁及预防外阴炎的相关知识、外阴不适、皮肤或黏膜完整性受损、性交不适或疼痛是主要的护理问题。

【病因】　阴道分泌物、尿液、粪便等的长期刺激；穿化纤内裤、紧身衣以及经期使用卫生巾致局部透气性差；外阴不洁致细菌感染等造成外阴炎。

【临床表现】　外阴瘙痒、疼痛、灼热，性交及排尿时加重。局部红肿、湿疹、糜烂，常有抓痕，严重者可见溃疡。慢性炎症可使皮肤增厚、粗糙、皲裂，甚至苔藓样变。

【诊断与辅助检查】　根据病史、症状以及体征，可初步诊断外阴炎。

【治疗原则】

(1) 祛除病因，治疗原发病；

(2) 注意个人卫生，保持外阴清洁、干燥，可药物坐浴或外涂抗生素软膏。

【护理评估】

1. 健康史　询问发病原因及诱发因素，诸如有无糖尿病、尿瘘、阴道直肠瘘等病史；注意了解患者的卫生习惯、是否非经期使用卫生护垫、穿紧身化纤内裤等，以及有无特殊的饮食习惯。

2. 身体评估　询问有无外阴瘙痒、疼痛或灼热感等症状。观察有无外阴红肿、湿疹、糜烂、抓痕、溃疡，以及皮肤有无增厚、粗糙、皲裂或苔藓样改变。

3. 心理、社会评估　外阴炎患者起初症状轻微，往往易被忽视，当外阴症状明显时，诸如瘙痒难忍或影响性生活时，尤其是在局部出现糜烂、溃疡或皮肤颜色发生改变后，患者会焦虑、害怕，担心癌变。评估患者对疾病认知程度，了解有无其他病史、家庭情况、配偶的态度及支持情况。

【护理诊断/问题】

1. 知识缺乏　缺乏外阴清洁及预防外阴炎的知识。

2. 皮肤或黏膜完整性受损　与分泌物长期刺激、局部潮湿透气性差有关。

3. 舒适的改变　与外阴瘙痒、疼痛、分泌物增多有关。

【护理目标】

1. 患者症状缓解或消失；

2. 患者获得有关外阴炎的健康保健知识和预防措施。

【护理措施】

1. 心理护理　和患者共同分析寻找病因和诱发因素，介绍有关外阴炎的健康保健知识和预防措施，消除患者顾虑，纠正错误认识，配合治疗。

2. 一般护理　协助医师指导治疗，局部坐浴时注意溶液浓度、温度及坐浴时间、注意事项。坐浴后可涂抗生素软膏或紫草油。用红外线治疗时，注意观察局部皮肤有无发红、发热，注意温度、距离、时间，避免烧伤皮肤。

3. 健康教育　注意个人卫生，尤其在经期、孕期、产褥期，每天清洗外阴、更换内裤，保持外阴清洁、干燥。对妇女进行外阴清洁及预防知识的教育，不穿化纤内裤和紧身衣，着棉织内衣裤。

【护理评价】

（1）患者局部症状消失，原发病得到治疗；

（2）患者能叙述病因，并能叙述预防外阴炎的措施。

二、前庭大腺炎

【重点提示】

（1）前庭大腺炎主要由葡萄球菌、大肠埃希菌、链球菌、肠球菌等内源性病原体和淋病奈瑟菌及沙眼衣原体等性传播疾病引起。

（2）局部肿胀、疼痛为主要症状，可发展为前庭大腺脓肿，也可反复发作。

（3）休息、抗生素、切开引流等为主要治疗手段。

（4）组织完整性受损、疼痛、缺乏手术相关知识、紧张、焦虑是主要的护理问题。

【病因】　前庭大腺位于两侧大阴唇下 1/3 深部，腺管开口于处女膜与小阴唇之间。因其解剖特点，在经期、分娩期或性交污染外阴部时，细菌侵入腺管，易发生前庭大腺炎。若炎性渗出物堵塞管口，脓液不能外流、积存而形成脓肿，称前庭大腺脓肿（abscess of Bartholin gland）。

【临床表现】　炎症多为一侧。急性期，大阴唇下 1/3 处疼痛、肿胀，严重时走路受限。检查局部可见皮肤红肿、发热、压痛明显。可伴发烧，偶见腹股沟淋巴结肿大。当脓肿形成时触之有波动感，脓肿直径可达 3～6cm。脓肿可自行破溃，引流良好者，炎症消退而自愈；若引流不畅，炎症持续不退或反复急性发作。

【诊断与辅助检查】　根据患者临床表现、局部体征即可明确诊断。

【治疗原则】

（1）急性炎症发作时，需卧床休息，根据病原体选择敏感抗生素治疗；

（2）脓肿形成后需行切开引流并做造口术，放置引流条，注意术后伤口护理。

【护理评估】

1. 健康史　询问发病原因及诱发因素，了解患者卫生习惯及有无反复外阴阴道炎病史。

2. 身体评估　了解患者主诉，询问有无外阴局部肿胀、疼痛等症状；观察走路步态，了解是否走路受限；测量体温了解感染反应；检查大阴唇下 1/3 处有无囊性肿块、是否有波动感及红、肿、热、痛等不适。

3. 心理、社会评估　前庭大腺炎患者起初症状轻微，往往易被忽视，当症状明显时，如疼痛难忍、行走不便时，才考虑就诊，此时心理调适能力下降，需评估患者对该疾病的认知能力。

【护理诊断】

1. 组织完整性受损　与手术有关。

2. 疼痛　与病原菌侵入前庭大腺引起感染及脓肿形成后肿胀不适、行动不便等有关。

【护理目标】

1. 患者症状缓解或消失；

2. 患者获得有关前庭大腺炎的健康保健知识。

【护理措施】

1. 心理护理　介绍有关前庭大腺炎的健康保健知识，消除患者顾虑，纠正错误认识，配合治疗。

2. 一般护理 指导患者做好会阴部护理，保持外阴清洁、干燥。急性期嘱患者卧床休息，减少局部压迫和摩擦。注意体温变化，观察患者局部病情变化，协助医师检查及治疗。按医嘱给予抗生素；指导患者局部坐浴的方法及注意事项。对于切开引流术者，术后保持局部清洁，局部用引流条引流，引流条需每日更换。

3. 健康教育 对妇女进行外阴清洁及预防知识的教育，发现外阴肿痛等不适症状应及时就诊。

【护理评价】

(1) 患者症状缓解或消失，步态正常；

(2) 患者能配合各项诊疗和护理；

(3) 患者能叙述前庭大腺脓肿切开引流术后的自我保健知识。

三、前庭大腺囊肿

【重点提示】

(1) 由前庭大腺腺管开口部阻塞、分泌物积聚于腺腔而形成。

(2) 常无临床症状，治疗选择前庭大腺囊肿造口术。

(3) 组织完整性受损、疼痛、缺乏手术相关知识、紧张、焦虑是主要的护理问题。

【病因】 前庭大腺囊肿（bartholin cyst）系因前庭大腺管开口部阻塞，分泌物积聚于腺腔而形成。

【临床表现】 前庭大腺囊肿多由小逐渐增大，囊肿多为单侧，也可为双侧。若囊肿小且无感染，患者可无自觉症状，往往于妇科检查时才被发现；若囊肿大，患者可有外阴坠胀感或性交不适。检查见囊肿多呈椭圆形，大小不等，位于外阴部后下方，可向大阴唇外侧凸起。

【诊断与辅助检查】 根据患者临床表现、局部体征即可明确诊断。

【治疗原则】 行前庭大腺囊肿造口术。

【护理评估】

1. 健康史 询问发病原因及诱发因素，了解患者卫生习惯及有无反复外阴阴道炎病史；

2. 身体评估 询问有无外阴局部肿胀不适等症状，检查外阴局部有无囊性肿块及波动感等改变；

3. 心理、社会评估 一般无明显症状，往往易被忽视，当囊肿增大，伴有外阴坠胀、性交不适等症状时才就诊，评估患者对该疾病的认知能力。

【护理诊断】

1. 组织完整性受损 与手术有关。

2. 知识缺乏 缺乏治疗方法相关知识。

【护理目标】

(1) 患者症状缓解或消失；

(2) 患者获得有关前庭大腺囊肿的健康保健知识。

【护理措施】

1. 心理护理 介绍有关前庭大腺囊肿的健康保健知识，消除患者顾虑，纠正错误认识，配合治疗。

2. 一般护理 指导患者做好会阴部护理，减少局部压迫和摩擦，保持外阴清洁、干燥。对于切开引流术者，术后保持局部清洁，局部用引流条引流，引流条需每日更换。

3. 健康教育 注意个人卫生，保持外阴清洁、干燥，对妇女进行外阴清洁及预防知识的教育，发现外阴囊肿时应及时就诊。

【护理评价】

（1）患者能配合各项诊疗和护理；

（2）患者能叙述前庭大腺囊肿切开引流术后的自我保健知识。

四、滴虫阴道炎

【重点提示】

（1）病原体为阴道毛滴虫，以性接触为主要传播方式，也可间接传播。

（2）主要症状为阴道分泌物异常及外阴瘙痒，检查见阴道壁充血、水肿及稀薄脓性、泡沫状分泌物。

（3）最常用的诊断方法是阴道分泌物湿片法，镜下见到活动的阴道毛滴虫。

（4）治疗采用口服抗滴虫药物，性伴侣需同时治疗。

（5）缺乏预防及治疗滴虫阴道炎的有关知识、黏膜完整性受损、外阴阴道不适的改变以及紧张、焦虑、恐惧是主要的护理问题。

【病因】　滴虫阴道炎（trichomonal vaginitis）是由阴道毛滴虫引起的常见阴道炎症，也是常见的性传播疾病。阴道毛滴虫适宜在温度 $25\sim40℃$、pH 为 $5.2\sim6.6$ 的潮湿环境中生长，在 pH 5 以下或 7.5 以上环境中则不生长。月经前、后阴道 pH 接近中性，隐藏在腺体及阴道皱襞中的滴虫常得以繁殖，引起炎症发作。滴虫阴道炎患者的阴道 pH 为 $5.0\sim6.5$。滴虫不仅寄生于阴道，还常侵入尿道、尿道旁腺、膀胱、肾盂以及男性包皮褶、尿道、前列腺等处。

【传播方式】

1. 直接传播　经性交传播。

2. 间接传播　经游泳池、公共浴盆、坐式便器、衣物、污染的器械及敷料等传播。

【临床表现】

1. 症状　典型症状是阴道分泌物增多伴外阴瘙痒；分泌物典型特点为稀薄、脓性、黄绿色、泡沫状、有臭味；若合并尿道感染，可有尿频、尿痛，有时可见血尿。

2. 体征　可见阴道黏膜充血，严重时有散在出血点。阴道分泌物呈黄绿色脓性泡沫状。

【诊断与辅助检查】　典型病例容易诊断，若阴道分泌物生理盐水湿片镜检找到滴虫即可确诊。对可疑患者，若多次镜检未能发现滴虫时，可送培养，准确性达 98% 左右。

【治疗原则】　全身用药，主要治疗药物为甲硝唑及替硝唑，性伴侣应同时进行治疗。

【护理评估】

1. 健康史　注意寻找其发病原因，分析感染途径，询问有无不洁性交史、性伴侣有无滴虫感染史、发病前是否到公共浴池或游泳池等。

2. 身体评估　询问患者有无阴道分泌物增多及外阴瘙痒等症状，分泌物的颜色、性状等情况。妇科检查阴道黏膜及阴道分泌物的情况。

3. 心理、社会评估　评估患者出现症状后影响其就诊的因素、影响治疗效果致反复发作造成的烦恼、接受盆腔检查的顾虑、对确诊后感到的压力以及配偶对其的理解与配合。

【护理诊断/问题】

1. 黏膜完整性受损　与阴道炎症有关。

2. 舒适的改变　与外阴、阴道瘙痒、疼痛、分泌物增多有关。

3. 知识缺乏　缺乏预防、治疗滴虫阴道炎的有关知识。

4. 紧张、焦虑、恐惧　与易反复发作、症状明显以及该病为性传播疾病有关。

【护理目标】

(1) 患者阴道分泌物正常，瘙痒、疼痛症状减轻；

(2) 患者能叙述该病的有关知识并积极治疗，其配偶也能同时治疗。

【护理措施】

1. 心理护理　介绍有关滴虫阴道炎的健康保健知识，告知患者是常见性传播疾病，消除患者顾虑，纠正错误认识，配合治疗。

2. 一般护理　指导患者自我护理，保持外阴清洁、干燥，避免搔抓外阴以免皮肤破损，每天更换内裤，擦洗外阴，但不建议阴道冲洗，擦洗外阴的毛巾用后应煮沸消毒 5～10 分钟以消灭病原菌，保证治疗效果。

3. 用药护理　指导患者服药的方法，告知用药注意事项，口服甲硝唑可有食欲不振、恶心、呕吐、头痛、皮疹、白细胞减少等不良反应，一旦发现应报告医师并停药。甲硝唑用药期间及停药 24 小时内、替硝唑用药期间及停药 72 小时内禁止饮酒，哺乳期用药不宜哺乳。

4. 特殊护理　对于妊娠合并滴虫阴道炎的孕妇，应用甲硝唑时，最好取得患者及其家属的知情同意。

5. 健康教育　教育患者避免不洁的及无保护的性交，建议其性伴侣应接受检查及治疗，避免重复感染以及进一步的传播。治愈前避免无保护性交。禁止滴虫患者、带虫者进入游泳池。浴盆、浴巾、坐便器要消毒。医疗单位做好消毒隔离，以免交叉和重复感染。

【护理评价】

(1) 患者自诉局部症状好转或减轻，显微镜检未见活动的毛滴虫；

(2) 患者正确复述预防及治疗疾病的有关知识。

【典型病例】　女性，32 岁，工人，已婚，丈夫职业销售。主因性交后阴道分泌物多，外阴瘙痒 3 天就诊。检查可见外阴有抓痕，阴道黏膜充血、有散在出血点，后穹隆部有大量分泌物，黄绿色、呈泡沫状。请问：

(1) 该患者可能患何病？还需做哪些检查？应如何治疗？

(2) 对该患者进行护理时，需注意哪些要点？

五、外阴阴道假丝酵母菌病

【重点提示】

(1) 病原体为假丝酵母菌，属机会致病菌，主要为内源性传染。

(2) 主要症状为外阴瘙痒、灼痛，部分有凝乳样阴道分泌物增多。

(3) 确诊依据为阴道分泌物检查发现假丝酵母菌的芽生孢子或假菌丝。

(4) 选择局部或全身抗真菌药物治疗，根据疾病分类决定疗程长短。

(5) 缺乏预防及治疗外阴阴道假丝酵母菌病的有关知识、黏膜完整性受损、外阴阴道不适的改变以及紧张、焦虑、恐惧是主要的护理问题。

【病因】　外阴阴道假丝酵母菌病（vulvovaginal candidiasis, VVC）曾称外阴阴道念珠菌病，是由假丝酵母菌引起的常见外阴、阴道炎症。80%～90%的病原体为白假丝酵母菌，10%～20%为光滑假丝酵母菌、近平滑假丝酵母菌、热带假丝酵母菌等。假丝酵母菌不耐热，当加热至 60℃持续 1 小时即死亡，但对干燥、日光、紫外线及化学试剂等抵抗力较强。假丝酵母菌为条件致病菌，可存在于口腔、肠道、阴道黏膜而不引起发病，在全身及阴道局部免疫能力下降时发病。常见发病诱因：应用广谱抗生素、妊娠、糖尿病、大量应用免疫抑制剂以及接受大量雌激素治疗。

【传播方式】　主要是内源性传染，寄生于人的口腔、阴道、肠道的假丝酵母菌可互相传染，也可以通过性交直接传染或接触感染的衣物间接传染。

【临床表现】

1. 症状　主要表现为外阴瘙痒、灼痛，严重时坐卧不安，还可伴有性交痛、尿痛等症状，部分患者阴道分泌物增多。阴道分泌物白色、稠厚，呈凝乳或豆腐渣样。

2. 体征　外阴红斑、水肿，常伴有抓痕，严重者可见皮肤皲裂、表皮脱落。小阴唇内侧、阴道黏膜红肿并附着白色块状物，擦除后露出红肿、糜烂或溃疡的阴道黏膜。

根据其流行情况、临床表现、微生物学、宿主情况，VVC 可分为单纯性外阴阴道假丝酵母菌病（uncomplicated VVC）和复杂性外阴阴道假丝酵母菌病（complicated VVC），见表 13-1。

表 13-1　VVC 临床分类

	单纯性 VVC	复杂性 VVC
发生频率	散发或非经常发作	复发性
临床表现	轻到中度	重度
真菌种类	白假丝酵母菌	非白假丝酵母菌
宿主情况	免疫功能正常	免疫功能低下或应用免疫抑制剂或未控制糖尿病、妊娠

【诊断与辅助检查】　阴道分泌物 10% 氢氧化钾湿片镜检见到假丝酵母菌的芽生孢子或假菌丝即可确诊。若有症状而多次检查为阴性，可采用培养法。

【治疗原则】

1. 消除诱因　若有糖尿病应给予积极治疗，及时停用广谱抗生素、雌激素及皮质类固醇激素。

2. 选择局部或全身抗真菌药物治疗　常用局部药物有克霉唑、硝酸咪康唑、制霉菌素栓剂或片剂，全身用药有氟康唑。对于单纯性 VVC，无论选用局部还是口服用药，采用短疗程方案。由于复杂性 VVC 包含情况较多，治疗需个体化，对于严重的 VVC，则延长用药时间。

【护理评估】

1. 健康史　了解患者有无诱发因素，如糖尿病、使用广谱抗生素、长期使用激素、是否处于妊娠期以及发病后的治疗情况。

2. 身体评估　了解患者阴道分泌物量、性状、气味以及外阴瘙痒程度。妇科检查了解阴道黏膜受损程度，有无红肿糜烂、溃疡以及阴道分泌物的量、性状等情况。

3. 心理、社会评估　外阴、阴道瘙痒使患者痛苦不堪，尤以夜间明显，致使无法休息与睡眠，影响工作和生活。有些患者不愿言表，不愿就医，充满矛盾心理。应评估患者心理障碍及影响疾病治疗的原因。

【护理诊断】

1. 黏膜完整性受损　与阴道炎症有关。

2. 舒适的改变　与外阴、阴道瘙痒、疼痛、分泌物增多有关。

3. 知识缺乏　缺乏预防、治疗外阴阴道假丝酵母菌病的有关知识。

4. 焦虑　与易反复发作、症状明显以及该病的特点有关。

【护理目标】

（1）患者阴道分泌物正常，瘙痒、疼痛症状减轻；

（2）患者能叙述该病的有关知识并积极治疗。

【护理措施】

1. 心理护理　介绍有关外阴、阴道假丝酵母菌病的健康保健知识，告知患者是常见阴道炎症，消除患者顾虑，纠正错误认识，配合治疗。

2. 一般护理　指导患者自我护理，保持外阴清洁、干燥，避免搔抓外阴以免皮肤破损，每天更换内裤，擦洗外阴；不建议患者冲洗阴道，除非阴道分泌物很多影响药物吸收时，才考虑做阴道擦洗。

3. 用药护理　向患者讲明用药的目的、方法，取得患者的配合，按医嘱完成正规疗程。

4. 特殊护理　对于妊娠合并外阴、阴道假丝酵母菌病的患者，为避免新生儿感染，应积极治疗，建议选用局部用药，以 7 日疗法效果为佳。

5. 健康教育　发现糖尿病应积极治疗，正确使用抗生素、雌激素以及免疫抑制剂，避免诱发 VVC。向患者讲解发病因素及治疗原则，鼓励患者积极配合治疗方案。做好卫生宣教，养成良好的卫生习惯。

【护理评价】

(1) 患者自诉局部症状好转或减轻，阴道镜检未见假菌丝、芽孢；

(2) 患者正确复述预防及治疗疾病的有关知识。

【典型病例】　女性，34 岁，已婚。近两天阴道分泌物增多，豆渣样，外阴瘙痒，尤以夜间明显。妇科检查见外阴潮红，阴道分泌物呈豆渣样，量不多，阴道黏膜轻度充血。请问：

(1) 该患者可能患何病？需做哪些检查？应如何治疗？

(2) 对该患者进行护理时，需注意哪些要点？

六、细菌性阴道病

【重点提示】

(1) 由阴道内乳杆菌减少而加德纳菌、厌氧菌等增加所致的内源性混合感染。

(2) 临床特点为阴道分泌物匀质、稀薄、有鱼腥臭味，但阴道检查无炎症改变。

(3) 临床诊断标准为特征性阴道分泌物、线索细胞阳性、pH＞4.5 及胺臭味试验阳性 4 项中符合 3 项。

(4) 主要采用针对厌氧菌的治疗，如甲硝唑、克林霉素。

(5) 缺乏预防及治疗细菌性阴道病的有关知识、阴道分泌物异味、焦虑是主要的护理问题。

【病因】　细菌性阴道病（bacterial vaginosis，BV）为阴道内菌群失调所致的一种混合感染。当阴道内的优势菌乳杆菌减少，其他微生物如加德纳菌、厌氧菌（动弯杆菌、普雷沃菌、紫单胞菌、类杆菌、消化链球菌等）以及人型支原体等大量繁殖，破坏了正常阴道菌群之间的相互平衡而导致阴道炎症。促使阴道菌群发生变化的原因仍不清楚，推测可能与频繁性交、多个性伴侣或阴道灌洗使阴道碱化有关。

【临床表现】　10％～40％患者无临床症状，若有可表现为：

1. 症状　主要表现为阴道分泌物增多，有鱼腥臭味，尤其性交后加重，可伴有轻度外阴瘙痒或烧灼感；

2. 体征　阴道黏膜无充血，分泌物灰白色，均匀一致，稀薄，常黏附于阴道壁，但黏度很低，容易将分泌物从阴道壁拭去。

【诊断与辅助检查】　主要采用 Amsel 临床诊断标准，下列 4 项中有 3 项阳性，即可临床诊断为细菌性阴道病。

（1）匀质、稀薄、白色阴道分泌物，常黏附于阴道壁。

（2）线索细胞（clue cell）阳性：取少许阴道分泌物放在玻片上，加一滴 0.9％氯化钠溶液混合，高倍显微镜下寻找线索细胞。线索细胞即阴道脱落的表层细胞，于细胞边缘贴附颗粒状物即各种厌氧菌，尤其是加德纳菌，细胞边缘不清。

（3）阴道分泌物 pH＞4.5。

（4）胺臭味试验（whiff test）阳性：取阴道分泌物少许放在玻片上，加入 10％氢氧化钾溶液 1～2 滴，产生烂鱼肉样腥臭气味，系因胺遇碱释放氨所致。

除 Amsel 临床诊断标准外，还可应用阴道分泌物涂片的 Nugent 革兰染色评分。

【治疗原则】

（1）治疗原则为选用抗厌氧菌药物，主要有甲硝唑、替硝唑、克林霉素；

（2）性伴侣不需常规治疗。

【护理评估】

1. 健康史　了解患者性生活情况、有无阴道灌洗的习惯以及有无反复发作史。

2. 身体评估　了解患者阴道分泌物量、性状、气味以及外阴瘙痒程度。妇科检查了解阴道黏膜，分泌物的量、性状等情况。

3. 心理、社会评估　细菌性阴道病患者主要特点是分泌物有鱼腥味，尤以性交后明显，影响性生活质量，但患者羞于启齿，不愿就医，充满矛盾心理。应评估患者心理障碍及影响疾病治疗的原因。

【护理诊断／问题】

1. 分泌物气味改变　与分泌物鱼腥臭味有关。

2. 知识缺乏　缺乏预防、治疗细菌性阴道病的有关知识。

3. 焦虑　与易反复发作、分泌物鱼腥臭味的特点有关。

【护理目标】

（1）患者阴道分泌物正常、无明显异味，瘙痒症状减轻；

（2）患者能叙述该病的有关知识并积极治疗。

【护理措施】

1. 心理护理　介绍有关细菌性阴道病的健康保健知识，告知患者是常见阴道炎症，容易治疗，解除患者焦虑，配合治疗。

2. 一般护理　指导患者自我护理，保持外阴清洁、干燥，每天换内裤，清洗外阴，不建议患者冲洗阴道。

3. 用药护理　向患者讲明用药的目的、方法，取得患者的配合，按医嘱完成正规疗程。告知用药注意事项，同滴虫阴道炎。

4. 特殊护理　对于妊娠合并细菌性阴道病的孕妇，讲解治疗的必要性，使其消除顾虑、配合治疗，并嘱患者治疗后要随访。

5. 健康教育　向患者讲解发病因素及治疗原则，鼓励患者积极配合治疗方案。细菌性阴道病可引起多种妇产科并发症，由于部分患者无临床症状，因此应做好卫生宣教，定期查体，及早发现，及时治疗。

【护理评价】

（1）患者自诉局部症状好转或减轻，阴道分泌物性状正常、pH 正常、胺试验阴性或镜检线索细胞阴性；

（2）患者正确复述预防及治疗疾病的有关知识。

【典型病例】　女性，26 岁，阴道分泌物增多，有腥臭味，尤以性交后加重。检查见阴道分泌物增多，白色、均质，阴道黏膜无充血及水肿。请问：

(1) 为明确诊断，需做哪些检查？

(2) 对该患者进行护理时，需注意哪些要点？

七、萎缩性阴道炎

【重点提示】

(1) 萎缩性阴道炎是雌激素水平降低、阴道黏膜萎缩、抵抗力下降后，由病原菌感染引起的炎症。

(2) 临床表现为阴道分泌物增多、外阴瘙痒等，常伴有性交痛。

(3) 治疗原则为补充雌激素，增强阴道抵抗力，抑制细菌生长。

(4) 黏膜完整性受损、舒适改变、缺乏绝经过渡期保健知识以及紧张、焦虑是主要的护理问题。

【病因】　多见于绝经后妇女。因卵巢功能衰退，雌激素水平降低，阴道壁萎缩，黏膜变薄，上皮细胞内糖原减少，局部抵抗力降低，其他病原菌过度繁殖或入侵引起炎症。

【临床表现】

1. 症状　主要表现为外阴灼热不适、瘙痒及阴道分泌物增多。阴道分泌物多呈黄色、稀薄脓性，有时可呈血性。

2. 体征　阴道呈萎缩性改变，上皮皱襞消失、萎缩、菲薄。阴道黏膜充血，有散在小出血点或点状出血斑，有时见浅表溃疡，严重时造成狭窄甚至闭锁，炎症分泌物引流不畅形成阴道积脓或宫腔积脓。

【诊断与辅助检查】　根据绝经、卵巢手术史、盆腔放射治疗史或药物性闭经史及临床表现，诊断一般不难，但应排除其他疾病才能诊断。

【治疗原则】

(1) 补充雌激素增加阴道局部抵抗力；

(2) 抗生素抑制细菌生长。

【护理评估】

1. 健康史　了解患者年龄、月经史、是否闭经、闭经时间、有无手术切除卵巢及盆腔放射治疗史或有无其他慢性疾病史。

2. 身体评估　了解患者阴道分泌物的量和性状以及外阴灼热不适的程度。妇科检查了解阴道黏膜萎缩、充血以及分泌物的量、性状等情况。

3. 心理、社会评估　评估患者出现不适时的心理状态，外阴、阴道黏膜萎缩，患者对妇科检查感到恐惧，害怕就医，影响检查及治疗。

【护理诊断/问题】

1. 黏膜完整性受损　由于炎症而发生的阴道黏膜充血、破损等改变。

2. 舒适改变　与阴道瘙痒、分泌物增多有关。

3. 知识缺乏　缺乏绝经过渡期保健知识。

4. 紧张、焦虑　与害怕就医、妇科检查及易反复发作有关。

【护理目标】

(1) 患者阴道分泌物减少、外阴不适症状改善；

（2）患者能叙述该病的有关知识并积极治疗。

【护理措施】

1. 心理护理　介绍有关绝经过渡期的健康保健知识，告知患者该病是常见阴道炎症，容易治疗，解除患者顾虑，配合治疗。

2. 一般护理　指导患者自我护理，保持外阴清洁、干燥，每天更换内裤，清洗外阴，不建议患者冲洗阴道。

3. 用药护理　向患者讲明用药的目的、方法，取得患者的配合，按医嘱完成正规疗程。若为雌激素替代治疗，严格按照医嘱指导用药。老年患者行动不便自行用药困难者，应指导患者家属协助用药或医护人员帮助用药。

4. 健康教育　向绝经过渡期、老年妇女讲解疾病发生原因，使其掌握预防萎缩性阴道炎的预防措施，宣传相关卫生保健知识，给予心理支持，嘱其家属给予关心。定期查体，尤其是对患者主诉血性水样阴道分泌物者，要除外妇科肿瘤，以便早期发现、及时治疗。

【护理评价】

（1）患者自诉阴道分泌物减少，局部症状好转或减轻；

（2）患者正确复述预防及治疗该疾病的有关知识。

八、婴儿幼儿外阴阴道炎

【重点提示】

（1）婴儿幼儿外阴阴道炎为因婴幼儿外阴发育差、雌激素水平低及阴道内异物等造成继发感染所致。

（2）临床表现主要为阴道脓性分泌物及外阴瘙痒。

（3）保持外阴清洁、对症处理、针对病原体选择抗生素为主要治疗措施。

（4）疼痛、紧张、害怕、恐惧，交流困难是主要的护理问题。

【病因】　由于婴幼儿的解剖、生理特点，容易发生炎症。常见病原体有大肠埃希菌、葡萄球菌及链球菌等；目前，淋病奈瑟菌、阴道毛滴虫、白假丝酵母菌也成为常见病原体。病原体常通过患病母亲或保育员的手、衣物、毛巾、浴盆等间接传播。

【临床表现】

1. 症状　主要表现为阴道分泌物增多，呈脓性。临床上多由母亲发现婴幼儿内裤有脓性分泌物而就诊。外阴痛痒，患儿哭闹、烦躁不安或用手搔抓外阴。

2. 体征　外阴、阴蒂、尿道口、阴道口黏膜充血、水肿，有时可见脓性分泌物自阴道口流出。检查时还应做肛诊排除阴道异物及肿瘤。对有小阴唇粘连者，应注意与外生殖器畸形鉴别。

【诊断与辅助检查】　婴幼儿语言表达能力差，采集病史常需详细询问女孩母亲，同时询问母亲有无阴道炎病史，结合症状及查体所见，通常可做出初步诊断。用细棉拭子或吸管取阴道分泌物找阴道毛滴虫、白假丝酵母菌或涂片行革兰染色做病原学检查，以明确病原体，必要时做细菌培养。

【治疗原则】

（1）保持外阴清洁、干燥，减少摩擦。

（2）针对病原体选择相应口服抗生素治疗，或用吸管将抗生素溶液滴入阴道。

（3）对症处理：有蛲虫者，给予驱虫治疗；若阴道有异物，应及时取出；小阴唇粘连者外涂雌激素软膏后，多可松解，严重者应分离粘连，并涂以抗生素软膏。

【护理评估】

1. 健康史　了解患儿病史、卫生习惯及间接传染病史，诸如母亲有无阴道炎病史。

2. 身体评估　了解患儿阴道分泌物的量和性状以及外阴瘙痒的程度。妇科检查了解外阴、阴蒂、尿道口、阴道口黏膜以及分泌物的量、性状等情况，同时注意检查有无阴道异物及肿瘤。

3. 心理、社会评估　了解患儿出现不适时的情绪反应，怕进医院心理以及母亲的思想顾虑。

【护理诊断】

1. 疼痛　与外阴、阴道炎症分泌物刺激有关。

2. 紧张、害怕、恐惧　与害怕医院有关。

3. 交流困难　与婴幼儿表达能力差、检查不配合有关。

【护理目标】

(1) 患儿阴道分泌物减少、外阴不适症状改善；

(2) 患儿家长能叙述该病的有关知识并积极治疗。

【护理措施】

1. 心理护理　解除患儿和母亲的紧张心理，配合检查及治疗。

2. 一般护理　指导家长对患儿外阴护理，帮助患儿正确清洗外阴，更换内裤，保持患儿外阴清洁、干燥，减少摩擦。避免穿开裆裤，减少污染机会。

3. 用药护理　向患儿家长讲明用药的目的、方法，按医嘱完成正规疗程。

4. 健康教育　教育家长及时治疗所患疾病，防止将病原体传染给孩子。教会家长对所用物品及双手进行消毒。做好卫生宣教，养成良好的卫生习惯。

【护理评价】

(1) 患儿阴道分泌物减少，局部症状好转或减轻；

(2) 患者家长正确复述预防及治疗该疾病的有关知识。

第3节　子宫颈炎症

一、急性子宫颈炎

【重点提示】

(1) 病原体可为性传播疾病病原体或内源性病原体，但部分病原体不清。

(2) 临床表现为阴道分泌物增多、经间期出血或伴泌尿系统感染等。

(3) 子宫颈分泌物呈黏液脓性或棉拭子擦拭子宫颈管易诱发出血，并且分泌物镜检白细胞增多，可初步诊断。

(4) 主要选择抗生素治疗，包括经验性和针对病原体的抗生素治疗。

(5) 舒适改变，紧张、焦虑是主要的护理问题。

急性子宫颈炎（acute cervicitis）习惯称为急性宫颈炎，指子宫颈发生急性炎症，包括局部充血、水肿，上皮变性、坏死，黏膜、黏膜下组织、腺体周围见大量嗜中性粒细胞浸润，腺腔中可有脓性分泌物。

【病因】　急性子宫颈炎的病原体：①性传播疾病病原体：淋病奈瑟菌及沙眼衣原体，主要见于性传播疾病的高危人群；②内源性病原体：部分子宫颈炎的病原体与细菌性阴道病病原体、生殖支原体感染有关。但也有部分患者的病原体不清楚。

【临床表现】　大部分患者无症状。有症状者主要表现为阴道分泌物增多，呈黏液脓性，亦可出现经间期出血、性交后出血或伴泌尿系统感染等症状。检查见子宫颈充血、水肿、黏膜外翻，有黏液脓性分泌物附着，甚至从子宫颈管流出；子宫颈管黏膜质脆，容易诱发出血。

【诊断与辅助检查】　出现两个特征性体征之一、显微镜检查子宫颈或阴道分泌物白细胞增多，可做出急性子宫颈炎症的初步诊断。子宫颈炎症诊断后，需进一步做衣原体及淋病奈瑟菌的检测。

1. 两个特征性体征，具备一个或两个同时具备

（1）于子宫颈管或子宫颈管棉拭子标本上，肉眼见到脓性或黏液脓性分泌物；

（2）用棉拭子擦拭子宫颈管时，容易诱发子宫颈管内出血。

2. 白细胞检测　子宫颈管分泌物或阴道分泌物中白细胞增多，后者需排除引起白细胞增多的阴道炎症。

（1）子宫颈管脓性分泌物涂片做革兰染色，中性粒细胞>30/HP；

（2）阴道分泌物湿片检查白细胞>10/HP。

3. 病原体检测　应做衣原体及淋病奈瑟菌的检测以及有无细菌性阴道病及滴虫阴道炎。淋病奈瑟菌培养为诊断淋病的金标准方法。酶联免疫吸附试验检测沙眼衣原体抗原为临床常用的方法。核酸检测，尤其核酸扩增诊断淋病奈瑟菌或衣原体感染的敏感性及特异性高。

【治疗原则】　主要为抗生素药物治疗。可根据不同情况采用经验性抗生素治疗及针对病原体的抗生素治疗。若患者病原体为沙眼衣原体及淋病奈瑟菌，应对其性伴进行相应的检查及治疗。

1. 经验性抗生素治疗　对有以下性传播疾病高危因素的患者（如年龄小于 25 岁，多性伴或新性伴，并且为无保护性性交），在未获得病原体检测结果前，采用针对衣原体的经验性抗生素治疗，方案为阿奇霉素 1g 单次顿服；或多西环素 100mg，每日 2 次，连服 7 日。

2. 针对病原体的抗生素治疗

（1）单纯急性淋病奈瑟菌性子宫颈炎：主张大剂量、单次给药，常用药物有头孢菌素，如头孢曲松钠、头孢克肟、头孢唑肟、头孢氨噻肟或头孢西丁加用丙磺舒；另可选择氨基糖苷类抗生素中的大观霉素。

（2）沙眼衣原体感染所致子宫颈炎：主要治疗药物，① 四环素类：如多西环素；② 红霉素类：主要有阿奇霉素或红霉素；③ 喹诺酮类：主要有氧氟沙星、左氧氟沙星、莫西沙星。

由于淋病奈瑟菌感染常伴有衣原体感染，因此，若为淋菌性子宫颈炎，治疗时除选用抗淋病奈瑟菌药物外，同时还需应用抗衣原体感染药物。

（3）合并细菌性阴道病：同时治疗细菌性阴道病，否则将导致子宫颈炎持续存在。

【护理评估】

1. 健康史　了解病史，详细询问有无感染性流产、产褥感染、宫颈损伤等病史以及有无不洁性交和性传播疾病史。

2. 身体评估　了解患者阴道分泌物的量和性状。妇科检查子宫颈有无充血、水肿，有无黏液脓性分泌物附着甚至从子宫颈管流出，有无接触性出血。

3. 心理、社会评估　由于患者对性传播疾病引起的宫颈炎就医心理压力大，害怕暴露自己的隐私，不愿让别人知道而影响检查及治疗。

【护理诊断/问题】

1. 舒适改变　与阴道分泌物增多有关。

2. 紧张、焦虑、恐惧　与可能引起癌变或患性传播疾病有关。

【护理目标】

(1) 患者阴道分泌物减少、外阴不适症状改善；

(2) 患者了解病因和预防措施，配合治疗，并定期体检。

【护理措施】

1. 心理护理　保护患者的隐私，给予心理支持和安慰，解除患者的紧张和焦虑，配合检查及治疗。

2. 一般护理　指导患者自我护理，保持外阴清洁、干燥，每天更换内裤，清洗外阴，不建议患者冲洗阴道。

3. 用药护理　遵医嘱给予全身抗生素治疗，注意观察病情变化及用药后的疗效及药物反应，做到及时、足量、规范、彻底。

4. 健康教育　注意性生活卫生，避免不洁的及无保护的性生活。提高患者对下生殖道感染的认识及预防感染的重视。对有淋病奈瑟菌或沙眼衣原体感染的子宫颈炎患者，嘱其治疗期间避免性生活，应对其性伴侣进行相应的检查和治疗。

【护理评价】

(1) 患者症状好转或缓解；

(2) 患者正确复述预防及治疗该疾病的有关知识。

【典型病例】　女性，23岁，公司职员，有不洁性生活史，自诉近1个月来阴道分泌物增多，黄绿色。妇科检查见阴道穹隆分泌物量较多、脓性、黄绿色，阴道黏膜无明显充血；宫颈轻度糜烂样改变、水肿、充血，宫口有多量黄色黏液脓性分泌物，接触性出血（＋）；子宫正常大小，前位，无压痛。双附件未及异常，无压痛。请问：

(1) 如何诊断？该患者的治疗方案是什么？

(2) 对该患者进行护理时，需注意哪些要点？

二、慢性子宫颈炎

【重点提示】

(1) 慢性子宫颈炎可由急性子宫颈炎迁延而来，也可以为病原体持续感染所致。

(2) 多数患者无症状。妇科检查可发现子宫颈糜烂样改变、息肉或肥大。

(3) 无症状的生理性糜烂样改变无须处理，有炎症表现的糜烂样改变及子宫颈息肉以局部治疗为主，治疗前必须除外子宫颈上皮内瘤变（cervical intraepithelial neoplasia，CIN）和子宫颈癌。

(4) 性生活不适、紧张、焦虑、恐惧是主要的护理问题。

【病因】　慢性子宫颈炎（chronic cervicitis）习惯称为慢性宫颈炎，宫颈间质内有大量淋巴细胞、浆细胞等慢性炎细胞浸润，可伴有宫颈腺上皮及间质的增生和鳞状上皮化生。慢性子宫颈炎可由急性子宫颈炎迁延而来，也可为病原体持续感染所致，病原体与急性子宫颈炎相似。

【病理】　过去认为慢性子宫颈炎包括5种常见的病理类型，即子宫颈糜烂、慢性子宫颈管黏膜炎、子宫颈息肉、子宫颈肥大及子宫颈腺囊肿。目前认为子宫颈糜烂和子宫颈腺囊肿不再作为慢性宫颈炎的病理类型。"子宫颈糜烂"是指妇科检查时宫颈外口呈现红色，目前认为只是一种临床征象，应该描述为子宫颈糜烂样改变，而并非真正的临床诊断术语。其可为生理性改变，如柱状上皮异位；也可为病理性改变，如CIN、早期宫颈癌或子宫颈炎症持续存在时子宫颈黏膜充血、水肿的表现。因此，对子宫颈糜烂样改变需鉴别其为生理性还是病理性，从而根据不同情况进行相应处理。子宫颈腺囊肿（noboth cyst）绝大多数情况下是子宫颈的生理性变化，而非炎症。妇科检查见子宫颈表面突出单个或多个青白色小囊泡，其意义在于提示此处曾为原始鳞柱交接的起始处，通常无须处理。

【临床表现】　慢性子宫颈炎多无症状，少数患者可有阴道分泌物增多、淡黄色或脓性，性交后出血，经间期出血，偶有分泌物刺激引起外阴瘙痒或不适。妇科检查可发现子宫颈呈糜烂样改变，或有黄色分泌物覆盖子宫颈口或从子宫颈口流出，也可表现为子宫颈息肉或子宫颈肥大。

【诊断与辅助检查】　根据临床表现可初步做出慢性子宫颈炎的诊断，但应注意将妇科检查所发现的阳性体征与子宫颈的常见病理生理改变，诸如子宫颈柱状上皮异位、子宫颈上皮内瘤变、子宫颈腺囊肿以及子宫恶性肿瘤等进行鉴别。

【治疗原则】　不同病变采用不同的治疗方法。对表现为糜烂样改变者，若为无症状的生理性柱状上皮异位无须处理。对糜烂样改变伴有分泌物增多、乳头状增生或接触性出血者，可给予局部物理治疗，包括激光、冷冻、微波等方法，但治疗前必须除外子宫颈上皮内瘤变和子宫颈癌。

1. 慢性子宫颈管黏膜炎　针对病因给予治疗，对病原体不清者，尚无有效治疗方法，可试用物理治疗；

2. 子宫颈息肉　行息肉摘除术，术后将切除息肉送病理组织学检查；

3. 子宫颈肥大　一般无须治疗。

【护理评估】

1. 健康史　了解病史，详细询问婚育史，有无阴道分娩、妇科手术等造成的宫颈损伤，有无阴道分泌物增多，病程时间，是否曾进行治疗、治疗方法及治疗效果，以及是否有急性宫颈炎病史。

2. 身体评估　了解患者阴道分泌物的量和性状、有无血性分泌物或性交后出血等症状；妇科检查子宫颈外观和表面分泌物的情况。

3. 心理、社会评估　生育年龄阴道分泌物增多，一般用药效果又不理想，往往思想压力大，严重病例可有接触性出血症状，担心宫颈癌变，易造成患者和家属的紧张和焦虑。

【护理诊断/问题】

1. 性生活不适　与慢性炎症刺激引起腰骶部不适、性交时加重有关。

2. 紧张、焦虑、恐惧　与担心宫颈癌变，或者可能引起不孕有关。

【护理目标】

（1）患者症状好转或消失；

（2）患者了解病因和预防措施，配合治疗，定期体检。

【护理措施】

1. 心理护理　患者因害怕宫颈癌变或者可能导致不孕，思想压力大，应给予心理支持和安慰，讲解慢性宫颈炎的相关知识，解除患者的紧张和焦虑，配合检查及治疗。

2. 一般护理　指导患者自我护理，保持外阴清洁、干燥，每天更换内裤，清洗外阴，不建议患者冲洗阴道。

3. 物理治疗后护理　物理治疗后，在子宫颈创面痂皮脱落前，阴道分泌物增多，甚至有多量黄色水样排液，在术后1~2周脱痂时可有少量出血，如出血多者需急诊处理。指导患者勤换会阴垫，应每日清洗外阴，保持外阴清洁。禁阴道冲洗、性生活和盆浴2个月。于手术后2周、

4周和2个月复查，注意观察创面愈合情况，注意有无颈管狭窄情况等。

4. 健康教育　告知患者应定期做妇科检查，发现子宫颈炎症要及时、积极治疗，在治疗前应常规行宫颈细胞学检查，及时发现宫颈上皮内瘤变及宫颈癌，做到早诊早治。

【护理评价】

(1) 患者积极配合治疗，症状好转或消失，舒适感增加；

(2) 患者正确复述预防及治疗该疾病的有关知识。

第4节　盆腔炎性疾病

【重点提示】

(1) 病原体包括外源性病原体与内源性病原体，常常为混合感染。

(2) 轻者无症状或仅有下腹痛、阴道分泌物增多，严重者可有发热或伴消化和泌尿系统症状。

(3) 诊断标准：妇科检查为最低标准，实验室检查为附加标准，病理或影像学检查为特异标准。

(4) 抗生素为主要的治疗方案，必要时手术治疗。

(5) 盆腔炎性疾病后遗症可引起不孕、异位妊娠、慢性盆腔痛等。

(6) 疼痛，睡眠型态紊乱、紧张、焦虑、恐惧，缺乏疾病相关知识及个人自我保健措施是主要护理问题。

盆腔炎性疾病（pelvic inflammatory disease，PID）指女性上生殖道的一组感染性疾病，主要包括子宫内膜炎（endometritis）、输卵管炎（salpingitis）、输卵管卵巢脓肿（tubo-ovarian abscess，TOA）、盆腔腹膜炎（peritonitis）。炎症可局限于一个部位，也可同时累及几个部位，以输卵管炎、输卵管卵巢炎最常见。

【病因】　引起盆腔炎性疾病的病原体包括外源性和内源性病原体，通常为混合感染。

1. 外源性病原体　主要为性传播疾病的病原体，如沙眼衣原体、淋病奈瑟菌，其他有支原体，包括人型支原体、生殖支原体以及解脲脲原体。

2. 内源性病原体　来自原寄居于阴道内的微生物群，包括需氧菌及厌氧菌，但以需氧菌及厌氧菌混合感染多见。

【高危因素】　了解高危因素利于盆腔炎性疾病的正确诊断及预防。

1. 年龄　年轻妇女容易发生盆腔炎性疾病可能与频繁性活动、子宫颈柱状上皮异位、子宫颈黏液机械防御功能较差有关；

2. 性活动　盆腔炎性疾病多发生在性活跃期妇女，尤其是初次性交年龄小、有多个性伴侣、性交过频以及性伴侣有性传播疾病者；

3. 下生殖道感染　下生殖道感染，如淋病奈瑟菌性子宫颈炎、衣原体性子宫颈炎以及细菌性阴道病与盆腔炎性疾病的发生密切相关；

4. 子宫腔内手术操作后感染　如刮宫术、输卵管通液术、子宫输卵管造影术、宫腔镜检查等可导致下生殖道内源性病原体上行感染；

5. 性卫生不良　经期性交、使用不洁月经垫等，均可使病原体侵入而引起炎症；

6. 邻近器官炎症直接蔓延　如阑尾炎、腹膜炎等蔓延至盆腔；

7. 盆腔炎性疾病再次急性发作

【病理】

1. 急性子宫内膜炎、子宫肌炎

2. 急性输卵管炎、输卵管积脓、输卵管卵巢脓肿　急性输卵管炎，由化脓菌引起，经子宫颈淋巴蔓延至子宫旁结缔组织，首先侵入浆膜层引起输卵管周围炎，然后累及肌层，内膜并未受累，管腔虽受压变窄但仍通畅。当输卵管充血、水肿、增粗、弯曲、纤维素脓性渗出与周围粘连时称输卵管间质炎。输卵管内膜水肿，炎细胞浸润至黏膜粘连，若脓液积聚于管腔内则形成输卵管积脓。

卵巢白膜是很好的防御屏障，但如果卵巢与发炎的伞端粘连可发生输卵管卵巢炎或附件炎。炎症可通过卵巢的破孔侵入卵巢实质形成卵巢脓肿，脓肿可与输卵管粘连贯通形成输卵管卵巢脓肿，如脓肿破入腹腔则发生弥漫性腹膜炎。

3. 急性盆腔腹膜炎　盆腔内器官发生严重感染时，往往蔓延至盆腔腹膜，致腹膜充血、水肿、渗出，造成脏器粘连。若有脓性渗出液积聚可形成小脓肿；积聚于直肠子宫陷凹处形成盆腔脓肿；脓肿也可破入腹腔引起弥漫性腹膜炎。

4. 急性盆腔结缔组织炎　生殖器官炎症或急性创伤时，病原体可经淋巴管进入盆腔结缔组织，而引起充血、水肿、中性粒细胞浸润，以宫旁结缔组织炎最多见。

5. 败血症及脓毒血症　当病原体毒性强、数量多、患者抵抗力下降时可发生败血症及脓毒血症。

6. 肝周围炎（Fitz-Hugh-Curtis 综合征）　肝包膜炎症而无肝实质损害的肝周围炎。淋病奈瑟菌及衣原体感染均可引起。

【临床表现】

可因炎症轻重及范围大小有不同的临床表现。轻者无症状或仅有下腹痛、阴道分泌物增多，严重者可有发热或伴消化和泌尿系统症状。

妇科检查可见阴道黏膜充血，脓性分泌物自子宫颈口外流，并有子宫颈举痛、宫体略大、压痛、活动受限，输卵管增粗、压痛；若输卵管卵巢脓肿则可触及包块；宫旁结缔组织炎时可扪及宫旁一侧或两侧有片状增厚，可触及后穹隆或侧穹隆有肿块且有波动感。

【诊断与辅助检查】

根据病史、症状、体征及实验室检查可做出初步诊断（表 13-2）。

表 13-2　盆腔炎性疾病的诊断标准（美国 CDC 诊断标准，2010 年）

最低标准（minimum criteria）

　　　子宫颈举痛或子宫压痛或附件区压痛

附加标准（additional criteria）

　　　体温超过 38.3℃（口表）

　　　子宫颈或阴道异常黏液脓性分泌物

　　　阴道分泌物湿片见大量白细胞

　　　红细胞沉降率升高

　　　血 C-反应蛋白升高

　　　实验室证实的子宫颈淋病奈瑟菌或衣原体阳性

特异标准（specific criteria）

　　　子宫内膜活检组织学证实子宫内膜炎

阴道超声或核磁共振检查显示输卵管增粗、输卵管积液，伴或不伴有盆腔积液、输卵管卵巢肿块，或腹腔镜检查发现盆腔炎性疾病征象

最低诊断标准提示在性活跃的年轻女性或者具有性传播疾病的高危人群，若出现下腹痛，并

可排除其他引起下腹痛的原因，妇科检查符合最低诊断标准，即可给予经验性抗生素治疗。

附加标准可增加诊断的特异性。

特异标准基本可诊断盆腔炎性疾病，但由于除 B 型超声检查外，均为有创检查或费用较高，特异标准仅适用于一些有选择的病例。

【治疗原则】　主要为抗生素药物治疗，必要时手术治疗。

1. 支持疗法　对于严重病例，一般情况差者，需卧床休息，输液纠正电解质紊乱及酸碱失衡，高热时采用物理降温。

2. 抗生素治疗　经验性、广谱、及时及个体化是治疗原则。

3. 手术治疗　药物治疗无效者、患者中毒症状加重者可手术治疗以免脓肿破裂，对于可疑脓肿破裂者需立即开腹探查。

【盆腔炎性疾病后遗症】　若盆腔炎性疾病未得到及时正确的诊断或治疗，可能会发生盆腔炎性疾病后遗症（sequelae of PID），既往称慢性盆腔炎。主要病理改变为组织破坏、广泛粘连、增生及瘢痕形成，可导致：① 输卵管阻塞、增粗；② 输卵管卵巢粘连形成输卵管卵巢肿块；③ 输卵管积水或输卵管卵巢囊肿；④ 盆腔结缔组织韧带增生、变厚，若病变广泛，可使子宫固定。

临床主要表现为不孕、异位妊娠、慢性盆腔痛以及盆腔炎性疾病的反复发作。妇科检查发现子宫呈后位，活动受限，粘连固定；输卵管炎可在子宫一侧或两侧触到增厚的输卵管呈条索状；输卵管卵巢积水或囊肿可摸到囊性肿物。

治疗需根据不同情况选择治疗方案。

【护理评估】

1. 健康史　注意了解有无发病诱因存在，了解患者月经婚育史、妇科手术史、下生殖道感染病史、经期卫生习惯以及性生活情况，了解既往有无盆腔炎病史及治疗经过。

2. 身体评估　了解患者有无下腹疼痛、阴道分泌物增多，有无发热或者伴发消化及泌尿系统症状。监测体温、脉搏，观察面色，有无阴道脓性分泌物、子宫及附件局部压痛、炎性包块等。

3. 心理、社会评估　盆腔炎可导致不孕、异位妊娠、慢性盆腔痛，因病程长、治疗效果往往不明显而引起焦虑、烦躁，严重者可影响正常的工作和生活，甚至影响夫妻关系。

【护理诊断/问题】

1. 疼痛　下腹痛与感染症状有关。

2. 睡眠型态紊乱　与疼痛或心理障碍有关。

3. 紧张、焦虑、恐惧　与反复发作、不孕、异位妊娠、慢性盆腔痛有关。

4. 知识缺乏　与不了解疾病相关知识及个人自我保健措施有关。

【护理目标】

（1）自觉症状减轻，疾病好转；

（2）患者能积极治疗，参与护理措施的实施；

（3）患者得到有关疾病知识，心理负担减轻。

【护理措施】

1. 心理护理　倾听患者诉说有关思想顾虑的问题，尽可能帮患者解决问题，要关心、体贴患者，解除思想顾虑，增强治疗信心。指导患者遵医嘱用药，确保疗效。对盆腔炎性疾病后遗症患者，推荐锻炼身体方法，进行营养指导，与患者讨论选择最佳治疗方案，增强患者战胜疾病的信心。

2. 一般护理　嘱患者卧床休息，半卧位，盆腔位置相对较低有利于脓液积聚于直肠子宫凹陷而使炎症局限。妇科手术、宫腔内各种操作，一定注意严格无菌，术后做好护理，预防感染。

体温过高应给予物理降温。每 4 小时 1 次测量生命体征、观察病情变化。腹胀时可胃肠减压，观察恶心、呕吐、腹胀现象是否减轻。观察患者腹痛情况，及早发现病情变化，给予积极处理。炎症急性期避免不必要的妇科检查，以免炎症扩散。

3. 用药护理　遵医嘱准确给予抗生素，应注意配伍禁忌，严格用药时间，注意观察输液反应，及时发现电解质紊乱及酸碱平衡失调状况。

4. 健康教育　向患者讲解疾病发生、发展过程和治疗措施，增加防病知识。注意个人卫生，尤其经期卫生和性卫生，减少性传播疾病，以防反复感染，加重病情。

【护理评价】

(1) 患者能积极配合治疗，自觉症状减轻或消失，疾病痊愈；

(2) 患者能叙述有关疾病的预防和治疗措施；

(3) 患者能积极参与个人健康锻炼计划的实施。

【典型病例】　女性，32 岁，孕$_3$产$_2$，下腹持续性疼痛 5 日，发热 3 日就诊。1 周前放置宫内节育器。体格检查：体温 38.5℃，呼吸频率为 20 次/分，脉搏为 85 次/分，血压为 16/10.4kPa（120/78mmHg）。下腹部有压痛，轻度肌紧张及反跳痛。妇科检查：阴道通畅，分泌物血性；宫颈光滑，有触痛，宫颈口可见脓性分泌物伴血丝流出；宫体水平位，有压痛，大小正常，活动差；右侧附件区增厚，有压痛，左侧附件区可触及 6cm 直径大小的包块，触痛明显，活动度差。请问：

(1) 该患者的诊治策略是什么？

(2) 对该患者进行护理时，需注意哪些要点？

第 5 节　性传播疾病

一、淋病

【重点提示】

(1) 病原体为淋病奈瑟菌，以性交直接接触为主要传播方式。

(2) 临床主要表现为下生殖道感染、上生殖道感染及播散性淋病。

(3) 治疗原则是及时、足量、规范应用抗生素。

(4) 疼痛，排尿异常，高危险性感染，不了解疾病的治疗和预防措施，紧张、焦虑、恐惧是主要的护理措施。

【病因】　淋病（gonorrhea）由淋病奈瑟菌感染所引起，其最常见的表现为泌尿生殖系统的化脓性炎症。

【传播途径】　成人主要通过性交直接接触传染，极少间接传染，儿童多为间接传染，新生儿多在分娩通过软产道时接触污染的阴道分泌物传染。通过性接触，女性较男性更易感染。

【临床表现】　潜伏期 1～10 日，平均 3～5 日，50%～70% 妇女感染淋病奈瑟菌后无临床症状，易被忽略，但仍具有传染性。

1. 下生殖道感染　淋病奈瑟菌感染最初引起子宫颈管黏膜炎、尿道炎、直肠炎，也称为无并发症淋病（uncomplicated gonococcal infections）。

2. 上生殖道感染　若无并发症淋病未经治疗，淋病奈瑟菌可上行感染盆腔脏器，导致淋菌性盆腔炎，引起子宫内膜炎、输卵管炎、输卵管积脓、盆腔腹膜炎，甚至形成输卵管卵巢脓肿、盆腔脓肿，称为女性并发症淋病（complicated gonococcal infections）。

3. 播散性淋病（disseminated gonococcal infection，DGI）　播散性淋病指淋病奈瑟菌通过血

循环传播，引起全身淋病奈瑟菌性疾病，病情严重，若不及时治疗可危及生命。

【诊断与辅助检查】　根据病史、临床表现和辅助检查进行诊断。辅助检查包括：①分泌物革兰染色涂片镜检：在多核白细胞内见到多个革兰阴性双球菌；②淋病奈瑟菌培养：诊断的金标准；③核酸检测。

【治疗原则】　治疗原则是及时、足量、规范应用抗生素。无并发症淋病推荐大剂量单次给药方案。并发症淋病应连续每日给药，保持足够治疗时间。由于耐青霉素及喹诺酮类药物的菌株增多，目前选用的抗生素以第三代头孢菌素为主。由于 20%～40% 淋病同时合并沙眼衣原体的双重感染，可同时应用抗衣原体药物。

【护理评估】

1. 健康史　注意了解有无不洁性生活史以及性伴侣是否患淋病。

2. 身体评估　了解患者有无尿频、尿痛、排尿困难以及阴道脓性分泌物增多等不适症状；查体下腹有无压痛、反跳痛和肌紧张，有无宫颈举痛、子宫及附件区增厚、压痛等。

3. 心理、社会评估　患者有不洁性生活史，出现典型症状时会产生恐惧心理，但又不愿就诊或去正规医院诊治，从而延误诊治时机，造成患者思想负担过重，出现焦虑、烦躁的情绪。

【护理诊断】

1. 疼痛　与感染部位的炎症反应有关。

2. 排尿异常　与淋菌引起尿道炎有关。

3. 高危险性感染　与再次感染和感染扩大有关。

4. 知识缺乏　与不了解疾病的治疗和预防措施有关。

5. 紧张、焦虑、恐惧　与害怕患性病及性病的危害性有关。

【护理目标】

(1) 自觉症状减轻，疾病好转；

(2) 患者能积极治疗，参与护理措施的实施；

(3) 患者得到有关性传播疾病知识，心理负担减轻。

【护理措施】

1. 心理护理　尊重患者，给予适当的关心、安慰，理解其痛苦，增加沟通，解除思想顾虑，使患者积极配合治疗，确信治疗效果。

2. 一般护理　指导患者自行消毒的方法，如内裤、浴盆、毛巾应煮沸消毒 5～10 分钟，患者所接触的物品及器具可用消毒溶液浸泡。协助医师指导患者及时、足量、规范用药，使患者确信治疗效果。

3. 健康教育　讲解淋病的传播途径及对健康的危害性。教育患者避免不洁的及无保护的性交，建议其性伴侣应接受检查及治疗，避免重复感染以及进一步的传播。治愈前禁止性交。

【护理评价】

(1) 患者能积极配合治疗，自觉症状减轻或消失，疾病痊愈；

(2) 患者能叙述疾病的相关知识及预防措施。

二、尖锐湿疣

【重点提示】

(1) 尖锐湿疣由人乳头瘤病毒感染引起，以性交直接接触为主要传播方式。

(2) 临床主要表现为乳头状疣，质软，亦可增大，互相融合形成鸡冠状。

(3) 目前尚无根治 HPV 感染的方法，治疗主要为去除外生疣体。

（4）舒适度改变，高危险性感染，不了解疾病的治疗和预防措施，紧张、焦虑、恐惧是主要的护理问题。

【病因】　尖锐湿疣（condyloma acuminata）是由人乳头瘤病毒（human papilloma virus，HPV）感染引起的鳞状上皮增生性疣状病变，约 90% 的生殖道尖锐湿疣与低危型 HPV 6、11 有关。外阴潮湿温热、早年性交、多个性伴、免疫力低下、吸烟等是 HPV 感染的高危因素。

【传播途径】　主要的传播途径是经性交直接传播，其性伴侣中约 70% 可发生 HPV 感染；也可通过污染的物品间接传播。

【临床表现】　以 20～29 岁妇女多见。疾病部位为外阴、大阴唇、阴道、尿道口、宫颈、肛门周围。临床症状多不明显，可见微小散在的乳头状疣，质软，粉红色或污灰色。疣逐渐增多增大，互相融合形成鸡冠状，顶端可有角化和感染溃烂。妊娠期可促使病灶生长迅速，分娩后缩小或自然消退。

【诊断与辅助检查】　典型患者，肉眼即可作出诊断。对体征不典型者，需进行辅助检查以确诊。常用的辅助检查方法有醋酸试验、病理组织学检查及 HPV 核酸检测。

【治疗原则】　目前尚无根治 HPV 感染的方法，治疗仅以去除外生疣体、改善症状、提高机体免疫力为主。常用药物 0.5% 足叶草毒素酊、50% 三氯醋酸、5% 咪喹莫特霜、15% 茶多酚软膏等，也可用冷冻、微波、激光、光动力或者手术切除治疗。

【护理评估】

1. 健康史　注意了解有无发病诱因或不洁性交史，有无治疗及治疗经过，以及性伴侣是否患尖锐湿疣。

2. 身体评估　了解外阴阴道有无疣样赘生物；检查外阴、阴道黏膜有无散在的乳头状疣，有无感染和溃疡。

3. 心理、社会评估　了解患者的心理状态，当患者有不洁性交而出现症状时会产生自责、愤怒和恐惧心理，但又有顾虑，不愿及时就诊或去正规医院诊治，害怕传染和影响夫妻感情。

【护理诊断/问题】

1. 舒适改变　与感染部位异物磨损、溃烂等有关。

2. 高危险性感染　与再次感染或感染扩大有关。

3. 知识缺乏　与不了解疾病的治疗和预防措施有关。

4. 紧张、焦虑、恐惧　与害怕患性病及性病的危害性有关。

【护理目标】

（1）自觉症状减轻，疾病好转；

（2）患者能积极治疗，参与护理措施的实施；

（3）患者得到有关性传播疾病知识，心理负担减轻。

【护理措施】

1. 心理护理　尊重患者，耐心、热情、诚恳地对待患者，解除患者思想顾虑，使患者积极配合治疗，解释彻底治疗的重要性。

2. 一般护理　指导患者治疗后用药及伤口的护理，促进伤口愈合。手术后每日清洗外阴，保持外阴清洁，并定期随访。

3. 健康教育　尊重患者，保护患者隐私，耐心讲解疾病的相关知识，减轻患者思想顾虑。教育患者注意个人卫生，保持外阴清洁，避免不洁性交。治疗期间避免性生活，性伴侣亦应接受检查及治疗。此症复发率较高，治疗后复发者，应及时就医。

【护理评价】

（1）患者能积极配合治疗，症状好转，疾病痊愈；

（2）患者能叙述疾病的相关知识及预防措施。

【典型病例】　女性，22 岁，未婚，有不洁性生活史，发现外阴赘生物 5 日。妇科检查：两侧大阴唇以及后联合处可见散在的丘疹，大小在 3mm×3mm×2mm 左右，粉红色，表面尖峰状，阴道及宫颈未发现异常，子宫及双附件区正常。请问：

（1）该患者考虑哪些疾病？如何治疗？

（2）对该患者进行护理时，需注意哪些要点？

三、梅毒

【重点提示】

（1）病原体为梅毒，以性交直接接触为主要传播方式，少数亦可通过非性接触或母婴垂直传播。

（2）不同期别的梅毒临床表现不同。

（3）以青霉素治疗为主，用药要尽早、足量、规范。

（4）舒适度改变，高危险性感染，不了解防治方法，紧张、焦虑、恐惧是主要护理问题。

【病因】　梅毒（syphilis）是由梅毒螺旋体引起的侵犯多系统的慢性性传播疾病。梅毒螺旋体在体外干燥条件下不易生存，一般消毒剂及肥皂水即能将其杀死，但其耐寒力强，4℃存活 3日，−78℃保存数年，仍具有传染性。

【传播途径】

1. **性接触直接传播**　最主要的传播途径，占 95%。未经治疗的患者在感染后 1 年内最具传染性，随病程延长，传染性越来越小，病期超过 4 年者基本无传染性。

2. **非性接触传播**　少数患者可因医源性途径、接吻、哺乳等直接接触患者的皮肤、黏膜而感染，偶有可能经接触污染的物品等间接感染，个别患者可通过输入有传染性梅毒患者的血液而感染。

3. **垂直传播**　患梅毒的孕妇，即使病程超过 4 年，其梅毒螺旋体仍可通过妊娠期的胎盘感染胎儿，导致先天梅毒。新生儿也可在分娩通过软产道时受传染，但不属先天梅毒。

【临床表现】　不同期别的梅毒，患者的临床表现不同。一期梅毒主要表现为硬下疳；二期梅毒主要表现为皮肤、黏膜损害，典型的为皮肤梅毒疹；三期梅毒主要表现为永久性皮肤、黏膜损害，基本损害为慢性肉芽肿，主要表现为皮肤、黏膜梅毒、骨梅毒、晚期心血管梅毒、晚期神经梅毒等。

【诊断与辅助检查】　依据性病接触史、临床表现及辅助检查诊断。辅助检查：① 暗视野显微镜或直接免疫荧光抗体检查梅毒螺旋体。② 梅毒血清学检查：非梅毒螺旋体抗原试验，包括性病研究实验室试验（venereal disease research laboratog，VDRL）和快速血浆反应素（rapid plasma reagin，RPR）试验；梅毒螺旋体抗原试验，包括梅毒螺旋体颗粒凝集试验（TP-PA）和荧光螺旋体抗体吸附试验（FTA-ABS）。③ 脑脊液检查显示淋巴细胞 $\geqslant 10 \times 10^6/L$，蛋白质浓度 $>50mg/dl$，VDRL 阳性。若有性病接触史及典型的临床表现为疑似病例；若血清学试验阳性同时暗视野显微镜检查发现梅毒螺旋体则为确诊病例；若脑脊液检查阳性为神经梅毒。

【治疗原则】　以青霉素治疗为主，用药要尽早、足量、规范。

【护理评估】

1. **健康史**　详细询问患者的性生活史、是否有不洁性交史、与梅毒患者是否有亲密接触，

了解发病时间、过程及以往的治疗情况;

2. 身体评估　了解患者有无生殖器溃疡及皮肤、黏膜损害等症状,检查外生殖器及全身皮肤、黏膜有无损害;

3. 心理、社会评估　患者因有不洁性交史而出现临床症状,常感到害怕、自责,不愿意就诊而致病情发展甚至扩散全身,常出现抑郁、焦虑的心理。

【护理诊断/问题】

1. 舒适改变　与感染部位皮肤、黏膜受损有关。

2. 高危险性感染　与再次感染或感染扩大有关。

3. 知识缺乏　与不了解防治方法有关。

4. 紧张、焦虑、恐惧　与疾病出现感到害怕、自责及对疾病严重危害有关。

【护理目标】

(1) 症状减轻或好转;

(2) 患者能积极配合治疗,参与护理措施的实施;

(3) 患者得到疾病相关知识,心理负担减轻。

【护理措施】

1. 心理护理　给予关心、安慰,为患者保护隐私,解除患者的思想顾虑,帮助其建立治愈的信心和生活的勇气。

2. 一般护理　按医嘱正规治疗,注意观察患者用药后的反应,积极预防过敏反应的发生。

3. 妊娠合并梅毒　建议所有孕妇均应在初次产检时作梅毒血清学筛查,对梅毒高危孕妇,妊娠 28~32 周及临产前再次筛查。

4. 健康教育　尊重患者,保护患者隐私,耐心讲解疾病的相关知识,减轻患者思想顾虑。教育患者注意洁身自好,避免不洁性交。建议患者的性伴侣应接受检查及治疗,治疗期间禁止性生活。梅毒经充分治疗后,嘱患者随访 2~3 年。

【护理评价】

(1) 患者能积极配合治疗,症状好转,疾病痊愈;

(2) 患者能叙述疾病的相关知识及预防措施。

【典型病例】　女性,23 岁,发现外阴有一硬结 5 日,检查见右侧大阴唇中部有一溃疡面,1cm×1cm,边界清楚,基底呈红色的糜烂面,触之较硬。请问:

(1) 对于该患者要考虑何种疾病?

(2) 对该患者进行护理时,需注意哪些要点?

【思考题】

(1) 试述女性生殖系统炎症患者的处理原则和护理措施。

(2) 试述急性子宫颈炎的治疗原则。

(3) 试述慢性子宫颈炎的治疗原则及护理措施。

(4) 试述盆腔炎性疾病后遗症的治疗原则及护理措施。

(薛凤霞)

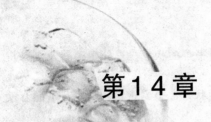

第14章
月经失调患者的护理

第1节　功能失调性子宫出血

【重点提示】

（1）功能失调性子宫出血是由于生殖内分泌轴功能紊乱造成的异常子宫出血，分为无排卵性功血和排卵性月经失调两种类型。

（2）无排卵性功血主要表现为子宫不规则出血，排卵性月经失调主要表现为月经过多和月经间期出血。出血期间不伴有下腹疼痛或其他不适。

（3）治疗原则为止血、纠正贫血、调整月经周期并防治感染。

（4）功血的相关知识缺乏、疲乏、有感染的危险是主要的护理问题。

（5）采用补充营养、心理护理、对症护理、预防感染以及针对不同治疗方式的个体化护理。

功能失调性子宫出血（dysfunctional urerine bleeding，DUB）简称功血，是由于调节生殖的神经内分泌机制失常引起的异常子宫出血，而全身及内、外生殖器官无器质性病变存在。常表现为月经周期长短不一、经期延长、经量过多或不规则阴道流血。功血可分为排卵性和无排卵性两类，约85%的患者为无排卵性功血。功血可发生于月经初潮至绝经间的任何年龄，50%患者发生于绝经前期，30%发生于育龄期，20%发生于青春期。

【病因】

（一）无排卵性功能失调性子宫出血

无排卵性功血多见于青春期和绝经过渡期妇女，在青春期由于下丘脑-垂体-卵巢轴调节功能尚未健全而出现，绝经过渡期妇女则由于卵巢功能衰退、卵泡几乎耗竭而出现。

1. 青春期　青春期功血的患者血雌二醇（E_2）水平在育龄妇女的正常范围内，但无正常月经周期中期 E_2 正反馈所诱导的血 LH 峰，导致卵巢不能排卵。提示青春期无排卵功血的主要原因是下丘脑-垂体对雌激素的正反馈反应异常。

青春期中枢神经系统下丘脑-垂体-卵巢轴正常功能的建立需经过一段时间，如果此时受到机体内部和外界许多因素诸如过度劳累、精神过度紧张、恐惧、忧伤、环境、气候骤变等应激刺激或肥胖等遗传因素的影响，就可能引起功血。

2. 绝经过渡期　妇女卵泡对促性腺激素敏感性已降低，或下丘脑-垂体对性激素正反馈调节的反应性降低，卵泡在发育过程中因退行性变而不能排卵。故先出现黄体功能不足，随后排卵停止。

3. 生育期　可因内、外环境中某种刺激，如劳累、应激、流产、手术或疾病等引起短暂阶段的无排卵，亦可因肥胖、多囊卵巢综合征、高催乳素血症等长期存在的因素引起持续无排卵。

（二）排卵性月经失调

多发生于育龄期妇女，虽然有排卵功能，但黄体功能异常，分为黄体功能不足和子宫内膜不规则脱落两种类型。黄体功能不足的原因在于神经内分泌调节功能紊乱，导致卵泡期 FSH 缺乏，卵泡发育缓慢，使雌激素分泌减少；LH 峰值不高，使黄体发育不全，孕激素分泌减少，子宫内膜分泌反应不足。子宫内膜不规则脱落者，其月经周期中，患者有排卵，黄体发育良好，但萎缩过程延长，导致子宫内膜不规则脱落。

【临床表现】

（一）症状

1. **无排卵性功血**　可有各种不同的临床表现，常见的症状是子宫不规则出血，特点是月经周期紊乱，经期长短不一，出血量时多时少，甚至大量出血，持续 2～3 周甚或更长时间，不易自止。有时先有数周或数月停经，然后阴道流血；有时则一开始即为阴道不规则流血，也可表现为类似正常月经的周期性出血。出血期间不伴有下腹疼痛或其他不适，出血时间长者常继发贫血。

2. **排卵性月经失调**　月经周期缩短，月经频发，经期延长，长达 9～10 日，且出血量多。有时月经周期虽在正常范围内，但是卵泡期延长，黄体期缩短，故可有不孕或妊娠早期流产。

（二）体征

出血时间长者常呈贫血貌。妇科检查子宫大小在正常范围，出血时子宫较软。

【诊断与辅助检查】

（一）无排卵性功血

1. **诊断性刮宫**　简称诊刮。搔刮整个宫腔以达到排除子宫内膜病变和止血的目的。子宫内膜病理检查可见增生期变化或增生过长，无分泌期出现或分泌反应不良。无性生活史患者若激素治疗失败或疑有器质性病变，应经患者或其家属知情同意后考虑诊刮。

2. **子宫内膜活组织检查**　目前国外推荐使用 Karman 套管或小刮匙等进行内膜活检，其优点是创伤小，能获得足够的标本用于诊断。

3. **宫腔镜检查**　镜下可见子宫内膜增厚，也可不增厚，表面平滑无组织突起，但有充血。在宫腔镜直视下选择病变区进行活检，诊断价值较高。

4. **基础体温测定**　无排卵时基础体温无上升改变而呈单相曲线。排卵性功血则表现为基础体温呈双相，但排卵后体温上升缓慢，上升幅度偏低，升高时间仅维持 9～10 日即下降。

5. **激素测定**　孕酮或尿孕二醇含量低。

6. **妊娠试验**　排除妊娠及妊娠相关疾病。

7. **宫颈细胞学检查**　排除宫颈癌。

8. **感染病原体检测**　对于年轻性活跃者检测淋病双球菌、解脲支原体、人型支原体和沙眼衣原体。

9. **血红细胞计数及血细胞比容检查**　了解贫血情况。

10. **凝血功能测定**　排除相关疾病。

（二）排卵性月经失调

1. **基础体温测定**　黄体功能不足基础体温呈双向型，但高温相小于 11 日。子宫内膜不规则脱落基础体温呈双向型，但下降缓慢。

2. **子宫内膜活检**　黄体功能不足显示分泌反应至少落后 2 日。

3. **诊断性刮宫**　子宫内膜不规则脱落在月经第 5～6 日行诊断性刮宫，病理检查可作为确诊依据。

【治疗原则】

(一) 无排卵性功血

出血阶段应迅速、有效地止血及纠正贫血，血止后尽可能明确病因，并根据病因进行治疗，选择合适方案控制月经周期或诱导排卵，预防复发及远期并发症。

1. **支持治疗** 加强营养，改善全身状况，补充铁剂、维生素 C 和蛋白质，贫血严重者需输血。出血期间注意休息。流血时间长者给予抗生素预防感染。

2. **药物治疗** 内分泌治疗极有效，但应根据不同年龄采取不同方法。青春期少女应以止血、调整周期、促使卵巢恢复功能和排卵为主；绝经过渡期妇女止血后以调整周期、减少经量为原则。使用性激素治疗时应周密计划，制订合理方案，尽可能使用最低有效剂量，并需严密观察，以免性激素使用不当而引起出血。

(1) 止血：对大量出血患者，要求在性激素治疗 8 小时内见效，24～48 小时内出血基本停止，若 96 小时以上仍不止血，应考虑有器质性病变存在。常用的内分泌药物有孕激素、雌激素、雄激素、抗前列腺素及其他止血药如卡巴克洛、酚磺乙胺等。

1) 孕激素：无排卵性功血由单一雌激素刺激所致，补充孕激素使处于增生期或增生过长的子宫内膜转化为分泌期，停药后内膜脱落，出现撤药性出血，即"药物性刮宫"，适用于体内已有一定水平的雌激素的患者。合成孕激素分为 17-羟孕酮衍生物（甲羟孕酮，甲地孕酮）和 19-去甲基睾酮衍生物（炔诺酮，双醋炔诺酮等）两类。

2) 雌激素：应用大剂量雌激素可迅速提高血内雌激素浓度，促使子宫内膜生长，短期内修复创面而止血。适用于内源性雌激素不足者，主要用于青春期功血。目前多选用妊马雌酮，也可用苯甲酸雌二醇或戊酸雌二醇。血止后 2 周开始加用孕激素，使子宫内膜转化。雌孕激素同时撤退，有利于子宫内膜同步脱落，一般在停药后 3～7 日发生撤药性出血。

3) 雄激素：雄激素有拮抗雌激素作用，能增强子宫平滑肌及子宫血管张力，减轻盆腔充血而减少出血量。但大出血时雄激素不能立即改变内膜脱落过程，也不能使其迅速修复，单独应用效果不佳。

4) 联合用药：性激素联合用药的止血效果优于单一药物。青春期功血的患者在孕激素止血时，同时配伍小剂量雌激素，以克服单一孕激素治疗的不足，可减少孕激素用量，并防止突破性出血。绝经过渡期功血的患者在孕激素止血基础上配伍雌、雄激素，具体用三合激素（黄体酮、雌二醇、睾酮）肌内注射。

5) 抗前列腺素药物：出血期间服用前列腺素合成酶抑制剂如氟芬那酸，可使子宫内膜剥脱时出血减少。

6) 其他止血药：卡巴克洛和酚磺乙胺可减少微血管通透性，是减少出血量的辅助药物，但不能赖以止血。中药三七、云南白药也有良好的止血效果。

(2) 调整月经周期：功血患者在止血后继续使用性激素人为地控制形成周期，这一过渡措施可暂时抑制患者本身的下丘脑-垂体-卵巢轴，使之能恢复正常月经的内分泌调节。另外药物直接作用于生殖器官，使子宫内膜发生周期性变化，使非出血期延长至 20 日左右，预期脱落并出血不多。一般连续用药 3 个周期。常用的调整月经周期的方法有雌、孕激素序贯疗法和雌、孕激素联合使用。

1) 雌、孕激素序贯疗法：即人工周期，为模拟自然月经周期中卵巢的内分泌变化，将雌、孕激素序贯应用，使子宫内膜发生相应变化，引起周期性脱落。此法适用于青春期功血或生育期功血内源性雌激素水平较低者。一般连续应用 3 个周期，用药 2～3 个周期后，患者常能自发排卵。

2) 雌、孕激素联合法：雌激素使子宫内膜再生修复，孕激素可以限制雌激素引起的内膜增生程度。适用于生育期功血内源性雌激素水平较高者。连用 3 个周期，撤药后出血，血量较少。

（3）促进排卵：青春期一般不提倡使用促排卵药物，有生育要求的无排卵不孕患者，可针对病因采取促排卵。常用的药物有氯米芬（CC，又名克罗米芬）、人绒毛膜促性腺激素（hCG）、人绝经期促性腺激素（hMG）和促性腺激素释放激素激动剂（GnRH-a）。

3. 手术治疗　刮宫术最常用，既能明确诊断，又能迅速止血。绝经过渡期出血患者激素治疗前宜常规刮宫，最好在子宫镜下行分段诊断性刮宫，以排除子宫腔内细微器质性病变。青春期功血患者刮宫应持谨慎态度，若出血多应立即进行刮宫，出血少者可先服用 3 日抗生素后进行刮宫。子宫切除术很少用于治疗功血，适用于患者年龄超过 40 岁，子宫内膜病理检查为不典型增生，或合并子宫肌瘤、子宫腺肌症、严重贫血者。对激素治疗无效或复发者、年龄超过 40 岁的顽固性功血患者或对子宫切除有禁忌症者，可行子宫内膜去除术，方法有经宫腔镜下电切割或激光切除子宫内膜、滚动球电凝、热疗法去除内膜或射频消融等。

（二）排卵性月经失调

1. 黄体功能不足　治疗原则为促进卵泡发育，刺激黄体功能及黄体功能替代。分别应用 CC、hCG 和黄体酮。CC 加强卵泡发育，诱发排卵，促使正常黄体形成。hCG 可以促进及支持黄体功能。黄体酮补充黄体分泌孕酮的不足，用药后使月经周期止常，出血量减少。

2. 子宫内膜不规则脱落　治疗原则为调节下丘脑-垂体-卵巢轴的反馈功能，使黄体及时萎缩，常用药物有孕激素和 hCG。孕激素作用是调节下丘脑-垂体-卵巢轴的反馈功能，使黄体及时萎缩，内膜及时完整脱落。hCG 有促进黄体功能的作用。

【护理评估】

（一）健康史

了解年龄、月经史、婚育史、避孕措施、既往健康史、有无慢性病史（如肝病、血液病、高血压、代谢性疾病等）、精神创伤史、营养、过度劳累及环境改变的因素。回顾发病经过，如发病时间、目前流血情况、流血前有无停经史及诊治经历、效果、反应，有无贫血和感染的危险。

（二）身体评估

1. 症状　有月经失调的表现，经期的长短、经量的多少、经血的性质等发生改变；可有经前情绪紧张、乳房胀痛、下腹部胀痛以及阴道分泌物增多等。常见的月经变化类型：①月经过多：周期规则，但经量过多或经期延长；②月经频发：周期规则，但短于 21 日；③不规则出血：在两次月经周期之间任何时候发生子宫出血。④月经频多：周期不规则，血量过多。

2. 体征　①全身情况：评估精神和营养状态、是否有贫血或其他病态。②乳房：发育情况。③腹部：触诊检查。④盆腔检查：排除器质性病灶。⑤阴道检查：排除器质性病变的一个重要措施。已婚妇女如无阴道流血，应常规用扩张器检查阴道壁、穹隆、子宫颈。未婚的妇女，一般只做外阴检查及肛诊，若经治疗无效或病史明显地提示有器质性病灶，应征得患者及家属的同意后进行阴道检查。

（三）心理、社会评估

异常出血、月经紊乱等都会造成患者的思想压力，尤其是年轻患者常常害羞或有其他顾虑，不及时就诊，病程延长或并发感染或止血效果不佳，更产生恐惧和焦虑感。

【护理诊断/问题】

1. 疲乏　与子宫异常出血导致的继发性贫血有关。

2. 不舒适　与子宫不规则出血、月经紊乱导致的工作、学习不方便有关；与性激素治疗的副反应有关。

3. 有感染的危险　与子宫不规则出血、出血量多导致严重贫血，机体抵抗力下降有关。

【护理目标】

(1) 患者能够完成日常活动；

(2) 患者说出增加舒适感的方法并实施；

(3) 患者住院期间无感染发生。

【护理措施】

1. 补充营养　患者体质往往较差，应加强营养，改善全身情况，可补充铁剂、维生素 C 和蛋白质。成人体内大约每 100ml 血中含 50mg 铁，行经期妇女，每天从食物中吸收铁 0.7～2.0mg，经量多者应额外补充铁。向患者推荐含铁较多的食物，如猪肝、豆角、蛋黄、胡萝卜、葡萄干等。按照患者的饮食习惯，为患者制订适合于个人的饮食计划，保证患者获得足够的营养。

2. 维持正常血容量　观察并记录患者的生命体征、出入量，嘱患者保留出血期间使用的会阴垫及内裤，以便更准确地估计出血量。出血较多者，督促其卧床休息，避免过度劳累和剧烈活动。贫血严重者，遵医嘱作好配血、输血、止血措施，执行治疗方案，维持患者正常血容量。

3. 预防感染　严密观察与感染有关的征象，如体温、脉搏、子宫体压痛等，监测白细胞计数和分类，同时做好会阴护理，保持局部清洁。若有感染征象，及时与医师联系并遵医嘱进行抗生素治疗。

4. 遵医嘱使用性激素

(1) 按时、按量服用性激素，保持药物在血中的浓度稳定，不得随意停服和漏服。

(2) 药物减量：必须按规定在血止后才能开始，每 3 日减量 1 次，每次减量不得超过原剂量的 1/3，直至维持量。

(3) 维持量服用时间：通常根据停药后发生撤退性出血的时间与患者上一次行经时间结合考虑。

(4) 指导患者在治疗期间若出现不规则阴道流血应及时就诊。

5. 加强心理护理

(1) 鼓励患者表达内心感受，耐心倾听患者的诉说，了解患者的疑虑。

(2) 向患者解释病情及提供相关信息，帮助患者澄清问题，解除思想顾虑，摆脱焦虑；也可交替使用放松技术，如看电视、听广播、看书等分散患者的注意力。

【护理评价】

1. 患者说出疲乏对生活的影响，并在他人的帮助下提高对活动的耐受能力；

2. 患者按规定正确服用性激素，服药期间药物副反应程度轻；

3. 患者未发生感染，表现为体温正常、血白细胞计数正常；血红蛋白得到纠正。

【典型病例】　女性，47 岁，主因"月经增多 8 年，加重 1 年"入院。8 年前月经增多，每次用纸 2 大卷，有血块，经期 6 天，周期 15 天，无痛经。1 年前月经量明显增多，周期缩短至 15 天，常感头晕、乏力、心悸。月经史：13 岁 6/25 天，LMP：2000 年 11 月。生产史 2-0-1-2。工具避孕。查体：全身皮肤、黏膜苍白。妇科检查：子宫前位，大小正常，可活动，压痛（一）。实验室检查：血红蛋白浓度为 8g/dl。入院后，食欲差，大便干燥，每 3～5 天一次，小便正常。请问：

(1) 患者可能的医疗诊断是什么？

(2) 存在哪些护理问题？相应护理措施是什么？

第 2 节　闭　　经

【重点提示】

(1) 闭经可由于下丘脑-垂体-卵巢轴的神经内分泌调节、靶器官子宫内膜对性激素的周期性反应和下生殖道任何一个环节发生障碍导致。

（2）闭经主要表现为无月经或月经停止，分为原发性和继发性闭经两类。

（3）治疗原则为纠正全身健康状况，进行心理和病因治疗；因某种疾病或因素引起的下丘脑-垂体-卵巢轴功能紊乱者，可用性激素替代治疗。

（4）闭经的相关知识缺乏、自尊紊乱、焦虑、功能障碍性悲哀是主要的护理问题。

（5）采用补充营养、心理护理、指导合理用药以及针对不同治疗方式的个体化护理。

闭经（amenorrhea）是妇科疾病中常见症状，表现为无月经或月经停止。根据既往有无月经来潮将闭经分为原发性和继发性两类。近一个世纪来，月经初潮的平均年龄已由 15 岁提前到 13 岁，一般在初潮前 2 年开始出现第二性征，故原发性闭经的定义有所修改。原发性闭经指年龄超过 13 岁，第二性征未发育；或年龄超过 15 岁，第二性征已发育，月经还未来潮。继发性闭经指以往曾建立正常月经，但此后因某种病理性原因而月经停止 6 个月，或按自身原来月经周期计算停经 3 个周期以上者。根据其发生原因，闭经又可分为生理性和病理性。青春前期、妊娠期、哺乳期以及绝经后的月经不来潮均属生理现象，不属本章讨论范畴。

【病因】

（一）原发性闭经

较为少见，往往由于遗传学原因或先天发育缺陷引起。

1. 米勒管发育不全综合征　约 20% 的青春期原发性闭经伴有子宫、阴道发育不全，表现为始基子宫或无子宫、无阴道，而外生殖器、输卵管、卵巢发育正常，女性第二性征正常，30% 患者伴有肾畸形及 12% 患者伴有骨骼畸形。

2. 性腺发育不全　占原发性闭经的 35%，分为染色体正常和异常两类，如特纳综合征、对抗性卵巢综合征、雄激素不敏感综合征以及促性腺素性腺功能减退。

（二）继发性闭经

继发性闭经发生率明显高于原发性闭经，其病因复杂，根据控制正常月经周期的 4 个主要环节，以下丘脑性闭经最常见，依次为垂体、卵巢及子宫性闭经，分别占继发性闭经的 55%、20%、20% 及 5%。

1. 下丘脑性闭经　最常见的一类闭经。中枢神经系统-下丘脑功能失调可影响垂体，进而影响卵巢而引起闭经，其病因最复杂。

（1）特发性因素：闭经中最常见的原因之一，其确切机制不明，但表现为 GnRH 的脉冲式分泌异常，这种改变与中枢神经系统的神经传递或下丘脑功能障碍有关。

（2）精神性因素：精神创伤、环境改变、盼子心切或畏惧妊娠等强烈的精神因素可使机体处于紧张的应激状态，扰乱内分泌的调节功能而发生闭经。闭经多为一时性，通常很快自行恢复，也有持续时间较长者。

（3）体重下降和营养缺乏：中枢神经对体重急剧下降极为敏感，而体重又与月经联系密切。单纯性体重下降或真正的神经性厌食均可诱发闭经。单纯性体重下降系指体重减轻标准体重的 15%～25%。神经性厌食通常由于内在情感的剧烈矛盾或为保持体形而强迫节食引起下丘脑功能失调以及促性腺激素释放激素、促性腺激素和雌激素水平均低下而发生闭经。

（4）剧烈运动：剧烈运动如长跑易致闭经，原因是多方面的。初潮发生和月经的维持有赖于一定比例（17%～20%）的机体脂肪，若运动员机体肌肉/脂肪比率增加或总体脂肪减少，而脂肪是合成甾体激素的原料，故可使月经异常。另外，运动加剧后 GnRH 释放受到抑制亦可引起闭经。

（5）药物：除垂体腺瘤可引起闭经溢乳综合征外，长期应用某些药物如吩噻嗪及其衍生物（奋乃静、氯丙嗪）、利舍平以及甾体类避孕药，偶尔也可出现闭经和异常乳汁分泌。药物性抑制所致的闭经泌乳综合征常常是可逆的，一般在停药3～6个月后月经自然恢复。

（6）颅咽管瘤：垂体、下丘脑性闭经的罕见原因，瘤体增大压迫下丘脑和垂体柄时，可引起闭经、生殖器官萎缩、肥胖、颅压增高、视力障碍等症状，称为肥胖生殖无能营养不良症。

2. 垂体性闭经　主要病变在垂体。腺垂体器质性病变或功能失调可影响促性腺激素的分泌，继而影响卵巢功能而引起闭经，如垂体肿瘤、腺垂体功能减退（席汉综合征）、垂体梗死、原发性垂体促性腺功能低下。

3. 卵巢性闭经　闭经的原因在卵巢。卵巢性激素水平低落，子宫内膜不发生周期性变化而导致闭经，如先天性卵巢发育不全或缺如、卵巢功能早衰、卵巢已切除或组织被破坏、卵巢功能性肿瘤和多囊卵巢综合征等。

4. 子宫性闭经　闭经的原因在子宫。此时月经调节功能正常，第二性征发育也往往正常，但子宫内膜受到破坏或对卵巢激素不能产生正常的反应，从而引起闭经，如先天性子宫缺陷、子宫内膜损伤、子宫内膜炎、子宫切除后或子宫腔内放射治疗后。

【临床表现】

1. 症状　年满15岁仍无月经来潮；以往曾建立正常月经，但以后月经停止6个月以上或按自身原来月经周期计算停经3个周期以上。

2. 体征

（1）全身检查：检查全身发育情况，是否有畸形。测量身高、体重，测量四肢与躯干比例。观察五官生长特征。观察和测量精神状态、智力发育、营养状况和一般健康状况。

（2）妇科检查：注意检查内、外生殖器的发育，是否有先天性缺陷、畸形，腹股沟有无肿块，检查女性第二性征如毛发分布、乳房发育，是否有乳房乳汁分泌问题。缺乏女性第二性征提示患者从未受过雌激素的刺激。

【诊断与辅助检查】

1. 子宫功能检查　主要了解子宫、子宫内膜状态及功能。

（1）诊断性刮宫：适用于已婚妇女，用以了解宫腔深度和宽度，宫颈管或宫腔有无粘连。刮取子宫内膜做病理学检查，可了解子宫内膜对卵巢激素的反应；刮出物同时做结核菌培养，还可以确定子宫内膜结核的诊断。

（2）子宫输卵管碘油造影：了解宫腔形态、大小及输卵管情况，用以诊断生殖系统发育不良、畸形、结核及宫腔粘连等病变。

（3）子宫镜检查：在子宫镜直视下观察子宫腔及内膜有无宫腔粘连、可疑结核病变，常规取材送病理学检查。

（4）药物撤退试验：常用孕激素试验和雌、孕激素序贯试验。①孕激素试验用以评估内源性雌激素水平。服用孕激素（黄体酮）5日，停药3～7日后出现撤药性出血（阳性反应），提示子宫内膜已受一定水平的雌激素影响，但无排卵；若孕激素试验无撤药性出血（阴性反应），说明患者体内雌激素水平低下，对孕激素无反应，应进一步作雌、孕激素序贯试验。②雌激素试验的目的是以雌激素刺激子宫内膜增生，停药后出现撤退性出血，可以了解子宫和下生殖道情况。服用雌激素20日，最后5日加用孕激素，停药后3～7日发生撤药性出血为阳性，提示子宫内膜功能正常，对甾体激素有反应，闭经是由于患者体内雌激素水平低落所致，应进一步寻找原因。若无撤药性出血为阴性，可再重复试验一次，若两次试验均阴性，提示子宫内膜有缺陷或被破坏，可诊断为子宫性闭经。

2. 卵巢功能检查

（1）基础体温测定：基础体温在正常月经周期中显示双相型，即月经周期后半期的基础体温较前半期上升 0.3～0.5℃，提示卵巢功能正常，有排卵或黄体形成。

（2）阴道脱落细胞检查：涂片见有正常周期性变化，提示闭经原因在子宫。涂片中见中、底层细胞，表层细胞极少或无，无周期性变化，若 FSH 升高，提示病变在卵巢。涂片表现不同程度雌激素低落或持续轻度影响，若 FSH、LH 均低，提示垂体或以上中枢功能低下引起的闭经。

（3）宫颈黏液结晶检查：羊齿状结晶越明显、越粗，提示雌激素作用越显著。若涂片上见成排的椭圆体，提示雌激素作用的基础上已受孕激素影响。

（4）血甾体激素测定：做雌二醇、孕酮及睾酮的放射免疫测定，若雌、孕激素浓度低，提示卵巢功能不正常或衰竭；若睾酮值高，提示有多囊卵巢综合征、卵巢男性化肿瘤或睾丸女性化等疾病的可能。

（5）B 型超声监测：从周期第 10 日开始用 B 型超声动态监测卵泡发育及排卵情况，卵泡直径达 18～20mm 时为成熟卵泡，估计约在 72 小时内排卵。

（6）卵巢兴奋试验：又称尿促性素（HMG）刺激试验。用 HMG 连续肌内注射 4 日，了解卵巢是否产生雌激素。若卵巢对垂体激素无反应，提示病变在卵巢；若卵巢有反应，则病变在垂体或垂体以上。

3. 垂体功能检查　雌激素试验阳性提示患者体内雌激素水平低落，为确定原发病因在卵巢、垂体或下丘脑，需做以下检查。

（1）血 PRL、FSH、LH 放射免疫测定：PRL＞25μg/L 时称高催乳激素血症，PRL 升高时应进一步做头颅 X 线摄片或 CT 检查，以排除垂体肿瘤；FSH＞40U/L 提示卵巢功能衰竭；LH＞25U/L 高度怀疑多囊卵巢；FSH、LH 均＜5U/L，提示垂体功能减退，病变可能在垂体或下丘脑。

（2）垂体兴奋试验：又称 GnRH 刺激试验，用以了解垂体功能减退起因是垂体还是下丘脑。静脉注射 LHRH15～60 分钟后 LH 较注射前高 2～4 倍以上，说明垂体功能正常，病变在下丘脑；若经多次重复试验，LH 值仍无升高或增高不显著，提示引起闭经的病变在垂体。

（3）影像学检查：疑有垂体肿瘤时应做蝶鞍 X 线摄片，阴性时需再做 CT 或 MRI 检查。疑有子宫畸形、多囊卵巢、肾上腺皮质增生或肿瘤时可做 B 型超声检查。

（4）其他检查：疑有先天性畸形者，应做染色体核型分析及分带检查。考虑闭经与甲状腺功能异常有关者应测定血 T_3、T_4、TSH。闭经与肾上腺功能有关时可作尿 17-酮、17-羟类固醇或血皮质醇测定。

【治疗原则】

纠正全身健康状况，进行心理和病因治疗，因某种疾病或因素引起的下丘脑-垂体-卵巢轴功能紊乱者，可用性激素替代治疗。

1. 全身治疗　由于闭经的发生与神经内分泌的调控有关，因此全身体质性治疗在闭经治疗中占有重要地位。急性或慢性疾病引起的闭经首先考虑全身性治疗；单纯性营养不良则需要增加营养保持标准体重；体重过重妇女的闭经，大部分并发内分泌失调，需用低热量饮食，但需要富于维生素和矿物质，此外要经常进行适当体力劳动和锻炼。

2. 心理学治疗　在闭经中占重要位置，如精神性闭经应行精神心理疏导疗法，神经性厌食症者应进行精神心理方面的治疗。

3. **病因治疗**　闭经若由器质性病变引起,应针对病因治疗。如宫颈-宫腔粘连者可行宫腔镜宫颈-宫腔粘连分离后放置避孕环。先天性畸形如处女膜闭锁、阴道横膈或阴道闭锁均可手术切开或成形,使经血畅流。结核性子宫内膜炎者应积极抗结核治疗。卵巢或垂体肿瘤者应制定相应治疗方案。

4. **性激素替代疗法**　常用雌激素替代疗法、雌、孕激素序贯疗法和雌、孕激素合并疗法。雌激素可促进或维持生殖器官和第二性征的发育,并对下丘脑和垂体产生反馈而起调节作用。用雌、孕激素做人工周期,模仿自然月经周期进行治疗。雌、孕激素合并治疗可抑制垂体分泌促性腺激素,停药后可能出现反跳作用,使月经恢复并排卵。下丘脑垂体性闭经而卵巢功能存在且要求生育者,可根据临床情况选用促排卵药如 CC、HMG/HCG、溴隐亭治疗。

5. **辅助生殖技术**　详见"不孕症"(第18章第1节)。

6. **手术治疗**　针对各种器质性病因,采用相应的手术治疗。

【护理评估】

1. **健康史**　回顾患者婴幼儿期生长发育过程,有无先天性缺陷或其他疾病。询问家族中有无相同疾病者。详细询问月经史,包括初潮年龄、第二性征发育情况、月经周期、经期、经量、有无痛经,了解闭经前月经情况。已婚妇女询问其生育史及产后并发症。此外注意询问闭经期限及伴随症状,发病前有无引起闭经的诱因如精神因素、环境改变、体重增减、剧烈运动、各种疾病及用药影响等。

2. **身体评估**

(1) 症状:询问月经史和闭经时间、伴随症状。

(2) 体征:注意患者精神状态、营养、全身发育状况、身高、体重、智力情况、躯干和四肢的比例,观察有无多毛,注意患者第二性征发育情况,如音调、乳房发育、阴毛及腋毛情况、骨盆及是否具有女性体态,并挤双乳观察有无乳汁分泌。

3. **心理、社会评估**　闭经是主要的症状,闭经对患者的自我概念有较大的影响,患者担心闭经对自己的健康、性生活和生育能力有影响。病程过长及反复治疗效果不佳时会加重患者和家属的心理压力,表现为情绪低落,对治疗和护理丧失信心,反过来又会加重闭经。

【护理诊断/问题】

1. **自尊紊乱**　与长期闭经及治疗效果不明显,不能正常月经来潮而出现自我否定等有关。

2. **焦虑**　与担心疾病对自身健康、性生活、生育有影响有关。

3. **功能障碍性悲哀**　与担心丧失女性形象有关。

【护理目标】

(1) 患者能够接受闭经的事实,客观地评价自己;

(2) 患者能够主动诉说病情及担心;

(3) 患者能够主动、积极地配合诊治方案。

【护理措施】

1. **加强心理护理**　建立良好的护-患关系,鼓励患者表达自己的感情,对健康、治疗和预后提出问题。向患者提供诊疗信息,帮助其澄清一些观念,解除患者担心疾病及其影响的心理压力。

2. **促进患者与社会的交往**　鼓励患者与同伴、亲人交往,参与力所能及的社会活动,保持心情舒畅,正确对待疾病。

3. **指导合理用药**　说明性激素的作用、副作用、剂量、具体用药方法、时间等问题。

4. **鼓励患者加强锻炼**　供给足够的营养,保持标准体重,增强体质。

【护理评价】

(1) 患者确认自己闭经，主动和积极地配合诊疗方案；

(2) 患者表示了解病情，并能与他人交流病情和治疗感受。

第3节　痛　经

【重点提示】

(1) 痛经是妇科最常见的症状之一，分为原发性和继发性两类。

(2) 治疗原则为重视精神心理治疗以及药物对症治疗。

(3) 痛经的疼痛、恐惧、睡眠型态紊乱是主要的护理问题。

(4) 采用健康教育、心理护理、症状护理以及针对不同治疗方式的个体化护理。

　　凡在行经前、后或月经期出现下腹疼痛、坠胀、腰酸或合并头痛、乏力、头晕、恶心等其他不适，影响生活和工作质量者称为痛经（dysmenorrhea）。痛经分为原发性和继发性两类，前者指生殖器官无器质性病变的痛经，后者指由于盆腔器质性疾病如子宫内膜异位症、盆腔炎或宫颈狭窄等引起的痛经。本节只讨论原发性痛经。

【病因】　原发性痛经多见于青少年期，其疼痛与子宫肌肉活动增强所导致的子宫张力增加和过度痉挛性收缩有关。

　　原发性痛经的发生与月经时子宫内膜释放前列腺素（PG）有关。痛经患者子宫内膜和月经血中 PG 含量尤其 $PGF_{2\alpha}$ 和 PGE_2 较正常妇女明显升高，前列腺素诱发子宫平滑肌收缩，产生分娩样下腹痉挛性绞痛。子宫平滑肌过度收缩历时稍长，可使子宫腔压力升高，造成子宫供血不足，当子宫压力超过平均动脉压即可引起子宫缺血，结果刺激子宫自主神经疼痛纤维而发生痛经。PG 的刺激还可使子宫收缩图形与正常妇女的不同，痛经患者子宫基础张力升高，收缩强度及频率增加，且收缩不协调或非节律性。异常的子宫收缩使子宫缺血、缺氧，引起疼痛。原发性痛经的发生受内分泌因素、遗传因素、免疫因素以及精神、神经因素等的影响。

　　1. 内分泌因素　痛经经常发生在有排卵的月经周期，无排卵的月经周期一般不伴有腹痛，提示腹痛与黄体期孕酮升高有关。

　　2. 精神、神经因素　内在或外来的应激可使痛阈降低，精神紧张、焦虑、恐惧、寒冷刺激、经期剧烈运动以及生化代谢产物均可通过中枢神经系统刺激盆腔疼痛纤维。

　　3. 遗传因素　女儿与母亲发生痛经有相关关系。

　　4. 免疫因素　痛经患者免疫细胞和免疫反应有改变。

【临床表现】

　　1. 症状　下腹痛是主要症状，多在初潮后 1～2 年内发病，这时排卵周期多已建立。疼痛多数位于下腹中线或放射至腰骶部、外阴与肛门，少数人的疼痛可放射至大腿内侧。疼痛多自月经来潮后开始，最早出现在经前 12 小时，行经第 1 日疼痛最剧，持续 2～3 日缓解。可伴随恶心、呕吐、腹泻、头晕、乏力等症状，严重时面色发白、出冷汗。

　　2. 体征　妇科检查多无异常发现。

【诊断与辅助检查】　为排除盆腔病变，可做超声检查、腹腔镜检查、子宫输卵管造影、宫腔镜检查。

【治疗原则】　重视精神心理治疗，对症治疗为主，可使用前列腺素合成酶抑制剂、镇痛药、镇静药、解痉药，口服避孕药有治疗痛经的作用，还可配合中医中药治疗。

【护理评估】

1. 健康史　了解患者的年龄、月经史与婚育史，询问与诱发痛经相关的因素，疼痛与月经的关系，疼痛发生的时间、部位、性质及程度，是否服用止痛药缓解疼痛，用药量及持续时间，疼痛时伴随的症状以及自觉最能缓解疼痛的方法和体位。

2. 身体评估

(1) 症状：了解下腹痛严重程度及伴随症状。

(2) 辅助检查：为排除盆腔病变，可做超声检查、腹腔镜检查、子宫输卵管造影、宫腔镜检查，用于排除子宫内膜异位、子宫肌瘤以及盆腔粘连、感染、充血等疾病。腹腔镜检查是最有价值的辅助诊断方法。

3. 心理、社会评估　痛经引起小腹胀痛或腰酸的感觉，往往会使患者有意识或无意识地怨恨自己是女性，认为来月经是"倒霉"、"痛苦"，甚至出现神经质的性格。

【护理诊断/问题】

1. 疼痛　与月经期子宫收缩，子宫肌组织缺血、缺氧，刺激疼痛神经元有关。

2. 恐惧　与长期痛经造成的精神紧张有关。

3. 睡眠型态紊乱　与痛经有关。

【护理目标】

(1) 患者的疼痛症状缓解；

(2) 患者月经来潮前及经期无恐惧感；

(3) 患者在月经期得到足够的休息和睡眠。

【护理措施】

1. 健康教育

(1) 进行月经期保健的教育工作，包括注意经期清洁、卫生，经期禁止性生活，加强经期保护，预防感冒，注意合理休息和充足睡眠，加强营养；

(2) 重视精神心理护理，关心并理解患者的不适和恐惧心理，阐明月经期可能有一些生理反应如小腹坠胀和轻度腰酸，讲解有关痛经的生理知识，疼痛不能忍受时提供非麻醉性镇痛治疗。

2. 缓解症状

(1) 腹部局部热敷和进食热的饮料如热汤或热茶。

(2) 服用止痛剂：若每次经期都习惯服用止痛剂，应防止成瘾，需用麻醉药物来减轻疼痛者要遵医嘱。

(3) 药物处理：有两种药物可以有效地治疗原发性痛经，即口服避孕药和前列腺素合成酶抑制剂。避孕药适用于要求避孕的痛经妇女，可抑制子宫内膜生长，使月经量减少；药物抑制排卵，缺乏黄体，无内源性孕酮产生，而孕酮刺激为子宫内膜生物合成 PG 所必需，从而使月经血 PG 浓度降低。前列腺素合成酶抑制剂可抑制环氧合酶系统而减少 PG 的产生。

(4) 应用生物反馈法：增加患者的自我控制感，使身体放松，解除痛经。

【护理评价】

(1) 患者诉说疼痛症状减轻，并能够列举疼痛减轻的应对措施；

(2) 患者恐惧的行为表现和体征减少，在心理和生理上的舒适感增加；

(3) 患者自诉在月经期睡眠良好。

第 4 节　绝经综合征

【重点提示】

（1）绝经综合征是指妇女绝经前后出现性激素波动或减少所致的一系列躯体及精神心理症状。绝经分为自然绝经和人工绝经。

（2）绝经前后最明显的变化是卵巢功能衰退，随后表现为下丘脑-垂体功能退化，最常见的症状是月经紊乱。

（3）治疗原则为缓解近期症状，并能早期发现、有效预防老年性疾病。

（4）绝经的自我形象紊乱、焦虑、有感染的危险是主要的护理问题。

（5）采用健康教育、心理护理、症状护理、指导用药以及针对不同治疗方式的个体化护理。

绝经综合征（menopause syndrome）指妇女绝经前后出现性激素波动或减少的一系列躯体及精神心理症状。绝经（menopause）指月经完全停止 1 年以上，只能回顾性地确定。我国城市妇女的平均绝经年龄为 49.5 岁，农村妇女为 47.5 岁。

绝经是每一个妇女生命进程中必然发生的生理过程。绝经提示卵巢功能衰退，生殖功能终止。卵巢功能衰退呈渐进性。我国妇女人均预期寿命已超过 70 岁，50 岁左右绝经的妇女还有 1/3 的生命历程要在缺乏雌激素的情况下度过。据统计，2000 年，我国 50 岁以上的妇女高达 1.2 亿，2030 年将达到 2.8 亿，绝经后出现的骨质疏松症、心脑疾病等已成为公众问题。

绝经综合征以往称更年期综合征，是妇女在绝经前后由于雌激素水平波动或下降所致的以自主神经系统功能紊乱为主，伴有神经心理症状的一组症候群。多发生在 45～55 岁之间，有人可持续至绝经后 2～3 年，少数人可持续到绝经后 5～10 年症状才有所减轻或消失。

【病因】

1. **内分泌因素**　卵巢功能减退，血中雌、孕激素水平降低，使正常的下丘脑-垂体-卵巢轴之间平衡失调，影响了自主神经中枢及其支配下的各脏器功能，从而出现一系列自主神经功能失调的症状。在卵巢切除或放疗后雌激素急剧下降，症状更为明显，而雌激素补充后可迅速改善。

2. **神经递质**　血 β- 内啡肽及其自身抗体含量明显降低，引起神经内分泌调节功能紊乱。神经递质 5-羟色胺（5-HT）水平异常，与情绪变化密切相关。

3. **种族、遗传因素**　个体人格特征、神经类型以及职业、文化水平均与绝经综合征的发病及症状严重程度有关。绝经综合征患者大多神经类型不稳定，且有精神压抑或精神上受过较强烈刺激的病史。另外，经常从事体力劳动的人发生绝经综合征的较少，即使发生也较轻，消退较快。

【临床表现】

1. **症状**

（1）月经改变：绝经前半数以上妇女出现月经紊乱，有 4 种表现：①月经频发：月经周期短于 21 日，常常伴有经前点滴出血致出血时间延长；②月经稀发：月经周期超过 35 日；③不规则子宫出血：排卵停止而发生功能性子宫出血；④闭经：子宫内膜不再增殖和脱落。多数妇女经历不同类型和时期的月经改变后，逐渐进入闭经，而少数妇女可能突然闭经。

（2）全身症状

1）潮红、潮热：绝经过渡期最常见且典型的症状，患者时感自胸部向颈及面部扩散的阵阵上涌的热浪，同时上述部位皮肤有弥散性或片状发红，伴有出汗，汗后又有畏寒。持续时间短者30 秒，长则 5 分钟，一般潮红与潮热同时出现，多在凌晨乍醒时、黄昏或夜间，活动、进食、穿衣、盖被过多等热量增加的情况下或情绪激动时容易发作，影响情绪、工作、睡眠，患者感到异常痛苦。此种血管舒缩症状可历时 1 年，有时长达 5 年或更长。

2）精神神经症状：其临床特征是绝经过渡期首次发病，多伴有性功能衰退，主要精神症状是忧郁、焦虑、多疑等，可有兴奋型和抑郁型两种表现：① 兴奋型：表现为情绪烦躁、易激动、失眠、注意力不集中、多言多语、大声哭闹等神经质样症状；② 抑郁型：多烦躁、焦虑、内心不安，甚至惊慌、恐惧，记忆力减退、缺乏自信、行动迟缓，严重者对外界冷淡，丧失情绪反应，甚至发展成严重的抑郁性神经官能症。

（3）心血管症状：① 血压升高或血压波动；② 假性心绞痛，有时伴心悸、胸闷等，症状发生常受精神因素的影响，且易变多样。绝经后妇女易发生动脉粥样硬化、心肌缺血、心肌梗死、高血压和脑卒中。

（4）泌尿、生殖道症状：乳房萎缩、下垂；外阴、阴道发干，性交痛，尿急、尿失禁，易反复发作膀胱炎。

（5）骨质疏松：绝经后妇女骨质吸收速度快于骨质生成，促使骨质丢失变得疏松，绝经过渡期过程中约 25％ 的妇女患有骨质疏松症，其发生与雌激素水平下降有关。骨质疏松主要指骨小梁减少，最后可能引起骨骼压缩使体格变小，严重者导致骨折，桡骨远端、股骨颈、椎体等部位易发生，骨折将引起一系列问题，如疼痛、残疾。

（6）皮肤和毛发的变化：皮肤皱纹增多加深；皮肤变薄、干燥甚至皲裂；皮肤色素沉着，出现斑点；皮肤营养障碍易发生绝经过渡期皮炎、瘙痒、多汗、水肿及烧灼痛。绝经后大多数妇女出现毛发的分布改变，通常是口唇上方毫毛消失，代之以恒久毛，形成轻度胡须；阴毛、腋毛有不同程度丧失；躯体和四肢毛发增多或减少，偶有轻度脱发。

（7）性欲改变：绝经过渡期妇女常常自述性欲下降，但并没有性交痛及性交困难。少数妇女性欲亢进。

2. 体征　全身检查可有水肿体征。妇科检查无异常发现，可见内、外生殖器呈现不同程度的萎缩性改变。

【诊断与辅助检查】

1. 血常规、血小板计数、出凝血时间、异常血细胞检查　了解贫血程度及有无出血倾向。

2. 血清 FSH 值及 E_2 值测定　检查血清 FSH 值及 E_2 值了解卵巢功能。绝经过渡期血清 FSH＞10U/L，提示卵巢储备功能下降。闭经、FSH＞40U/L 且 E_2＜10～20pg/ml，提示卵巢功能衰竭。

3. 心电图及血脂　心电图检查了解心血管疾病病变；胆固醇增高主要是 β 脂蛋白。

4. 尿常规、细菌学、膀胱镜检查　以排除泌尿系病变。

5. 宫颈刮片　进行防癌涂片检查。

6. 分段诊断性刮宫　除外器质性病变。

7. 其他检查　必要时行 X 线、B 型超声、阴道脱落细胞、腹腔镜等检查。

【治疗原则】　治疗原则为缓解近期症状，并能早期发现、有效预防骨质疏松症、动脉硬化等老年性疾病。

1. 一般治疗　绝经过渡期精神症状可因神经类型不稳定或精神状态不健全而加剧，故应进行心理治疗。必要时可选用适量的镇静药以助睡眠，谷维素调节自主神经功能，治疗潮热症状。

为预防骨质疏松，应坚持体格锻炼，增加日晒时间，饮食注意摄取足量蛋白质及含钙丰富食物，并补充钙剂。

2. 激素治疗　激素治疗是一种医疗措施。当机体缺乏性激素，并由此发生或将会发生健康问题时，需要外源地给予具有性激素活性的药物，以纠正与性激素不足有关的健康问题。

(1) 适应证：主要包括因雌激素缺乏所致的潮红、潮热及精神症状、老年性阴道炎、泌尿道感染，预防存在高危因素的心血管疾病、低骨量及骨质疏松症等。

(2) 禁忌证：① 雌激素依赖性肿瘤：乳癌、子宫内膜癌、黑色素瘤；② 原因不明的子宫出血；③ 严重的肝、肾功能障碍，胆汁淤积性疾病；④ 近 6 个月内发生血栓栓塞性疾病；⑤ 妊娠；⑥ 镰形红细胞贫血症；⑦ 孕激素禁忌证：如脑膜瘤。

(3) 制剂及剂量：原则上尽量选用天然性激素，常用雌激素有：① 戊酸雌二醇，每日口服 0.5～2mg；② 结合雌激素：每日口服 0.3～0.625mg；③ 17β-雌二醇经皮贴膜：分每周更换两次及每周更换一次两种剂型；④ 尼尔雌醇：每 2 周服 1～2mg。

(4) 用药途径：性激素可经不同途径使用，需要相应的不同制剂。口服以片剂为主；经皮肤的有皮贴、皮埋片、涂抹胶；经阴道的有霜、片、栓、硅胶环及盐悬剂；肌内注射有油剂及鼻喷用制剂。

(5) 用药方案：序贯给药，在雌激素治疗的后半周期加用孕激素制剂。联合用药，雌、孕激素合剂。

(6) 用药时间：根据治疗目的而不同。短期用药主要是为了解除绝经过渡期症状，待症状消失后即可停药。长期用药用于防治骨质疏松，激素治疗至少持续 5～10 年以上，有人主张绝经后终身用药。

【护理评估】

1. 健康史　对 40 岁以上的妇女，若月经增多或不规则阴道流血，必须详细询问并记录病史，包括月经史、生育史、肝病、高血压、其他内分泌疾病等。

2. 身体评估

(1) 症状

1) 卵巢功能减退及雌激素不足引起的症状：了解月经周期、经量、阵发性潮热等表现。

2) 个性特点与精神因素引起的症状：妇女在绝经过渡期以前曾有过精神状态不稳定，绝经过渡期以后则往往较易发生失眠、多虑、抑郁、易激动等。也有一些妇女认为绝经后解脱了妇女生理上的烦恼，反而可以焕发出青春的活力。

(2) 体征：进行全身状况的检查，包括精神状态、贫血程度、出血倾向、高血压程度、肺部及泌尿系统检查、皮肤及毛发改变、乳房萎缩及下垂。妇科检查发现外阴萎缩，大、小阴唇变薄，皱襞减少；阴道萎缩，如合并感染，可出现阴道分泌物增多、味臭；子宫颈及子宫萎缩变小；尿道口因萎缩而呈红色。

3. 心理、社会评估　妇女进入绝经过渡期以后，由于家庭和社会环境的变化可加重身体与精神的负担，如子女长大离家自立、父母年老或去世、丈夫工作地位的改变、自己健康与容貌的改变、工作责任的加重等引起心情不愉快、忧虑、多疑、孤独等。

【护理诊断/问题】

1. 自我形象紊乱　与月经紊乱、出现精神和神经症状等绝经综合征症状有关。

2. 焦虑　与绝经过渡期内分泌改变、家庭和社会环境改变、个性特点、精神因素等有关。

3. 有感染的危险　与绝经期膀胱黏膜变薄，反复发作膀胱炎有关；与内分泌及局部组织结构改变，抵抗力低下有关。

【护理目标】

(1) 患者能够积极参与社会活动，正确评价自己；

(2) 患者能够描述自己的焦虑心态和应对方法；

(3) 患者在绝经过渡期不发生膀胱炎、阴道炎等感染。

【护理措施】

1. 健康教育

(1) 向绝经过渡期妇女及其家属介绍绝经是一个生理过程，绝经发生的原因及绝经前后身体将发生的变化，帮助患者消除绝经变化产生的恐惧心理，并对将发生的变化作好心理准备。

(2) 介绍绝经前后减轻症状的方法，以及预防绝经综合征的措施。如适当地摄取钙质和维生素 D，将减少因雌激素降低所致骨质疏松；规律的运动如散步、骑自行车等可以促进血液循环，维持肌肉良好的张力，延缓老化的速度，还可以刺激骨细胞的活动，延缓骨质疏松症的发生；正确对待性生活等。

(3) 设立"妇女绝经过渡期门诊"，以利咨询、指导和加强护理。具体咨询内容包括：

1) 帮助患者了解绝经过渡期是正常生理过程；

2) 消除无谓的恐惧和焦虑，以乐观、积极的态度对待老年的到来，帮助解决各种心理矛盾、情绪障碍、心理冲突、思维方法等问题；

3) 耐心解答患者提出的问题，使护患合作和相互信任，共同发挥防治作用；

4) 防癌检查，主要是女性生殖道和乳腺肿瘤；

5) 对绝经过渡期妇女的性要求和性生活等方面给予关心和指导；

6) 积极防治绝经过渡期妇女常见病、多发病，如糖尿病、高血压、冠心病、肿瘤和骨质疏松症；

7) 防治绝经过渡期妇女常见、多发的妇女病，如阴道炎症、绝经后出血、子宫脱垂、尿失禁等；

8) 宣传雌激素补充疗法的有关知识。

2. 心理护理

(1) 与绝经过渡期妇女交往时，通过语言、表情、态度、行为等去影响患者的认识、情绪和行为，使护理人员和患者双方发挥积极性，相互配合，达到缓解症状的目的；

(2) 使其家人了解绝经过渡期妇女可能出现的症状并给予同情、安慰和鼓励。

3. 指导用药　帮助患者了解用药目的、药物剂量、适应证、禁忌证、用药时可能出现的反应等，督促长期使用性激素者接受定期随访。指导患者用药期间注意观察，若子宫不规则出血，应做妇科检查并进行诊断性刮宫，刮出物送病理检查以排除子宫内膜病变。雌激素剂量过大时可引起乳房胀痛、阴道分泌物多、阴道流血、头疼、水肿或色素沉着等。孕激素副作用包括抑郁、易怒、乳腺痛和水肿。雄激素有发生高血脂、动脉粥样硬化、血栓栓塞性疾病危险，大量应用出现体重增加、多毛及痤疮，口服时影响肝功能。

【护理评价】

(1) 患者认识到绝经是女性正常生理过程，能以乐观、积极的态度对待自己，参与社区活动；

(2) 与家人、亲戚及朋友关系融洽，互相理解；

(3) 绝经期无并发症发生。

【典型病例】　女性，52 岁，宣传干部，主诉"月经紊乱半年"就诊。既往月经规律，周期 28 日，经期 3～4 日。半年前月经周期不规律，持续时间长，月经量较以往增多，伴有黄昏和夜间潮热感，不伴有阴道流液、腹痛等。近 3 月自觉心中郁闷，爱发无名火，事后又后悔不已，对此感到焦虑不安，严重时可有犯罪感、轻生、偏执、妄想等。同时在工作中感觉思想不能集中，记忆力减退，常影响工作效率，因而感到担忧、恐惧和紧张。发病以来，食欲、睡眠差，1～2小时排尿一次，尿量不多，稍有尿痛感，排便无异常。生育史：2-0-0-2，避孕方式为宫内节育器。妇科检查：外阴：已婚、已产式。阴道：光滑、通畅。宫颈：光滑。宫体：前位，正常大小，质地中，活动度可。附件：双侧无异常。尿常规见白细胞＋～＋＋，红细胞＋～＋＋，其余无异常。请问：

(1) 该妇女可能的医疗诊断是什么？

(2) 其护理评估、护理问题和护理措施有哪些？

（顾　炜）

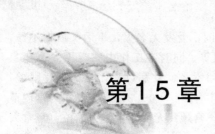

第15章
妊娠滋养细胞疾病患者护理

妊娠滋养细胞疾病（gestational trophoblastic disease）由一组与妊娠相互关联的疾病组成，是一组来源于胎盘绒毛滋养细胞的疾病，主要包括葡萄胎、侵蚀性葡萄胎及绒毛膜癌（简称绒癌）。3者之间存在着一定的联系，葡萄胎可发展为侵蚀性葡萄胎或绒毛膜癌。

滋养细胞由孕卵分化形成，属胎儿附属物，对母体来说是一种同种异体移植物。滋养细胞具有侵蚀周围组织、穿破血管的能力，这对于早期囊胚的着床植入是必需的。正常情况下，这种侵蚀作用仅局限于子宫蜕膜层。正常妊娠时，滋养细胞构成绒毛细胞可直接从母体吸收养分或自己合成蛋白质、糖等，供胚胎生长所需。可有少量滋养细胞穿破血管进入母体血液循环，但并不造成破坏作用。分娩后大部分滋养细胞随胎盘排出母体，少量随恶露排出。

如果滋养细胞异常增生，或侵蚀能力增强，侵入子宫肌层，或经母体血循环到达母体子宫肌层或身体其他部位，并造成不同程度的破坏，即形成滋养细胞疾病。

第1节 葡 萄 胎

【重点提示】

（1）葡萄胎是良性滋养细胞疾病，发病原因不明。

（2）主要表现为停经后阴道流血，子宫异常增大、变软，妊娠高血压综合征症状，卵巢黄素化囊肿，腹痛，甲状腺功能亢进征象。

（3）治疗主要是及时清除宫腔内容物，对有高危因素者可行预防性子宫切除、预防性化疗，严格正规随访。

（4）葡萄胎患者的恐惧/焦虑、自我形象紊乱、阴道流血、有感染的危险是主要的护理问题。

（5）采用心理护理、对症护理以及针对不同治疗方式的个体化护理。

葡萄胎是滋养细胞的良性疾病，指妊娠后胎盘绒毛滋养细胞异常增生，终末绒毛水肿形成水泡，水泡间有蒂相连接，形成葡萄状而得名，也称为水泡状胎块（hydatidiform mole）。其病变局限于子宫腔内，不侵入子宫肌层，也不发生远处转移。

【病因及发病机制】 葡萄胎发病原因不明。根据肉眼及显微镜下特点、核型分析及临床表现，可以将葡萄胎妊娠分为完全性及部分性两类。

葡萄胎妊娠的发生率，不同的国家与地区差异较大。在日本，葡萄胎的发生率为每1000次妊娠中有1次葡萄胎，大约3倍于北美洲及欧洲的发生率。我国流行病学调查发现，葡萄胎平均发生率为1∶1290，以孕次计算，发生率为0.8%。葡萄胎的发生与营养状况及社会、经济因素有关。

葡萄胎的发生与母亲的年龄呈正相关，有研究表明当母亲年龄大于35岁时，妊娠后葡萄胎发生率将成倍增加，如大于 40 岁，发生率则高达普通人群的 7.5 倍，这可能与卵子老化后对异常受精不易自然淘汰有关。流行病学调查表明，有葡萄胎妊娠史的妇女，再次妊娠时葡萄胎的发生率增加。

【临床表现】

1. 停经后阴道流血　这是大部分患者就诊的原因。患者多在停经 2～3 个月内出现不规则的阴道流血，初期量可少，后逐渐增多。可因反复流血造成感染及贫血。有时在出血中可发现水泡样物。

2. 子宫异常增大、变软　约半数以上患者的子宫体积大于停经月份，质地极软，并血清 hCG 水平显著升高。少部分患者因反复阴道流血排出水泡状胎块，子宫可与正常妊娠月份相符或较小。

3. 妊娠高血压综合征　较正常妊娠出现呕吐时间早，症状重，可出现蛋白尿、血压增高和水肿等症状，且较重。

4. 卵巢黄素化囊肿　由于滋养细胞增生产生大量的绒毛膜促性腺激素，可刺激卵巢过度黄素化形成黄素囊肿。偶有黄素囊肿破裂或扭转可引起急性腹痛。

5. 腹痛　因葡萄胎生长迅速造成子宫急速增大，可引起下腹的胀痛。在出现阴道流血前可有阵发性腹痛，是子宫收缩试图排出水泡状胎块所致。

6. 甲状腺功能亢进症状　约 7% 患者可出现甲亢症状，表现为心动过速，皮肤潮热和震颤，T_3、T_4 水平升高。

【实验室及其他检查】

1. 超声多普勒检查　听不到胎心。

2. B 超检查　可鉴别正常妊娠与葡萄胎。可见增大的子宫腔内充满弥漫分布的光点和小囊样无回声区，呈现落雪状图像，其中无妊娠囊，也无胎心及胎儿结构。

3. 绒毛膜促性腺激素水平测定　hCG 高于正常妊娠水平，且持续不降。与正常妊娠的激素升高不易区分，在妊娠早期的鉴别意义不大。葡萄胎清除后激素水平迅速回落，动态的、持续的激素水平检测是葡萄胎清宫术后随访观察的重要内容。

4. 病理检查　完全性葡萄胎可见绒毛间质水肿变性、中心血管消失及滋养细胞增生活跃等，无胎儿、脐带或羊膜囊；部分性葡萄胎可见绒毛部分发生水肿变性及局灶性滋养细胞增生活跃，并可见胎儿、脐带或羊膜囊等成分。

【诊断要点】

1. 临床主要诊断依据　停经后不规则阴道流血，子宫异常增大、变软，腹部检查未扪及胎体，听不到胎心，无胎动，应高度怀疑葡萄胎。在流血中见到水泡状胎块可确诊。较早出现的较重的妊娠高血压综合征症状、较重的妊娠呕吐及卵巢黄素囊肿等有助于诊断。

2. 超声波检查　有助于鉴别诊断。

3. 绒毛膜促性腺激素（hCG）水平测定　葡萄胎激素水平测定可高于正常，但因与正常妊娠 hCG 分泌峰值可能重叠，做连续测定并结合 B 超结果有助于做出鉴别。

4. 组织学检查　可确诊。注意有无完整绒毛结构、是否局限于子宫腔内，以与侵蚀性葡萄胎和绒癌相鉴别。

【治疗原则】

1. 及时清除宫腔内容物　葡萄胎确诊后应及时行清宫术，多采用负压吸宫术。因子宫较大且软，易发生子宫穿孔，应使用大号吸管吸引，负压不宜过高。术中出血不多，一般不应用催产素，尤其在宫口扩大以前不宜使用，以免将滋养细胞挤压入子宫血窦内，发生肺栓塞或远处转移。每次清宫都要送病理检查。注意选取水泡小、接近子宫壁的组织送检。

2. 预防性子宫切除 对高危患者，如年龄大于 40 岁、无再生育要求者，可切除子宫，保留附件。

3. 预防性化疗 对高危妇女应进行预防性化疗，防止恶变：① 年龄大于 40 岁；② hCG＞10^5；③ 病理检查示滋养细胞高度增生或伴有不典型增生；④ 葡萄胎清宫后，hCG 下降缓慢或下降一定程度后持续不再下降或持续不下降；⑤ 黄素囊肿直径大于 6cm；⑥ 出现可疑转移病灶者；⑦ 无条件进行正规随访者。一般选用 5-氟尿嘧啶或放线菌素 D 化疗 1～2 个疗程。

4. 严格正规随访 随访与治疗同样重要，是及早发现恶变转移病例的关键。于葡萄胎清宫后每周 1 次进行 hCG 测定，直至连续 3 次正常；然后每月 1 次持续半年；此后每半年 1 次共随访两年。除作 hCG 测定外，还应注意有无阴道流血、咳嗽或咯血等症状，并每次都行妇科检查。必要时行 B 超及胸部 X 线检查或 CT 检查。

5. 指导避孕 葡萄胎处理后坚持避孕 1～2 年，宜用工具避孕，不宜采用避孕药或宫内节育环。

【护理评估】

1. 健康史 了解患者及其家族既往病史，有无滋养细胞疾病史；患者月经、生育情况，此次停经时间，有无妊娠呕吐，阴道流血情况。如有阴道流血，应询问量、性质以及有无水泡状物排出。

2. 身体评估

(1) 症状：有无妊娠剧吐，能否正常进食，了解饮食喜好；了解有无阴道流血、贫血症状及腹痛，有阴道流血者协助其提供清洁措施，并检查流出物。

(2) 体征：腹部扪诊，检查子宫底高度，触摸有无胎体，听诊有无胎心；妇科检查可了解有无卵巢黄素囊肿。检查有无水肿和血压增高，如有则协助留取尿标本。

3. 心理、社会评估 了解患者及其家属对疾病的反应，对此次妊娠的期望，反复妊娠失败者可能会出现较严重的抑郁、悲观情绪。介绍本病的性质及治疗方案，与患者及家属拟定护理计划，特别是对治疗后长达两年的随访做好准备。

【护理诊断/问题】

1. 恐惧/焦虑 与患者对葡萄胎疾病性质和将要进行清宫术不了解有关。

2. 自我形象紊乱 与角色紊乱及担心将来的妊娠有关。

3. 有感染的危险 与长期阴道流血、贫血造成免疫力下降有关。

【护理目标】

(1) 患者能讲出恐惧的原因，能积极配合治疗，完成清宫手术；

(2) 患者对未来妊娠有正确的期望，能接受本次疾病的结局；

(3) 患者感染得到控制。

【护理措施】

1. 心理护理 了解患者及家属的思想动态及心理承受能力，利用健康教育材料向患者进行宣传，并随时评估患者是否确实掌握所讲知识。

2. 手术治疗配合护理 清宫术前，患者常规行血、尿常规检查，查肝、肾功能和表面抗原，常规备血，做好配血、输血准备。术前患者排空膀胱，建立静脉通道，并准备好催产素及抢救药物，防止大出血及术中穿孔等。

3. 病情观察 主要观察阴道流血情况，评估流出量及性质；术后随时了解患者宫缩情况，流血过多者密切注意血压、脉搏及生命体征，有异常及时通知医师。

4. 预防感染　患者阴道流血期间，保持局部的清洁、干燥，每日冲洗会阴一次，监测体温。

5. 健康教育及随访　由于妊娠呕吐及反复流血，患者的营养状态可能出现问题，要提供清淡、易消化食物并评估患者进食情况；评估患者睡眠活动情况；提供清洁措施，协助患者保持身体清洁；术后每日两次常规会阴冲洗，提供无菌会阴垫；协助留取化验标本；以书面形式为患者提供随访时间表及注意事项；指导患者正确选用避孕方法。

【护理评价】

（1）患者能够配合完成清宫术；

（2）患者能与医师及护士讨论病情并制订康复及再次妊娠计划；

（3）患者未发生感染。

【典型病例】　女性，21 岁，主因"停经 72 天，阴道不规则出血 4 天"于 2014 年 2 月 3 日入院。末次月经 2013 年 12 月 20 日，行经如常。停经以来无恶心、呕吐等反应，偶有下腹部间歇性隐痛。4 天前无明显诱因出现阴道流血，少量，色鲜红，未用药。1 天前再次阴道流血，性状同前，来我院就诊，既往体健。平素月经规则，月经周期 30 天，经期 4 天，量中等，色鲜红，有痛经。阴道分泌物无特殊。未婚，有性生活史，无避孕措施，既往未孕育。体格检查：体温 37.4℃，脉搏 98 次/分，呼吸 18 次/分，血压 13.3/9.06kPa（100/68mmHg），心肺听诊无特殊，腹平软，肝、脾肋下未触及，外阴已婚未产式，阴道少量浅褐色分泌物，子宫前位，如孕 3 个半月大小，轻压痛，表面光滑，活动度好，双附件无特殊。辅助检查：白细胞 $6.8 \times 10^9/L$，血红蛋白 92g/L，血小板 $249 \times 10^9/L$，凝血功能正常，血 hCG＞750000U/L。B 超见子宫增大如 3 个多月，宫腔内充满蜂窝状回声，内见稀疏血流。请问：

（1）该患者可能的医疗诊断是什么？主要的治疗方法是什么？

（2）主要护理措施是什么，如何对患者进行健康与随访指导？

第 2 节　侵蚀性葡萄胎

【重点提示】

（1）侵蚀性葡萄胎是葡萄胎组织侵蚀到子宫肌层或转移到子宫以外，为恶性滋养细胞疾病。有 5％～20％的葡萄胎可发展成侵蚀性葡萄胎，大多数发生在葡萄胎清宫后 6 个月内。

（2）主要表现为出现不规则的阴道流血、卵巢黄素化囊肿持续不消失，有时可触及宫旁转移的包块、转移病灶（肺、盆腔、肝、脑等）。

（3）治疗以化学治疗为主，手术治疗为辅。

（4）侵蚀性葡萄胎患者的活动无耐力、恐惧/焦虑、营养低下、潜在自尊低下、潜在并发症是主要的护理问题。

（5）采用心理护理、对症护理以及针对不同治疗方式的个体化护理。

【病因及病理】　侵蚀性葡萄胎由良性葡萄胎发展而来，随着年龄的增加恶变率也将增加，当患者年龄大于 40 岁时，恶变率可达 37％，而大于 50 岁时，56％的患者将发展为侵蚀性葡萄胎。

侵蚀性葡萄胎镜下可见子宫肌层及转移病灶内有显著增生的滋养细胞，呈团块状分布，细胞大小形态不一，可见滋养细胞出现于血管内。仍可见变性或完好的绒毛结构是与绒癌的主要鉴别点。

【临床表现】

1. 原发灶表现　在葡萄胎清宫后 4～6 周，子宫未能恢复到正常大小，出现不规则的阴道流血，量多少不定。妇科检查黄素囊肿持续不消失，有时可触及宫旁转移的包块。如滋养细胞侵蚀到子宫腔外可引起腹腔内出血及腹痛。

2. 转移灶表现　由于肿瘤通过血循环转移，转移发生早而且部位广泛。最常发生转移的部位是肺，可出现咳嗽、咯血症状，也可无明显症状，胸部 X 线片可发现单个或多个小圆阴影；其次是阴道及宫旁组织的转移，阴道内转移灶可出现紫蓝色结节，如破溃可出现大量出血；脑转移较少见，可出现头痛、呕吐及抽搐、昏迷，病死率较高；还可出现肝、脾等部位的转移。

【实验室及其他检查】

1. 绒毛膜促性腺激素（hCG）水平测定　葡萄胎清除后激素水平应迅速回落，多在术后 8 周内恢复至正常，如葡萄胎清宫术后 12 周以上或行子宫切除后 8 周以上，hCG 水平仍高于正常，或下降一定程度后又上升，或定性试验阴性后又转为阳性，都提示有侵蚀性葡萄胎的可能，需要进一步检查以排除再次妊娠及葡萄胎清宫不全。

2. B 超检查　可发现葡萄胎组织侵入子宫肌层，宫壁内出现蜂窝状病灶。

3. 胸部 X 线检查或胸部 CT 检查

4. 病理检查　在侵入子宫肌层或子宫外的转移病灶切片中，发现有绒毛结构或退变的绒毛结构可确诊为侵蚀性葡萄胎。

【临床分期】　采用国际妇产联盟（International Federation of Gynecology and Obstetrics，FIGO）妇科肿瘤委员会指定的临床分期，该分期包含了解剖学分期和预后评分系统两个部分（表 15-1、表 15-2），其中规定预后评分≤6 分者为低危，≥7 分者为高危。

表 15-1　滋养细胞肿瘤解剖学分期（FIGO，2000 年）

Ⅰ期	病变局限于子宫
Ⅱ期	病变扩散，但仍局限于生殖器官
Ⅲ期	病变转移至肺，有或无生殖系统病变
Ⅳ期	所有其他转移

表 15-2　FIGO/WHO 预后评分系统（2000 年）

评分	0	1	2	4
年龄（岁）	<40	≥40	—	—
前次妊娠	葡萄胎	流产	足月产	—
距前次妊娠间隔（月）	<4	4～7	7～12	>12
治疗前 hCG（U/L）	$<10^3$	$>10^3\sim10^4$	$>10^4\sim10^5$	$>10^5$
最大肿瘤大小（包括子宫）	—	3～5cm	≥5cm	—
转移部位	肺	脾、肾	胃肠道	脑、肝
转移病灶数目	—	1～4	5～8	>8
先前失败化疗	—	—	单药	两种或两种以上药

【诊断要点】

1. 临床表现　在葡萄胎清宫后 4～6 周，子宫未能恢复到正常大小，术后半年内出现不规则阴道流血，应高度怀疑侵蚀性葡萄胎；出现咳嗽及咯血注意肺部转移的可能。

2. 实验室检查　血 β-hCG 水平是葡萄胎后妊娠滋养细胞肿瘤主要的诊断依据，影像学依据不是必需的。对于葡萄胎后滋养细胞肿瘤，符合下列标准中的任何一项且排除妊娠物残留或再次妊娠，即可诊断为妊娠滋养细胞肿瘤：① 血 β-hCG 测定 4 次呈平台状态（±10%），并持续 3 周或更长时间，即 1、7、14、21 日；② 血 β-hCG 测定 3 次升高（>10%），并至少持续 2 周或更长时间，即 1、7、14 日。非葡萄胎后滋养细胞肿瘤的诊断标准：足月产、流产和异位妊娠后 hCG 多在 4 周左右转为阴性，若超过 4 周血清 hCG 仍持续高水平，或一度下降后又上升，在除外妊娠物残留或再次妊娠后，可诊断妊娠滋养细胞肿瘤。

【治疗原则】　同绒癌处理，主要治疗手段是化疗，手术治疗为辅。

【护理评估】

1. 健康史　包括一般病史及家族史，重点收集患者第一次清宫的临床资料，清宫的时间、经过以及是否常规进行了病理检查；了解再次清宫的情况，随访过程的记录，患者能否坚持随访及失访的原因；注意原发病灶及转移病灶的相应症状。

2. 身体评估

（1）症状：不规则阴道流血常是患者就诊的主要原因，要了解流血的量和性质；了解患者有无咳嗽或咳血痰等症状；有头痛、一过性失明或跌倒时，应注意有脑部转移的可能。

（2）体征：妇科检查可了解子宫大小、质地以及有无卵巢黄素囊肿及大小，注意与以前病历记录相比较；注意阴道内有无紫蓝色结节。有阴道流血者注意会阴部清洁度评估，协助患者保持身体清洁。评估患者营养状态，能否正常进食。病情较长的患者可能长期处于营养低下的状态，要定期称体重，并对患者每日进食量及性质作出评估。专业的营养师的指导有利于患者的恢复。

（3）辅助检查：协助采集血、尿标本，送病理检查。

3. 心理、社会评估　了解患者及其家属对疾病的反应，本病病程较长，患者及家属可能会出现较严重的抑郁、悲观情绪，对病情的反复，如 hCG 值的升高可能非常敏感，护士在告知、发放化验结果时要非常注意，以免发生差错给患者及其家人带来不必要的心理打击。对确诊为侵蚀性葡萄胎者，患者及家属可能出现恐惧、不安，要介绍本病的性质及治疗方案，引用研究结果说明本病的预后，但要避免说无依据的保证，如"会好的"之类。与患者及家属拟订护理康复计划。较年轻的患者因担心生育及性生活，会有更多心理问题，要加以关注。

【护理诊断/问题】

1. 活动无耐力　与化疗副作用有关。

2. 恐惧/焦虑　与担心疾病预后不良有关。

3. 营养低下　与恶性肿瘤消耗及药物副作用有关。

4. 潜在自尊低下　与长时间住院和接受化疗有关。

5. 潜在并发症　肺转移、阴道转移、脑转移。

【护理目标】

（1）患者能主动参与治疗、护理活动；

（2）患者恐惧、焦虑感减轻；

（3）患者的营养状况得到改善，获得足够营养；

（4）患者适应角色改变；

(5) 患者避免了不该有的并发症。

【护理措施】

1. 心理护理　了解患者及家属的思想动态及心理承受能力，利用健康教育材料向患者进行宣传，并随时评估患者是否确实掌握所讲内容。提供有关化疗药物的相关知识，提供疾病治疗的相关信息，取得患者及家属的配合。

2. 病情观察　主要观察阴道流血情况及腹痛情况，评估流出量及性质。阴道内结节破溃以及病灶穿破子宫或侵蚀血管可导致大出血，密切注意血压、脉搏等生命体征，如有异常及时通知医师。

3. 症状护理

(1) 阴道内转移的患者：密切观察阴道流血情况；做好输血、输液准备；备好阴道填塞用长纱条，长纱条要有留于阴道外的长带子；不能自行排尿者要留置导尿管。注意保持外阴清洁，每日行会阴擦洗、消毒两次，禁止冲洗。禁止做不必要的阴道检查，防止发生感染；对发生破溃、出血者立即通知医师并配合抢救；填塞的纱条在24～48小时内取出或更换，换药前要备好大出血抢救用品及药品。

(2) 肺转移的患者：协助患者取舒适体位休息以减轻体力损耗；有呼吸困难者取半坐位并给予氧气吸入；遵医嘱给予药物，肺部直接用药效果较好；注意大咯血发生，严防窒息，如出现大咯血立即让患者取头低侧卧位，轻拍背部，排出积血，并让在场其他人员通知医师抢救。大咯血常发生于化疗过程中，对有肺部转移灶的患者，化疗期间要常规备气管切开包。

(3) 脑转移患者：观察生命体征；有昏迷、跌倒史者要采取相应措施，如不能独自沐浴和外出，以防止发生意外。

4. 积极采取措施减轻患者化疗的副作用及疼痛等不适症状

5. 健康教育及随访　由于病程较长，患者的营养状态可能出现问题，要评估患者进食情况，提供高蛋白、高维生素且易消化食物；评估患者睡眠活动情况，保持病室安静，鼓励患者保持日常生活自理；提供清洁措施，协助患者保持身体清洁，提供无菌会阴垫；协助留取化验标本；以书面形式为患者提供化疗方案表及注意事项，以便患者掌握。指导患者正确选用避孕方法。与患者及家人共同制订出院后康复计划，出院后严密随访，每月1次共1年，1年后每3个月1次持续3年，以后每年1次共5年，此后每两年1次。随访内容与葡萄胎患者相同。

第3节　绒毛膜癌

【重点提示】

(1) 绒毛膜癌50%继发于葡萄胎，为恶性滋养细胞肿瘤，少数可发生于足月妊娠、流产及异位妊娠后。

(2) 主要表现为阴道流血、子宫复旧不全或不均匀增大、卵巢黄素化囊肿、腹痛、假孕症状、转移病灶（表现转移部位肺、盆腔、肝、脑等）。

(3) 治疗以化学治疗为主，手术治疗为辅。

(4) 子宫颈癌患者的活动无耐力、恐惧/焦虑、营养低下、潜在自尊低下、潜在并发症是主要的护理问题。

(5) 采用心理护理、对症护理以及针对不同治疗方式的个体化护理。

绒毛膜癌属滋养细胞肿瘤，是滋养细胞疾病中恶性程度最高的一种；具有早期经血行转移的特点，破坏性较大。由于 hCG 监测技术及化学治疗手段的发展，绒癌的预后有了很大的改观，成为少数可经化疗治愈的恶性肿瘤之一。

【病因及发病机制】　绒毛膜癌 50％ 继发于葡萄胎，少数可发生于足月妊娠、流产及异位妊娠后。由于滋养细胞可在体内潜伏多年，绒癌也可发生于绝经后妇女。可发生于子宫，也可子宫内原发病灶已消失而仅有转移灶的表现。镜下见滋养细胞极度不规则增生，分化不良，侵入肌层及血管，无绒毛结构。

【临床表现】

1. 原发灶表现

(1) 阴道流血：葡萄胎清宫后、流产或产后出现不规则阴道流血，量多少不定；或月经回复正常数月后又出现阴道流血症状。长期流血者可继发贫血。

(2) 子宫复旧不全或不均匀增大：葡萄胎排空后 4～6 周，子宫未恢复正常大小，质软，也可表现为子宫不均匀性增大。

(3) 卵巢黄素化囊肿：在葡萄胎排空、流产或足月产后，卵巢黄素化囊肿可持续存在。

(4) 腹痛：若肿瘤组织穿破子宫或转移病灶破裂，可出现急性腹痛和腹腔内出血症状。卵巢黄素化囊肿发生扭转或破裂时也可出现急性腹痛。

(5) 假孕症状：表现为乳房增大，乳头、乳晕着色，外阴、阴道、宫颈着色，生殖道质地变软。

2. 转移病灶的表现　症状和体征视转移部位而异。主要经血行播散，最常见转移部位为肺（30％）、盆腔（20％）、肝（10％）、脑（10％）等。各转移部位的共同特点：

(1) 肺转移：常见症状为咳嗽、血痰或反复咳血、胸痛、呼吸困难。常急性发作，少数情况下可出现肺动脉高压和急性肺衰竭。当转移灶较小时也可无任何症状。

(2) 阴道、宫颈转移：转移灶常位于阴道前壁，局部呈现紫蓝色结节，破溃后可大出血。

(3) 肝转移：预后不良，表现为上腹部或肝区疼痛，若病灶穿破肝包膜可出现腹腔内出血。

(4) 脑转移：预后凶险，为主要死亡原因，按病情进展可分为 3 期。

1) 瘤栓期：表现为一过性脑缺血症状，如暂时性失语、失明、突然跌倒等。

2) 脑瘤期：表现为头痛、喷射性呕吐、偏瘫、抽搐直至昏迷。

3) 脑疝期：表现为颅内压升高，脑疝形成，压迫生命中枢而死亡。

【临床分期】　同侵蚀性葡萄胎。

【实验室及其他检查】

1. hCG 测定　诊断绒癌最重要的手段。在葡萄胎清宫后、产后或流产后，hCG 未能按期降至正常值，应警惕绒癌的可能。

2. 超声诊断　B 超可发现侵犯子宫的病灶，阴道超声的介入及彩色多普勒血流显像（CDFI）与脉冲多普勒（PD）的应用与发展，对早期确定滋养细胞疾病的性质、判断化疗效果及预测病变转归均有十分重要的价值，可早期反映绒癌所致的血流信号，提高诊断的正确性。

3. X 线检查　肺转移的常规检查。

4. CT 和磁共振检查　主要用于诊断脑转移。

5. 组织学检查　在送检标本中只见大量滋养细胞及出血、坏死组织，无绒毛结构可确诊。如找到绒毛结构可排除绒癌。

【诊断要点】

1. 临床表现　在葡萄胎清宫后 1 年以上，出现不规则阴道流血，在排除再次妊娠及流产后，可诊断绒癌。在半年至 1 年内发病者，则侵蚀性葡萄胎和绒癌都有可能。在产后出现不规则阴道流血和（或）转移灶的表现，并伴有 hCG 的升高，可诊断为绒癌。

2. 绒毛膜促性腺激素水平测定　连续动态的激素水平测定是诊断绒癌的重要手段。如 hCG 水平在产后、流产后或葡萄胎清宫后未按正常曲线下降，或下降一定程度后又上升，或定性试验阴性后又转为阳性，都提示有绒癌可能。结合 B 超及病理检查可协助确诊。怀疑有转移病灶时要作相应检查，如胸部 X 线摄片和脑部 CT 等。

【治疗原则】　以化学治疗为主，手术治疗为辅。尤其在对侵蚀性葡萄胎的治疗中，化学治疗基本已替代了手术治疗。对年轻患者争取保留生育能力；必须切除子宫者也应争取保留卵巢。

1. 单药化疗　对病灶局限于子宫及低危转移性患者采用单一 5-氟尿嘧啶、甲氨蝶呤或放线菌素 D 化疗，以静脉给药为主，完全缓解率可达 90%。用药量应按体重计算，保证足量的药物剂量，要求达到患者最大耐受量。第一疗程和第二疗程是化疗成功的关键，化疗要坚持到患者症状消失，hCG 测定每周 1 次，连续 3 次正常后，再巩固两个疗程后停药。正规的用药方法及按时、足量用药是保证治疗成功的关键，可最大限度减少医源性耐药的发生。随访观察 3 年无复发者为临床治愈。

2. 联合化疗　肿瘤出现多处转移的中、高危患者，应采用 5-氟尿嘧啶联合放线菌素 D 两种或两种以上的药物联合化疗。EMA/CO 化疗方案（依托泊苷、甲氨蝶呤、放线菌素 D、环磷酰胺及长春新碱）用于治疗高危及耐药的滋养细胞肿瘤患者，有良好效果。

3. 手术适应证

（1）葡萄胎患者年龄大于 45 岁、不希望再生育者，在短期化疗后行子宫切除术。

（2）子宫病灶已耐药者。

（3）子宫病灶破裂者或出现急性出血危及生命者。

（4）化疗毒性反应大不能耐受者或化疗无效者，可行全子宫切除术及附件切除术，年轻未育妇女尽可能保留卵巢。手术前后加用化疗可提高疗效。

【护理评估】

1. 健康史　包括一般病史及家族史，对于前次妊娠是葡萄胎的患者，重点收集患者第一次清宫的临床资料，包括清宫的时间、经过，是否常规进行了病理检查，再次清宫的情况，随访过程的记录，患者能否坚持随访及失访的原因；注意原发病灶及转移病灶的相应症状；了解是否接受过化疗以及用药时间、量及用药后反应。

2. 身体评估

（1）症状：不规则阴道流血常是患者就诊的主要原因，要了解流血的量和性质；了解患者有无咳嗽、血痰等症状；有头痛、一过性失明或跌倒时，应注意有脑部转移的可能。

（2）体征：妇科检查可了解子宫大小和质地；有无盆腔包块；注意阴道内有无紫蓝色结节。癌肿组织脆弱易发生出血，检查时要做好止血准备；有阴道流血者注意会阴部清洁度评估，协助患者保持身体清洁。评估患者营养状态，要定期称体重并对患者每日进食量及性质做出评估，可请营养师为患者制订营养计划。

（3）收集检查结果：协助采集血、尿标本，送病理检查等。

3. 心理、社会评估　了解患者及其家属对疾病的反应，介绍本病的性质及治疗方案，引用研究结果说明本病的预后，增强治疗信心。较年轻患者因担心生育及性生活会有更多心理问题，要加以关注。

【护理诊断/问题】

1. 活动无耐力　与化疗副作用有关。

2. 情景性自尊低下　与长时间住院和接受化疗有关。

3. 潜在并发症　肺转移、阴道转移、脑转移。

4. 营养低下　与恶性肿瘤消耗及药物副作用有关。

5. 恐惧/焦虑　与担心疾病预后不良有关。

【护理目标】

（1）患者能主动参与治疗、护理活动；

（2）患者适应角色改变；

（3）患者避免了不该有的并发症；

（4）患者的营养状况得到改善，获得足够营养；

（5）患者恐惧、焦虑感减轻。

【护理措施】

1. 心理护理　评估患者及家属对疾病的心理反应，让患者有机会宣泄心理压力及失落感，鼓励其接受现实。对住院者做好环境、病友及医护人员的介绍，减少患者的陌生感。向患者提供有关化学药物治疗及其护理的信息，以减少恐惧及无助感。主动听取患者、家属的意见，以了解对治疗进展和预后的真实想法，帮助患者分析可利用的支持系统，纠正消极的应对方式。详细解释患者所担心的各种疑虑，减少患者的心理压力，帮助患者及家属树立战胜疾病的信心。

2. 严密观察病情　严密观察腹痛及阴道流血情况，记录出血量，出血多时除密切观察患者的血压、脉搏、呼吸外，配合医师做好抢救工作，及时做好手术准备。认真观察转移灶症状，发现异常，立即通知医师并配合处理。

3. 做好治疗配合　接受化疗者按化疗护理。手术治疗者按妇科手术前后护理常规实施护理。

4. 减轻不适　对疼痛、化疗副作用等，积极采取措施，减轻症状，尽可能满足患者合理要求。

5. 有转移灶者，按相应的症状护理

（1）阴道转移患者的护理

1）禁止做不必要的检查和窥阴器检查，尽量卧床休息，密切观察阴道有无破溃出血。

2）配血备用，准备好各种抢救器械和物品（输血、输液用物，长纱条，止血药物，照明灯及氧气等）。

3）若发生溃破大出血时，应立即通知医师并配合抢救。用长纱条填塞阴道压迫止血。保持外阴清洁，严密观察阴道流血情况及生命体征，同时观察有无感染及休克。填塞的纱条必须于 24～48 小时内取出，取出时必须做好输液、输血及抢救的准备工作。若出血未止可再用无菌纱条重新填塞。记录取出和再填入纱条数量的同时给予输血、输液。按医嘱用抗生素预防感染。

（2）肺转移患者的护理

1）卧床休息，减轻患者消耗，有呼吸困难者给予半卧位并吸氧。

2）按医嘱给予镇静剂及化疗药物。因肺部接受药物比较直接，局部药物浓度最大，故用药效果比较好。

3）大量咯血时有窒息、休克甚至死亡的危险，若发现应立即让患者取头低患侧卧位并保持呼吸道的通畅，轻击背部，排出积血。同时迅速通知医师，配合医师进行止血抗休克治疗。

（3）脑转移的护理

1）让患者尽量卧床休息，起床时应有人陪伴，以防脑栓期的一过性症状发生时造成意外损伤。观察颅内压增高的症状，记录出入水量，观察有无电解质紊乱的症状，一旦发现异常情况立即通知医师，并配合处理。

2）按医嘱给予静脉补液，给予止血剂、脱水剂、吸氧、化疗等，严格控制补液总量和补液速度，以防颅内压升高。

3）采取必要的护理措施预防跌倒、咬伤、吸入性肺炎、角膜炎、压疮等发生。

4）做好 hCG 测定、腰穿等项目的检查配合。

5）昏迷、偏瘫者按相应的护理常规实施护理，提供舒适环境，预防并发症的发生。

6．健康教育　鼓励患者进食，向其推荐高蛋白、高维生素、易消化的饮食，以增强机体的抵抗力。注意休息，不过分劳累，有转移灶症状出现时，应卧床休息，待病情缓解后再适当活动。注意保持外阴清洁，以防感染。节制性生活，做好避孕指导。出院后严密随访，2 年内的随访同葡萄胎患者，2 年后仍需每年 1 次，持续 3~5 年，随访内容同葡萄胎。

【护理评价】

(1) 患者能理解并信任所采取的治疗方案和护理措施，配合治疗，树立战胜疾病的信心；

(2) 患者没有因护理不当引起的并发症；

(3) 患者获得一定的化疗自我护理知识、技能；

(4) 患者能坚持进食，未发生水、电解质紊乱；

(5) 患者能较好处理与家人的关系，诊治过程中表现出积极的行为。

第4节　化疗患者的护理

【常用化疗药物】

1．影响核酸合成的药物　通过模拟人体正常代谢物质干扰核酸的合成，又称为抗代谢药。

(1) 5-氟尿嘧啶：为抗嘧啶药，静脉给药，对消化道肿瘤及乳腺癌疗效较好。对绒癌、卵巢癌及宫颈癌也有效。

(2) 甲氨蝶呤（methotrexate，MTX）：又名氨甲蝶呤，化学结构与叶酸相似，为抗叶酸药，主要用于儿童白血病及绒癌。甲酰四氢叶酸可拮抗其毒性反应，常协同用药。

2．阻碍 DNA 复制的药物

(1) 氮芥：一种烷化剂，用于治疗恶性淋巴瘤；

(2) 环磷酰胺：抗肿瘤谱较广，对恶性淋瘤疗效较好，对卵巢癌也有效；

(3) 丝裂霉素：抗生素类药物，可用于胃癌、肺癌、宫颈癌、乳腺癌及慢性白血病等；

(4) 放线菌素 D：对恶性葡萄胎、绒癌及淋巴瘤都有较好疗效；

(5) 多柔比星：抗瘤谱广泛，对淋巴瘤、卵巢癌、肺癌和胃癌等都有较好疗效。

3．影响蛋白合成的药物　如长春新碱（vincristine，VCR），是一种生物碱，可与纺锤丝微管蛋白结合使其变性而干扰蛋白质的合成，用于急性白血病、霍奇金病及绒毛膜癌。

4．激素类药物　某些肿瘤与相应的激素失调有关，如乳腺癌、宫颈癌、卵巢肿瘤及睾丸肿瘤，可应用激素或其拮抗剂来抑制肿瘤生长，常用者有肾上腺皮质激素、雌激素、雄激素和他莫昔芬等。

5．绒癌及侵蚀性葡萄胎常用的化疗药物　5-氟尿嘧啶（5-FU）、放线菌素 D、甲氨蝶呤（MTX）、环磷酰胺（CTX）及长春新碱等。

【常见化疗药物毒性反应】

1. 化疗防护

（1）对患者的危害：应采取措施减轻药物的毒性作用，包括正规用药、按细胞周期用药、个体化用药及适当的防护措施等。化疗过程中及时观察患者的不良反应，及时处理，以防止对患者造成严重危害。

（2）对医护人员的危害：长期接触化疗药物，如防护措施不当，可对医护人员的健康构成危害。采取化疗防护措施，如采用专用的化疗药物配制台或配制中心配药、正确的操作规程、适当的器械如防刺伤的空针和个人防护措施等，要求配药时戴口罩，两层手套，并穿符合标准的一次性防护衣。配药结束后洗手沐浴。加药及更换药瓶时也要注意防护，如用小棉纱或棉球围住针头以防药液外渗。药物输入后要用液体冲洗，以准确用药，并防止残留药液污染环境。

（3）对社会环境的危害：化疗药物如处理不当，将造成环境的污染，危害社会。重点要做好化疗废弃物的处理，用过的药瓶、空针等要及时密封于专用的容器内，高于 1000℃ 焚烧。

2. 常见化疗药物的毒性反应及护理措施

（1）消化道毒性：大多数药物对消化道有毒性作用，常引起恶心、呕吐、口腔溃疡、腹泻及腹痛等。护理措施包括少量多餐、提供易消化食物、口腔护理，严重腹泻患者要及时静脉补液，防止脱水。

（2）静脉炎及药物外渗：应用强刺激性药物，如多柔比星、长春新碱、氮芥、放线菌素 D 及柔红霉素等，可引起静脉发红和变硬，导致疼痛；药物外渗可造成局部组织变性、坏死。应提高穿刺技术，制订静脉应用计划，选择静脉时避开关节、肌腱及受损组织，勿在 24 小时内穿刺过的静脉下方再穿刺，以防药物从上方渗出。穿刺时成功后，先接生理盐水，通畅后再接化疗药物，药物输入期间护士要在床边监护，输完后用液体冲洗，并抬高患肢，防止药物对局部血管的损害。用药过程中要按医嘱调节滴速，以减少对静脉的刺激。要有专门的化疗药物静脉输入记录单，护士要及时巡视，防止针头脱出，并按时记录；每次用药开始与结束及更换药物时都要有记录。如发现药物外渗，要立即停止注入，对局部刺激性较强的药物，如长春新碱、更生霉素等，应立即给予局部冷敷，并用生理盐水或普鲁卡因局部封闭，以后再给予金黄散或 25% 硫酸镁外敷，以防局部组织坏死，减轻肿胀和疼痛。

（3）骨髓抑制：氮芥、多柔比星、丝裂霉素和卡铂等可导致严重的骨髓抑制，引起红细胞、白细胞和血小板减少。当白细胞少于 $3 \times 10^9/L$、血小板低于 $50 \times 10^9/L$ 时，要暂停化疗。应用升白细胞药物，配合饮食疗法，如服用党参合剂、黄芪、当归或阿胶等。保持病室清洁，限制探视人员。当白细胞少于 $1 \times 10^9/L$，患者极易发生严重感染，应进层流病房。

（4）皮肤损害：甲氨蝶呤和 5-氟尿嘧啶都易引起皮炎，要保持局部清洁，不可搔抓，清洗时水温不可过高。部分患者可出现脱发，在给药前 10 分钟头部应用冰帽持续至用药结束后 30 分钟，可减轻脱发副作用。指导患者用假发保护自我形象。

（5）其他：化疗药物对肝脏、心脏和肺部都有毒性作用，还可引起神经损害，在化疗前后和期间要进行肝、肾功能测定，观察、记录生命体征。环磷酰胺可引起出血性膀胱炎，在用药期间要注意嘱患者多饮水，保持尿量在每天 2000～3000ml。

【护理评估】

1. 健康史

采集患者既往病史、化疗史及药物过敏史。注意患者在以前化疗过程中出现的毒性反应及处理措施。采集患者本次治疗过程、发病时间、治疗方法以及治疗效果等方面的情况。

2. 身体评估　常规测体温、脉搏、血压和呼吸，一般系统回顾，评估患者意识、神志、皮肤及黏膜，重点检查口腔有无溃疡，评估患者营养状态。准确测量、记录体重，要在晨起、空腹、排空大小便后测量，并减去衣物。称完体重后再称患者衣服较易为患者所接受，也更人性化。在化疗前、中、后都应进行体重测量，以准确计算药量。常规查血、尿常规及肝、肾功能等，为化疗提供依据。

3. 心理、社会评估　了解患者心理状态、家庭状况、社会经济地位以及是否能承受医疗费用等，提供关于本病的准确信息，增强患者信心。

【护理诊断/问题】

1. 营养失调　低于机体需要量，与化疗副作用有关。

2. 有感染的危险　与白细胞减少有关。

3. 体液不足　与消化道反应有关。

4. 自我形象紊乱　与化疗致脱发等有关。

【护理目标】

(1) 患者保持营养均衡，体重在正常范围内；

(2) 患者没有发生感染；

(3) 患者能列举应对消化道反应的措施；

(4) 患者保持良好心态，能配合完成治疗。

【护理措施】

1. 一般护理

(1) 护理管理：病室应安静、舒适、清洁、卫生，室温在18℃左右，定期消毒，严格控制探视，避免交叉感染。在化疗治疗期间，组织患者适当户外活动。

(2) 消化道反应的护理：①食欲不振、恶心及呕吐最常见，鼓励患者进食，给予高蛋白质、高维生素且低脂肪饮食，不吃刺激食物；可按医嘱给予镇静药、止吐药及静脉补液。②口腔护理，早、晚餐后用盐水或醋酸氯已定或碳酸氢钠漱口水含漱，并鼓励多饮水；如口腔黏膜充血、疼痛，可局部喷射西瓜霜等粉剂；如有黏膜溃疡，则做溃疡面分泌物培养，根据药敏试验结果选用抗生素和维生素 B_{12} 液混合，涂于溃疡面，促进愈合；如因口腔溃疡疼痛难以进食时，可在进食前15分钟给予地卡因溶液涂敷溃疡面以减轻疼痛。③密切观察患者大便次数、性质和量，并送大便检验，便盆隔离。

(3) 血液系统副作用：密切观察患者有无造血功能障碍表现，隔日检查白细胞及血小板计数，如白细胞降至 3×10^9L 以下、血小板降低至 50×10^9/L 以下，应提醒医师停药，如发现血尿应立即停止化疗，并鼓励多饮水。

(4) 内脏损害：注意观察肝、肾、心及肺的功能变化，如有异常，立即报告医师。

(5) 其他：有皮肤色素沉着及脱发者，应向患者解释停药后可逐渐恢复；如发现皮疹应及时治疗，防止剥脱性皮炎的发生。

2. 注意事项

(1) 测体重：化疗前测体重，以后每周测1次，以便计算和调整化疗药物剂量。体重也是评估患者营养状况的重要指标。测量体重时注意应测量空腹体重，去除衣物的影响。

(2) 合理使用静脉血管，注意保护血管：制订输液计划，由专门的输液小组负责静脉穿刺可提高输液成功率，提高护理质量。为防止化疗药液渗漏破坏血管，穿刺时先用生理盐水接静脉输液针，穿刺成功后再接化疗药物。要有专门的化疗药物输注单，输液过程中加强巡视，至少半小时记录 1 次，防止药物渗出。按正规化疗方案输入药物，注意按要求调节滴速，记录更换药物时间及结束时间。

（3）动脉插管用药护理：应绝对卧床，注意控制滴速，拔管后插管处用沙袋压迫包扎 24～48 小时，防止出血。注意观察伤口侧血运情况，触摸动脉搏动并记录；协助伤侧被动活动以防止静脉血栓形成。

【护理评价】

（1）患者体重保持在化疗前水平或在机体正常水平；

（2）在化疗期间无感染反应；

（3）患者保持营养均衡状态，无脱水和营养不良，能正常进食；

（4）患者接受目前身体形象；

（5）患者能配合完成治疗，并参与制订治疗、康复计划。

（张清梅）

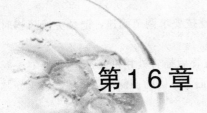

第16章
腹部手术患者的护理

第1节　腹部手术患者的一般护理

【妇科腹部手术种类】　妇科腹部手术按范围分，主要有剖腹探查术、全子宫切除术、次全子宫切除术、附件切除术、全子宫及附件切除术、次全子宫及附件切除术、子宫颈癌根治术及卵巢癌肿瘤细胞减灭术等。按手术急缓程度，分为择期手术、限期手术和急诊手术3种。

【手术前护理】

(一) 心理护理

当确定手术时，患者会产生很多的心理问题，恐惧手术对生命的威胁，害怕手术会引起疼痛，还有些患者顾虑卵巢、子宫切除后会早衰，影响性生活。另外，虽然腹腔镜手术近几年已在妇科中广泛开展、应用，有的患者还存在很多的疑虑。针对这些情况，护士应做好患者的心理疏导工作，使她们以积极的态度和轻松的心情配合手术，顺利度过手术期。

(二) 提供信息

1. 提供疾病信息

(1) 疾病相关知识：术前使患者认识到子宫全切后不再来月经，卵巢切除一侧保留另一侧不会影响女性激素的分泌，即使双侧切除，也可以在医师的指导下接受雌激素替代治疗，维持女性特征；

(2) 说明手术的重要性和必要性：介绍手术的过程，减轻患者对手术的恐惧，使其相信医护人员会为其提供最好的治疗和护理；

(3) 术前准备的内容：讲解术前准备的内容、目的、配合的方法、需要的时间以及可能存在的不适和应对措施，使患者主动配合各项检查和术前准备；

(4) 术后护理介绍：使患者了解输液、吸氧、留置引流管及心电监护等术后护理常规的意义和目的，使患者配合护理治疗工作。

2. 术前指导

(1) 指导患者应用转移注意力的方法缓解疼痛。

(2) 预防并发症：教会患者深呼吸、咳痰、床上翻身及肢体运动等技巧，预防术后并发症，并重复练习至掌握；讲解尽早离床活动可促进血液循环和胃肠蠕动的恢复，增进食欲，防止腹胀、尿潴留，预防静脉血栓的发生。一般术后24小时可下床活动，病重者适当延迟，活动量根据病情及患者体质采取渐进的方式，必要时可在别人帮助下完成。

(3) 床上使用便器：督促患者学会在床上使用便器，防止发生术后排尿困难。

(三) 术前准备

1. 皮肤准备　范围是上自剑突，两侧至腋中线，下达大腿上1/3处及外阴的皮肤。注意手术野有无瘢痕、疹子和脓疱等。腹腔镜手术因第一穿刺点位于脐孔上缘，所以尤其应注意脐窝部的清洁，用棉签蘸液状石蜡清洁脐部污垢，勿损伤脐窝。备皮完毕用清水洗净、拭干。

2.**胃肠道准备**　目的是防止术中应用麻醉剂使肛门括约肌松弛，导致大便污染手术台；减少肠管体积，更清晰地暴露手术野；减轻术后肠胀气，同时也为涉及肠道的手术做好准备。

（1）一般手术：如全子宫切除术及附件切除术，术前 8 小时禁食，术前 4 小时禁水，手术日晨禁食；手术前一天用肥皂水或灌肠液灌肠两次或口服番泻叶水代替，患者能排大便 3 次以上即可。

（2）可能涉及肠道的手术：如卵巢癌肿瘤减灭术，肠道准备应从术前 3 天开始。术前 3 天进食无渣半流饮食，按医嘱口服肠道抗生素，术前一日或术日晨行清洁灌肠，直至排出的灌肠液无大便残渣为止；体质虚弱者需防虚脱。

3.**阴道准备**　用于子宫全切的患者，一般于术前 3 天用消毒液进行阴道冲洗，每日 1 次，常用的消毒液有 1∶5000 高锰酸钾、1∶1000 的苯扎溴铵或 1∶20 的碘伏等；阴道流血者选择氯己定冲洗阴道。

4.**其他**　护士要认真核对受术者生命体征、药物敏感试验结果并做好记录，核实交叉配血情况并和血库联系好血源，保证术中血源供给。

（四）一般护理

1.**饮食指导**　指导患者进高蛋白、高热量且营养全面的食物，尤其是咀嚼能力较差的人群应配置营养膳食；必要时静脉补充营养，如输清蛋白及输血等，使机体在术前处于最佳的营养状态。

2.**协助完成各项辅助检查**　术前要了解心、肝及肾等重要脏器的功能及血、尿常规，出、凝血时间和血型等实验室检查。

3.**保证休息**　为减轻患者的焦虑程度，一般在术前一日晚可遵医嘱口服小剂量镇静药物，如地西泮等，保证患者充足的睡眠，必要时可重复给药。但在手术麻醉 4 小时之前避免给药，以减少药物的协同作用，防止出现呼吸抑制。

4.**术前一天准备**　手术前一天护士应认真核对医嘱，将手术通知单及麻醉通知单送交手术室，向患者家属交代术中、术后可能出现的并发症和注意事项，以得到家属的理解和支持。

（五）手术当日护理

1.**生命体征的观察**　如发现有发热、血压升高、月经来潮或患者过度恐惧等异常情况，要及时向医师汇报，推迟手术，并向家属做好解释，以得到理解和配合。

2.**专科准备**　手术日晨用消毒液行阴道及宫颈冲洗和消毒，尤其注意宫颈和穹隆部的消毒。

3.**物品登记**　术前取下患者的首饰、发卡及可活动的义齿等贵重物品，交给家属或护士长登记保管；更换清洁衣裤，用布帽将头发罩好，以免术中弄乱头发或被呕吐物污染。

4.**膀胱准备**　术前需常规留置导尿管，以免术中损伤膀胱或出现术后尿潴留，近年逐渐实行在手术室待患者麻醉后导尿，此时患者全身松弛，便于操作，且无痛苦。

5.**术前 30 分钟准备**　根据麻醉医师的医嘱，在术前 30 分钟注射基础麻醉药，常用苯巴比妥、阿托品、地西泮和山莨菪碱等，缓解患者的紧张情绪和减少唾液腺的分泌。

6.**交接**　病房护士和手术室护士在患者床旁要详细核对受术者的姓名、年龄、床号、住院号及手术名称，并携带病历、物品及药品将患者送至手术室，双方核对无误后签字。

7.**病房床单位准备**　病房护士根据受术者手术种类和麻醉方式，准备好麻醉床，包括床旁监护仪、吸氧、吸痰、输液、引流装置及各种急救用品等。

【手术后护理】

（一）术后环境

手术后 24 小时患者一般住在恢复室或监护室，室内安静，监护设备齐全；生命体征平稳后，回到原住院病房，同样应为患者提供舒适的、利于休养的术后环境。

（二）术后即时护理

（1）手术完毕，患者被送回恢复室时，值班护士应与麻醉医师和手术室护士进行详细的床旁交班，了解患者术中的情况、麻醉类型、手术范围以及有无特殊护理注意事项。

（2）如患者全麻未清醒，立即给氧气吸入和心电监护，测量脉搏和血压是否稳定并记录；专人护理，去枕平卧位，头偏向一侧，防止呕吐物及分泌物呛入气管引起窒息及吸入性肺炎；蛛网膜下隙麻醉者，去枕平卧 12 小时；硬膜外麻醉者，去枕平卧 6 小时，防止头痛。

（3）观察切口有无渗血、渗液，应用腹带包扎腹部，用 1kg 的沙袋压迫腹部伤口 6～8 小时，可以减轻切口的疼痛，防止出血。

（4）固定引流管和留置尿管，观察引流量和颜色，保持通畅并记录。

（5）观察静脉输液是否通畅，检查液体量和所用药物，套管针与输液管的连接以及针头固定是否良好，调好滴速。

（三）病情观察

1. 生命体征 一般手术后，每 0.5～1 小时观察 1 次血压、脉搏和呼吸，并记录，至平稳后，改为 4 小时 1 次。持续 24 小时后，如病情平稳可改为每日观察 4 次，持续 3 天后无异常可改为每日观察两次。术后的 1～3 天体温稍有升高，但不会超过 38℃，属正常的术后炎性反应，不需处理。若持续高热或体温正常后再次升高，应注意有无切口、呼吸道或泌尿道等部位的感染，并及时报告医师。

2. 伤口观察 子宫全切患者在阴道的顶端有一伤口，注意观察阴道分泌物的性质、量及颜色，以便判断阴道伤口的愈合情况；每日观察腹部切口的情况，有无红、肿、热、痛及渗血、渗液等感染迹象。

3. 神志观察 一般停用麻药 6 小时后，麻醉作用会消失，全麻患者应观察意识恢复情况并记录。

4. 留置管观察 根据病情，有的患者术后需要在腹腔或盆腔留置引流管，观察管道是否通畅以及引流物的性状、颜色和量。在 24 小时内引流液不应超过 200ml，如果腹腔内注入化疗药物或防粘药物，应准确了解留在腹腔的液体量，判断有无异常。一般患者需留置尿管 24～48 小时，注意观察尿管是否通畅以及尿液的量及性质。尿量如少于 30ml/h，患者烦躁不安、血压下降、脉搏细数或自觉肛门坠胀感要警惕腹腔内出血的可能，应及时报告医师查找原因。尿管拔出后 4～6 小时应协助督促患者自行排尿，以免发生尿潴留。留置尿管期间要加强会阴部的护理，保持清洁、干燥，定期消毒尿道口，防止泌尿系统感染。

（四）症状护理

1. 疼痛 一般情况下疼痛在 24 小时内明显，护士应积极协助患者采取应对措施。必要时遵医嘱，每 4～6 小时肌内注射哌替啶或静脉应用止痛泵缓解疼痛。腹腔镜术后残留的 CO_2 气体常使患者感到肩部疼痛及腹胀不适，一般需 2～3 天的恢复时间，不需特殊处理。

2. 腹胀 术后腹胀多由术中应用麻醉药、术中肠管受到激惹及肠蠕动减弱所致，一般术后 24～48 小时恢复肠蠕动，肛门排气后，症状自然缓解。术后应观察肛门排气的时间、腹胀的程度以及有无肠鸣音。若术后腹胀严重，可以采取以下措施缓解：①协助患者床上多翻身、早期下床活动；②热敷下腹部；③生理盐水低位灌肠；④针刺"足三里"穴或注射新斯的明 0.5mg；⑤肛管排气。

3. 尿潴留 术后常见的并发症，多由于麻醉后排尿反射受抑制、不习惯卧床排尿、术后留置尿管的机械性刺激以及过多地使用止痛剂等使膀胱肌麻痹而引起。应采取以下预防措施：

（1）稳定患者的情绪，增加信心。

（2）如病情允许可协助患者离床或蹲位排尿。

（3）帮助建立排尿反射，如听流水声、下腹部热敷及按摩等。

（4）拔出尿管前定期开放尿管，训练膀胱功能的恢复。

（5）如以上措施无效，必要时采取导尿术解除尿潴留。一次导尿量不要超过 1000ml，以免患者因腹压突然下降引起虚脱，可以暂时保留导尿管，隔 3～4 小时定期开放，逐渐恢复膀胱功能。

（五）一般护理

1. 饮食与营养　手术当日禁食，未涉及肠道的手术禁食 6 小时后，可进流食，但应避免牛奶、豆浆、果汁及糖水等产气食物，防止肠胀气，待肛门排气，肠功能恢复后给予半流质饮食，以后逐渐过渡到普通饮食。涉及肠道的手术应禁食至肠功能恢复，排气后再进流质饮食。鼓励患者进食高热量、高蛋白质及高维生素的食物，以满足术后机体的需要，利于康复。

2. 休息与活动　术后让患者充分休息，保证充足的睡眠。一般病情稳定者，第二天协助采取半卧位，可减轻切口张力，缓解疼痛，利于腹腔、盆腔引流；鼓励早离床活动，促进全身功能的恢复。早期活动应逐渐增加活动量和活动范围，以患者能耐受、舒适为主，避免摔倒。

（六）术后积极预防并发症的发生

1. 预防压疮　术后帮患者勤翻身，特别瘦弱的患者可使用减压贴膜。

2. 预防坠积性肺炎　术后勤翻身，采取半坐位，必要时雾化吸入，拍背促进患者排痰。

3. 预防下肢深静脉血栓　术后给患者正确穿着抗血栓压力带，使用气压循环驱动泵按摩下肢，促进血液回流。

（七）出院指导

详细地向患者介绍出院计划，包括出院后的饮食、用药、休息、运动、恢复性生活的时间、随访时间、可能的并发症及疾病转归以及如何适应生活形态的改变等内容。同时评估家属对患者的照顾能力，提供个案家庭护理技巧，使个体照顾能力达到最大目标。

第2节　子宫颈癌

【重点提示】

（1）子宫颈癌与 HPV 感染有关，此外与性生活紊乱、早婚、早育、多产、慢性宫颈炎及某些病毒感染等有关，可分为外生型、内生型、溃疡型及颈管型。

（2）主要表现为接触性出血、阴道排液、疼痛、癌症晚期恶液质症状。

（3）治疗可选择手术治疗、放射治疗、手术加放疗综合疗法、化学疗法。

（4）子宫颈癌患者的相关知识缺乏、恐惧/焦虑、知识缺乏、营养失调、排尿异常、有感染的危险、自我形象紊乱是主要的护理问题。

（5）采用心理护理、对症护理以及针对不同治疗方式的个体化护理。

子宫颈癌是最常见的女性生殖器官恶性肿瘤之一，严重威胁女性健康。由于宫颈癌有较长的癌前病变阶段，因此宫颈细胞学筛查可使宫颈癌得到早期诊断与治疗。近 40 年来，随着普查、普治工作的广泛开展，宫颈癌的发病率和死亡率已逐年下降。同时发现，晚期肿瘤病例的发生率下降，早期及癌前病变的发生比例呈现上升趋势。

【病因与发病机制】　宫颈癌发病与人乳头瘤病毒（human papilloma virus，HPV）感染有关，HPV 感染是宫颈癌发生的必要因素。根据资料表明，其发病与性生活紊乱、早婚、早育、多产、慢性宫颈炎、经济状况低下、种族和地理环境等因素有关。近年来发现通过性行为感染的某些病毒，如单纯疱疹病毒Ⅱ型（herpes simplex Ⅱ type）和人巨细胞病毒（human cytomegalovirus，HCMV）等，可能与宫颈癌的发病有关。

【病理】　子宫颈癌的病理类型有鳞状细胞癌、腺癌和腺鳞癌，以鳞状细胞癌为主，占 80%～85%，多发生于宫颈外口的原始鳞-柱交接部与生理性鳞-柱交接部间所形成的移行带区，常呈外生型生长；腺癌约占 15%，来自宫颈管腺上皮，常呈内生型生长，腺鳞癌较少见，约占 3%，来源于宫颈黏膜柱状上皮细胞，是储备细胞同时向腺细胞和鳞状细胞分化发展而来。按宫颈病变的发生和发展过程，可分为宫颈上皮内瘤变（CIN）和宫颈浸润癌。

1. 宫颈上皮内瘤变　宫颈上皮内瘤变分 3 级，CIN 为宫颈浸润癌的癌前病变。

（1）Ⅰ级：即轻度不典型增生；

（2）Ⅱ级：即中度不典型增生；

（3）Ⅲ级：即重度不典型增生和原位癌。

2. 宫颈浸润癌　癌细胞进一步增殖，穿破基底膜，浸润至间质，呈网状或团块状。

【转移途径】

1. 直接蔓延　最常见，向上蔓延到子宫下段及子宫，向下侵犯阴道，两侧扩散至子宫颈旁及阴道旁的组织，甚至延伸至骨盆壁，向前后可累及膀胱和直肠。

2. 淋巴转移　淋巴结转移的发生率与临床分期有关。通过癌灶周围的淋巴管向宫颈旁、闭孔、髂内及髂外淋巴结；继而累及骶前、髂总、腹主动脉旁和腹股沟深、浅淋巴结；晚期可出现左锁骨上淋巴结转移。

3. 血行转移　很少见，多发生在晚期，可转移至肺、肾或脊柱等。

【分期】　采用国际妇产联盟（FIGO，2009）的临床分期标准（表 16-1）。临床分期在治疗前进行，治疗后不再更改。

表 16-1　子宫颈癌临床分期（FIGO，2009 年）

Ⅰ期	肿瘤严格局限于宫颈（扩展至宫体将被忽略）
ⅠA	镜下浸润癌（所有肉眼可见的癌灶，包括表浅浸润，均为ⅠB期）间质浸润深度≤5mm，宽度≤7mm
ⅠA1	间质浸润≤3mm，宽度≤7mm
ⅠA2	间质浸润＞3mm，且＜5mm；宽度≤7mm
ⅠB	临床癌灶局限于宫颈，或镜下病灶＞ⅠA
ⅠB1	临床癌灶≤4cm
ⅠB2	临床癌灶＞4cm
Ⅱ期	肿瘤超过子宫颈，但未达骨盆壁或未达阴道下 1/3
ⅡA	肿瘤侵犯阴道上 2/3，无明显宫旁浸润
ⅡA1	临床可见癌灶≤4cm
ⅡA2	临床可见癌灶＞4cm
ⅡB	有明显宫旁浸润，但未达盆壁
Ⅲ期	肿瘤扩展到骨盆壁，在进行直肠指诊时，在肿瘤和盆壁之间无间隙；肿瘤累及阴道下 1/3，由肿瘤引起的肾盂积水或肾无功能的所有病例，除非已知道由其他原因所引起
ⅢA	肿瘤累及阴道下 1/3，没有扩展到骨盆壁
ⅢB	肿瘤扩展到骨盆壁和（或）引起肾盂积水或肾无功能

续表

Ⅳ期	肿瘤超出真骨盆范围，或侵犯膀胱和（或）直肠黏膜
ⅣA	肿瘤侵犯邻近的盆腔器官
ⅣB	远处转移

【临床表现】

1. 症状

（1）阴道流血：早期宫颈癌患者常表现为接触性出血，出血量少，多发生在性交后或妇科检查后。晚期患者出血量较大，侵蚀大血管可引起致命性大出血。

（2）阴道排液：阴道排液量增多，白色或血性，稀薄如水或米泔状，伴腥臭味；晚期癌组织坏死继发感染时，可出现大量脓性或米汤样恶臭阴道排液。

（3）疼痛：晚期症状，表示宫颈旁已有明显浸润。由于病变累及盆壁，压迫输尿管、闭孔神经及腰骶神经，可出现持续的腰骶部疼痛和坐骨神经痛。

（4）其他：由于病变广泛时，患者可因静脉和淋巴回流受阻，导致下肢肿痛；输尿管梗阻、肾盂积水，甚至尿毒症。癌症末期患者，表现为全身衰竭等恶液质状态。

2. 体征　镜下早期浸润癌，宫颈光滑或轻度糜烂。随着病变的发展，外生型见宫颈肿瘤向外生长，呈结节状或菜花状，表面不规则，质脆易出血。内生型见宫颈肥大、质硬，膨大如桶状，晚期患者因癌组织坏死脱落，宫颈表面形成凹陷性溃疡，或被空洞替代，并盖有坏死组织，有恶臭。颈管型可见癌灶发生在宫颈外口，有特殊的浸润性生长扩散到宫颈管并隐藏于此，妇科检查可扪及宫旁增厚，晚期可浸润达盆壁，形成冰冻骨盆。

【实验室及其他检查】

1. 宫颈刮片细胞学检查　最常用的宫颈癌普查方法，对筛查异常者，应进一步行阴道镜检查。

2. 阴道镜或碘试验检查　对阴道镜下有可疑病变或碘试验不着色者，应行宫颈活检，并且阴道镜指示下或碘试验不着色区取活检，可提高诊断的阳性率。

3. 阴道镜检查及宫颈管活组织检查　确诊宫颈癌前病变和宫颈癌的最可靠方法。

4. 其他　淋巴造影、膀胱镜、直肠镜检查有助于确定癌肿临床分期。

【诊断要点】

1. 症状　有接触性出血。

2. 宫颈刮片细胞学检查　巴氏染色Ⅲ或Ⅲ以上者。

3. 宫颈及宫颈管活组织检查　找到癌细胞。

【治疗原则】

1. 手术治疗　手术治疗适用于宫颈癌Ⅰ期及ⅡA期患者，范围多采用子宫广泛性切除术和盆腔淋巴结清扫术。卵巢无病变的年轻患者可保留卵巢。CINⅡ和Ⅲ级患者可行宫颈锥形切除术。

2. 放射治疗　放射治疗适用于各期患者，有腔内照射和体外照射两种方法，腔内照射主要控制局部癌灶，体外照射用于宫旁组织和盆腔淋巴结的癌灶。

3. 手术加放疗综合疗法　手术加放疗综合疗法适用于癌灶较大的患者，在术前先放疗，待癌灶缩小后再手术治疗，或术后证实有淋巴结或宫旁组织有转移者，放疗作为术后的补充治疗。

4. 化学疗法 化学疗法简称化疗，主要用于晚期或有复发转移的患者。作为手术或放疗的一种辅助治疗手段，多主张联合化疗方案。

【护理评估】

1. 健康史 询问病史应详细了解婚育史、性生活史、与高危男子性接触史及慢性宫颈炎史。

2. 身体评估 早期常无自觉症状和明显的体征，类似慢性宫颈炎，易被忽视；随着病情的进展，出现接触性的出血和阴道排液；晚期有发热、消瘦及全身衰竭等表现。

3. 心理、社会评估 宫颈癌早期无症状或轻微症状时，患者往往存在震惊或自我否认的表现，四处求医，希望否定诊断；当证实诊断后，患者会产生恐惧、绝望和害怕，担心自己的经济状况是否能承受治疗的费用等心理反应。

【护理诊断/问题】

1. 恐惧/焦虑 与确诊子宫颈癌引起的心理应激有关。

2. 知识缺乏 缺乏子宫颈癌治疗的相关知识。

3. 营养失调：低于机体需要量 与子宫颈癌慢性消耗有关。

4. 排尿异常 与子宫颈癌根治术后影响正常的膀胱功能有关。

5. 有感染的危险 与肿瘤破溃、感染，放疗后感染，腹部伤口，留置尿管、引流管有关。

6. 自我形象紊乱 与子宫、卵巢摘除，雌激素分泌不足有关。

7. 阴道流血 与宫颈癌晚期肿瘤破溃或侵及血管有关。

【护理目标】

(1) 患者恐惧、焦虑感减轻；

(2) 患者具备有关治疗子宫颈癌的相关知识；

(3) 患者的营养状况得到改善，获得足够营养；

(4) 患者排尿功能恢复良好；

(5) 患者感染得到控制；

(6) 患者能正确对待自我形象的改变，有应对措施；

(7) 患者贫血症状得到改善。

【护理措施】

1. 提供预防保健知识 宣传与宫颈癌有关的高危因素，30 岁以上的妇女半年至一年常规做宫颈刮片和 B 超，积极治疗宫颈糜烂，早期诊治 CIN，阻断宫颈癌的发生。教育患者养成良好的卫生习惯，避免不洁及无保护性生活。

2. 心理护理 与患者多交流，指导有效的应对不适措施，减轻恐惧和紧张。介绍宫颈癌的相关知识，尤其强调早发现、早治疗的重要性，鼓励患者以积极的态度接受各种诊治方案，增强战胜疾病的信心。

3. 提供相关信息 让患者认识到手术是首选治疗方法，了解术后的生理变化，熟练掌握预防术后并发症的技巧，使患者以最佳的心态接受手术治疗。

4. 饮食指导 根据患者的个体状况和饮食习惯，协助制订营养食谱，鼓励进高蛋白、高能量且营养素全面的食物，摄入足够的营养以满足机体的需要，维持体重不继续下降。

5. 术前准备 详见本章第 1 节妇科腹部手术患者的一般护理，注意做阴道准备时动作应轻柔，避免损伤宫颈癌组织，引起阴道的大出血。

6. 病情观察 除按一般患者腹部术后护理之外，观察有无腹痛、淋巴囊肿和阴道残端的出血。

7. 协助恢复膀胱功能 由于宫颈癌根治术范围广泛，对机体损伤较大，一般留置尿管 7～14 天后去除，其间应指导患者做盆底肌肉锻炼，拔管前 3 天，每 4 小时放尿 1 次，定期开放尿管，锻炼膀胱功能恢复，拔除尿管后 2～3 小时协助患者自行排尿，防止尿潴留。

8. 晚期宫颈癌患者对症护理

（1）宫颈癌并发大出血：应及时报告医师，备齐急救药物和物品，配合抢救，并以明胶海绵及纱条填塞阴道，压迫止血。

（2）有大量米汤样或恶臭脓样阴道排液者，可用 1：5000 高锰酸钾溶液擦洗阴道。擦洗时动作应轻柔，以免引起大出血。

（3）持续性腰骶部痛或腰腿痛者可适当选用镇痛剂。

（4）有贫血、感染、消瘦、发热等恶液质表现者，应加强护理，预防肺炎、口腔感染、褥疮等并发症，按医嘱行支持疗法和抗生素治疗。

9. 子宫动脉栓塞化疗的护理　子宫颈癌ⅡB期及以上较晚期的患者因肿瘤侵犯周围组织范围较宽，为了能够争取手术机会，在术前会先行子宫动脉栓塞化疗术，以使肿瘤组织局限。

（1）心理护理：讲解化疗的作用、副作用等相关知识。

（2）术前护理

1）备皮：术前 1 日备皮，范围是脐水平至大腿上 1/3，两侧至腋中线，以腹股沟处最为重要；

2）术前测空腹体重、身高，以准确计算化疗药物的剂量；

3）术日晨禁食、禁水。

（3）术后护理

1）术后穿刺点加压包扎 24 小时；

2）术后 24 小时可适当床上翻身活动，但插管侧下肢制动 24 小时，同时注意观察同侧的足背动脉搏动；

3）术后保留尿管 24 小时；

4）严密观察阴道流血量和伤口出血量；

5）给患者讲解化疗药的副作用及应对措施，并遵医嘱给药，以减轻毒副反应；

6）术后疼痛遵医嘱给予止痛药。

10. 出院指导　与患者及家属一起商定出院后的康复计划，术后 3～6 个月禁止性生活及重体力劳动，有淋巴转移者需接受放疗，以提高 5 年生存率。嘱定期复查，核实通信地址，说明复查的重要性，时间一般每月 1 次，连续 3 次后，可以每 3 个月 1 次，1 年后 3～6 个月 1 次，第 3～5 年 6 个月复查 1 次，第 6 年始 1 年复查 1 次，同时复查血常规并做胸部透视检查。

【护理评价】

（1）患者在住院治疗期间能正确对待疾病，积极配合各项诊疗、护理工作；

（2）患者能介绍出院后康复计划；

（3）患者采用合理膳食，体重有增长；

（4）患者术后没有发生尿潴留；

（5）患者术后没有发生感染；

（6）患者能了解、掌握恢复自我形象的方法和措施。

第 3 节　子宫肌瘤

【重点提示】

（1）子宫肌瘤与雌激素、孕激素的刺激有关，可分为肌壁间、黏膜下及浆膜下肌瘤。

（2）主要表现为月经改变、阴道分泌物增多、腹痛及膀胱、直肠的压迫症状，B超是主要的诊断方法。

（3）治疗可选择观察、药物或手术治疗。

（4）子宫肌瘤的相关知识缺乏、焦虑、继发贫血、继发感染是主要的护理问题。

（5）采用心理护理、对症护理以及针对不同治疗方式的个体化护理。

子宫肌瘤是女性生殖器官中最常见的良性肿瘤，多见于育龄妇女。子宫肌瘤确切的发病因素尚不清楚，一般认为子宫肌瘤的发生和发展与雌激素的长期刺激有关，雌激素可通过子宫肌组织内的雌激素受体起作用，使子宫肌细胞增生肥大，肌层变厚，子宫增大。近年来发现孕激素也可以刺激子宫肌瘤细胞核分裂，促进肌瘤生长。此外，子宫肌瘤的发生与细胞遗传学异常有关，肌瘤细胞中常见12号、17号染色体异常。

【病理】 子宫肌瘤多为球形实性肿瘤，表面光滑，与周围组织有明显界限，周围有肌纤维束和结缔组织形成的假包膜。肌瘤呈单个或多个，大小不一。肌瘤呈白色，质硬，切面呈旋涡状结构。肌瘤的颜色和硬度由含纤维组织的多少而定。

镜检可见肌瘤由皱纹状排列的平滑肌纤维相互交叉组成，细胞大小均匀，核染色较深。

肌瘤的血运来自肿瘤的假包膜，当肿瘤生长快时血运不足，发生中心性缺血，造成肌瘤的变性。常见的变性有玻璃样变、囊性变、红色变性、肉瘤变及钙化。

【分类】 按肌瘤生长部位分为宫体肌瘤（占92%）和宫颈肌瘤（占8%）。根据肌瘤与子宫肌层的关系分3类（图16-1）。

1. 肌壁间肌瘤 肌瘤位于子宫肌层内，周围均被肌层包绕，为最常见的类型，占60%～70%；

2. 浆膜下肌瘤 肌瘤向子宫浆膜面生长，凸出于子宫表面，约占20%；

3. 黏膜下肌瘤 肌瘤向子宫黏膜方向生长，凸出于宫腔，表面由黏膜覆盖，占10%～15%。

子宫肌瘤常为多个，各种类型的肌瘤可发生在同一子宫，称多发性子宫肌瘤。

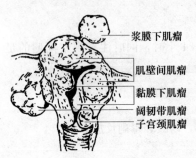

浆膜下肌瘤
肌壁间肌瘤
黏膜下肌瘤
阔韧带肌瘤
子宫颈肌瘤

图 16-1 各型子宫肌瘤示意图

【临床表现】

1. 症状

（1）月经改变：浆膜下肌瘤、肌壁间小肌瘤常无月经改变。黏膜下肌瘤常表现为月经量过多，经期延长。大的肌壁间肌瘤表现月经周期缩短、经期延长、经量增多、不规则阴道流血等。肌瘤一旦发生坏死、溃疡、感染时，则有持续性或不规则阴道流血或脓血性排液。

（2）腹部肿块：患者自诉下腹饱胀感，下腹扪及块状物，尤其膀胱充盈更易扪及。

（3）阴道分泌物增多：肌壁间肌瘤使宫腔面积增大，内膜腺体分泌增加，致阴道分泌物增多。脱出于阴道内的黏膜下肌瘤表面极易感染、坏死，产生大量脓血性分泌物，伴恶臭。

（4）腹痛、腰酸、下腹坠胀：患者通常无腹痛，浆膜下肌瘤蒂扭转时出现急性腹痛。肌瘤红色变性时腹痛剧烈，伴发热、恶心。常有下腹坠胀、腰背酸痛等，经期加重。

（5）压迫症状：肌瘤可压迫膀胱出现尿频、排尿障碍、尿潴留等；压迫输尿管可致肾盂积水；压迫直肠可致排便困难等。

（6）不孕不育：肌瘤压迫输卵管可影响精子进入；宫腔变形、子宫内膜充血等可妨碍受精卵着床。

（7）贫血：长期月经量过多可引起不同程度的贫血。

2. **体征**　盆腔检查发现子宫不规则或均匀增大，表面呈结节状，质硬，无压痛。子宫的改变与肌瘤的大小、位置、数目及有无变性有关。较大的浆膜下肌瘤可于腹部扪及，黏膜下肌瘤突于宫颈口或阴道内，呈红色，表面光滑，伴有感染时表面则有渗出液覆盖或形成溃疡。

【诊断与辅助检查】　根据子宫肌瘤的症状与体征可做出初步诊断，结合超声检查基本可以确诊。超声检查不仅可以诊断肌瘤，对了解肌瘤大小、生长部位，数量及血流，判断有无变性以及决定手术方式亦有帮助。诊断困难的黏膜下肌瘤以及浆膜下肌瘤可分别采用宫腔镜及腹腔镜检查确诊。此外，可用探针探测宫腔深度及方向。子宫输卵管造影也可协助诊断，但临床较少应用。

【治疗原则】

1. **保守治疗**

（1）随访观察：肌瘤小、症状不明显，或接近绝经期的妇女，可每 3～6 个月定期复查，加强随访，必要时再考虑手术治疗。

（2）药物治疗：肌瘤小于妊娠两个月大小，症状不明显，可给药物对症治疗。常用雄激素对抗雌激素，使子宫内膜萎缩，并作用于平滑肌使其收缩减少出血。如甲睾酮（甲基睾丸素），也可用拮抗孕激素的药物米非司酮。促性腺激素释放激素类似物（GnRH-a）等可抑制垂体和卵巢功能，降低雌激素水平，适用于治疗小肌瘤、经量增多周期缩短、近绝经期患者，副作用有潮热、出汗、阴道干燥等绝经综合征反应。GnRH-a 不宜长期使用，若长期应用需注意雌激素的反向添加，以预防骨质疏松。

2. **手术治疗**

（1）肌瘤切除术：35 岁以下、希望保留生育功能的患者适用。经腹或腹腔镜下切除肌瘤；黏膜下肌瘤可经宫腔镜下行肌瘤切除术；脱出于宫颈口或阴道内的黏膜下肌瘤可经阴道行肌瘤切除术。

（2）子宫切除术：肌瘤大于妊娠子宫 10 周大小，临床症状明显的患者，或经保守治疗效果不明显且无须保留生育功能的患者，可行子宫切除术。年龄 50 岁以下，卵巢外观正常者可保留卵巢。

【护理评估】

1. **健康史**　询问患者生育史，月经史，是否有不孕、流产史，或长期使用雌激素的健康史，尤其注意了解发病前后的月经变化，曾治疗的经过，所用药物的名称、剂量、用法、疗效及用药后的机体反应。

2. **身体评估**　患者的症状和肌瘤的大小、数目，尤其是生长部位关系密切。多数患者没有自觉症状，有些是在做盆腔检查或健康查体时行 B 超检查时发现。评估阴道分泌物的性质、颜色、量及有无伴发症状如腹痛、下腹坠胀及肌瘤压迫引起的大小便异常。肌瘤体积较大时，尤其是浆膜下的肌瘤可以在腹部扪到包块。月经异常是常见的症状，了解月经的经期、周期、月经的量，并与既往月经相比较。病程长时应了解有无乏力、虚弱、面色苍白、心悸、气短等继发性贫血的症状。浆膜下肌瘤发生蒂扭转时会有急性腹痛。肌瘤红色变性时会发生急性腹痛伴发热。

3. **心理、社会评估**　子宫肌瘤患者症状轻微或体积小时，往往易被忽视，当肌瘤增长迅速、临床出现典型的月经改变甚至伴发继发性贫血的全身性症状时，患者会焦虑、害怕，担心肌瘤癌变，尤其是担心手术后对生活方式的影响。评估患者对疾病认知程度，了解有无家庭顾虑，丈夫的支持效应。

【护理诊断／问题】

1. 知识缺乏　缺乏子宫肌瘤发生、发展、治疗相关的知识。
2. 焦虑　与担心肌瘤恶变、手术影响生活方式有关。
3. 活动无耐力　与子宫不规律出血、月经过多引起贫血有关。
4. 有感染的危险　与阴道流血、手术、机体抵抗力下降有关。

【护理目标】

(1) 患者获得有关子宫肌瘤的健康保健知识；
(2) 患者焦虑减轻，情绪稳定；
(3) 患者贫血得到及时纠正；
(4) 患者感染得到控制。

【护理措施】

1. 心理护理　介绍疾病相关知识，告知子宫肌瘤是良性肌瘤，手术或药物治疗都不会影响健康和夫妻性生活；和患者及家属一起制订康复计划，消除患者顾虑，纠正错误认识，配合治疗。

2. 营养支持　长期出血的患者一般合并有不同程度的缺铁性贫血。贫血使消化系统缺血、缺氧，胃酸分泌减少，胃肠功能紊乱，食欲不佳，营养护理中应包括增加食欲和增加营养摄入两方面。鼓励患者摄入高蛋白、高维生素和含铁量丰富的食物，如瘦肉、肝、动物血、蛋黄、海带等。患者应忌烟酒，忌食辛辣食物。

3. 病情监测，对症护理　评估阴道流血的性状、量、色、时间，了解有无乏力、心慌、气短等继发贫血症状。阴道大出血时，立即将患者置平卧位，吸入氧气，迅速建立静脉通路，密切观察生命体征的变化，协助医师完善各项实验室检查，备血，遵医嘱应用药物治疗等。尤其是发生浆膜下肌瘤蒂扭转、肌瘤红色变性时评估腹痛的程度、部位、性质，有无恶心、呕吐、体温升高征象，需剖腹探查时迅速做好术前准备和术中、术后护理。

4. 保持外阴清洁、干燥，预防感染　指导患者勤换内衣，使用消毒会阴垫，如黏膜下肌瘤脱出者，应保持局部清洁，每日擦洗外阴2次，预防感染，为经阴道摘取肌瘤术做好准备。

5. 保守治疗的护理　告知随访的目的、意义、时间，指导患者应于3～6个月内定期复查，其间监测肌瘤生长状况、了解患者症状的变化，如有异常及时和医师联系，修正治疗方案。对应用激素治疗的患者，讲解药物知识，使患者了解药物的药理作用、使用剂量、服用时间、服用方法、副作用及应对措施，避免擅自停药和服药过量引起撤退性出血和男性化。

6. 术后护理　经腹或腹腔镜下肌瘤切除或子宫全切、次全子宫切除术的患者按腹部一般手术护理；黏膜下肌瘤摘除术常在蒂部留置止血钳24～48小时止血，取出止血钳后需观察阴道残端出血情况，按阴道手术患者的一般护理。

7. 出院指导　指导患者正确服用激素的方法，按期复查，术后1月回门诊检查，了解身体状况，术后3个月禁止盆浴和性生活，加强营养，适当活动，避免重体力劳动，选择适合个体状况的活动方式。

【护理评价】

(1) 患者能叙述子宫全切术后自我保健知识；
(2) 患者主动配合各项诊疗和护理；
(3) 患者面色红润，血液检测在正常范围；
(4) 患者分泌物无异味，体温正常。

【典型病例】

女性，34岁，孕$_3$产$_0$，因月经过多，继发贫血就诊。半年来月经周期规则，经期延长，经量多，偶有痛经，阴道分泌物稍多。查：子宫均匀增大如孕 7 周，双附件未见异常。B 超发现宫腔内有一实性团块，直径 3.5cm。请问：

（1）此患者最可能的诊断是什么？还需做哪些检查？确定诊断的最好方法及最好的治疗方案。

（2）对此患者进行护理评估，提出护理问题、护理目标、护理措施。

第4节　子宫内膜癌

【**重点提示**】

（1）子宫内膜癌与长期持续的雌激素刺激、未婚、肿瘤家族史、肥胖、高血压、糖尿病、绝经延迟及其他心血管疾病有关，可分为内膜样腺癌、腺癌伴鳞状上皮分化、透明细胞癌和浆液性细胞癌。

（2）主要表现为不规则的阴道流血、月经改变、阴道分泌物增多、腹痛及膀胱、直肠的压迫症状，分段诊刮将组织物送病理检查是确诊子宫内膜癌的可靠方法。

（3）手术是早期患者最主要的治疗方法，若有高危因素行手术加放疗，晚期患者可选择放疗、激素、化疗的治疗方法。

（4）子宫内膜癌患者的焦虑、疲乏、有皮肤完整性受损的危险、有感染的危险、口腔黏膜的改变、呕吐、腹泻、自我形象紊乱及潜在的排便、排尿异常是主要的护理问题。

（5）采用心理护理、一般护理以及针对不同治疗方式的个体化护理。

子宫内膜癌是指子宫体内膜发生的癌变，以腺癌为主，又称宫体癌，是女性生殖器常见的三大恶性肿瘤之一，好发于 58～61 岁，近年来发病率有上升趋势。

【**病因**】　子宫内膜癌的确切病因不清楚，可能与长期持续的雌激素刺激且无孕激素拮抗，导致子宫内膜增生症和癌变有关。另外，未婚、肿瘤家族史、肥胖、高血压、糖尿病、绝经延迟及其他心血管疾病患者发生子宫内膜癌的比例明显增加。肿瘤家族史，尤其有胃肠道肿瘤家族史者，患内膜癌的几率增加。

【**病理**】

1. **巨检**　病变多发生在子宫底部的内膜，以子宫两角附近多见，其次是后壁。就形态和病变的范围分为：① 弥漫型：子宫内膜大部或全部被癌组织侵犯，肿瘤组织呈不规则菜花样充满宫腔，甚至脱出于宫口外；癌组织灰白色或淡黄色，表面有出血坏死，有时有溃疡；一般侵润肌层较少，累及内膜广泛。②局限型：病灶局限于宫腔的一小部分，呈息肉或小菜花状，表面有溃疡，易出血，易侵犯肌层。

2. **镜下**　分为内膜样腺癌（80%）、腺癌伴鳞状上皮分化、透明细胞癌和浆液性细胞癌。

【**转移途径**】　腺癌是一种生长缓慢，发生转移也较晚的恶性肿瘤，早期病变局限在子宫内膜。

1. **直接蔓延**　癌灶初期沿子宫内膜生长扩散，下至宫颈管，上经肌层和浆膜层蔓延到输卵管和卵巢，也可种植在大网膜、盆腔腹膜及子宫直肠陷凹处。

2. **淋巴转移**　当癌组织侵犯至深肌层或扩散至宫颈管，或癌组织分化不良时，易发生淋巴转移，是内膜癌主要的转移途径并和癌灶生长部位有关。

3. **血行转移**　偶有经血行转移到肺、肝和骨等处。

【**分期**】　子宫内膜癌的分期，采用国际妇产科联盟（FIGO，2009）修订的手术病理分期，见表 16-2。

表 16-2　子宫内膜癌手术病理分期（FIGO，2009）

Ⅰ期	肿瘤局限于子宫体
Ⅰ A	肿瘤浸润深度<1/2 肌层
Ⅰ B	肿瘤浸润深度≥1/2 肌层
Ⅱ期	肿瘤侵犯宫颈间质，但无宫体外蔓延
Ⅲ期	肿瘤局部和（或）区域扩散
Ⅲ A	肿瘤累及浆膜层和（或）附件
Ⅲ B	阴道和（或）宫旁受累
Ⅲ C	盆腔淋巴结和（或）腹主动脉旁淋巴结转移
Ⅲ C1	盆腔淋巴结阳性
Ⅲ C2	腹主动脉旁淋巴结阳性伴（或不伴）盆腔淋巴结阳性
Ⅳ期	肿瘤侵及膀胱和（或）直肠黏膜，和（或）远处转移
Ⅳ A	肿瘤侵及膀胱和（或）直肠黏膜
Ⅳ B	远处转移，包括腹腔内和（或）腹股沟淋巴结转移

【临床表现】

1. 症状　早期无明显症状，仅在普查发现。随着病情的发展，绝经后的患者表现为不规则的阴道流血；未绝经的患者表现为经期延长、经量增多、经间期不规则的出血等。少数患者有浆液性或血性阴道排液，晚期合并感染有恶臭味的脓血性排液。癌瘤压迫神经时可引起下腹及腰骶部的疼痛。

2. 体征　妇科检查，早期无异常；晚期子宫增大、变软，癌灶向周围浸润，子宫固定，在宫旁或盆腔内可扪及不规则结节样物。晚期常伴全身衰竭症状。

【实验室及其他检查】

1. 分段诊刮　将组织物（先刮宫颈管，再刮宫腔）送病理检查是确诊子宫内膜癌的可靠方法。

2. B 超检查　阴道 B 超可了解子宫内膜的厚度及形态，协助诊断。

3. 其他检查　细胞学检查、宫腔镜检查、CT、MRI 及淋巴造影等可协助诊断及判断肿瘤有无肌层浸润及盆腔淋巴结转移。

【诊断要点】

1. 病史、家族史　有雌激素治疗史、肿瘤家族史、不孕、月经延迟或有高血压、肥胖、糖尿病病史。

2. 症状　绝经后不规则的阴道流血或绝经前期月经的异常。

3. 检查　分段诊刮组织物找到癌细胞。

【治疗原则】　治疗应根据子宫的大小、宫颈管是否受累、分期以及患者全身状况综合考虑，确定治疗方案。

1. 手术治疗　手术治疗为首选的治疗方法，根据病情选择筋膜全子宫加双侧附件切除术或行广泛子宫切除术及双侧盆腔淋巴结及腹主动脉旁淋巴结清扫术。

2. 手术加放射治疗　对于病理回报存在不良预后的高危因素患者，如肌层浸润深、脉管浸润、宫颈浸润、盆腔淋巴结转移，术后应用放疗可减少局部复发率。有转移或疑有淋巴结转移者，手术前、后加放疗可提高疗效。

3. 放射治疗　放射治疗主要有腔内照射和体外照射两种方法。

4. 激素治疗　激素治疗适用于晚期或癌复发、不能手术及年轻患者要求保留生育能力者，常用孕激素类药物如甲羟孕酮、乙酸孕酮或抗雌激素制剂如他莫西芬等。

5. 化疗　化疗适用于晚期不能手术或治疗复发者。

【护理评估】

1. 健康史　询问病史应重视子宫内膜癌的高发人群，了解月经史、生育史，以及停经后是否接受激素替代治疗，治疗药物的名称、剂量、用法和效果如何，有无近亲家族肿瘤史等。

2. 身体评估　早期评估阴道流血和排液的性状、量和气味；晚期可触及宫旁包块或肉眼见癌肿突出宫口，质脆易出血，合并感染时有脓液流出。

3. 心理、社会评估　当出现症状或需要进一步检查时，几乎每人都有心理障碍，充满了恐惧和焦虑。确诊子宫内膜癌时，出现癌症患者共性的心理反应。

【护理诊断／问题】

1. 焦虑　与住院及接受诊治有关。

2. 疲乏　与严重呕吐及癌症慢性消耗有关。

3. 有皮肤完整性受损的可能　与放疗有关。

4. 有感染的危险　与阴道反复流血、排液和手术有关。

5. 口腔黏膜的改变　与化疗药物副作用有关。

6. 恶心、呕吐　与化疗药物副作用有关。

7. 腹泻　与化疗药物副作用有关。

8. 自我形象紊乱　与化疗引起的面部色素沉着及头发脱落有关。

9. 潜在的并发症：排便、排尿异常　与放疗有关。

【护理目标】

(1) 患者焦虑症状减轻；

(2) 患者疲乏减轻，基本生活自理；

(3) 患者的皮肤保持完整，未发生压疮；

(4) 患者住院期间未发生感染；

(5) 患者口腔黏膜湿润，无异常；

(6) 患者能列举应对消化道反应的措施；

(7) 患者能正确对待自我形象的改变；

(8) 患者未出现排便、排尿异常。

【护理措施】

1. 普及防癌知识　宣传妇女定期普查的重要性，对子宫内膜癌高危人群增加检查次数；掌握雌激素应用指征，做好随访管理，月经紊乱或绝经后阴道不规则流血尽早做内膜诊刮，以期早发现、早诊断和早治疗。

2. 心理护理　提供疾病知识信息，使患者认识到子宫内膜癌虽是恶性肿瘤，但转移晚，预后较好，关键是要配合好各项治疗；同时引导家人多陪伴、多关心，减轻紧张和焦虑，增强战胜疾病的信心。

3. 一般护理　提供整洁、安静的病室环境，为患者提供促进睡眠的帮助；鼓励患者多进高蛋白、高热量且营养全面的饮食，必要时静脉补充营养，提高机体抵抗力；嘱患者多休息，排液多时，取半卧位，每天用 10% 碘伏擦洗外阴 1～2 次，保持外阴清洁、干燥，预防感染。长期卧床者加强生活护理，如口腔护理及皮肤护理，预防并发症的发生。

4. 术后护理　执行妇科腹部和阴道手术一般护理常规；术后 6～7 天阴道残端可吸收线

吸收、松动或感染时可致残端出血，需严密观察并记录出血情况，嘱患者在此期间减少活动。

5. **放疗护理**　提供放疗的相关知识。接受腔内放疗者，应使直肠、膀胱空虚，放疗前要灌肠、留置尿管，避免治疗损伤。腔内治疗期间，指导患者绝对卧床，学会在床上运动的方法，避免发生长期卧床的并发症。放射源取出后，渐进性增加活动量，逐渐完成生活自理。

6. **药物治疗护理**　对采用孕激素治疗的患者，使之了解到此药应用剂量大、时间长，需8～12周才能评价疗效，需要耐心的配合；治疗期间出现的水、钠潴留及药物性肝炎，停药后会缓解，不必紧张；采用雌激素治疗时，会出现类似绝经综合征的症状，如潮热、急躁等，部分患者有胃肠道反应及不规则阴道流血等，严重时需对症处理。

7. **放疗、化疗的患者定期检查血常规和肝、肾功能**

8. **出院指导**　嘱完成治疗后定时随访，了解有无异常，确定恢复性生活的时间和体力活动的程度。①时间：术后2年内，每3～6个月1次；术后3～5年，每6～12个月1次。②内容：盆腔检查、阴道细胞学涂片检查及胸片（6～12个月）。

【护理评价】

(1) 患者积极配合各项治疗、护理活动，情绪稳定；

(2) 患者如期恢复体能，并承担生活自理；

(3) 患者皮肤无破损，口腔黏膜无溃疡；

(4) 患者在住院期间体温正常，无感染发生；

(5) 患者能坚持进食，未发生水、电解质紊乱；

(6) 患者自我形象紊乱的程度减轻，能采取积极的应对方法；

(7) 患者未出现放疗并发症。

第5节　卵巢肿瘤

【重点提示】

(1) 卵巢癌发病可能和遗传、家族因素、高胆固醇饮食及内分泌因素有关，可分为上皮性肿瘤、性索间质肿瘤、生殖细胞肿瘤、转移性肿瘤。

(2) 主要表现为初期多无症状，当肿瘤继续增长，患者感到腹胀或腹部扪及肿块，若肿瘤增大占满盆腔或腹腔时可出现尿频、便秘、心悸等压迫症状。B超、肿瘤标志物及妇科检查是主要的诊断方法。

(3) 治疗可选择手术为主、放疗和化疗为辅的治疗方案。

(4) 卵巢癌患者的相关知识缺乏、焦虑、疼痛、营养失调、预感性悲哀是主要的护理问题。

(5) 采用心理支持护理、对症护理以及针对不同治疗方式的个体化护理。

卵巢肿瘤是常见女性生殖器肿瘤，卵巢恶性肿瘤是女性生殖器3大恶性肿瘤之一。好发于任何年龄，发病可能和遗传、家族因素、高胆固醇饮食及内分泌因素有关。至今缺乏有效的早期诊断方法，治疗效果不佳，随着宫颈癌及子宫内膜癌诊断和治疗的进展，卵巢癌已成为严重威胁妇女生命的肿瘤。

【分类】　卵巢肿瘤组织形态复杂，分类方法繁多，目前仍采用世界卫生组织（WHO）

1973 年制定的卵巢肿瘤组织学分类法。

1. 上皮性肿瘤　浆液性肿瘤、黏液性肿瘤、子宫内膜样肿瘤、透明细胞中肾样瘤、纤维上皮瘤（勃勒纳瘤）、混合性上皮瘤及未分化癌。

2. 性索间质肿瘤　颗粒细胞-间质细胞肿瘤（颗粒细胞瘤、卵泡膜细胞瘤和纤维瘤）、支持细胞-间质细胞肿瘤（睾丸母细胞瘤）和两性母细胞瘤。

3. 生殖细胞肿瘤　无性细胞瘤、内胚窦瘤、胚胎癌、多胚瘤、绒毛膜癌、畸胎瘤（未成熟型、成熟型、单胚性和高度特异性）及混合型。

4. 转移性肿瘤

【卵巢瘤样病变】　生理性的滤泡囊肿、黄体囊肿均属于卵巢非赘生性肿瘤，是卵巢增大的常见原因，可追踪观察，无须治疗会自行消失。

1. 卵泡囊肿　卵泡在发育的过程中，由于发育停滞而不排卵致卵泡液潴留而成，一般直径小于 5cm。

2. 黄体囊肿　因黄体持续存在所致，可使月经后延，直径 5cm 左右，一般少见。

3. 黄素囊肿　在滋养细胞疾病中出现，直径 10cm 左右。

4. 多囊卵巢　表现为双侧卵巢均匀增大，为正常卵巢的 2～3 倍，患者常有闭经、多毛、不孕等症状，称多囊卵巢综合征。

【卵巢恶性肿瘤转移途径】　卵巢恶性肿瘤主要通过直接蔓延及腹腔种植转移，其次是淋巴转移，血行转移少见。瘤细胞直接侵犯包膜，累及临近器官，并广泛种植于腹膜及大网膜的表面；也可随淋巴道转移，主要通过卵巢淋巴管、卵巢门淋巴管及腹股沟淋巴结等 3 种方式转移，因右膈下淋巴丛密集，横膈为常见的转移部位。

【卵巢恶性肿瘤分期】　采用国际妇产联盟（FIGO）的手术病理分期（表 16-3）。

表 16-3　卵巢恶性肿瘤的手术病理分期（FIGO，2006 年）

Ⅰ期	肿瘤局限于卵巢（单侧或双侧）
ⅠA	肿瘤局限于一侧卵巢，包膜完整，卵巢表面无肿瘤；腹腔积液中未找到恶性细胞
ⅠB	肿瘤局限于双侧卵巢，包膜完整，卵巢表面无肿瘤；腹腔积液中未找到恶性细胞
ⅠC	肿瘤局限于单侧或双侧卵巢并伴有如下任何一项：包膜破裂；卵巢表面有肿瘤；腹腔积液或腹腔冲洗液有恶性细胞
Ⅱ期	肿瘤累及一侧或双侧卵巢，并伴有盆腔扩散
ⅡA	扩散和（或）转移到子宫和（或）输卵管
ⅡB	扩散至其他盆腔器官
ⅡC	ⅡA 或 ⅡB，伴有卵巢表面有肿瘤，或包膜破裂，或腹腔积液或腹腔冲洗液有恶性细胞
Ⅲ期	肿瘤侵犯一侧或双侧卵巢，并有组织学证实的盆腔外腹膜种植和（或）局部淋巴结转移；肝表面转移；肿瘤局限于真骨盆，但组织学证实肿瘤细胞已扩散至小肠或大网膜
ⅢA	肉眼见肿瘤局限于真骨盆，淋巴结阴性，但组织学证实腹腔腹膜表面存在镜下转移，或组织学证实肿瘤细胞已扩散至小肠或大网膜
ⅢB	一侧或双侧卵巢肿瘤，并有组织学证实的腹腔腹膜表面肿瘤种植，但直径≤2cm，淋巴结阴性
ⅢC	盆腔外腹膜转移灶直径＞2cm，和（或）区域淋巴结转移
Ⅳ期	肿瘤侵犯一侧或双侧卵巢，伴有远处转移。有胸腔积液且胸腔肿瘤细胞阳性为Ⅳ期；肝实质转移为Ⅳ期

【临床表现】

1. 症状　卵巢良性肿瘤发展缓慢，初期多无症状，往往在妇科检查时发现。当肿瘤继续增长，患者感到腹胀或腹部扪及肿块，若肿瘤增大占满盆腔或腹腔时可出现尿频、便秘、心悸等压迫症状。一般良性肿瘤无疼痛，只在发生并发症如蒂扭转、破裂或继发感染时，引起腹痛。恶性肿瘤早期无症状，一旦出现症状往往已到晚期。肿瘤短期内迅速生长，出现腹胀、腹水及压迫症状或发生周围组织浸润，晚期患者表现为全身消瘦、肠梗阻及贫血等恶液质表现，症状的轻重取决于肿瘤的大小、位置、侵犯临近器官的程度及组织学分类。

2. 体征　妇科检查扪及盆腔包块，良性肿瘤多为囊性，表面光滑，活动，与周围组织无粘连；恶性肿瘤多为实性或囊实性，肿块表面高低不平，与周围组织有粘连，固定不动，有腹腔积液。

【并发症】

1. 蒂扭转　最常见的急腹症之一，多见于中等大小、蒂长、活动度大、重心偏向一侧的肿瘤，如皮样囊肿。患者体位急骤变动时或在妊娠期和产褥期，由于子宫位置改变，均易促发蒂扭转。卵巢肿瘤的蒂由卵巢固有韧带、骨盆漏斗韧带和输卵管组成（图 16-2）。典型症状为突然发生一侧下腹剧痛，常伴恶心、呕吐，甚至休克。盆腔检查可触及张力较大的肿块，压痛以瘤蒂处最明显，伴有腹肌紧张。一经确诊，立即手术。

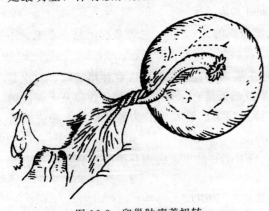

图 16-2　卵巢肿瘤蒂扭转

2. 破裂　有外伤性和自发性两种，肿瘤破裂后，内容物流入腹腔，引起剧烈的腹痛及不同程度的腹膜刺激征。症状轻重取决于破裂口大小、囊液量和肿瘤性质，疑有肿瘤破裂应立即剖腹探查。

3. 感染　多继发于肿瘤蒂扭转或破裂，较少见。表现为高热、腹痛及白细胞升高，可触及有压痛的肿块。

4. 恶变　卵巢良性肿瘤可恶变，早期无症状，不易发现，如肿瘤生长迅速，且为双侧性，应疑为恶变。

【实验室及其他检查】

1. 妇科检查　在子宫的一侧或双侧可触及包块，初步鉴别性质。

2. B超检查　能检测肿物大小、部位、形态及性质以及有无腹水。

3. 肿瘤标志物　测 CA125、AFP、HCG 和性激素，对分别诊断卵巢上皮性癌、卵巢内胚窦瘤、原发性卵巢绒癌和卵巢功能性肿瘤等有重要参考价值。

4. 其他检查　腹部、胸部平片，可显示阳性阴影，畸胎瘤显示骨质牙齿；CT、MRI 能清楚显示肿瘤；腹腔镜可在可疑处取活检协助诊断。

5. 细胞学检查　在腹水或腹腔冲洗液中找到癌细胞，有助于确定临床分期、选择治疗方法和随访观察疗效。

【诊断要点】

1. 病史　根据年龄、病程长短、局部体征及有无并发症初步诊断。

2. 检查　妇科检查及上述辅助检查协助确诊肿瘤性质。

3. 其他　细胞学检查、术中冰冻切片组织学检查及术后病理组织检查找到癌细胞。

【治疗原则】

1. 良性肿瘤　确诊后以手术切除为原则。对直径小于 5cm 的囊肿、怀疑卵巢瘤样病变者，可随访观察。

2. 恶性肿瘤　手术为主、化疗和放疗为辅的治疗方案。

3. 术中需要鉴别良性和恶性肿瘤　必要时做术中冰冻切片组织学检查确定手术范围；卵巢肿瘤扭转、破裂属于急腹症，确诊后应立即手术。

【护理评估】

1. 健康史　卵巢肿瘤好发于任何年龄，年龄和肿瘤类型有一定的参考关系，生殖细胞肿瘤好发于年轻女性，肿块生长缓慢，病程长；恶性肿瘤好发于青春期或绝经后妇女，肿块在短期内生长迅速。注意收集患者的症状、主诉，并了解有无其他疾病及家族史。

2. 身体评估　卵巢良性肿瘤早期无症状，常因妇科检查而就医；恶性肿瘤常伴有腹胀、腹水、压迫症状及贫血、消瘦等恶液质表现。妇科检查盆腔可触到囊性或实性的肿块。根据患者年龄、病程长短、局部体征及 B 超进行综合评估，注意良、恶性肿瘤的鉴别。

3. 心理、社会评估　当体检发现卵巢肿瘤，等待判断肿瘤性质阶段，是患者及家属一段艰难、恐惧的时期，需要医护人员提供相关信息的支持。一旦确诊为恶性肿瘤，患者往往表现出悲观、绝望等不良情绪反应，此时需了解患者的焦虑程度，评估家庭的经济状况及社会的支持系统。

【护理诊断/问题】

1. 知识缺乏　缺乏术前的准备及术后注意事项相关的知识。
2. 焦虑　与发现盆腔肿块、担心肿瘤性质有关。
3. 疼痛　与卵巢肿瘤压迫、卵巢肿瘤并发症及手术组织损伤有关。
4. 营养失调　低于机体的需要量，与恶性肿瘤恶液质和化疗药物反应有关。
5. 预感性的悲哀　与恶性肿瘤预后不佳有关。

【护理目标】

(1) 患者能叙述卵巢癌术前及术后的相关知识；
(2) 患者能叙述减缓焦虑的方法；
(3) 患者疼痛减轻或消失；
(4) 患者营养失调得到纠正；
(5) 患者树立战胜疾病的信心。

【护理措施】

1. 预防措施　鼓励摄取高蛋白、富含维生素 A 和胡萝卜素的饮食，避免高胆固醇的饮食；高危妇女口服避孕药可预防卵巢癌的发生；30 岁以上的妇女每年定期普查，高危人群无论年龄大小每半年检查 1 次，同时配合 B 超和肿瘤标志物检测，发现异常需随访；卵巢实性肿瘤或肿瘤直径>5cm，应及时手术切除；诊断不清或治疗无效的盆腔肿块者，宜及早行腹腔镜检查或剖腹探查。

2. 提供心理支持　建立良好的护患关系，引导患者说出内心焦虑，以诚恳、亲切的语言给患者以安慰，正确解答患者提出的问题，了解患者内心的需求和顾虑，多讲解一些治疗成功的病案。同时鼓励其家人表达关爱，生活上帮助与照顾，让患者能感受到来自各方面的爱及自己存在的价值，增强战胜疾病的信心。

3. 一般护理　为患者提供安静、舒适的休养环境，长期卧床者加强生活护理，如口腔护理及皮肤护理，预防并发症的发生；多增加营养，和家属一起制订饮食计划，包括进食次数、环境及对食物的喜恶，为患者提供色、味、香俱全的食物，鼓励患者进高蛋白、高维生素饮食，全身营养差伴有恶心、呕吐者，遵医嘱静脉补充营养。腹部膨隆过大的患者，应严密观察血压、脉搏、呼吸的变化，有呼吸困难者，应遵医嘱给予氧气吸入，不能平卧者，可取半卧位。

4. 手术护理　根据肿瘤的性质、临床分期、患者年龄、对生育的要求及全身状况综合考虑手术范围。术前、术后护理按腹部手术一般护理进行，对巨大卵巢肿瘤，需准备好沙袋，术后加腹压，以免腹压骤降出现虚脱性休克。

5. 化疗护理　卵巢恶性肿瘤对化疗比较敏感，是主要的辅助治疗手段，分为全身化疗和腹腔化疗。腹腔化疗需抽腹水后将化疗药物稀释后注入腹腔，根据患者情况协助翻身，变换体位，以利于化疗药物在腹腔内的分布。其余同一般的化疗患者护理。

6. 做好随访　卵巢非赘生性肿瘤直径＜5cm，应每3～6个月定期复查，并注意有无变化；良性肿瘤患者术后1个月常规复查；恶性肿瘤患者术后根据组织分类制订不同的化疗方案，长短有个体差异，晚期病例需10～12个疗程，护士应督促、协助患者克服实际困难，努力完成化疗计划，以提高疗效。卵巢癌易于复发，需长期进行随访和监测。随访时间：术后1年内，每月1次；术后第2年，每3个月1次；术后第3年，每6个月1次；3年以上者，每年1次。

【护理评价】

(1) 患者能叙述术前、术后自我保健知识；

(2) 患者自述焦虑减轻或消失；

(3) 患者疼痛减轻，无痛苦表情；

(4) 患者体重保持在一定范围内；

(5) 患者积极、主动配合各项治疗、护理。

（张清梅）

第17章

外阴、阴道手术患者的护理

【重点提示】

（1）尿瘘、子宫脱垂的病因及护理措施。

（2）相关疾病的治疗方法和护理评估要点。

（3）疾病病因、病理特点和临床分期。

第1节　外阴、阴道手术患者的一般护理

外阴、阴道手术是妇科常见手术。外阴手术是指女性外生殖器部位的手术，主要有外阴根治切除术、前庭大腺切除术、处女膜切开术等。阴道手术则包括阴道局部手术及途经阴道的手术，如宫颈锥形切除术、阴式子宫切除术、阴道前后壁修补术、阴道成形术、尿瘘修补术等。外阴、阴道手术的手术区域血管、神经丰富，组织松软，且与尿道及肛门临近，易导致患者出现疼痛、出血、感染等相关护理问题；由于手术暴露部位涉及身体隐私，在心理上患者常具有自我形象紊乱、自尊低下等护理问题。手术患者大部分护理内容与腹部手术患者一样，除按腹部手术常规护理外，应特别重视以下内容。

【护理评估】

1. 健康史　术前了解手术的范围，手术名称及患者目前需要解决的主要问题；同时需要了解患者的既往病史、发病诱因。

2. 身体评估　要了解患者生命体征是否正常以及饮食、营养状况和睡眠，同时要了解患者的月经状况，手术应避开月经期。进行辅助检查，包括血、尿、便三大常规检查，心、肺、肝、肾等重要器官的检查及其他必需的术前检查项目。

【护理诊断/问题】

1. 知识缺乏　与缺乏知识来源有关。

2. 自尊紊乱　与暴露部位及手术切除部位涉及身体特别隐私处有关。

3. 恐惧　与能否耐受手术及手术效果有关。

【护理目标】

（1）告诉患者女性生殖器生理知识及功能，同时要对术后生活持乐观态度；

（2）稳定患者情绪，平静地接受手术前的各项准备工作；

（3）患者自我贬低的心理状态得到纠正，能主动参与社交活动。

【护理措施】

1. 手术前护理

（1）减轻患者恐惧、焦虑心理：解释病情及手术的必要性，与患者、家属一起讨论缓解心理

应激的方法，鼓励患者选择积极的应对措施；了解患者及家属的心理反应，有针对性地进行心理护理。告知术中、术后可能出现的情况和应对措施，以取得患者和家属的配合；进行术前准备、检查，手术时注意使用屏风，避免多余人员，尽量减少暴露部位。

（2）皮肤准备：通常术前1日备皮，其范围上至耻骨联合上10cm，下至外阴、会阴及肛门周围，两侧达股内侧上1/3。

（3）肠道准备：①阴道手术不涉及肠道者：术前1日，口服番泻叶水、20％甘露醇250ml加0.9％生理盐水250ml或复方聚乙二醇电解质液导泻，或肥皂水灌肠即可；术前晚10：00以后禁食、水。②手术涉及直肠及肛门者：术前3日进少渣半流食，术前2日流食，术前1日禁食，按医嘱给予抗生素；术前2日给予口服20％甘露醇250ml加0.9％生理盐水250ml或番泻叶水，口服导泻；术前1日给清洁灌肠。

（4）阴道准备：术前3日开始进行阴道准备，一般行外阴冲洗或坐浴，常用1：5000高锰酸钾液或1：1000苯扎溴铵液或0.02碘伏液进行阴道冲洗或坐浴，每日2次。如有阴道流血者改用0.5％氯烷，每日1次，共3次，手术当日冲洗后拭干，在宫颈和穹隆部涂1％甲紫。

（5）特殊用物准备：根据不同的手术做好各种用物的准备，外阴、阴道手术多采取膀胱截石位，为避免腘窝处的血管神经受压导致的血流循环障碍，手术时应准备软垫；有的手术采取膝胸卧位，应准备支托等。

2.手术后护理　术后护理与腹部手术后护理大致相同，但外阴、阴道手术一般反应较小、恢复快，术后的护理目标是减少疼痛及预防感染。

（1）体位：根据不同手术采取不同的体位和护理方式。如先天性无阴道及处女膜闭锁患者，术后应采取半卧位，便于经血流出。外阴癌，外阴根治术、阴道修补者，应平卧，双腿外展屈膝位，膝下垫软枕头，以减少局部张力，有利伤口的愈合。子宫脱垂手术患者以平卧位为宜，禁忌半卧位。

（2）切口观察：外阴、阴道肌肉组织少，张力大，切口不易愈合，有些外阴手术需加压包扎或阴道内留置纱布条压迫止血，一般在术后12～24小时内取出。要密切观察伤口有无渗出及红、肿、热、痛，注意局部皮肤颜色、温度、湿度，有无坏死。

（3）保持外阴清洁、干燥：每天行外阴冲洗或擦洗2次，外阴手术患者每次大便后应及时清洁。勤换内衣裤，并保持床单清洁、干燥。术后3天后可行外阴理疗，有利于伤口愈合。

（4）保持大小便通畅：外阴、阴道手术，一般留置尿管5～7天，注意保持尿管通畅，并做好保留尿管患者的护理；拔出尿管以后，应注意观察患者自解小便情况，嘱患者多饮水，注意尿量、尿色。一般术后第3日开始大便，如无大便可用缓泻剂，以免大便干燥、过于用力排便影响伤口愈合。

（5）避免增加腹压动作：对患者进行术后的健康宣教，告诉患者避免各种增加腹压的动作，如蹲、大便用力等，以免影响局部的血液循环，从而影响切口的愈合。

（6）积极止痛：外阴神经末梢丰富，对疼痛尤为敏感，正确评估患者疼痛，遵医嘱给予止痛剂或自控镇痛泵等。同时，应注意用药后的止痛效果。

（7）出院指导：外阴手术术后患者伤口局部愈合较慢，常需间断拆线，回家后应保持外阴清洁；患者一般休息3个月，注意逐渐增加活动量，避免重体力劳动；出院1个月后应及时到门诊检查术后恢复情况，3个月后经医师检查确定伤口完全愈合后，方可恢复性生活；不适随诊。

【护理评价】

（1）患者诉说疼痛明显减轻或消失；

（2）患者无出血发生，在治疗 24 小时内，生命体征和血流动力学指标正常；

（3）住院期间患者心情平静，积极配合治疗、护理；

（4）患者能积极自我评价，对今后的生活充满自信。

第 2 节　外阴、阴道创伤

【病因】　分娩是导致外阴、阴道创伤的主要原因，此外常见于外伤、手术、性交及化学性损伤等。

【临床表现】　由于创伤的部位、深浅、范围和就诊时间的不同，临床表现存在差异。

1. 症状

（1）疼痛：最主要的症状，可持续性加重，甚至导致疼痛性休克。

（2）出血：由于局部组织损伤、血管破裂，少量或大量鲜血自阴道流出，多者可休克。

（3）局部肿胀：血肿或水肿，是常见的表现。大、小阴唇可高度肿胀，呈暗紫色，触痛明显，有时阴道损伤也可形成阴道血肿。

（4）其他：出血量多者，可有头晕、乏力、心慌、面色苍白、出汗等症状，合并感染时可有发热及局部感染症状。由于疼痛，患者常出现坐卧不安、行走困难等。

2. 体征　局部检查可见阴蒂及其周围组织的损伤，皮下组织血管破裂，形成血肿，压痛明显，阴道有明显裂口及活动性出血，行阴道检查或直肠与阴道联合检查时，可发现血肿，注意有无穿透膀胱、直肠或腹腔。

【实验室及其他检查】

1. 实验室检查　出血多者红细胞计数及血红蛋白值下降；伤口有感染者，可见白细胞数目增高。

2. 妇科检查　观察外阴部组织损伤，观察外阴、阴道血肿大小，伤口有无红肿及脓性分泌物，注意有无穿透膀胱、直肠或腹腔。

【治疗要点】

（1）外阴血肿不大者，可加压止血、冷敷，两天后湿热敷。如血肿继续增大，进行切开缝合止血；缝合效果不佳或无条件进行缝合者，可考虑纱条填塞压迫止血。如外阴或阴道破裂而有活动性出血者，应立即缝合止血。

（2）较大的陈旧性血肿或有感染者，应做切开引流。

（3）预防感染，应用抗生素；止痛；抗休克等。

【护理评估】

1. 病史　了解导致创伤的诱因，是分娩创伤还是外伤、手术、性交等。

2. 身体评估　评估疼痛、局部肿胀、出血、感染等全身表现；了解外阴裂伤或血肿的部位和程度；注意阴道流血量及休克体征等。

3. 心理、社会评估　由于意外事件，患者及家属表现出明显的忧虑和担心。护士需要评估患者及家属有无异常心理反应。

【护理诊断/问题】

1. 恐惧　与突发创伤事件有关。

2. 疼痛　与外阴、阴道创伤有关。

3. 潜在并发症　失血性休克。

【护理目标】

(1) 患者恐惧程度减轻，配合治疗、护理；

(2) 患者疼痛逐渐减轻或消失，患者表情自然；

(3) 患者在 24 小时内血容量得到补充，生命体征平稳。

【护理措施】

1. 严密观察，预防和纠正休克　对出血量大或较大血肿伴休克症状者，严密观察生命体征变化，遵医嘱，查血常规。吸氧，平卧，定时测血压、脉搏、呼吸，记录尿量，配血，输血、输液，预防和纠正休克等。

2. 积极缓解疼痛不适　剧烈疼痛，遵医嘱给予止痛药物和镇静剂。

3. 血肿的处理　血肿小者，24 小时内冷敷，24 小时后可热敷或理疗。保持会阴局部伤口敷料清洁、干燥，观察伤口有无红、肿、热、痛现象，发现异常及时与医师联系。

4. 心理护理　鼓励患者面对现实，积极配合治疗，给予理解与安慰及自我护理的注意事项。

【护理评价】

(1) 手术 24 小时后，患者诉说疼痛明显减轻；

(2) 患者在治疗 24 小时内，生命体征和血流动力学指标正常；

(3) 住院期间患者心情平静，积极配合治疗、护理。

第3节　子宫脱垂

子宫脱垂（uterine prolapse）是指子宫从正常位置沿阴道下降，子宫颈外口在坐骨棘水平以下，甚至子宫部分或全部脱出阴道口外，并常伴有阴道前、后壁膨出，多见于年龄较大的女性。

【病因】

1. 分娩　分娩损伤为子宫脱垂最主要的病因；产褥期过早体力活动，特别是重体力劳动，使腹压增大，将子宫推向阴道，导致子宫脱垂；多次分娩也是子宫脱垂的病因，多产也会增加盆底组织损伤的机会。

2. 长期腹压增加　如长期慢性咳嗽、排便困难，经常超重负荷如盆腔内巨大肿瘤或大量腹水等，亦可致子宫向下移位。

3. 盆底组织发育不良或退行性变　老年妇女由于雌激素水平的下降导致盆底组织萎缩松弛，也可发生子宫脱垂。

【临床分度】

1. Ⅰ度

(1) 轻型：子宫颈外口距处女膜＜4cm，未达处女膜缘；

(2) 重型：子宫颈外口已达处女膜缘，未超出该缘，检查时在阴道口可见到宫颈。

2. Ⅱ度

(1) 轻型：子宫颈已脱出阴道口，宫体仍在阴道内；

(2) 重型：子宫颈及部分宫体已脱出阴道口。

3. Ⅲ度　子宫颈及宫体全部脱出至阴道口外。

【临床表现】

(1) Ⅰ度：常无明显症状。

（2）Ⅱ度：肿物自阴道脱出，常在走路、蹲、排便用力时，自觉阴道口有一肿物脱出，平卧休息时可变小或消失。

（3）Ⅲ度：压迫症状和分泌物增多，由于膀胱、尿道或直肠膨出，患者常出现排尿困难、尿潴留或尿失禁，常有较多残余尿，极容易并发尿路感染，并伴有便秘、排便困难等。由于长期的摩擦使得阴道、宫颈溃烂、出血、变硬、增厚，并发感染时常有脓性分泌物渗出。

【实验室及其他检查】

1. 实验室检查　如并发感染者，可见白细胞数目增加。

2. 临床分度　按患者平卧用力向下屏气时子宫下降的程度，将子宫脱垂分为 3 度（图 17-1）。

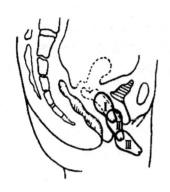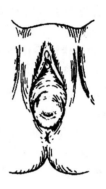

图 17-1　子宫脱垂的分度

【治疗要点】　应因人而异，治疗以安全、简单和有效为原则。

（1）对轻度或不能耐受手术者，采用子宫托和一般支持疗法，加强营养，避免重体力劳动；

（2）对非手术治疗无效及Ⅱ度、Ⅲ度子宫脱垂或伴膀胱膨出、直肠膨出的患者，可根据年龄、生育要求及全身健康状况，选择各种不同的手术。

【护理评估】

1. 健康史　在评估患者时，首先应了解分娩经过是否顺利，有无阴道助产及盆底组织撕裂伤史，有无长期慢性咳嗽、排便困难等，产褥期是否过早下床活动或先天性盆底组织发育不良。注意患者是否有其他器官的下垂等。

2. 身体评估

（1）症状：了解患者是否有下坠感及腰骶部酸痛、大小便异常；是否在用力蹲，增加腹压时症状加重，卧床休息后症状减轻。

（2）体征：妇科检查时注意评估子宫脱垂的程度，宫颈和阴道壁有无溃疡、感染等。

3. 心理、社会评估　评估患者因疾病产生的心理感受和心理问题，社会（家庭）支持的方式及强度，对其生活的影响等。

【护理诊断/问题】

1. 疼痛　与子宫下垂牵拉韧带、宫颈，阴道壁溃疡有关。

2. 尿失禁、尿潴留　与膀胱膨出、尿道膨出有关。

3. 焦虑　与长期子宫脱出影响正常生活有关。

【护理目标】

（1）患者能自主排尿；

（2）患者自述舒适感增加，积极配合治疗和护理；

（3）患者能正确使用子宫托，无并发症发生。

【护理措施】

（1）花费时间与患者相处，鼓励其表达内心的情感。让患者说出自己的疾苦，理解患者，帮助患者战胜疾病的信心。告知患者子宫脱垂的疾病知识和预后。同时，争取和家属一道协助患者共渡难关，早日康复。

（2）改善患者一般状况，注意营养，增强体质。指导患者锻炼盆底肌肉，如提肛运动。指导患者避免增加腹压因素，如咳嗽、久站、久蹲等。积极治疗原发疾病，如慢性咳嗽。

（3）指导、教会患者子宫托的取放方法。

（4）做好手术前准备，术前 5 天开始进行阴道准备。轻者Ⅰ度子宫脱垂一般采用 1：5000 的高锰酸钾或 0.02％的碘伏液每日 2 次坐浴。对Ⅱ度、Ⅲ度脱垂患者，进行阴道冲洗，并在局部涂 40％紫草油或抗生素软膏，因子宫颈无感觉要防止患者烫伤；冲洗后戴无菌手套将脱垂子宫还纳阴道，让患者平卧 30 分钟，遵医嘱使用抗生素及局部涂含雌激素的软膏。

（5）术后护理：一般同外阴、阴道手术患者护理。但应卧床休息 7～10 天，避免增加腹压的活动，留置尿管 10～14 天，每天行外阴冲洗 3 次，注意观察阴道分泌物特点。

（6）出院指导：出院 1 个月、3 个月到门诊复查。术后休息 3 个月，半年内避免重体力劳动。医师确认完全恢复以后可有性生活。

【护理评价】

（1）患者焦虑情绪缓解；

（2）患者自述不适症状减轻，能主动配合医疗、护理活动；

（3）患者能正确使用子宫托，无并发症发生。

第 4 节　外　阴　癌

外阴癌（carcinoma of vulva）多见于 60 岁以上的妇女，占妇科恶性肿瘤的 3％～5％，具有转移早、发展快、恶性程度高等特点。最常见的外阴癌是外阴鳞状细胞癌，占外阴恶性肿瘤的 80％～90％，还有恶性黑色素瘤、基底细胞癌、前庭大腺癌等。

【病因】　尚不完全清楚，但外阴白斑、外阴尖锐湿疣、慢性前庭大腺炎、长期外阴瘙痒等病症值得注意，有发展成外阴癌的倾向。

【病理】　外阴鳞状上皮内瘤样病变分 3 级，即轻度不典型增生为 VINⅠ、中度不典型增生为 VINⅡ、重度不典型增生及原位癌为 VINⅢ。外阴癌转移早、发展快，转移途经以淋巴转移、直接浸润为主，血运转移少见，多发生在晚期。

【临床分期】　目前采用的是国际妇产科联盟（FIGO）分期法（2009 年）（表 17-1）。

表 17-1　外阴癌分期（FIGO，2009 年）

Ⅰ期	肿瘤局限于外阴
ⅠA 期	肿瘤最大径线≤2cm，局限于外阴或会阴且间质浸润≤1mm，无淋巴结转移
ⅠB 期	肿瘤最大径线＞2cm 或间质浸润＞1mm，局限于外阴或会阴，无淋巴结转移
Ⅱ期	任何大小的肿瘤侵犯至会阴临近结构（下 1/3 尿道、下 1/3 阴道、肛门），无淋巴结转移

续表

Ⅲ期	任何大小的肿瘤，有或无侵犯至会阴邻近结构（下 1/3 尿道、下 1/3 阴道、肛门），有腹股沟-股淋巴结转移
ⅢA期	1 个淋巴结转移（≥5cm）或 1～2 个淋巴结转移（<5cm）
ⅢB期	≥2 个淋巴结转移（≥5cm）或≥3 个淋巴结转移（<5cm）
ⅢC期	阳性淋巴结伴囊性外扩散
Ⅳ期	肿瘤侵犯其他区域（上 2/3 尿道、上 2/3 阴道）或远处转移
ⅣA期	肿瘤侵犯至下列任何部位：①上尿道和（或）阴道黏膜、膀胱黏膜、直肠黏膜，或固定于骨盆壁；②腹股沟-股淋巴结出现固定或溃疡形成
ⅣB期	包括盆腔淋巴结的任何远处转移

注：浸润深度指肿瘤邻近的最表浅真皮乳头的表皮-间质连接处至浸润最深处之间的距离。

【临床表现】

1. 症状 早期主要为外阴持续瘙痒及各种不同形态的肿物，如结节状、菜花状、溃疡状。外阴皮肤可变白，如肿块破溃、感染或较晚期癌肿可有出血、脓性分泌物，伴有疼痛。侵犯尿道时可有尿痛、尿频、血尿及排尿困难。

2. 体征 癌灶最多见于大阴唇，其次是小阴唇、阴蒂、会阴及阴道，直径大小为 0.5～0.8cm，颜色可呈白色、灰色、粉红色或暗红色。病症早期表皮突起似菜花状，向深部浸润，基底皮肤变硬。组织脆易脱落、溃烂，流出脓性和血性分泌物。晚期呈不规则肿块，伴或不伴破溃或呈乳头状肿瘤。若癌灶发生转移，则可触及一侧或双侧腹股沟淋巴结增大、质硬、活动度差。外阴多有色素沉着。

【治疗要点】 手术治疗为主，同时辅以放射治疗和化学药物治疗。常用的手术方式有单纯外阴切除术、广泛外阴切除术以及外阴癌根治术。放射治疗适用于不能手术、晚期患者手术前和复发可能性大的患者，方法有体外放射治疗和组织间质内插植放射治疗。化学药物治疗作为晚期癌肿或复发癌肿的辅助治疗手段。

【护理评估】

1. 健康史 评估患者外阴瘙痒发生的时间、治疗经过和效果，外阴有无赘生物、溃疡；评估阴道分泌物的量及性状；有无尿频、尿急、尿痛或排尿困难等；评估患者有无慢性病史；评估患者对疾病的认知程度。

2. 身体评估 了解患者出现外阴瘙痒的时间和程度；评估肿块的部位、大小和形态，有无破溃、感染或出血，是否伴有疼痛。早期癌肿表现为局部丘疹、结节或小溃疡；晚期呈不规则，伴或不伴破溃或呈乳头状肿瘤。触诊了解有无腹股沟淋巴结增大等转移征象，同时还要评估患者有无尿痛、尿频、血尿及排尿困难等泌尿系统受侵犯表现。外阴活组织检查为外阴癌的确诊依据，采用 1% 甲苯胺蓝涂抹外阴病变部位，待干后用 1% 乙酸洗去染料，在蓝染部位活检。为了提高阳性率，也可利用阴道镜协助定位活检。

3. 心理、社会评估 患者极度恐惧、不安，感到自己的生活失去控制，感到自卑、绝望，甚至有放弃治疗的想法。护士应仔细评估患者及家属的心理状态，了解患者的家庭情况和经济状况以及家属对疾病的态度等。

【护理诊断/问题】

1. 恐惧 与癌症的治疗及预后有关。

2. 营养失调(低于机体需要量) 与术前、术后禁食，术前肠道准备，术后不能过早排便，流质饮食时间长等有关。

3. 有外因感染的危险　与机体抵抗力低、手术范围大以及伤口距离肛门、尿道较近等有关。

【护理目标】

(1) 患者情绪稳定，对疾病及手术带来的创伤有正确的认识；

(2) 患者营养状况改善，自述舒适感增加；

(3) 患者无感染发生，伤口无红肿及渗血，体温正常。

【护理措施】

1. 术前准备　手术患者按阴道手术常规做好术前准备，如肠道、阴道准备。若需外阴植皮者，应对植皮部位进行剃毛、消毒后用无菌治疗巾包裹。放射治疗前应擦洗外阴，保持外阴清洁、干燥。同时给予患者心理支持，缓解患者焦虑心理。

2. 缓解症状

(1) 协助患者采取平卧位，双腿屈曲外展，以减轻伤口疼痛。鼓励患者活动上肢，促进血液循环，预防压疮发生。

(2) 皮肤损伤的护理：放射治疗后 8～10 天可出现皮肤干燥、瘙痒、疼痛等不良反应，护士应根据损伤程度做好相应的护理：① 轻度：对局部瘙痒者，除加强皮肤护理外，可给无刺激性软膏，如鱼肝油软膏或可的松冷霜，以减轻皮肤干燥和瘙痒。② 中度：皮肤出现湿性皮炎，如严重烧伤，出现水疱、溃烂，此时应停止治疗。勿刺破水疱，可涂龙胆紫，或以无菌凡士林纱布换药。注意保持皮肤清洁、干燥，避免感染。③ 局部皮肤损伤严重者可发生溃疡，应中断治疗待其痊愈。除保持局部清洁外，可用生肌散或抗生素软膏交替换药。

(3) 遵医嘱用药：为避免术后过早排便，遵医嘱给予患者阿片全碱 3～5 天。术后第 5 天，给予液状石蜡 30ml 口服，每日 1 次，连续 3 天，以软化粪便。大便时勿取蹲位，以免造成伤口裂开，排便后及时清洁伤口。

(4) 手术伤口的护理：① 保持外阴清洁、干燥：按时擦洗会阴，及时更换敷料，保持伤口干燥。② 密切观察伤口愈合情况：注意有无红、肿、热、痛等感染征象；有植皮者应注意皮瓣的湿度、温度和颜色等。③ 促进伤口愈合：术后第 2 天可采用红外线照射，每日 2 次，每次 20 分钟。④ 加强管道护理：保持伤口引流管的通畅，并记录引流液的量、颜色、性状等，同时做好尿管的护理。⑤ 拆线后护理：外阴部手术后第 5 天开始间断拆线；腹股沟切口第 7 天拆线；重建外阴者一般 12～14 天拆线。观察切口愈合状况，同时嘱患者减少活动，避免伤口渗血或裂开。

3. 健康教育　指导患者注意清洁、卫生、合理饮食及休息，并按照医嘱定期随访。女性外阴癌生长缓慢，且多有癌前病变，可以做到早期发现、早期诊断。指导妇女积极进行自我检查，积极治疗外阴瘙痒、性传播疾病或感染性疾病，外阴出现结节、溃疡或白色病变，应及时就医，不可延误治疗。

【护理评价】

(1) 患者恐惧感消失，情绪稳定，能够主动配合治疗；

(2) 患者自觉疼痛感逐渐减轻，无感染发生，伤口无红肿及渗血，体温正常；

(3) 患者能够自述疾病或手术带来的影响，对疾病的认识正确。

第 5 节　处女膜闭锁

处女膜闭锁 (imperforate hymen) 又称无孔处女膜，是常见的一种女性生殖道发育异常。在正常胎儿发育过程中，阴道板腔化成一孔道，下段有一层薄膜称处女膜，在胚胎 7

个月后贯穿使孔与阴道前庭相通，如未贯穿，形成处女膜闭锁。青春期少女月经来潮时经血不能排出，沉积于阴道，多周期以后逐渐形成了宫腔积血，甚至引起输卵管或腹腔积血。

【临床表现】

1. 症状　在月经来潮前无症状。常在青春期表现为原发闭经，出现周期性下腹部坠胀。由于月经来潮时阴道积血后导致肛门、阴道胀痛，疼痛可暂时缓解，但呈进行性加重。部分严重者可出现便秘、尿频、尿急等压迫症状。

2. 体征　阴道积血较多时，可致宫腔积血，在耻骨联合可触及肿块，宫腔积血反流至输尿管可致输尿管粘连，造成输尿管血肿。

【治疗原则】　在处女膜最膨出处作十字切开，积血排出后剪去多余的处女膜，使切口呈圆形，并用 3-0 肠线缝合切口边缘黏膜。

【护理评估】

1. 健康史　评估患者的年龄，详细询问患者有无周期性下腹部疼痛及肛门、外阴胀痛的症状。

2. 身体评估　患者主诉有周期性下腹部疼痛或肛门、阴道胀痛症状。检查时应仔细观察外阴的发育，处女膜向外突凸出的性状、大小、颜色，检查时注意阴道积血的量，边界是否清楚，是否存在子宫腔瘀血等。妇科检查可见处女膜呈紫蓝色向外膨出，无阴道开口。肛诊查阴道呈长形肿物，有囊性感，积血较多时张力大，向直肠凸出并有明显的触痛。

3. 心理、社会评估　处女膜闭锁者常为青春期的少女，学生居多，情绪常不稳定，出现下腹胀痛后除害怕、恐惧以外，因羞怯而不告知母亲或其他亲人，导致治疗不及时。护士注意评估患者的紧张、羞怯及对处理方案的疑虑等心理反应。

【护理诊断/问题】

1. 疼痛　与经血潴留有关。

2. 恐惧　与缺乏应对能力有关。

3. 情景性自尊低下　与青春期闭经有关。

【护理目标】

(1) 住院期间患者疼痛逐渐减轻；

(2) 住院以后患者恐惧感逐渐消失；

(3) 患者自尊逐渐恢复。

【护理措施】

1. 心理支持　青春期的女性遇到异常情况常表现为害怕、恐惧，而家长也尤为紧张，护士应和蔼对待患者及家属，通过健康教育资料、讲解、图示等方式向患者和家属说明疾病的发生、发展过程，减少其紧张情绪。术后认真倾听患者的感受，肯定患者应对的能力，根据其心理特点进行护理。

2. 术后体位与活动　一般采取头高脚低或半卧位，便于积血排出。12 小时以后可下床活动。

3. 外阴护理　一般无须留置导尿或仅保留 1～2 天；每天外阴擦洗 2 次直至积血排尽；并教会患者使用消毒卫生垫的方法，切勿污染卫生垫。

4. 出院指导　出院前，应教会患者保持外阴清洁、干燥的方法；1 个月后到门诊复查伤口愈合情况；嘱患者及家属注意下个周期月经来潮时经血是否通畅，若仍有下腹部胀痛及肛门坠胀等症状，应及时就诊。

【护理评价】

(1) 手术以后患者自述疼痛逐渐减轻或消失,以后月经来潮时经血通畅;

(2) 住院期间,患者能说出自己的不适,积极配合治疗、护理;

(3) 患者能逐步确认自我的积极方面、处理威胁自尊的因素。

第6节　先天性无阴道

先天性无阴道(congenital absence vagina)是因副中肾管未发育,或尾端发育停滞,未向下延伸所致,大部分患者合并无子宫或有痕迹子宫,但卵巢一般正常。

【临床表现】　一般无症状,多数患者因青春期原发性闭经或婚后性交困难就诊。如有子宫者,经血来潮后因宫腔积血,患者出现下腹部疼痛。其外阴发育正常,无阴道口,或只有一浅窝。肛诊可触及增大的子宫。

【治疗原则】　一般行人工阴道成形术。子宫发育正常者,月经来潮后,应尽快行人工阴道成形术,使宫腔积血引流通畅,保留子宫生育能力。如子宫无法保留者应行子宫切除,对无子宫或只有痕迹子宫者应在婚前6～12个月行人工阴道成形术,主要有游离皮瓣阴道成形术、羊膜阴道成形术、腹膜阴道成形术、乙状结肠阴道成形术、顶压阴道成形术等手术方式。

【护理评估】

1. 健康史　患者就诊时详细了解患者的年龄、月经史,已婚者了解是否有性生活困难。

2. 身体评估　患者第二性征发育正常,常诉下腹部周期性胀痛,无月经来潮,已婚者有性交困难。宫腔积血时,可扪及下腹部包块;外阴检查未见阴道口或在阴道外口处有一浅窝。通过B超可检查盆腔内生殖器的状况,是否有子宫、卵巢及其发育情况,有无增大的子宫及阴道子宫积血等。

3. 心理、社会评估　青春期女性,由于原发性闭经或下腹部疼痛就诊,常出现紧张、恐惧的心理应激。一旦确诊后,因影响生育,患者对将来生活失去信心,家庭成员也为患者的将来担忧。护理人员应评估患者就诊时的心情、社会家庭支持状况等,准备结婚者要评估患者及丈夫对生育的态度。

【护理诊断/问题】

1. 疼痛　与宫腔积血、更换阴道模型有关。

2. 绝望　与终生不能生育有关。

3. 自尊低下　与缺乏生育能力有关。

4. 知识缺乏　缺乏更换阴道模型的知识。

【护理目标】

(1) 手术以后患者疼痛减轻,并逐步消失;

(2) 患者表达对未来积极的期待;

(3) 患者原有的自尊得到恢复;

(4) 出院时,患者能正确消毒、更换阴道模型。

【护理措施】

1. 心理护理　护士应多与患者及家属沟通、交流,讲解患病的原因、治疗的方式与效果,与患者、家属一起商讨手术方式,让患者、家属了解有关知识,增强战胜疾病的信心。已婚女性因性生活困难就诊者,可能因无生育能力使患者、家属感到绝望,而家属的绝望心理常表现在对患者的言行上。所以，护士应与家属一起制订护理计划，让家属了解疾病的发生、发展过程，积极面对现实，理解患者，并鼓励患者及家属参与手术方案的选择和制订过程。术后鼓励患者尽快恢复原来的学习和工作，积极参与集体活动，在工作和学习中实现自我。

2. 术前特殊准备　根据患者的年龄选择适当型号的阴道模型，并为患者准备 2 个以上的阴道模型及丁字带，消毒后备用。对游离皮瓣阴道成形术者，应准备一侧大腿中部皮肤，皮肤进行剃毛及消毒后，用无菌治疗巾包裹，以备术中使用。

3. 教会患者更换阴道模型的方法　第一次更换阴道模型，因伤口未完全愈合，患者疼痛明显，常需在更换前半小时用止痛药；更换时护士应陪同在患者床旁，握住患者的手，协助医师放置阴道模型，以丁字带固定；阴道模型应选择适当的型号，并在模型上涂抹润滑剂，以减轻疼痛；阴道模型应每天消毒并更换；出院前评估患者是否掌握阴道模型的放置方法。

4. 出院指导　鼓励患者出院以后坚持用阴道模型，并每天消毒、更换；青春期女性应用阴道模型至结婚有性生活为止；需结婚者术后应到医院检查，阴道伤口完全愈合后可有性生活。

【护理评价】

(1) 术前 24 小时以后，患者自述疼痛减轻；

(2) 患者能正确认识疾病，积极面对现实，有效应对恐惧；

(3) 患者能与医护人员讨论缺乏生育能力的应对措施；

(4) 出院前一天患者消毒阴道模型方法正确，可成功更换阴道模型。

第 7 节　尿　瘘

尿瘘（urinary fistula）是指生殖道与泌尿道之间形成的异常通道，表现为患者无法自主排尿，尿液不断外流。根据其发生部位不同可分为膀胱阴道瘘、尿道阴道瘘、膀胱尿道阴道瘘、膀胱宫颈阴道瘘及输尿管阴道瘘等，临床上以膀胱阴道瘘最多见，可同时并存两种或多种类型的尿瘘。

【病因】

1. 产伤　产伤是造成尿瘘最主要的原因，在我国农村占 90% 以上，多因难产处理不当引起，有坏死型和创伤型两大类。坏死型尿瘘的常见原因是头盆不称、第二产程延长、滞产，使阴道前壁、膀胱、尿道被胎先露压迫过久导致软组织水肿、缺血、坏死脱落而形成尿瘘。创伤型尿瘘是由于行阴道助产或剖宫产手术时操作不当直接损伤所致。瘘孔若未及时缝合，产后立即发生漏尿。

2. 妇科手术损伤　目前发生率有上升趋势，是造成尿瘘的第二位原因。经腹或经阴道手术时，如解剖层次不清或操作不细致，误伤膀胱、输尿管、尿道后未及时发现或缝合不当形成尿瘘。

3. 其他　膀胱结核、泌尿生殖道癌放射治疗后、膀胱癌直接浸润、膀胱结石、长期放置子宫托等均可形成尿瘘，但比较少见。

【治疗要点】　手术为主要治疗方法。根据瘘孔类型和部位采用经阴道、经腹或经阴道腹部联合手术。手术时间的选择：①手术损伤所致新鲜、清洁瘘孔应立即手术修补；②坏死型尿瘘或瘘孔伴有感染者应等待 3～6 个月，待炎症消除、瘢痕软化、局部血液循环恢复后方可手术；③阴道癌或宫颈癌放射治疗后发生的瘘孔，应在停止治疗后 6～12 个月手术；④对于老年妇女给予口服雌激素 2 周，以促进阴道上皮增生，有利于伤口愈合。对于产后和妇科手术后 7 日内发生的尿瘘，留置尿管后或输尿管导管后，可自行愈合。年老体弱不能耐受手术者，可采用尿收集器保守治疗。

【护理评估】

1. 健康史　了解患者有无骨盆狭窄、头盆不称、产程延长、阴道助产等难产史或剖宫产史；了解既往妇科手术史；了解患者有无泌尿生殖器官结核、癌肿、盆腔放射治疗等病史；有无长期放置子宫托等。评估漏尿的时间、形式；评估有无外阴瘙痒、灼痛，处理经过以及效果等。

2. 身体评估

（1）症状：评估患者漏尿发生的时间、形式，有无外阴瘙痒、尿频、尿急、尿痛等感染征象；有无性交痛、月经异常等。手术损伤者术后立即出现漏尿。瘘孔部位不同，漏尿的形式有所差异。长期漏尿患者可感外阴瘙痒、灼痛；伴有尿道感染时可出现膀胱刺激症状等。

（2）体征：外阴有异味，外阴、臀部、大腿内侧皮肤可见潮红、湿疹，甚至浅表溃疡。妇科检查手指可触及瘘孔的位置、大小及其周围瘢痕情况。

（3）诊断检查

1）亚甲蓝实验：①方法：可用稀释亚甲蓝 200ml 经尿道注入膀胱。②结果判断：如蓝色液体经阴道壁小孔溢出者为膀胱阴道瘘；经宫颈外口流出者为膀胱宫颈瘘；阴道内流出清亮尿液，说明流出的尿液来自肾脏，属输尿管阴道瘘。

2）靛胭脂试验：亚甲蓝试验瘘孔流出清亮液的患者，静脉推注靛胭脂 5ml，10 分钟内见到瘘孔流出蓝色尿液者可确诊为输尿管阴道瘘。

3）膀胱镜、输尿管镜检查：可以了解膀胱内情况，有无炎症、结石、憩室，特别是瘘孔数目和位置。亦可作肾盂输尿管造影，以了解输尿管的情况。

3. 心理、社会评估　由于漏尿致外阴瘙痒、灼痛或性交困难，对患者的生活造成很大影响。长期的漏尿，身体散发异味，患者常出现自卑、悲观心理，与他人交往较少，感到无助、孤独、精神忧郁。评估时应注意患者的各种心理状态，对生活的影响，评估家人对疾病的认知和对患者的情感支持等。

【护理诊断/问题】

1. 皮肤完整性受损　与长期尿液浸渍、皮肤瘙痒有关。

2. 有感染的危险　与留置导尿管时间长、患者抵抗力低有关。

3. 社会孤独　与长期漏尿有关。

【护理目标】

（1）患者自主排尿功能恢复；

（2）患者能够掌握自我护理相关知识，外阴皮肤完整、无损伤；

（3）患者情绪稳定，恢复与他人的社会交往。

【护理措施】

（一）手术治疗患者的护理

1. 术前护理

（1）术前 2～3 日给予少渣饮食，可减少粪便形成，避免污染伤口；多饮水，以增加尿量，冲洗膀胱，预防尿路感染。

（2）保持外阴清洁、干燥，避免潮湿刺激局部皮肤。术前 3～5 日用 1∶5000 高锰酸钾液坐浴 1～2 次，每次 20～30 分钟。外阴有湿疹者，在坐浴后行红外线照射，局部涂氧化锌软膏，促进患者舒适及局部尽早愈合。

（3）治疗配合：有慢性咳嗽患者应于治疗好转后进行手术；有泌尿系感染者，遵医嘱使用抗生素控制感染。老年妇女或闭经患者，术前按医嘱定时服用少量雌激素至少 2 周，促进阴道上皮增生，有利于伤口愈合。遵医嘱应用地塞米松，促使瘢痕组织软化。

（4）做好心理支持：告知患者手术的必要性和患者配合的重要性，使患者理解术前准备项目、步骤及注意事项，消除顾虑，主动配合。关心、体贴患者，鼓励家属给予更多的照顾和支持，以增强患者的信心。

2. **手术后患者的护理**　正确、良好的术后护理是尿瘘修补术成功的关键。

（1）体位：应根据瘘孔位置，协助患者采取正确的卧位，膀胱阴道瘘如瘘孔在膀胱后底部者，应取俯卧位；瘘孔在侧面者应取健侧卧位，使瘘孔居于高处，有利于伤口愈合。

（2）留置尿管的护理：留置尿管 7～14 天。鼓励患者大量饮水，并遵医嘱输液，以保持每日尿量达 2000ml 以上。如发现血尿或呈洗肉水样尿，说明伤口渗血，应及时报告医师给予处理。导尿期间如发生阻塞，应尽快用生理盐水或 0.1％呋喃西林冲洗导管，必要时更换尿管。活动时，注意防止导尿管脱落，尿液引流袋不能高于会阴部平面，以免引起尿液反流，造成逆行感染。有尿道、膀胱感染者，以 1：4000 呋喃西林 500～1000ml 冲洗膀胱。拔尿管后第 1 天，应嘱患者每 2 小时排尿 1 次，避免排尿间隔时间过长，导致尿潴留，影响伤口愈合。

（3）保持外阴部清洁：每日用 0.1％苯扎溴铵液擦洗外阴和尿道口周围，以免引起逆行感染。

（4）合理饮食：术后 4～5 日进流质或少渣半流饮食，以减少粪便的形成，避免因用力排便而影响伤口愈合。

（5）抗感染：按医嘱给予抗生素预防感染，同时口服碳酸氢钠 0.3～0.5g，每日 3 次，以碱化尿液。

（6）漏尿的处理：术后 2～8 日若发现漏尿，嘱患者向无瘘孔侧卧位，抗感染治疗，保持尿管通畅，延长留置尿管时间至 18～20 日，部分患者漏尿可渐消失。

3. **出院指导**　告知患者术后 3 个月内避免性生活及重体力劳动，保持外阴清洁、卫生。患者应戒烟，保持温暖，避免呼吸道感染而出现打喷嚏、咳嗽等增加腹压的因素，影响伤口愈合。术前已服雌激素者术后继续服用 1 个月左右。未绝育者，应劝其避孕 1 年以上，妊娠后应加强孕期保健，并提前住院待产。若尿瘘修补失败，最好在手术 3～5 个月后再进行修补。

（二）非手术治疗患者的护理

1. **教会患者正确使用集尿器**　对于年老体弱不能耐受手术或复杂尿瘘且反复修复失败的患者，护士要指导她们正确使用集尿器。集尿器的收尿部分有舟状罩型、三角裤袋型、阴道内用垫吸塞型和漏斗型，通过尿管连接尿袋，尿袋固定在大腿侧，收集一定尿量后排出。指导患者要经常检查衔接部分是否严密，避免尿管扭曲或脱落，保证尿液引流通畅；要注意尿收集器各部分的清洁与更换，防止逆行感染；保持外阴部清洁，避免因潮湿刺激产生外阴皮炎、湿疹及溃疡。

2. **心理护理**　由于患者长期漏尿及继发的外阴皮炎和溃疡，生活起居不便；配偶、家人和周围人的歧视使患者感到悲观、自卑、孤独、无能为力。护士应倍加关心、体贴她们，热情、耐心地解释有关问题，指导患者做好自身护理，安慰、鼓励患者正确面对现实，以良好的心态面对生活。

【护理评价】

（1）患者自主排尿功能恢复；

（2）患者能够自我护理，外阴皮肤完整、无损伤；

（3）患者恢复信心，恢复与他人的社会交往。

【习题】

（1）子宫脱垂Ⅱ度重型是指（　　　）。

　　A. 宫颈外口在坐骨棘以下　　　　　　B. 宫颈外口下至处女膜缘＜4cm

　　C. 宫颈外口脱出阴道口外　　　　　　D. 宫颈及部分宫体已脱出阴道口

　　E. 宫颈与宫体全部脱出阴道外

（2）阴道脱落细的固定液为（　　　）。

　　A. 75％乙醇　　　　　　　　　　　　B. 0.5％碘伏

　　C. 20％醋酸　　　　　　　　　　　　D. 95％乙醇

（3）阴道及宫颈细胞学检查的禁忌证是（　　　）。

　　A. 异常闭经　　　　　　　　　　　　B. 宫颈炎症

　　C. 宫颈癌筛选　　　　　　　　　　　D. 宫腔占位病变

　　E. 月经期

（杜红梅）

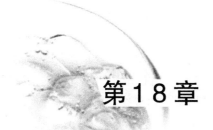

第18章
其他妇科病患者护理

随着我国妇女结婚和生育年龄的逐渐推后，生殖健康引起了医护人员和大众的更多关注。不孕症和子宫内膜异位症虽然不是致命性疾病，但是可以造成家庭不和及妇女个人心理创伤，也成为影响男女双方身心健康的医学和社会问题。

第1节 不 孕 症

【**重点提示**】

（1）阻碍受孕的因素包括女方、男方和男女双方。

（2）女性导致不孕的因素包括输卵管因素、卵巢因素、子宫因素、宫颈因素和阴道因素；导致男性不孕的因素主要有生精障碍和输精障碍。

（3）治疗原则为针对不孕症的病因进行处理。

（4）主要的护理问题是知识缺乏、自尊紊乱、焦虑或恐惧、社交孤立和悲哀。

（5）强调健康教育、心理护理，帮助妇女分析和比较几种人工辅助生殖技术。

女性无避孕性生活至少12个月而未孕，称为不孕症（infertility），在男性则称为不育症。不孕症可以分为原发不孕和继发不孕。既往从未有过妊娠史，无避孕而从未妊娠者称为原发性不孕；曾有过妊娠史，而后未避孕连续12个月未孕者称继发不孕。

不孕症的定义标准来源于统计资料。据1989年资料统计，婚后1年初孕率为87.7%，婚后2年的初孕率为94.6%。

【**病因**】 阻碍受孕的因素包括女方、男方和男女双方。据多项流行病学调查，不孕属女性因素占40%～55%，属男性因素占25%～40%，属男女双方共同因素占20%～30%，不明原因的约占10%。

（一）女性不孕因素

受孕是一个复杂的生理过程，必须具备下列条件：卵巢排出正常的卵子；精液正常并含有正常的精子；卵子和精子能够在输卵管内相遇并结合成为受精卵，受精卵顺利地被输送进入子宫腔；子宫内膜已充分准备适合于受精卵着床。这些环节中有任何一个不正常，便能阻碍受孕。所以女性导致不孕的因素包括输卵管因素、卵巢因素、子宫因素、宫颈因素和阴道因素。

1. **输卵管因素** 不孕症最常见的因素。输卵管具有运送精子、摄取卵子和把受精卵送进宫腔的作用，任何影响输卵管功能的病变都可导致不孕，如输卵管粘连、堵塞（如衣原体、淋菌、结核菌等引起的感染，阑尾炎或产后、术后所引起的继发感染），子宫内膜异位症（异位内膜种植于输卵管），先天性发育不良（如输卵管肌层菲薄、纤细，先天性输卵管阻塞），纤毛运动及管壁蠕动功能丧失等。

2. 卵巢因素　包括排卵因素和内分泌因素。无排卵是最严重的一种导致不孕的原因。引起卵巢功能紊乱导致持续不排卵的因素：①卵巢病变：如先天性卵巢发育不全、多囊卵巢综合征、卵巢功能早衰、功能性卵巢肿瘤、卵巢子宫内膜异位囊肿等；②下丘脑-垂体-卵巢轴功能紊乱：包括下丘脑性无排卵、垂体功能障碍引起的无排卵；③全身性因素：如营养不良、压力、肥胖、甲状腺功能亢进、肾上腺功能异常、药物副作用等，影响卵巢功能，导致不排卵。

3. 子宫因素　子宫先天性畸形及子宫黏膜下肌瘤可造成不孕或孕后流产；子宫内膜分泌反应不良（病因可能在卵巢）、子宫内膜炎等影响精子通过，也可造成不孕。

4. 宫颈因素　宫颈管是精子上行的通道，其解剖结构和宫颈黏液的分泌性状与生育存在着密切关系。宫颈狭窄或先天性宫颈发育异常可以影响精子进入宫腔。宫颈感染可以改变宫颈黏液量和性状，影响精子活力和进入宫腔的数量。慢性宫颈炎时，宫颈黏液变稠，含有大量白细胞，不利于精子的活动和穿透，可影响受孕。

5. 阴道因素　先天性无阴道和阴道损伤后可影响性交并阻碍精子进入。严重阴道炎时，阴道 pH 发生改变，降低了精子的活力、缩短其存活时间而影响受孕。有些妇女不孕的原因在于体内的免疫因素而破坏阴道内的精子细胞。

（二）男性不育因素

导致男性不育的因素主要有生精障碍和输精障碍。

1. 精液异常　许多因素可以影响精子的数量、结构和功能，有些因素是暂时的，如急性炎症；有些因素是永远的，如先天发育异常。导致男性不育的精液异常的诱因包括：①急性或慢性疾病：如腮腺炎并发睾丸炎导致睾丸萎缩、睾丸结核破坏睾丸组织、精索静脉曲张有时影响精子质量、肾衰竭；②外生殖器感染：如淋菌感染；③先天发育异常：如先天性睾丸发育不全不能产生精子、双侧隐睾导致曲细精管萎缩等妨碍精子产生；④过多接触化学物质：如杀虫剂、铅、砷等；⑤治疗性因素：如化疗药物和放射治疗导致不育；⑥酗酒过度；⑦吸毒：包括大麻和可卡因；⑧局部阴囊温度过高：如长期进行桑拿浴等。

2. 输精管道阻塞及精子运送受阻　主要原因有生殖管道感染和创伤。导致生殖管道感染的主要病原体有淋菌、梅毒、滴虫、结核病菌和白色念珠菌。睾丸炎和附睾炎可使输精管阻塞，阻碍精子通过。输精管感染如淋病、上尿道感染可以导致管道粘连。前列腺感染改变了精液的组成和活力而导致不育。创伤包括外伤和手术损伤。尿道球部、尿道膜部损伤造成尿道狭窄和梗阻，精液不能排出；盆腔及腹股沟、会阴部手术容易误伤输精管或精索，导致输精管道阻塞。此外，尿道畸形如尿道下裂、尿道上裂可以阻碍精子进入宫颈口，过度肥胖同样可以导致精子输送障碍。

3. 免疫因素　精子、精浆在体内产生对抗自身精子的抗体可造成男性不育，射出的精子发生自身凝集而不能穿过女性宫颈黏液。

4. 内分泌因素　男性内分泌受下丘脑-垂体-睾丸轴调节，内分泌因素可能影响精子的产生而引起不育。

5. 勃起异常　勃起异常使精子不能进入女性阴道。勃起受生理和心理因素的影响，生理因素有先天性外生殖器畸形、生殖器炎症、内分泌疾病、慢性肾衰竭等；心理因素常见有精神情绪异常以及家庭关系不协调。

（三）男女双方因素

1. 缺乏性生活的基本知识　男女双方都缺乏性生活的基本知识，夫妇双方因为不了解生殖系统的解剖和生理结构而导致不正确的性生活。

2. 精神因素　夫妇双方过分盼望妊娠，性生活紧张而出现心理压力。此外，工作压力、经济负担、家人患病、抑郁、疲乏等都可以导致不孕。

3. 免疫因素　有两种免疫情况影响受孕：①同种免疫：精子、精浆或受精卵是抗原物质，被阴道或子宫内膜吸收后，通过免疫反应产生抗体物质，使精子与卵子不能结合或受精卵不能着床；②自身免疫：不孕妇女血清中存在透明带自身抗体，与透明带起反应后可阻止精子穿透卵子，因而影响受精。

【诊断与辅助检查】　夫妇双方应进行全身检查以排除全身性疾病。男方应重点检查外生殖器有无畸形或病变。妇科检查包括处女膜的检查，有无处女膜过厚或较坚韧，有无阴道痉挛或横膈、纵膈、瘢痕或狭窄，子宫颈或子宫有无异常，子宫附件有无压痛、增厚或肿块。

（一）男方检查

除全身检查外，重点应检查外生殖器有无畸形或病变，包括阴茎、阴囊、前列腺的大小、形状等。精液常规检查必不可少。正常精液量为 2～6ml，平均为 3～4ml，异常为<1.5ml；pH 值为 7.0～7.8；在室温中放置 5～30 分钟内完全液化；精子密度为 20～200×10^9；精子活率>50%；正常形态精子占 66%～88%。

（二）女方检查

1. 卵巢功能检查　方法包括基础体温测定、宫颈黏液结晶检查、阴道脱落细胞涂片检查、B 型超声监测卵泡发育、月经来潮前子宫内膜活组织检查、女性激素测定等，了解卵巢有无排卵及黄体功能状态。

2. 输卵管功能检查　常用的方法有输卵管通液术、子宫输卵管碘油造影及 B 型超声下输卵管过氧化氢溶液通液术，了解输卵管通畅情况。

3. 宫腔镜检查　了解子宫内膜情况，能发现宫腔粘连、黏膜下肌瘤、内膜息肉、子宫畸形等。

4. 腹腔镜检查　做腹腔镜以进一步了解盆腔情况，直接观察子宫、输卵管、卵巢有无病变或粘连，并可结合输卵管通液术，直视下确定输卵管是否通畅，必要时在病变处取活检。

5. 性交后精子穿透力试验　上述检查未见异常时进行性交后试验。根据基础体温表选择在预测的排卵期进行。在试验前 3 日禁止性交，避免阴道用药或冲洗。在性交后 2～8 小时内就诊检查。

6. 免疫检查　判断免疫性不孕的因素是男方的自身抗体因素还是女方的抗精子抗体因素。

【治疗原则】

1. 针对不孕症的病因进行处理　增强体质和促进健康；纠正营养不良和贫血；戒烟、戒毒、不酗酒；积极治疗器质性疾病；掌握性知识、学会预测排卵、选择适当日期性交、性交次数适当；遵医嘱服用促排卵药物、改善宫颈黏液药物和消炎药物。

2. 根据具体情况使用辅助生殖技术　辅助生殖技术（assisted reproductive techniques，ART）也称为医学助孕，以治疗不孕夫妇达到生育的目的，是生育调节的主要组成部分。辅助生殖技术包括人工授精、体外受精（in vitro fertilization，IVF）和胚胎移植、配子输卵管移植（gamete intrafallopian transfer，GIFT）以及在这些技术基础上演进的各种新技术。然而，由 ART 带来的技术本身以及社会、伦理、道德、法律等诸多方面的问题也日益突出，其应用的安全性值得深入探讨。

【护理评估】　对不孕夫妇的检查和判定，首先应将不孕夫妇作为一个生殖整体来考虑，询问病史、身体评估、诊断性检查等步骤必不可少。

（一）健康史

询问病史应从家庭、社会、性生殖等方面全面评估既往史和现病史。

男方病史中询问既往有无影响生育的疾病史及外生殖器外伤史、手术史，如有无生殖器官感染史，包括睾丸炎、腮腺炎、前列腺炎、结核病等，手术史包括疝修补术、输精管切除术等病史。了解个人生活习惯、嗜好以及工作、生活环境，详细询问婚育史、性生活情况，有无性交困难。

女方病史询问包括年龄、生长发育史、青春发育史、生育史、同居时间、性生活状况、避孕状况、家族史、手术史、其他病史及既往史。重点是月经史（初潮、经期、周期、经量、痛经等）、生殖器官炎症史（盆腔炎、宫颈炎、阴道炎）及慢性疾病史。对继发不孕，应了解以往流产或分娩情况，有无感染史等。

双方的相关资料包括结婚年龄、婚育史、是否两地分居、性生活情况（性交频率、采用过的避孕措施、有无性交困难）、烟酒嗜好等。

（二）身体评估

夫妇双方应进行全身检查以排除全身性疾病。男方应重点检查外生殖器有无畸形或病变。妇科检查包括处女膜的检查，有无处女膜过厚或较坚韧，有无阴道痉挛或横膈、纵膈、瘢痕或狭窄，子宫颈或子宫有无异常，子宫附件有无压痛、增厚或肿块。

1. 男方检查　包括全身检查和外生殖器检查。精液常规检查必不可少。

2. 女方检查

（1）卵巢功能检查：方法包括基础体温测定、宫颈黏液结晶检查、阴道脱落细胞涂片检查、B 型超声监测卵泡发育、月经来潮前子宫内膜活组织检查、女性激素测定等，了解卵巢有无排卵及黄体功能状态。

（2）输卵管功能检查：常用的方法有子宫输卵管通液术、子宫输卵管碘油造影、B 型超声下输卵管过氧化氢溶液通液术、腹腔镜直视下行输卵管通液（亚甲蓝液），有条件者也可采用输卵管镜，了解输卵管通畅情况。输卵管通液术是一种简便、价廉的方法，但准确性不高。新型的光纤显微输卵管镜能直视整条输卵管是否有解剖结构的改变、黏膜是否有粘连和损坏，并可进行活检及分离粘连等，能显著改善输卵管性不孕的诊治。

（3）宫腔镜检查：了解子宫内膜情况，能发现宫腔粘连、黏膜下肌瘤、内膜息肉、子宫畸形等。

（4）腹腔镜检查：做腹腔镜以进一步了解盆腔情况，直接观察子宫、输卵管、卵巢有无病变或粘连，并可结合输卵管通液术，直视下确定输卵管是否通畅，必要时在病变处取活检。

（5）性交后精子穿透力试验：上述检查未见异常时进行性交后试验。根据基础体温表选择在预测的排卵期进行。在试验前 3 日禁止性交，避免阴道用药或冲洗。在性交后 2~8 小时内就诊检查。

（6）免疫检查：判断免疫性不孕的因素是男方的自身抗体因素还是女方的抗精子抗体因素，包括精子抗原、抗精子抗体、抗子宫内膜抗体的检查，有条件者可进一步做体液免疫学检查，包括 CD50、IgG、IgA、IgM 等。

（三）心理、社会评估

在中国，由于受儒家思想的长期影响，不孕症直接影响到了家庭和社会的稳定。生育被看作是妇女基本的社会职能之一，具有生育和养育能力是女性的成功标志之一，是自我实现的具体体现。相反，不孕的诊断及其治疗给女性带来了生理和心理上的不安。生理方面的不适包括激素治疗、试管婴儿等的干预措施，同时，不孕夫妇在希望和失望之中反复受到波折而影响心理健康。与男性比较而言，女性更容易出现心理问题，最严重的将导致自我形象紊乱和自尊紊乱。

护理评估要仔细评估不孕夫妇双方的心理反应，有时需要夫妇在一起完成评估，有时要根据情况单独对不孕夫妇进行评估。

不孕症的影响可以涉及心理、生理、社会和经济等方面。

1. 心理影响　一旦妇女被确认患有不孕症之后，立刻出现一种"不孕危机"的情绪状态。曼宁（Menning）曾将不孕妇女的心理反应描述为震惊、否认、愤怒、内疚、孤独、悲伤和解脱。

（1）震惊：因为生育能力被认为是女性的自然职能，所以女性对不孕症诊断的第一反应是震惊。以前使用过避孕措施的女性对此诊断感到惊讶，对自己的生活向来具有控制感的女性也会明显表示出她们的惊讶。

（2）否认：这也是不孕妇女经常出现的一种心理反应，特别是被确诊为不可治疗性不孕症之后妇女的强烈反应。如果否认持续时间过久，将会影响到妇女的心理健康，因此应尽量帮助妇女缩短此期反应。

（3）愤怒：在得到可疑的临床和实验结果时，愤怒可能直接向配偶发泄。尤其在经历过一连串的不孕症检查而未得出异常的诊断结果之后，检查过程中的挫折感、失望感和困窘感会同时爆发。

（4）内疚和孤独：缺少社会支持者常常出现的一种心理反应，有时内疚感也可能来源于既往的婚前性行为、婚外性行为、使用过避孕措施或流产。仅仅为了不想让自己陷入不孕的痛苦的心理状态中，不孕妇女往往不再和以往的有了孩子的朋友、亲戚交往，比男性更多一个人忍受内疚和孤独。这种心理可能导致夫妇缺乏交流、降低性生活的快乐，造成婚姻的压力和紧张。

（5）悲伤：诊断确定之后妇女的一种明显的反应。悲伤源于生活中的丧失：丧失孩子、丧失生育能力等。

（6）解脱：解脱并不代表对不孕的接受，而是在检查和治疗过程当中反复忙碌以求结果。此阶段会出现一些负性的心理状态，如挫败、愤怒、自我概念低下、紧张、疲乏、强迫行为、焦虑、歇斯底里、恐惧、抑郁、失望和绝望。

漫长而繁杂的不孕症的诊断检查极大地影响了妇女的生活，包括生理、精神、工作等。许多不孕症的诊断检查往往是介入性的，既引起女性的不适又花费很多的时间，所以在此期间妇女往往出现抑郁、丧失自尊、丧失性快感、丧失自信、丧失希望。

2. 生理影响　生理的影响多来源于激素治疗和辅助生殖技术治疗过程。即使不孕的原因在于男性，但大多数的介入性治疗方案（比如试管婴儿）仍由女性承担，女性不断经历着检查、服药、手术等既费时又痛苦的过程。

3. 社会和宗教的影响　社会和宗教把不孕的责任更多的归结为女性因素，而不论医学最后确诊不孕的因素是在于男方，更有一些宗教因素使人们认为婚姻的目的就是在于传宗接代。

4. 经济影响　不孕妇女不断寻求检查和治疗，在此过程中对妇女在生理、情感和经济方面造成很大的压力和不良影响。

【护理诊断/问题】

1. 知识缺乏　缺乏解剖知识和性生殖知识。

2. 自尊紊乱　与不孕症诊治过程中繁杂的检查、无效的治疗效果有关。

3. 焦虑或恐惧　与不知道检查和治疗结果有关。

4. 社交孤立　与缺乏家人的支持、不愿与其他人沟通有关。

5. 悲哀　与真实的或潜在的丧失有关。

【护理目标】

（1）妇女可以表达对不孕的感受，评价其治疗效果；

（2）妇女能够寻找自我控制的方法；

（3）妇女可以正确评价自我能力。

【护理措施】

1. 向妇女解释诊断性检查可能引起的不适　子宫输卵管碘油造影可能引起腹部痉挛感，在术后持续1～2小时，随后可以在当天或第2天返回工作岗位而不留后遗症。腹腔镜手术后1～2小时可能感到一侧或双侧肩部疼痛，可遵医嘱给予可待因或可待因类的药物以止痛。子宫内膜活检后可能引起下腹部的不适感如痉挛、阴道流血。若宫颈管有炎症，黏液黏稠并有白细胞时，会影响性交后试验的效果。

2. 指导妇女服药　如果妇女服用克罗米酚类促排卵药物，护理人员应告之此类药物的副作用。较多见的副作用如经间期下腹一侧疼痛、卵巢囊肿、血管收缩征兆（如潮热），少见的副作用如乏力、头昏、抑郁、恶心、呕吐、食欲增加、体重增加、风疹、皮疹、过敏性皮炎、复视、畏光、视力下降、多胎妊娠、自然流产、乳房不适及可逆性的脱发等。采取的护理措施包括：① 教会妇女在月经周期的正确时间服药；② 说明药物的作用及副作用；③ 提醒妇女及时报告药物的副作用，如潮热、恶心、呕吐、头疼；④ 指导妇女在发生妊娠后立即停药。

3. 注重心理护理　不孕症对于不孕夫妇来说是一个生活危机，将经历一系列的心理反应（震惊、否认、悲伤、孤独），护理人员应提供对夫妇双方的护理，可以单独进行以保证隐私，也可以夫妇双方同时进行。不孕的时间越长，夫妇对生活的控制感越差，因此应采取心理护理措施帮助他们尽快度过悲伤期。不孕的压力可以引起一些不良的心理反应，如焦虑和抑郁，又进一步影响妊娠的概率，因此护理人员必须教会妇女进行放松，如练习瑜伽、调整认知、改进表达情绪的方式方法、锻炼等。当多种治疗措施的效果不佳时，护理人员帮助夫妇正确面对治疗结果，帮助他们选择停止治疗，或选择继续治疗，和不孕夫妇探讨人工辅助生殖技术。不论不孕夫妇做出何种选择，护理人员都应尊重不孕夫妇的任何选择。

4. 教会妇女提高妊娠的技巧　护理人员应教给妇女一些提高妊娠成功率的方法：① 保持健康状态，如注重营养、减轻压力、增强体质；② 与伴侣进行沟通，可以谈论自己的希望和感受；③ 不要把性生活单纯看作是为了妊娠而进行；④ 在性交前、中、后勿使用阴道润滑剂或进行阴道灌洗；⑤ 不要在性交后立即如厕，而应该卧床，并抬高臀部，持续 20～30 分钟，以使精子进入宫颈；⑥ 在排卵期增加性交次数。

5. 与不孕妇女一起讨论影响决策的因素　在不孕症诊治过程中，妇女往往会考虑治疗方案，许多因素会影响她们的决定：① 社会、文化、宗教信仰因素；② 治疗的困难程度：不孕夫妇考虑到治疗的困难性、危险性、不适感，考虑的范围涉及生理、心理、地理、时间等方面；③ 成功的可能性：如考虑到妇女的年龄问题的影响；④ 经济问题：昂贵而长久的治疗可能因为经济问题而重新选择。

6. 帮助夫妇进行交流　可以使用一些沟通、交流的技巧，如倾听、鼓励等方法，帮助妇女表达自己的心理感受，即使有时她们的感受可能和护士想象的完全不同，护士也应予以接受，不要用简单的对或错来评价妇女的情感。同时，鼓励男方讨论他们和女性不同的心理感受，向男方解释妇女面对不孕可能比男性承受更多的压力，如果沟通不畅可能导致误解。

7. 提高妇女的自我控制感　询问妇女过去采用了哪些方法处理压力，可以把这些措施应用于对待不孕带来的压力。指导妇女可以采用放松的方式，如适当的锻炼、加强营养、提出疑惑等减轻压力，获得自我控制感。

8. 降低妇女的孤独感　因为和有孩子的女性打交道常常唤起不孕妇女的痛苦，因而不孕妇女常常远离朋友和家人而缺乏社会及家庭的支持。护理人员应帮助不孕妇女和她们的重要家人进行沟通，提高自我评价。

9. 提高妇女的自我形象　鼓励妇女维持良性的社会活动，如运动、义工，如果妇女存在影响治疗效果的行为也应及时提醒，如节食。每一个人对生育的重要性评价都不同，男性和女性比较也有差异，女性可以公开谈论她们的挫折，而男性往往把情感隐藏起来。

10. 帮助妇女分析和比较几种人工辅助生殖技术　GIFT、TEL、IVF 都具有较高的妊娠率，但 GIFT、TEL 可以导致异位妊娠的发生率升高，并且几乎所有的辅助生殖技术都可能引起多胎妊娠，成为高危妊娠，引起早产、胎盘功能低下等。此外，妇女的年龄也可以影响辅助生殖技术成功的可能性。

11. 提醒妇女考虑经济因素　在治疗不孕症的过程中应该考虑到经济因素。一些辅助生殖技术昂贵而成功率不高，而保险公司往往也不会支付治疗的费用。一些中、低收入的家庭更应考虑到治疗过程中会遭遇到的经济困窘。

12. **提示不孕症治疗的结局**　不孕症治疗可能的 3 个结局包括：① 治疗失败，妊娠丧失：如果妊娠丧失是因为异位妊娠，妇女往往会失去一侧输卵管，此时妇女悲伤和疼痛的感触较多。② 治疗成功，发生妊娠：此时期她们的焦虑并没有减少，常常担心在分娩前出现不测。即使娩出健康的新生儿，她们仍需要他人帮助自己确认事实的真实性。③ 治疗失败，停止治疗：一些不孕夫妇因为经济、年龄、心理压力等因素放弃治疗，可能会领养一个孩子。护理人员应对她们的选择给予支持。

【护理评价】

（1）不孕夫妇表示获得了正确的有关不孕的信息；

（2）不孕夫妇显示出具有良性的对待不孕症的态度；

（3）妇女表达出自己对不孕的感受，包括正性或负性的。

【典型病例】　女性，35 岁，诊断为原发不孕、继发性闭经。对该妇女进行体外受精与胚胎移植（in vitro fertilization and embryo transfer，IVF-ET）的评估，其配偶精液分析正常。请问：建议她应做哪些检查？对她进行哪些信息告知？对治疗周期如何处置？

第 2 节　子宫内膜异位症

【**重点提示**】

（1）异位内膜可侵犯全身任何部位，但绝大多数位于盆腔内，以卵巢和宫骶韧带最常见，故有盆腔子宫内膜异位症之称。

（2）异位子宫内膜来源不清，病理变化为异位子宫内膜随卵巢激素变化而发生周期性出血，导致周围纤维组织增生和囊肿、粘连形成，在病变区出现紫褐色斑点或小泡，最终发展成为大小不等的紫褐色实质性结节或包块。

（3）持续加重的盆腔粘连、疼痛和不孕是患者的主要临床表现。

（4）治疗原则为缩减和去除病灶，减轻和控制疼痛，治疗和促进生育，预防和减少复发。

（5）主要的护理问题是疼痛和恐惧。

（6）强调健康教育、心理护理和对症护理。

当具有生长功能的子宫内膜组织出现在子宫腔被覆黏膜以外的身体其他部位时称为子宫内膜异位症。异位子宫内膜可生长在远离子宫的部位，但绝大多数病变出现在盆腔内生殖器官和其邻近器官的腹膜面，故临床常称盆腔子宫内膜异位症。异位子宫内膜绝大多数位于盆腔内的卵巢、宫骶韧带、子宫下部后壁浆膜面以及覆盖直肠子宫陷凹、乙状结肠的腹膜层和阴道直肠膈，其中以侵犯卵巢者最常见，约占 80%。也可出现在身体的其他部位，如脐、膀胱、肾、输卵管、肺、胸膜、乳腺、淋巴结，甚至在手、臂、大腿等处，但很少见。子宫内膜异位症的发病率近年明显升高。在妇科剖腹手术中，5%～15% 的患者被发现患有此病；在因不孕而行腹腔镜检查的患者中，12%～48% 有子宫内膜异位症存在。

【**病因**】　异位子宫内膜来源至今尚未阐明。此病一般仅见于生育年龄妇女，以 25～45 岁妇女居多，初潮前一般不会发病，绝经后或切除卵巢后异位内膜组织可逐渐萎缩、吸收，妊娠或使用性激素抑制卵巢功能可暂时阻止此病的发展，故子宫内膜异位症的发病与卵巢的周期性变化有关。流行病学调查还发现妇女直系亲属中患此病的可能性较对照组明显增加，提示此病与遗传有关，可能为多基因遗传。

【发病机制】　其发病机制尚未完全阐明，目前有下列学说：

1. 子宫内膜种植学说　经期时经血中所含内膜腺上皮和间质细胞可随经血逆流，经输卵管进入腹腔，种植于卵巢和邻近的盆腔腹膜，并在该处继续生长和蔓延，以致形成盆腔子宫内膜异位症。

2. 淋巴及静脉播散学说　不少学者通过光镜检查在盆腔淋巴管和淋巴结中发现有子宫内膜组织，有学者在盆腔静脉中也发现有子宫内膜组织，因而提出子宫内膜可通过淋巴或静脉播散学说，并认为远离盆腔部位的器官，如肺、手或大腿的皮肤和肌肉发生的子宫内膜异位症可能是通过淋巴或静脉播散的结果。

3. 体腔上皮化生学说　卵巢表面上皮、盆腔腹膜都是由胚胎期具有高度化生潜能的体腔上皮分化而来的。Meyer 从而提出上述由体腔上皮分化而来的组织，在反复受到经血、慢性炎症或持续卵巢激素刺激后，均可激活而演化为子宫内膜样组织，以致形成子宫内膜异位症。但迄今为止，此学说尚无充分的临床或实验依据。

4. 免疫学说　已知多数妇女在月经来潮时均有经血经输卵管逆流至腹腔，但仅少数妇女发生盆腔子宫内膜异位症，因而目前认为此病的发生可能与患者的免疫力异常有关。实验结果表明，在内膜异位症患者血清中 IgG 及抗子宫内膜自身抗体较对照组显著增加，其子宫内膜中的 IgG 及补体 C3 沉积率亦高于正常妇女，故认为内膜异位症可能是一种自身免疫性疾病。

总之，目前有关子宫内膜异位症发病机制的学说甚多，但尚无一种可以解释全部内膜异位症的发生，因而有可能不同部位的内膜异位症有不同的发病机制，各种学说可以互相补充。

【临床表现】

（一）症状

因人而异，且可因病变部位不同而出现不同症状。约 25% 患者无明显不适。

1. 痛经和持续下腹痛　继发性痛经是子宫内膜异位症的典型症状，且多随病变加重而逐年加剧。下腹疼痛多位于下腹部及腰骶部，可放射至阴道、会阴、肛门或大腿，常于月经来潮前 1～2 日开始，经期第 1 日最重，以后可逐渐减轻，至月经干净时消失。疼痛的程度与病灶大小并不一定呈正比。病变严重者如较大的卵巢子宫内膜异位囊肿可能疼痛较轻，而散在的盆腔腹膜小结节病灶反可导致剧烈痛经。偶有周期性腹痛出现较晚而与月经不同步者。少数晚期患者诉长期下腹痛，至经期更剧。

2. 月经失调　15%～30% 患者有经量增多、经期延长或经前点滴出血。月经失调可能与卵巢无排卵、黄体功能不足或同时合并有子宫腺肌病或子宫肌瘤有关。

3. 不孕　正常妇女不孕率约为 15%，子宫内膜异位症患者可高达 40%。子宫内膜异位症患者的不孕可能与下列因素有关：盆腔解剖结构异常、黄体功能不足、未破卵泡黄素化综合征、自身免疫反应等。

4. 性交痛　一般表现为深部性交痛，多见于直肠子宫陷凹有异位病灶或因病变导致子宫后倾固定的患者，且以月经来潮前性交痛更为明显。

5. 其他特殊症状　肠道子宫内膜异位症患者可出现腹痛、腹泻或便秘，甚至有周期性少量便血。严重的肠道内膜异位症可因直肠或乙状结肠肠腔受压而出现肠梗阻症状。异位内膜侵犯膀胱肌壁可在经期引起尿痛和尿频。异位内膜侵犯和压迫输尿管时，可出现一侧腰痛和血尿，但极罕见。此外，身体其他任何部位有内膜异位种植和生长时，均可在病变部位出现周期性疼痛、出血或块物增大。卵巢子宫内膜异位囊肿破裂时，可引起剧烈腹痛，伴恶心、呕吐和肛门坠胀。

（二）体征

1. 腹部检查　除巨大的卵巢子宫内膜异位囊肿可在腹部扪及囊块和囊肿破裂时可出现腹膜刺激征外，一般腹部检查均无明显异常。

2. 盆腔检查　典型的子宫内膜异位症可发现子宫多后倾固定，直肠子宫陷凹、宫骶韧带或子宫后壁下段等部位扪及触痛性结节，在子宫的一侧或双侧附件处扪到与子宫相连的囊性偏实不活动包块，往往有轻压痛。若病变累及直肠阴道膈，可在阴道后穹隆部扪及隆起的小结节或包块，甚至可见到紫蓝色斑点。

【诊断与辅助检查】

1. 影像学检查　阴道或腹部 B 型超声检查可确定卵巢子宫内膜异位囊肿的位置、大小和形状，偶尔能发现盆腔检查时未能扪及的包块。盆腔 CT 及 MRI 对盆腔内膜异位症有诊断价值，但费用昂贵。

2. CA125 测定　子宫内膜异位症患者血清 CA125 值可能升高，范围变化很大，但一般不超过 2000kU/ml。CA125 诊断内膜异位症的敏感性及特异性均较低，但血清 CA125 水平用于监测异位内膜病变活动情况更有临床价值，动态监测 CA125 有助于评估疗效和预测复发。

3. 腹腔镜检查　目前诊断子宫内膜异位症的最佳方法，特别是对盆腔检查和 B 型超声检查均无阳性发现的不孕或腹痛患者更是唯一手段。腹腔镜可直接窥视盆腔子宫内膜异位症病灶的典型外观，对可疑病变进行活检可以确诊。

4. B 超检查　辅助检查子宫内膜异位症的有效方法，主要观察卵巢内膜异位囊肿，囊肿直径一般 5～6cm，很少＞10cm。

【治疗原则】　治疗原则为缩减和去除病灶，减轻和控制疼痛，治疗和促进生育，预防和减少复发。应根据患者年龄、症状、病变部位和范围以及对生育要求等不同情况全面考虑。原则上症状轻微者可采用期待疗法；有生育要求的轻度患者先行药物治疗，病变较重者行保守手术；年轻无继续生育要求的重度患者可采用保留卵巢功能手术辅以激素治疗；症状和病变均严重的无生育要求患者可考虑根治性手术。

【护理评估】

1. 健康史　询问患者年龄，重点询问患者的家族史、月经史、孕产史。不孕症患者要特别注意询问有无多次输卵管通液、碘油造影等宫腔操作史。

2. 身体评估

(1) 症状：询问痛经或腹痛起始时间、疼痛程度和持续时间，有无性交痛和肛门坠胀感等，了解疼痛是否明显发生在某次手术或宫腔操作之后。典型症状常为继发性、进行性的痛经和性交痛。

(2) 体征：常规进行双合诊和三合诊。判断子宫的位置、活动度、有无触痛；附件处有无肿块、肿块的大小和性质；阴道后穹隆是否扪及小结节或包块，是否见到紫蓝色斑点。

3. 心理社会评估　子宫内膜异位症给患者带来的心理压力主要有两个方面：对疼痛的恐惧和对不孕的担忧。周期性、规律性的下腹疼痛和腰骶部疼痛使患者常常在月经来潮前几日就开始提心吊胆，恐惧月经期的来临。不孕的诊断无疑也是心理压力来源之一，在不孕症的治疗过程中，患者再次经受社会和经济压力。

【护理诊断/问题】

1. 疼痛　与异位病灶受周期性卵巢激素影响有关。

2. 恐惧　与担心难以忍受的月经期痛经有关。

【护理目标】

(1) 疼痛减轻到可以忍受；

(2) 患者配合治疗，能够自我调节情绪。

【护理措施】

1. 心理护理　倾听患者对疾病的认识和叙述，引导患者表达真实感受，采取相应措施对患者进行心理安慰与疏导，缓解和消除患者的焦虑、恐惧。

2. 指导就医　子宫内膜异位症的治疗包括期待治疗、药物治疗、手术治疗、联合治疗。

（1）期待治疗：适用于病变轻微、无症状或症状轻微患者，一般可数月随访 1 次。希望生育的患者，应做有关不孕的各项检查，如输卵管通液试验或子宫输卵管碘油造影，特别是在腹腔镜检查下行输卵管亚甲蓝液通液术试验，必要时解除输卵管粘连、扭曲，以促使尽早受孕。期待疗法中，若患者症状和体征加剧时，应改用其他较积极的治疗方法。

（2）药物治疗：适用于有慢性盆腔痛、经期痛经症状明显、无生育要求及无卵巢囊肿形成的患者，包括对症治疗和激素抑制治疗。对症治疗主要是抑制疼痛，不能阻止病情进展，反而可能掩盖病情或促使病灶发展。临床常用的药物治疗为性激素抑制治疗，使患者假孕或假绝经，导致子宫内膜萎缩、退化、坏死。常用药物有达那唑、孕三烯酮、促性腺激素释放激素激动剂等。

（3）手术治疗：适用于：① 药物治疗后症状不缓解，局部病变加剧或生育功能仍未恢复者；② 卵巢内膜异位囊肿直径 >5～6cm，特别是迫切希望生育者。手术方法有经腹手术和经腹腔镜手术两种。根据手术范围的不同，可分为保留生育功能、保留卵巢功能和根治性手术 3 类。

（4）联合治疗：指手术＋药物或药物＋手术＋药物的联合治疗。单纯手术治疗和单纯药物治疗均有其局限性，如严重粘连不利于手术彻底，手术不能防止新病灶生长；药物疗效存在个体差异，停药后会复发等，因此采用手术前后加用药物治疗。术前给予 3～6 个月药物治疗后进行手术清除病灶，术后继续给予药物治疗。

3. 健康教育　根据子宫内膜异位症的发病机制学说，健康教育内容包括以下 3 方面。

（1）防止经血逆流：尽早治疗某些可能引起经血潴留或引流不畅的疾病，如无孔处女膜、阴道闭锁、宫颈管闭锁、宫颈粘连或后天性炎性阴道狭窄，以免潴留的经血倒流入腹腔。

（2）适龄婚育和药物避孕：妊娠可延缓子宫内膜异位症的发生、发展，所以有痛经症状的妇女适龄结婚及孕育、已有子女者长期服用避孕片抑制排卵，均可促使子宫内膜萎缩和经量减少，使子宫内膜异位症发生机会相应减少。

（3）防止医源性异位内膜种植：月经期避免性交及盆腔检查，若有必要，应避免重力挤压子宫。应尽量避免多次的子宫腔手术操作，特别是在月经前期，手术操作要轻柔，如人工流产应避免造成宫颈损伤导致宫颈粘连。切开子宫的手术注意保护好腹壁切口，特别是中期妊娠剖宫取胎手术。

【护理评价】

（1）患者自诉疼痛明显减轻，可以忍受；

（2）患者配合治疗，满意治疗效果。

（顾　炜）

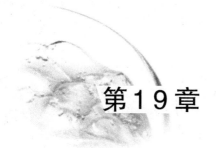

第19章
计划生育妇女的护理

计划生育（family planning）是采用科学的方法实施生育调节，控制人口数量，提高人口素质，以实现人口与经济、社会、资源和环境的协调发展。实行计划生育是我国的基本国策，其具体内容包括：①晚婚：按法定年龄推迟3年以上结婚；②晚育：按法定年龄推迟3年以上生育；③节育：提倡一对夫妇只生育一个子女，及时采取安全、有效、合适的避孕措施；④优生优育：通过计划生育避免先天性缺陷代代相传，防止后天因素影响后天发育，以提高人口质量。

第1节　常用避孕方法及护理

【重点提示】

（1）避孕即用科学的方法使妇女暂时不受孕；常用的避孕方法有工具避孕和药物避孕。

（2）药物避孕的原理主要有抑制排卵、阻碍受精和阻碍着床。

（3）宫内节育器的不良反应包括阴道流血和腰腹酸胀感。

【工具避孕】　利用工具防止精子进入阴道，或阻止进入阴道内的精子进入宫腔，或通过改变宫腔内环境，达到避孕目的，称工具避孕法。

（一）男用避孕套（阴茎套）

阴茎套为男性避孕工具，性交时套在阴茎上，使射出的精液排在阴茎套内，阻止精子进入阴道，从而达到避孕目的。阴茎套为筒状优质薄型乳胶制品，顶端呈小囊状，筒径的规格有29mm、31mm、33mm、35mm四种，排精时精液潴留于小囊内，容量为1.8ml。每次性交均应更换新的阴茎套，选择合适的阴茎套型号，吹气检验证实无漏孔，排去小囊内空气后方可使用。使用之前最好能在套外涂上避孕膏以润滑。男方射精后，在阴茎尚未软缩时捏住套口和阴茎一起取出。事后必须检查阴茎套有无破裂，如有破裂，应采取紧急避孕措施。阴茎套使用简便，避孕效果良好，且具有预防性传播疾病的作用，一般无禁忌证，故应用广泛。

（二）女用避孕套（阴道套）

女用避孕套是一种由聚氨酯（或乳胶）制成的长15～17cm的宽松、柔软的袋状物，又称作是阴道套。其开口处连接直径为7cm的柔韧"外环"，套内有一直径为6.5cm的游离"内环"。阴道套既可以避孕，又可以预防获得性免疫缺陷综合征（艾滋病）等性传播疾病。

阴道套的使用方法（图19-1）

（1）外环与内环：外环完全保护阴道口，内环用来固定其在阴道内的位置。拿取时用拇指和中指捏住内环，将示指抵住套底，或者紧捏内环。

（2）置入时捏紧内环，将阴道套送入阴道内，直至感觉内环已达阴道后穹隆。

（3）确保位置正确，避孕套主体未被扭曲，而且外环始终置于阴道口外端。

（4）性交后为避免精液倒流，应在起身前取出阴道套。取出时捏紧外环并旋转，同时缓慢将阴道套拉出。

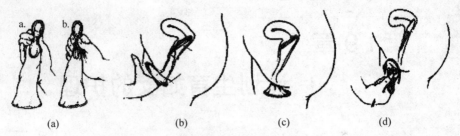

图 19-1　阴道套的使用方法

（a）拿取；（b）置入；（c）正确位置；（d）取出

（三）宫内节育器（intrauterine device，IUD）

宫内节育器是一种安全、有效、简便、经济的可逆性节育方法，一次放入宫腔，可避孕多年，深受广大妇女的欢迎。据统计，我国占世界使用 IUD 避孕总人数的 80％，是世界上使用 IUD 人数最多的国家。

1. 种类　宫内节育器大致可以分为两大类（图 19-2）。

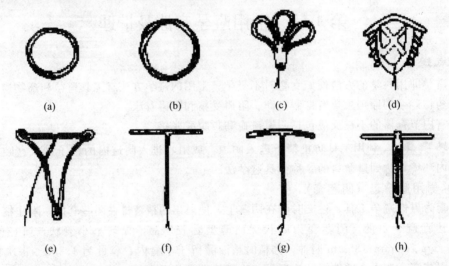

图 19-2　常用的宫内节育器

（a）金属圆环；（b）麻花环；（c）节育花；（d）硅橡胶盾环；

（e）V 形节育环；（f）TCu-200；（g）TCu-380；（h）孕酮 T-IUD

（1）惰性宫内节育器：第一代 IUD，由惰性材料如金属、硅胶、塑料或尼龙等制成。国内主要为不锈钢圆环及其改良品。上环后出血及疼痛不良反应轻，但其带器妊娠率和脱落率均较高，已于 1993 年停止生产。

（2）活性宫内节育器：第二代 IUD，其内含有活性物质如金属、激素、药物及磁性物质等，可提高避孕效果，减少不良反应。

1）带铜宫内节育器：目前应用广泛的有 TCu-200c、TCu-380A、母体乐环（MLCu-375）及 VCu-200 等，其中 TCu-380A 是目前国际公认的避孕效果最佳的一种 IUD。TCu-380A 宫内节育器用塑料作为支架，形似英文字母"T"，支架横臂两侧各有一只铜套，纵臂末端呈球形，绕有铜丝，且有蓝色尾丝。TCu-380A 的铜丝内有银芯，能延缓铜的溶蚀，延长使用年限。

2）药物缓释宫内节育器：含有孕激素 T 形宫内节育器采用 T 形支架，孕激素储存于纵杆药管内，管外包有聚二甲基硅氧烷膜，以控制药物释放。孕激素使子宫内膜发生改变，不利于受精卵着床，带器妊娠率较低；孕激素使子宫肌舒张，故脱落率也低，并可使月经量减少，但易发生突破出血。

（3）第三代 IUD：为降低脱落率，减少因支架而引起的疼痛及出血等不良反应，比利时妇产科专家设计了一种"无支架"或悬挂式铜套 IUD。目前引进的吉妮 IUD，使用专用放置器将其埋植在子宫底肌层而悬吊于子宫腔内，以保证 IUD 不会脱落，且随时可以取出。因没有传统节育器对子宫的刺激，故减少了疼痛及出血等不良反应的发生。其脱落率和带器妊娠率也比较低，但需要较高的放置技巧，故操作者需经过培训后才能放置。

2. 避孕原理　至今尚未完全阐明。目前认为宫内节育器的抗生育作用主要通过毒胚杀精和干扰受精卵着床而实现。

（1）毒胚杀精：子宫内膜长期受到异物刺激而引起慢性无菌性炎性反应。在 IUD 放置后，中性粒细胞、异物巨细胞、单核细胞和巨噬细胞等相继出现在子宫内膜及子宫液中。这些细胞或其溶解产物，使宫腔液有细胞毒作用，而宫腔液逆流到输卵管时，会影响输卵管内精子的活度、胚泡运送的速度并且毒杀胚泡。此外，含铜宫内节育器释放的铜离子有杀精子作用。

（2）干扰受精卵着床：宫内节育器使子宫内膜细胞浆雌激素受体停留在包浆内，导致子宫内膜生物学变化，干扰受精卵着床。IUD 机械性压迫使子宫内膜缺血、间质萎缩、腺上皮变性和坏死。含铜的 IUD 释放铜离子进入细胞核和线粒体，干扰了细胞正常代谢。含孕激素的抑制子宫内膜增生，使宫内膜超前转化，干扰受精卵着床。

3. 宫内节育器放置术

（1）适应证：凡育龄妇女，无禁忌证且自愿要求者均可放置。

（2）禁忌证：①妊娠或可疑妊娠；②月经过多、过频或不规则阴道流血；③生殖道急、慢性炎症；④生殖器官肿瘤；⑤子宫脱垂、宫颈口过松、重度陈旧性宫颈裂伤；⑥子宫畸形；⑦患有出血性疾病或严重全身性疾病。

（3）物品准备：合适大小的节育器 1 个，窥阴器 1 个，纱布钳 1 把，消毒钳 2 把，宫颈钳 1 把，探针 1 个，弯盘 1 个，剪刀 1 把，长方包布 1 块，方纱布 3 块，洞巾 1 块，手套 1 副，长棉签 2 只，大棉球若干。

（4）放置时间：①月经干净后 3～7 日，无性交；②自然分娩后 42 天子宫恢复正常大小，恶露已净，会阴切口已愈合；③剖宫产术后半年；④人工流产术后，宫腔深度＜10cm；⑤哺乳期应排除早孕。

（5）放置方法：外阴常规消毒、铺巾，采用妇科双合诊检查子宫大小、位置及附件情况。用窥阴器暴露宫颈、消毒宫颈，根据子宫的位置钳夹宫颈前唇或后唇。顺子宫屈向用探针探测子宫腔的深度，按顺序用宫颈扩张器依次扩张宫颈至 6 号。用放环器将节育器送入宫腔底部，带尾丝的在距离宫颈口 2cm 处剪断。观察无出血后，取出宫颈钳及窥阴器。放置位置见图 19-3。

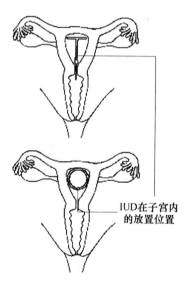

IUD在子宫内的放置位置

图 19-3　IUD 的放置位置

（6）护理要点

1）术前向受术者介绍节育器放置术的过程和目的，使其理解并主动配合。

2）术中及时询问受术者的感受，密切观察血压、脉搏、面色，如有异常应积极配合抢救处理。

3）术后健康教育：①术后休息 3 日，避免重体力劳动 1 周，禁止性生活和盆浴 2 周；②术后 3 个月内每次行经或排便时要注意有无节育器脱落；③术后第 3、6、12 个月各随访 1 次，以后每年随访 1 次；④术后保持外阴清洁，术后可能有少量阴道流血及下腹不适，嘱如有严重腹痛、发热、出血多等应随时就诊。

4.宫内节育器取出术

(1) 适应证：①计划再生育者；②带器妊娠者；③放置期限已满需更换者；④因不良反应重或出现并发症者；⑤改换其他避孕措施或绝育者；⑥绝经1年以上者；⑦确诊节育器移位或嵌顿者。

(2) 取器时间：一般在月经干净后3～7日；出血多者可随时取出；带器妊娠者可在人工流产时取出。

(3) 取器方法：取器前可通过尾丝、B超或X线检查确定节育器的类型及其在宫腔的位置。有尾丝者，用血管钳夹住后轻轻牵引取出；无尾丝者，先用子宫探针探清节育器的位置，再用取环钩或长钳牵引取出。如果遇到取环困难者，可在B超、X线监视下或借助宫腔镜取器，也可暂予观察，下次月经后再取。

5.宫内节育器的不良反应及护理

(1) 阴道流血：放置3个月内较常见，主要表现为经量过多、经期延长或不规则阴道流血等。如出现月经过多，应建议患者注意休息、增加营养、严密观察流血的量和持续时间，劝告患者严格按医嘱用药，治疗需补充铁剂；流血时间长者应给予抗生素预防感染。如经过上述处理仍无效者，应建议患者更换节育器或采用其他避孕方法。

(2) 腰腹酸胀感：主要为节育器与宫腔大小或形态不符，轻者无需处理，重者可休息、按医嘱给予解痉药物或更换合适的节育器。

6.宫内节育器的并发症及护理

(1) 感染：放置节育器时无菌操作不严格、节育器尾丝过长或生殖道本身存在感染灶，均可引起宫腔炎症。一旦发生感染，应取出节育器，并给予抗生素积极治疗。

(2) 节育器嵌顿或断裂：常见的原因有放置节育器时损伤子宫壁、放置时间过长或绝经后未及时取出节育器。一经确诊，需尽早取出。为防止节育器嵌顿或断裂，放置术前应注意选择大小、类型合适和优质的节育器；放置时操作轻柔；绝经后及时取出节育器。

(3) 子宫穿孔、节育器异位：术前没有查清子宫的位置和大小、术中操作不当可引起子宫穿孔。哺乳期的子宫壁薄且软，极易发生子宫穿孔，手术者应慎重。当发生节育器异位时，应经腹(包括腹腔镜)或经阴道将节育器取出。

(4) 节育器脱落：主要原因：①IUD与宫腔大小、形态不符；②放置时操作不规范，未将IUD放至子宫底部；③IUD材料的支撑力过小、宫颈口松弛、月经过多或体力劳动强度过大等也易造成脱落。IUD脱落常发生在带器1年内，因此放器1年内应定期随访。

(5) 带器妊娠：常因操作时未将IUD放到宫底部，IUD的大小、形态与宫腔不适应而发生移位。当确诊带器妊娠时，应行人工流产终止妊娠。

【药物避孕】 国内常用的避孕药物为人工合成的甾体激素类药物，其优点为安全、有效、经济、方便，是一种易为育龄妇女接受的避孕方法，其制剂有雌激素衍生物、孕酮衍生物和睾酮衍生物。

(一) 药物避孕的原理

1.抑制排卵　抑制下丘脑释放GnRH，垂体分泌FSH和LH减少，同时直接影响垂体对GnRH的反应，不出现排卵前LH高峰，不发生排卵。

2.阻碍受精　改变宫颈黏液的性状，使宫颈黏液量减少，黏稠度增加，拉丝度降低，不利于精子穿透；杀死精子或影响精子的功能，阻碍受精。

3.干扰着床　子宫内膜功能和形态发生改变，使得腺体和间质提前发生类似分泌期的变化，使子宫内膜分泌不良，不利于受精卵着床。在持续雌、孕激素作用下，改变输卵管正常的分泌活动与蠕动，改变受精卵在输卵管内的正常运行速度，从而干扰受精卵的着床。

（二）适应证

健康育龄妇女均可服用甾体激素避孕药。

（三）禁忌证

（1）严重心血管疾病不宜使用；

（2）急、慢性肝炎或肾炎；

（3）血液病或血栓性疾病等患者；

（4）内分泌疾病如糖尿病需用胰岛素控制者、甲状腺功能亢进者；

（5）恶性肿瘤、癌前病变、子宫或乳房肿块患者；

（6）哺乳期不宜使用，因避孕药中的雌激素可抑制乳汁分泌，影响乳汁质量；

（7）月经稀少或年龄＞45 岁者；

（8）原因不明的阴道异常流血；

（9）精神病生活不能自理者。

（四）常用的避孕药物

1. **短效口服避孕药物**　由雌激素和孕激素配伍制成，在各类避孕药物中间世最早且应用最广泛。只要按规定用药，避孕成功率可达 99.95％。常用的药物有口服避孕片 1 号和 2 号，药物剂型有糖衣片、纸型片及滴丸。自月经第 5 日起开始服用，每晚 1 片，连服 22 日，不能间断，若漏服应于次晨补服 1 片。一般于停药后 2～3 日发生撤退性出血，类似月经来潮。于月经第 5 日开始服用下一个周期。若停药 7 日尚无阴道流血，开始服用下一个周期。若再次无阴道流血，应停药就诊。

此外，为了减少复方短效口服避孕药的不良反应，现已研制出一种复方三相口服避孕药（简称三相片）。三相片模仿月经周期中内源性雌、孕激素水平变化，将 1 个周期的服药分成 3 个阶段，各阶段中雌、孕激素剂量均不相同。第 1 个周期于月经周期的第 1 天开始服药，按顺序每天服用 1 片，连续服用 21 天不间断；第 2 个周期及以后改为月经周期的第 3 天开始服药，连续服用 21 天不间断。若停药 7 天尚无撤退性出血，于第 2 天开始服用下一个周期的三相片。

2. **长效口服避孕药**　由人工合成的孕激素和长效雌激素配伍制成，因不良反应较多，已较少应用。

3. **长效避孕针**　常用雌、孕激素混合型制剂。应用长效避孕针之后的 3 个月内，有可能出现月经周期不规则或经量过多，可用止血药、雌激素或短效口服避孕药调整，月经频发或经量过多者不宜选用长效避孕针。

4. **速效避孕药（探亲避孕药）**　服用此类药物不受经期限制，在任何一天开始服用均能发挥避孕作用，避孕的有效率达 98％以上，适合短期探亲夫妇。常用药物有探亲避孕片、探亲片 1 号、18 甲基炔诺酮、53 号避孕药和甲醚抗孕丸。于探亲前 1 天或当天中午服用 1 片，以后每晚服 1 片，连续服用 10～14 天。若已经服 14 天而探亲期未满，可改服短效口服避孕药至探亲结束。

5. **缓释系统避孕药**　将避孕药（主要是孕激素）与具备缓释性能的高分子化合物制成多种剂型，使避孕药缓慢释放，以维持恒定的血药浓度，达到长效避孕效果，包括皮下埋植剂、微球和微囊避孕针、缓释避孕药阴道环、透皮贴剂等。

（五）药物的不良反应及其处理

1. **类早孕反应**　由于雌激素刺激胃黏膜，服药后多有头晕、乏力、恶心、呕吐、食欲不振等似早孕反应。轻者无需处理，较重者可服维生素 B$_6$ 20mg、维生素 C 100mg，每日 3 次，连服 7 天，可减轻症状。

2. **月经过少或停经**　服用避孕药后月经周期会发生改变，经期缩短，经量减少，痛经减轻或消失。月经过少可以每天加服炔雌醇 1～2 片。若出现闭经，说明药物对下丘脑-垂体轴抑制过度，此时应停药，改用其他避孕方法。

3. 阴道流血　指服药期间出现不规则少量阴道流血，多因漏服、迟服（不定时服药）引起。若未漏服药，在月经的前半周期出血，可每晚加服炔雌醇1片，与避孕片同时服至第22日停药。若出血发生于服药后半个周期，可每晚增服避孕药1/2～1片，同服至第22日停药。若出血量多如月经，即应停药，至第5日再开始下一个周期的用药。

4. 体重增加　少数妇女较长时间服用避孕药后体重增加，可能与避孕药中有弱雄激素活性，能促使体内合成代谢有关，加之雌激素成分致水钠潴留，使体重增加，但不致引起肥胖，也不影响健康。

5. 色素沉着　少数妇女的颜面部皮肤出现蝶形淡褐色色素沉着，如妊娠期色素沉着，停药后多数可自行消退或减轻。

6. 其他　长期服避孕药，可以降低子宫内膜癌、卵巢上皮癌的发病率。机体代谢中的某些改变是暂时的，停药后即可恢复。但为避免避孕药物对胎儿的致畸作用，应在停药后6个月后再受孕。

【其他避孕方法】

（一）安全期避孕

精子在女性生殖道中可存活2～3日，成熟卵子排出后可存活1～2日，受精能力最强的时间是在排卵后24小时内，因此，排卵前后4～5日内为易孕期，其余时间不易受孕，被视为安全期。在安全期进行性生活而达到避孕目的方法称为安全期避孕法。由于其单靠避开易孕期进行性生活而不用药具避孕，故又称自然避孕法。安全期的确定：①月经规律者可通过月经周期推算，预期在下次月经前14日排卵，排卵日及其前后4～5日以外的时间为安全期；②采用基础体温测定：育龄期妇女基础体温可在排卵后上升0.3～0.5℃，升高3昼夜后为安全期；③通过宫颈黏液的量、性状及周期性变化来确定安全期。值得注意的是，妇女排卵过程受情绪、健康状况、性生活及外界环境等多种因素影响，可发生额外排卵，因此，安全期避孕法并不十分可靠，失败率高达20％。

（二）紧急避孕

紧急避孕指在无防护性性生活或者避孕失败后的3天内，妇女为了防止非意愿性妊娠的发生而采取的避孕方法，又称房事后避孕。此方法能阻止或延迟排卵，干扰受精和着床。

1. 适应证　①避孕失败者：包括避孕套破裂、滑脱、过早取出，IUD滑落、移位，漏服避孕药，错误计算安全期等；②在性生活中未采取任何避孕措施；③遭到性暴力者。

2. 禁忌证　已确定怀孕的妇女。

3. 方法　放置宫内节育器或口服紧急避孕药。

（1）宫内节育器：常用带铜的宫内节育器，在无保护性性生活后5日（120小时）之内放入，作为紧急避孕方法，有效率可达99％以上。特别适合那些希望长期避孕而且符合放环者。

（2）紧急避孕药：在无保护性性生活后3日（72小时）之内服用，①雌孕激素复方制剂：首次2片，12小时以后再服2片；②单纯孕激素制剂：如炔诺孕酮，首次半片，12小时后再服用半片；③单纯雌激素制剂：如53号抗孕药，性交后即刻服用1片，次晨加服1片。

（三）外用避孕法

通过阴道给药杀精或改变精子的性能，从而起到避孕的作用。目前广泛使用的有壬苯醇醚，以壬苯醇醚为主药制成避孕药膜，具有高效、快速的杀精能力。将药膜揉成团状，性交前5分钟放入阴道深处，待其溶解后即可性交。如若正确使用，避孕率可达95％以上。

（四）免疫避孕法

导向药物避孕是近年来研究的一种免疫避孕方法，是利用单克隆抗体将抗生育药物导向受精卵透明带或滋养层细胞，从而引起抗原抗体反应，干扰受精卵着床及抑制受精卵的发育，而达到避孕的目的。

（五）黄体生成激素释放激素类似物（LHRHa）避孕

LHRHa 的作用具有双相性。在生理情况下，下丘脑释放的 GnRH 可促进 FSH、LH 的合成与分泌，从而促使卵泡的发育和排卵，并释放性激素。但当外源性非脉冲式给予大剂量 LHRHa 时，其作用正好相反，它对垂体的升调节作用变为降调节，可能是因为 LHRHa 的持续作用使垂体内的 LHRHa 受体失去敏感性，不再对 LHRHa 产生反应，抑制卵泡的发育和排卵，从而达到避孕目的。

【思考题】

（1）避孕的概念是什么？

（2）药物避孕的原理有哪些？

（3）放置宫内节育器的不良反应及并发症有哪些？

第 2 节　终止妊娠方法及护理

【重点提示】

（1）人工流产负压吸引术适用于妊娠 10 周以内者，人工流产钳刮术适用于妊娠 10~14 周者。

（2）人工流产综合反应主要是由于受术者恐惧、紧张及手术对子宫体和宫颈的机械性刺激引起迷走神经兴奋所致。主要临床表现：面色苍白、头昏、胸闷、气短、血压下降、心率缓慢、冷汗甚至晕厥等症状。一旦出现心率减慢，静脉注射阿托品 0.5~1mg 可缓解症状。

（3）药物流产适用于妊娠 7 周以内者，常用的药物是米非司酮与米索前列醇配伍。

【早期妊娠终止方法】　凡在妊娠早期采取人工方法终止妊娠的称为早期妊娠终止，亦称为人工流产。它是避孕失败的补救措施，但是不能直接用此作为节育方法。

（一）手术流产

1. 适应证　妊娠 14 周内要求终止妊娠而无禁忌证者；因各种疾病不宜继续妊娠者。

2. 禁忌证　各种疾病的急性期；生殖器官急性炎症；妊娠剧吐伴酸中毒尚未纠正者；术前 2 次体温均在 37.5℃ 或以上者。

3. 物品准备　宫颈扩张器 1 套，不同型号的吸管各 1 个，有齿卵圆钳 1 把，小头卵圆钳 1 把，刮匙 1 把，人流负压吸引器，其余同宫内节育器放置术。

4. 手术操作

（1）人工流产负压吸引术：适用于妊娠 10 周以内者。

1）体位及消毒：排空膀胱，取膀胱截石位，常规消毒外阴、阴道，铺无菌洞巾。行双合诊查清子宫及附件位置、大小。用窥阴器暴露宫颈并消毒。

2）探宫腔、扩宫颈：宫颈钳夹持宫颈前（或后）唇，用子宫探针探测子宫趋向和宫腔深度，宫颈扩张器以执笔式顺着子宫位置方向扩张宫颈，自 5 号起扩张至大于备用吸管半号或 1 号。扩张时用力稳、准、轻，切忌强行深入。

3）吸管负压吸引：连接吸管，试吸无误后，按顺时针方向吸引宫腔 1~2 周，所用负压不宜超过 66.7kPa（500mmHg）。当感觉子宫缩小、吸管被包紧、宫壁粗糙、移动受阻时，表示妊娠产物已被吸净。再用小号刮匙轻刮宫腔一周，特别注意宫底和宫角处。将全部吸出物用纱布过滤，仔细检查有无绒毛及胚胎组织，其量是否与孕周相符，肉眼观察发现异常者送病理检查。

（2）人工流产钳刮术：适用于妊娠10～14周者。为保证钳刮术的顺利进行，应先做好宫颈扩张准备。术前扩张宫颈管的方法：①于术前3～4小时将前列腺素制剂塞入阴道或行肌内注射；②也可于术前12小时将16号或18号导尿管慢慢插入宫颈，次日取出，再行手术；③宫颈棒扩张宫颈管。

5. 护理要点

（1）做好术前准备、术中护理，遵医嘱给予药物治疗。

（2）术后在观察室休息2个小时，注意观察腹痛及阴道流血情况。

（3）嘱术者注意保持外阴清洁，吸宫术后休息2周，钳刮术后休息2～4周，禁止盆浴及性生活1个月，指导避孕方法。有腹痛或阴道流血多者，应随时就诊。

6. 并发症及处理

（1）子宫穿孔：手术流产的严重并发症之一，但是发生率低，多见于哺乳期子宫、瘢痕子宫、子宫过度倾屈或畸形、手术者操作技术不熟练或未查清子宫位置、大小所致。当器械进入宫腔探不到宫底部时，提示子宫穿孔。若妊娠物已经清除且穿孔小，无明显并发症时应立即停止手术，并给予缩宫素和抗生素，住院严密观察。若情况稳定，胚胎组织尚未吸尽者，应在纠正子宫位置后，在B超或腹腔镜监视下清宫；如穿孔较大，不能排除内脏损伤时，应剖腹探查，根据损伤情况做相应的处理。

（2）人工流产综合反应：主要是由于受术者恐惧、紧张及手术对子宫体和宫颈的机械性刺激引起迷走神经兴奋所致，可出现面色苍白、头昏、胸闷、气短、血压下降、心率缓慢、冷汗甚至晕厥等症状。因此，在术前应做好受术者的心理护理，术前充分扩张宫颈，操作宜轻柔，负压要适当，吸尽宫腔后不宜反复吸刮宫壁。一旦出现心率减慢，静脉注射阿托品0.5～1mg即可缓解症状。

（3）吸宫不全：部分胚胎组织残留宫腔，为人工流产术常见并发症。术后如阴道流血超过10日，血量过多，或流血停止后又有多量流血，应考虑为吸宫不全。经B超确诊后，应尽早行清宫术，刮出物送病理学检查，术后用抗生素预防感染；如同时伴有感染，应在感染控制后行刮宫术。

（4）漏吸：已确诊为宫内妊娠，但吸宫时未能吸出胚胎或胎盘绒毛称为漏吸。与子宫畸形、子宫过度屈曲、孕周过小及操作者技术不熟练等有关。应复查子宫的位置、大小及形状，重新探测宫腔后行吸宫术。若仍无胚胎组织，应将吸出物送病理检查以排除宫外孕的可能。

（5）术中出血：多见于妊娠月份较大的钳刮术，系因组织不能迅速排出而影响子宫收缩。可在扩张宫颈后，注射缩宫素，同时尽快钳取或吸出妊娠产物。

（6）术后感染：多因吸宫不全、敷料和器械消毒不严格及术中无菌观念不强、术后过早性交所致，主要表现为下腹痛、发热、阴道分泌物浑浊及不规则阴道流血等症状。治疗时患者需半卧位休息，为其提供全身性支持疗法，并使用广谱抗生素。宫腔内有残留物者，按感染性流产处理。

（7）羊水栓塞：偶尔发生于钳刮术后，宫颈损伤及胎盘剥离使血窦开放则为羊水进入母体血循环创造了条件，此时如果应用缩宫素将进一步促使其发生。在妊娠早、中期时，羊水含细胞等有形成分极少，即便发生羊水栓塞，其症状及严重性均不如妊娠晚期。

（二）药物流产

药物流产适用于妊娠49天以内者，常用的药物是米非司酮（mifepristone）与米索前列醇（misoprostol）配伍。米非司酮是孕酮受体拮抗剂，能与孕酮竞争结合蜕膜的孕激素受体，从而阻断孕酮活性而终止妊娠。而米索前列醇是前列腺素衍生物，具有兴奋子宫肌、扩张和软化宫颈的作用。二者协同作用既可提高流产成功率，又可减少用药剂量。

1. 适应证　①停经49天以内经B超证实为宫内妊娠，且本人自愿的健康妇女；②具有手术流产的高危因素者：如瘢痕子宫、多次手术流产；③对手术流产有恐惧和顾虑者。

2. **禁忌证**　肝、肾功能异常，胃肠功能紊乱，与甾体激素有关的肿瘤，糖尿病，血液病，血栓病，血压异常，青光眼，哮喘，过敏体质，贫血，妊娠剧吐等。

3. **用药方法**　米非司酮 25mg（1 片），每日口服 2 次，连续 3 日，于第 4 日上午服用米索前列醇 0.6mg（3 片）。

4. **不良反应**　近期不良反应主要是药物流产后阴道流血时间较长和流血量较多，远期不良反应尚需进一步观察。

5. **护理要点**　用药后应严密随访，若流产失败应及时行刮宫术；阴道流血时间长时应使用抗生素预防感染。此外，应警惕异位妊娠误行药物流产而导致休克。

【中期妊娠终止方法】

（一）水囊引产

水囊引产是将消毒水囊置于子宫壁和胎膜之间，囊内注入一定量的生理盐水，使宫内压力增高和机械性刺激宫颈管，诱发宫缩，使胎儿及附属物排出。

1. **适应证**　①中期妊娠要求终止者；②因患各种疾病不宜继续妊娠者；③阴道清洁度Ⅰ～Ⅱ度内，无阴道炎，3 天内无性交史；④体温不超过 37.5℃。

2. **禁忌证**　①生殖器官急性炎症；②瘢痕子宫、前置胎盘、宫颈或子宫发育不良；③各种全身疾病的急性期。

3. **手术步骤**

（1）外阴备皮、排空膀胱，取膀胱截石位，常规消毒，铺巾；

（2）暴露宫颈，宫颈及宫颈管再次消毒；

（3）将备好的水囊顶端涂以无菌润滑剂，用宫颈钳牵拉宫颈前唇，用敷料镊将水囊送入子宫腔侧壁，解开导尿管丝线，注射器缓慢注入 300～500ml 生理盐水，注毕，导尿管折叠，扎紧后放入阴道后穹窿内，取出阴道窥阴器（图 19-4）。

4. **护理要点**

（1）做好各项术前准备工作，包括水囊的制备及消毒。

（2）术时要严格执行无菌操作，必要时加用抗生素。

（3）水囊注水量不超过 500ml。

（4）放置水囊后出现规律的宫缩时应取出水囊。如果出现宫缩乏力，取出水囊后无宫缩或有较多阴道流血时，应加用缩宫素静脉点滴。

（5）不论有无宫缩，水囊放置的时间最长不应超过 48 小时。如宫缩过强、出血较多或体温超过 38℃者，则应提前取出水囊，并设法结束妊娠。

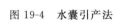

图 19-4　水囊引产法

（6）水囊引产最好只放 1 次，不得超过 2 次。再次放置应在无感染情况下，前次水囊取出的 72 小时后进行。

（二）药物引产（利凡诺引产）

药物引产常用的药物是依沙吖啶（利凡诺），是一种强力杀菌剂，将其注入羊膜腔内或宫腔内羊膜腔外，可使胚胎组织变性、坏死，能刺激子宫平滑肌兴奋，促进宫颈软化、扩张，引起子宫收缩。利凡诺损害胎儿主要生命器官，胎儿因药物中毒死亡。

1. **适应证**　同水囊引产。

2. **禁忌证**　①与水囊引产术的禁忌证相同；②妊娠期阴道反复流血，不宜阴道操作者；③死胎，过期流产。

3. 用物准备

(1) 羊膜腔内注入法：无齿卵圆钳 2 把、5ml 注射器 2 个、7 号或 9 号腰椎穿刺针 1 个、弯盘 1 个、孔巾、纱布、消毒手套。

(2) 宫腔内羊膜腔外注射法：无齿长镊子、窥阴器、橡皮导尿管、宫颈钳、敷料镊、5ml 及 20ml 注射器各 1 个、孔巾、药杯、纱布及 10 号丝线。

4. 操作步骤

(1) 羊膜腔内注入法：①排空膀胱后取仰卧位，常规消毒、铺巾；②用腰椎穿刺针从 B 超选的穿刺点或宫底下 2~3 横指，中线或中线两侧选择囊性感最明显的部位作为穿刺点，垂直进针，通过 3 个抵抗，即皮肤、肌鞘和子宫壁后进入腹腔（图 19-5）；③拔出针芯，见羊水溢出，将准备好的药物缓慢注入羊膜腔；④拔出穿刺针，局部用无菌纱布 2~3 块压迫数分钟后胶布固定。

(2) 宫腔内羊膜腔外注射法：①孕妇排空膀胱后取膀胱截石位，常规消毒、铺巾；②暴露宫颈后，用宫颈钳夹住宫颈前唇，略向外轻轻牵拉，用长镊将 18 号导尿管送入子宫壁与胎囊间，约全长的 2/3；③将稀释的利凡诺液由导尿管缓缓注入到宫腔内（图 19-6），折叠并结扎外露的导尿管，放入阴道穹隆部，填塞纱布，24 小时后取出阴道填塞纱布及导尿管。

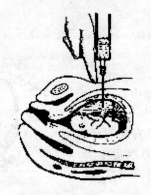

图 19-5　羊膜腔内注入法

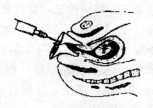

图19-6　宫腔内羊膜腔外注射法

5. 护理要点

(1) 心理护理：同情、安慰、鼓励受术者，做好解释及咨询工作，解除其思想顾虑，使患者积极配合治疗。

(2) 如注射器回抽有血，可能是刺入胎盘，应再向深部进针或略改变方向进针，如仍有血液，可更换穿刺点，但不得超过 3 次。

(3) 用药剂量及浓度准确，以防止过量中毒或过少导致的引产失败。羊膜腔内注射药物，如第 1 次不成功，72 小时后可注射第 2 次。

(4) 拔针前后，注意受术者有无呼吸困难、发绀等征象；整个过程应严格无菌技术操作。

(5) 注药 24 小时内如仍无宫缩，可加用缩宫素静脉点滴。

(6) 用药后监测生命体征，严密观察并记录宫缩、胎心、胎动消失的时间及阴道流血等情况。

(7) 产后仔细检查有无产道损伤，检查胎盘的完整性，若胎膜残留较多，需清宫处理。

(8) 给药 5 天后仍未临产者为引产失败，应另寻其他引产方法。

(9) 并发症与护理：①全身反应：偶有体温升高，多发生在用药后 24~48 小时内，一般不超过 38℃，胎儿排出后很快下降；②产后出血：80% 的受术者有阴道流血，但量不超过 100ml，否则应清宫；③产道损伤：少数受术者可有不同程度的软产道损伤；④胎盘、胎膜残留：发生率低，为避免妊娠组织残留，多在胎盘排出后即行刮宫术；⑤感染：发生率较低，但严重感染者可致死亡，应立即进行抗感染治疗。

【典型病例】　女性，23 岁，孕$_1$产$_0$，停经 46 天，既往身体健康，因不慎服用对胎儿有致畸作用的药物而自愿要求行人工流产。在行负压吸引术过程中，患者突然出现面色苍白、胸闷、大汗，检查心率 55 次/分、血压 11.5/6.67kPa（86/50mmHg）。请问：

（1）该妇女可能发生了哪项手术流产的并发症？

（2）应立即采取哪些护理措施？

第 3 节　女性绝育方法及护理

【重点提示】

（1）绝育是指通过手术或药物，使妇女达到永不生育的目的。

（2）常用的绝育方法有经腹输卵管结扎术和经腹腔镜输卵管绝育术。

【经腹输卵管结扎术】

1. 适应证

（1）夫妇双方不愿再生育、自愿接受绝育手术而无禁忌证者；

（2）患有全身性疾病不宜妊娠者；

（3）患精神病或遗传病不宜生育者。

2. 禁忌证

（1）各种疾病急性期、腹部皮肤有感染或者急、慢性盆腔感染；

（2）24 小时内有 2 次体温达到 37.5℃ 或者以上者；

（3）有严重的神经官能症者；

（4）全身健康状况不能胜任手术者，如产后失血性休克、心力衰竭等。

3. 手术时间

（1）非孕妇女在月经干净后的 3～7 天内；

（2）取环或人工流产术后，分娩后 24 小时内，剖宫产、剖宫取胎术同时；

（3）难产或者怀疑有产时感染者，需抗生素预防感染 3～5 天后，无异常者方可实施手术；

（4）哺乳期或闭经妇女应在排除早孕后再行绝育术。

4. 麻醉　以局部浸润麻醉为主，也可采用硬膜外麻醉。

5. 操作步骤

（1）排空膀胱后，取臀高头低仰卧位，腹部皮肤按常规消毒、铺巾。

（2）逐层切开腹壁，提取并且辨认一侧输卵管。

（3）输卵管结扎

1）抽心近端包埋法：在输卵管峡部背侧浆膜下注入 0.5% 普鲁卡因液或 0.9% 氯化钠液 1ml，使其浆膜膨胀，再将浆膜层纵行切开，用弯蚊钳游离该段输卵管，钳夹切除该段输卵管。用 4 号丝线分别结扎两断端，1 号丝线连续缝合浆膜，近端包埋于输卵管系膜内，远端留在系膜外。检查无出血后，将输卵管送回腹腔。同法处理对侧输卵管。

2）压挫结扎切断法：多用于剖宫产或妊娠足月分娩后，先将输卵管峡部轻轻折起，呈双折状，在距离双折顶端 1cm 处用血管钳压挫输卵管片刻后取下，然后用 4 号丝线穿过压痕之间的输卵管系膜，注意避开血管，在压挫处结扎，并在结扎处上方切除部分输卵管。检查无出血后，将输卵管送回腹腔。同法处理对侧输卵管。

（4）清点纱布、器械无误后，关腹并按层缝合腹壁，结束手术。

6. 护理要点

(1) 做好术前准备及心理护理，取得受术者的理解和积极配合。

(2) 术后密切观察患者的生命体征及有无腹痛等。

(3) 保持腹部切口敷料清洁、干燥，防止感染。

(4) 鼓励患者早期下床活动，及早排尿。

(5) 嘱受术者术后休息 3～4 周，禁止性生活 1 个月。

(6) 并发症及处理

1) 出血、血肿：多因手术时动作粗暴、过度牵拉或术中止血不严，损伤输卵管或其系膜所致。一旦发生出血或血肿，应根据具体情况采取相应的措施。

2) 感染：多发生在盆腔及腹壁切口，甚至全身感染。术前要严格掌握手术指征，术中严格执行无菌操作规程。

3) 脏器损伤：见于膀胱及肠管损伤。多为操作不熟练、粗暴或解剖关系辨认不清所致。一旦发生脏器损伤，应该立即修补，并注意术后观察。

【经腹腔镜输卵管绝育术】

1. 适应证　同经腹输卵管结扎术。

2. 禁忌证　主要为腹腔粘连、心肺功能不全和膈疝等，其余同经腹输卵管结扎术。

3. 麻醉　采用局麻、硬膜外麻醉或静脉全身麻醉。

4. 操作步骤

(1) 受术者排空膀胱，取臀高头低仰卧位，腹部皮肤按常规消毒、铺巾。

(2) 于脐孔下缘做 1～1.5cm 的横弧形切口，将气腹针插入腹腔，充气 2～3L，然后换置腹腔镜。

(3) 在腹腔镜直视下将弹簧夹或硅胶环套于输卵管峡部，使输卵管通道中断。

5. 术后护理　严密观察受术者有无体温升高、腹痛、腹腔出血或脏器损伤等征象，术后静卧数小时后方可下床活动。

【思考题】

什么是绝育术？

（罗碧如）

第20章

妇女保健

第1节 概　述

【重点提示】

(1) 妇女保健以维护和促进妇女健康为目的,以生殖健康为核心,以群体为服务对象,并以"保健为中心,保健与临床相结合,面向群体、面向基层和预防为主"为工作方针。

(2) 妇幼保健组织机构由妇幼卫生行政机构、妇幼保健专业机构和妇幼保健基层组织构成。

妇女保健(women's health care)是按照生物-心理-社会医学模式,针对妇女一生不同时期的生理和心理特点,结合预防医学、临床医学、心理学、社会及人文学科、管理科学、健康教育等综合学科对不同时期的妇女进行系统的科学管理和健康保护工作,以提高和维护妇女的身心健康。

【妇女保健工作的意义】　妇女保健是我国卫生保健事业的重要组成部分,与临床医学、疾病预防控制构成我国医学卫生防病的基本体系。妇女保健以维护和促进妇女健康为目的,以生殖健康为核心,以群体为服务对象,并以"保健为中心,保健与临床相结合,面向群体、面向基层和预防为主"为工作方针。做好妇女保健工作,保护妇女身心健康,对子孙后代的健康、家庭幸福、民族素质的提高和计划生育基本国策的落实都具有重要意义。

【妇女保健工作的目的】　"母亲安全"、"儿童优先"是20世纪90年代由国际组织提出并已经成为国际公认的准则,妇幼卫生也被各国政府列为卫生工作的重要内容。妇女保健工作的目的在于通过积极的预防、普查、监护和保健措施,做好妇女各期保健,降低孕产妇和围生儿死亡率,减少患病率和伤残率,控制某些疾病发生及性传播疾病的传播,从而促进妇女身心健康。

【妇女保健工作的方法】

1. 多部门协作,强调全社会参与和政府职责　妇女保健工作是一个社会系统工程,必须坚持政府领导、多部门合作、社会参与的工作策略,充分发挥各级妇幼保健专业机构的作用,调动各方面的积极性、主动性和竞争性,切实将妇女儿童保健纳入医改和卫生事业发展规划中,为妇幼卫生发展提供强有力的制度和组织保障。

2. 加强三级妇幼保健网的建设,提高专业队伍的业务技能水平　妇幼保健网是指由各级妇幼保健业务机构,通过协作建立一种业务上有密切联系的组织系统,上级机构对下级机构有业务辅导的责任(如接受会诊、转诊,协助抢救危重患者等)。城市妇幼保健网由市、区(县)、社区构成;农村妇幼保健网由县、乡(镇)、村构成。在三级妇幼保健网的建设中,需加强基层保健人员配备,完善妇幼卫生信息网络建设,使妇幼信息上报途径畅通,数据采集及时、准确;有计划地组织培训和复训,推广妇幼保健适宜技术,积极开展专业技术人员的继续教育,提高其知识和理论水平。

3. 深入调查研究,制订工作计划和防治措施　相关部门定期进行流行病学调查研究,在此基础上根据实际能力制订工作计划、工作目标、防治措施和质量评价标准。强调监督机制，重视过程管理，实行目标管理。

4. 广泛开展社会宣传，普及卫生宣教　提高妇女的自我保健意识，增加其保健知识水平和自我保健能力。宣传时做到基础保健与临床保健相结合，开展以生殖健康为核心的妇女保健。

【妇幼保健工作的组织机构】　妇幼保健组织机构由妇幼卫生行政机构、妇幼保健专业机构和妇幼保健基层组织构成。经过几十年的建设，我国从中央到地方已建立了各级妇幼卫生行政机构和专业机构，在全国范围内已基本形成城乡妇幼卫生工作网络。

1. 妇幼卫生行政机构　国家卫生和计划生育委员会设妇幼健康服务司，领导全国妇幼保健工作；各省、自治区、直辖市卫生和计划生育委员会设妇幼处；地、市（州、盟）卫生和计划生育委员会设妇幼处；县卫生局一部分设防保股，一部分设业务股，少数县由专人分管。各级行政机构业务上都受上一级领导，在各级卫生厅（局）统一领导下，负责本地区妇幼保健工作的组织领导。

2. 妇幼保健专业机构　各级妇幼保健机构，各级妇产科医院，儿童医院，综合医院妇产科、计划生育科、预防保健科、儿科，妇产科、儿科诊所，中医医疗机构中的妇科、儿科，不论所有制关系（全民、集体、个体）均属妇幼保健专业机构。根据妇幼卫生工作条例，凡设有正式床位的妇幼保健机构，统称"院"；凡不设床位但开展门诊业务的统称"所"；凡既不设床位，又不开展门诊，而对基层开展业务技术指导的统称"站"。各级妇幼保健机构接受同级卫生行政部门的领导，接受上一级妇幼保健专业机构的业务指导，负责本辖区的妇幼保健业务工作，并对下一级专业服务工作进行指导、监督和评价。

3. 妇幼保健基层组织　农村的乡卫生院、城市的社区卫生中心及农场、大工厂的职工医院等基层卫生机构内设的妇幼保健组，是基层的妇幼保健组织。在区、县妇幼保健机构的业务指导下，妇幼保健基层组织在基层开展妇产科、儿科、计划生育、儿童保健门诊等业务，防治妇女儿童常见病、多发病。

第2节　妇女保健工作内容

【重点提示】　妇女保健工作内容包括妇女各期保健、计划生育技术指导、妇女病及恶性肿瘤的普查普治、妇女劳动保护等。

【妇女各期保健】

1. 青春期保健　青春期保健分为三级：一级预防是根据青春期女性的生理、心理和社会特点，指导她们合理营养、培养良好的个人生活习惯、进行适当的体育锻炼和劳动，并对她们进行月经期卫生指导、乳房保健指导、青春期心理卫生指导和性教育等；二级预防是通过学校保健，帮助她们顺利度过青春期，通过定期体格检查，早期发现各种疾病和行为异常；三级预防指青春期女性疾病的治疗和康复。青春期保健以一级预防为重点。

2. 围婚期保健（perimarital period care）　围婚期保健是指围绕结婚前后，为保障婚配双方及其后代健康所进行的一系列保健服务措施，内容包括婚前医学检查、围婚期健康教育及婚前卫生咨询。通过围婚期保健，可避免近亲间或遗传病患者间的不适宜的婚配或生育，有利于男女双方科学地选定终身伴侣，以防各种疾病特别是遗传性疾病的延续，为后代优生打下良好基础。

3. 生育期保健　主要目的是维护生殖功能的正常，要求做到普及孕产期保健知识和计划生育技术指导；早发现、早防治妇女在生育期因孕育或节育导致的各种疾病；提高对高危孕产妇的处理水平，降低孕产妇死亡率和围生儿死亡率。

4. 围生期保健（perinatal health care） 围生期保健是指一次妊娠从妊娠前、妊娠期、产时、产褥期、哺乳期、新生儿期为孕母和胎、婴儿的健康所进行的一系列保健措施。

（1）孕前期保健：主要是指导夫妇选择最佳受孕时机，确保优生优育；积极治疗对妊娠有影响的疾病；长时间使用药物避孕者应停药改用工具避孕半年后再妊娠；对有不良孕产史者、遗传病、传染病史者，应接受产前咨询；对患有严重疾病或接触致畸物质、妊娠可能危及孕妇生命安全或可能严重影响孕妇健康和胎儿正常发育的，应给予医学指导。

（2）孕期保健：目的是加强母儿监护，预防和减少孕产期并发症，确保母儿在妊娠期间安全、健康。孕早期是胚胎、胎儿分化发育的阶段，需注意防病、防致畸，应尽早确诊妊娠，确定基础血压和体重，还应加强饮食营养、休息与活动、孕期卫生及心理适应等方面的健康教育。孕中期是胎儿生长发育较快的阶段，应加强孕妇营养指导，指导孕妇定期产前检查，监测胎儿宫内生长发育各项指标及孕妇健康状况，对高危妊娠进行筛查，及早发现胎儿发育异常并及时处理，预防妊娠并发症。孕晚期胎儿发育最快、体重增加最明显，应指导孕妇注意补充营养，适当活动，按时产前检查，预防和处理妊娠并发症，进行家庭自我监护并做好分娩准备。

（3）分娩期保健：目的是确保分娩顺利，母儿安全，保健要点可概括为"五防、一加强"。"五防"是指防滞产、防感染、防产伤、防产后出血及防新生儿窒息；"一加强"是指加强对高危妊娠的产时监护和产程处理。

（4）产褥期保健：目的是预防产后出血、感染等并发症的发生，促进产妇产后生理功能的恢复。指导产妇保持身体清洁，尤其是会阴部皮肤和乳房的清洁；居室安静、舒适；营养合理，防止便秘；产后尽早适当活动，坚持做产后健身操。产后检查包括产后访视和产后健康检查。产后访视开始于产妇出院后 3 天内、产后 14 天和 28 天，共 3 次，必要时可酌情增加访视次数。产妇于产后 42 天到医院接受全面健康检查。产后 42 天内禁性交，根据产后 42 天医院检查情况，恢复正常性生活，并指导产妇选择适宜的避孕措施。

（5）哺乳期保健：哺乳期指产后产妇用自己的乳汁喂养婴儿的时期，一般为 10 个月左右。哺乳期保健的主要目的是促进和支持母乳喂养。保健人员应于哺乳期定期访视，访视内容包括评估母乳喂养状况及婴儿生长发育情况、指导婴儿服饰、保持室内空气新鲜、指导产妇在哺乳期内合理用药并采取正确的避孕措施、评估家庭支持系统等。

5. 围绝经期保健（perimenopausal period care） 围绝经期是指妇女从接近绝经时出现的与绝经有关的内分泌、生物学和临床特征至绝经后 1 年内的时期。围绝经期保健的主要目的是提高围绝经期妇女的自我保健意识和生活质量。该期保健内容包括：① 指导妇女合理安排生活，增加蛋白质、维生素及微量元素的摄入，保持心情愉悦，注意锻炼身体；② 保持外阴清洁，防止泌尿生殖系统感染；③ 积极防治绝经过渡期月经失调，重视绝经后阴道流血；④ 鼓励妇女进行缩肛训练，以加强盆底组织的支持力，预防子宫脱垂和张力性尿失禁的发生；⑤ 指导妇女每 1～2 年定期进行 1 次妇科常见疾病及肿瘤的筛查；⑥ 采用激素替代疗法、补充钙剂等措施防治绝经综合征、骨质疏松、心血管疾病等的发生；⑦ 指导妇女避孕至停经 1 年以上，带宫内节育器者应于停经 1 年内取出。

6. 老年期保健 国际老年学会规定，60～65 岁为老年前期，65 岁以后为老年期。由于生理方面发生明显改变，使老年人心理和生活也发生巨大变化，容易产生各种心理障碍，易患各种身心疾病。应指导老年人保持心情舒畅，营养合理，生活规律，适度参加社会活动和从事力所能及的工作，注意劳逸结合，定期体检，防治老年期常见病和多发病，以利身心健康、提高生命质量。

【计划生育技术指导】 开展计划生育健康教育和技术咨询，指导育龄夫妇知情选择适宜的节育方法。提高节育方法的有效性和安全性，降低人工流产手术率和中期妊娠引产率，预防性传播疾病。严格掌握节育手术的适应证和禁忌证，提高节育手术质量，减少和防止手术并发症的发生，确保手术者的安全和健康，并加强对节育手术并发症患者的管理。

【**妇女病及恶性肿瘤的普查普治**】 《卫生部贯彻 2011—2020 年中国妇女儿童发展纲要实施方案》中提出：建立妇女常见病定期筛查制度，逐步扩大宫颈癌、乳腺癌免费检查覆盖范围，提高妇女常见病筛查率和早诊早治率，完善妇女医疗保障，逐步将妇女乳腺癌、宫颈癌等纳入重大疾病救治范围。继续实施并逐步扩大农村妇女乳腺癌、宫颈癌检查及预防艾滋病、梅毒和乙肝母婴传播等重大公共卫生服务项目。

健全妇女保健网络，定期进行妇女疾病及恶性肿瘤的普查普治工作，35 岁以上妇女每 1～2 年普查 1 次。内容包括妇科检查、阴道分泌物检查、宫颈刮片检查、超声检查等。针对普查结果，制定预防措施，降低发病率，提高治愈率，维护妇女健康。

【**妇女劳动保护**】 在职业性有害因素的作用下，妇女的生殖器官和生殖功能可能受到影响，并可通过妊娠、哺乳等影响胎、婴儿的健康。因此，我国政府十分重视保护劳动妇女的健康。目前我国已建立较完善的妇女劳动保护和保健法规，如 1988 年颁布《女职工劳动保护规定》，1990 年颁布与之配套的《女职工禁忌劳动范围的规定》，1992 年颁布《中华人民共和国妇女权益保障法》，1995 年颁布《中华人民共和国母婴保健法》，2001 年颁布《中华人民共和国母婴保健法实施办法》，2012 年颁布《女职工劳动保护特别规定》等。现将有关法律法规的内容简介如下：

1. **安排合适的工作** 用人单位应当遵守女职工禁忌从事的劳动范围的规定，安排女职工合适的工作。女职工禁忌从事的劳动包括矿山井下、重体力劳动作业，每小时负重 6 次以上、每次负重超过 20kg 或者间断负重、每次负重超过 25kg 的作业。

2. **月经期** 女职工在月经期不得从事冷水、低温、重体力劳动及高处作业。

3. **孕期** 用人单位不得因女职工怀孕、生育、哺乳降低其工资、予以辞退、与其解除劳动或者聘用合同。女职工在孕期不能适应原劳动的，用人单位应当根据医疗机构的证明，予以减轻劳动量或者安排其他能够适应的劳动；对怀孕 7 个月以上的女职工，用人单位不得延长劳动时间或者安排夜班劳动，并应当在劳动时间内安排一定的休息时间；怀孕女职工在劳动时间内进行产前检查，所需时间计入劳动时间。

4. **产期** 女职工生育享受 98 天产假，其中产前可以休假 15 天；难产的，增加产假 15 天；生育多胞胎的，每多生育 1 个婴儿，增加产假 15 天。女职工怀孕未满 4 个月流产的，享受 15 天产假；怀孕满 4 个月流产的，享受 42 天产假。女职工产假期间的生育津贴，对已经参加生育保险的，按照用人单位上年度职工月平均工资的标准由生育保险基金支付；对未参加生育保险的，按照女职工产假前工资的标准由用人单位支付。女职工生育或者流产的医疗费用，按照生育保险规定的项目和标准，对已经参加生育保险的，由生育保险基金支付；对未参加生育保险的，由用人单位支付。

5. **哺乳期** 对哺乳未满 1 周岁婴儿的女职工，用人单位不得延长劳动时间或者安排夜班劳动。用人单位应当在每天的劳动时间内为哺乳期女职工安排 1 小时哺乳时间；女职工生育多胞胎的，每多哺乳 1 个婴儿每天增加 1 小时哺乳时间。

（曹永军）

第21章 妇产科诊疗技术及手术患者的护理

第1节 会阴切开缝合术

【**重点提示**】

（1）会阴切开缝合术常用方式有会阴侧切缝合术和会阴正中切开缝合术；

（2）会阴侧切时，通常采用阴部神经阻滞麻醉和局部皮下浸润麻醉；

（3）会阴切开缝合术后患者需保持外阴清洁、干燥，每日会阴冲洗2次，取切口对侧卧位以减少对切口的压迫。

　　会阴切开缝合术（episiotomy）是在分娩第二产程中，为避免会阴及盆底严重裂伤、减轻盆底组织对胎头的压迫、缩短第二产程、加速分娩常用的手术，常用的方式有会阴侧切缝合术（medio-lateral episiotomy）和会阴正中切开缝合术（median episiotomy）两种术式（图21-1）。

【**适应证**】

　　1. 会阴正中切开缝合术　适用于：①胎儿不大，估计体重小于3200g；②会阴体较长者；③接生技术熟练，估计不会发生会阴Ⅲ度裂伤者。

　　2. 会阴侧切缝合术　适用于：①胎儿较大，估计体重不低于3200g，不宜正中切开者；②因产妇或胎儿因素需迅速娩出胎儿者；③初产妇产钳、胎头吸引术或臀位助产术式的常规辅助切开术。

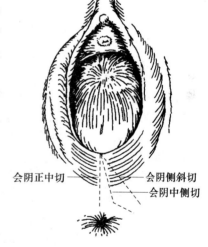

图21-1　会阴切开

　　3. 会阴切开时机　会阴切开时机取决于宫缩强度、产道和产程进展情况。正常阴道分娩时，应选择在胎儿双顶着冠、会阴体变薄时；手术助产辅助切开术时，估计切开后5～10分钟内胎儿可娩出时，可行会阴切开。切开过早，切口流血过多，切口暴露时间长，增加感染机会；切开过迟，往往会阴已发生裂伤，则失去了切开的意义。

【**禁忌证**】

（1）梗阻性难产不能经阴道分娩者。

（2）出血倾向难以控制。

（3）胎儿较小、前次分娩会阴完整的经产妇。

（4）死胎，或胎儿畸形严重，无存活可能者。

【**物品准备**】　产包1个，内有外层包皮、内层包皮、手术衣、产底单、腿套2条、腹单1

块、治疗巾 4 块、大棉块 1 块、脐带卷 1 个、胎盘盆 2 个、纱布若干。会阴切开包 1 个，内有弯盘 1 个、治疗碗 1 个、小药杯 1 个、巾钳 4 把、长穿刺针头 1 个、会阴切开剪 1 把、止血钳 2 把、线剪刀 1 把、有齿镊 1 把、持针器 1 把、带尾纱布 1 个及纱布若干。准备温开水、消毒液、会阴消毒包；产床上添加无菌手套、20ml 注射器 1 支、2％利多卡因（5ml/支）2 支、生理盐水、2-0 可吸收缝线、3-0/4-0 可吸收缝线或 1 号丝线 1 团；准备吸氧设备，缩宫素 20U，2ml 或 5ml 注射器 1 支，40％氯化高铁醇，新生儿棉被，新生儿吸痰管 1 根，负压吸引器，新生儿腕条，新生儿抢救设备、物品及药品等。

【麻醉方法】 通常采用阴部神经阻滞麻醉和局部皮下浸润麻醉（图 21-2）。通过麻醉可使切开及缝合过程中无痛，或疼痛感较轻微，便于产妇合作，使切开缝合术顺利完成。

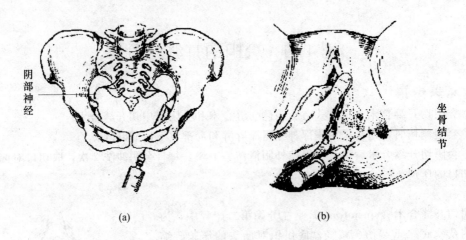

阴部神经

坐骨结节

(a)　　　　　　　　　　(b)

图 21-2　会阴侧切麻醉方法
(a) 阴部神经阻滞麻醉；(b) 皮下浸润麻醉

若行会阴左侧切开时，术者用 20ml 空针吸入 1％利多卡因 20ml，在左侧坐骨结节与肛门联线中点稍偏坐骨结节处进针，皮内注射形成小皮丘，接着术者左手中指、示指伸入阴道内并触及左侧坐骨棘，以此为定点，右手持针以水平方向向坐骨棘刺入，至针尖达坐骨棘内下 1cm 处，回抽无血液后，注入药液 10～15ml 以阻滞阴部神经，然后抽回长针至皮下，在左侧大、小阴唇及会阴体皮下做扇形封闭，注入药液 5ml。若行产钳术、臀牵引术等助娩手术时，应行双侧阻滞。

若行会阴正中切开时，术者可行会阴体正中局部浸润麻醉。

【操作方法】

1. 会阴侧切缝合术

(1) 会阴切开：会阴侧切左右均可，以左侧为宜。术者左手示、中两指伸入胎先露和阴道侧后壁之间以保护胎儿并指示切口的位置，右手持会阴切开剪置于选择的切口点处。切口点处一般选在会阴后联合处向左下方与正中线成 45°～60°的位置，剪刀与皮肤垂直，于宫缩时一刀全层剪开，切口长度一般 3～4cm，如有特殊情况可延长至 4～5cm。切开后用纱布压迫止血，若有活动性出血，特别是小动脉，应结扎或 "8" 字缝合止血（图 21-3）。

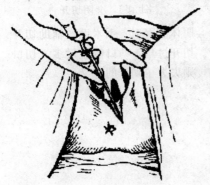

图 21-3　会阴侧切开

(2) 会阴缝合：胎盘娩出后应尽快缝合会阴。认真做好阴道检查，观察有无会阴裂伤，了解切口顶端位置及对侧情况。再次消毒会阴部，将带尾纱布塞入阴道暂时止血，暴露好切口。用 2-0 可吸收缝线连续缝合阴道黏膜层，第一针应超过切口顶端 0.5cm 处缝合，以防血肿，打结后线不剪断，不留死腔，连续缝合至处女膜环外侧打结。随后用同样线间断缝合肌层、皮下脂肪组织。最后用 3-0 或 4-0 可吸收缝线连续皮内缝合，第一针和最后一针在皮下打结并将线结埋在皮下，或用 1 号丝线间断缝合皮肤。在缝合过程中，坚持无菌操作，各层次应认真正确对合，适度拉紧缝线止血，以利于切口愈合（图 21-4）。

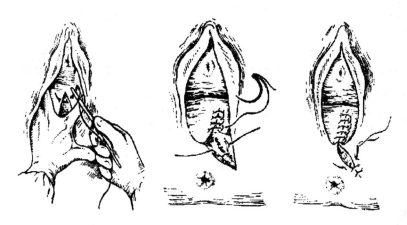

图 21-4　会阴侧切缝合

（3）术毕取出堵塞宫颈的带尾纱布，检查有无纱布遗留在阴道内，阴道黏膜是否平展，有无血肿、孔洞以及阴道口有无缩窄。常规肛查有无缝线穿过直肠黏膜，有则拆除重缝。

（4）术后适当给予抗生素预防感染。

2. 会阴正中切开缝合术　消毒后沿会阴后联合中线垂直切开 2～3cm。此法出血少，易缝合，但分娩过程中应注意避免会阴切口延长，造成会阴重度裂伤。其他步骤同会阴侧切缝合术。

【护理要点】

1. 术前准备

（1）术前向产妇讲解会阴切开术的目的、必要性及意义，取得产妇的配合。

（2）准备会阴切开缝合术的用物。

2. 术中护理

（1）密切观察产程进展，指导产妇正确运用腹压。

（2）巡回护士陪伴在产妇身旁，为产妇擦汗、喂水，给予安慰以消除其紧张心理。

（3）根据产妇及胎儿的具体情况，选择合适的方式并在最佳时机切开会阴。

（4）根据手术进展情况，巡回护士及时递送手术所需物品。

3. 术后护理

（1）会阴切开缝合术后为产妇更换会阴垫，注意保暖，为产妇提供易消化的食物和饮料，定时查看宫缩及阴道流血情况，观察 2 小时后无异常送回休养室。

（2）术后保持外阴清洁、干燥，及时更换会阴垫，每日会阴冲洗 2 次，排便后另行清洗。

（3）嘱产妇适当活动，取切口对侧卧位以减少对切口的压迫，左侧切者可右侧卧位，正中切开者体位可随意。

（4）术后加强护理巡视，注意观察外阴切口有无红肿、渗血、脓性分泌物及硬结等，发现异常情况及时通知医师对症处理。

（5）对外阴伤口肿胀、疼痛明显的患者，可用 50％硫酸镁湿热敷，并配合烤灯和理疗，促进伤口的愈合。

（6）用丝线间断缝合皮肤的产妇，会阴侧切伤口于术后 4~5 天拆线，正中切开伤口于术后第 3 天拆线。用可吸收线行切口皮肤连续皮内缝合的产妇则无需拆线。

【注意事项】

1．会阴侧切缝合术

（1）切开注意事项：①剪刀应与组织切开面垂直；②剪切时，左手指触顶伸入阴道的会阴切开剪左叶之剪尖，向产妇外下方挑起，以保证黏膜与皮肤切开长度一致；③注意止血；④若为手术助产则应在导尿术准备就绪后切开。

（2）缝合注意事项：①缝合时应使进针线与出针线夹角呈 90°以复原组织关系；②各层缝线进针部位应错开，减少进针数，保证组织血运，防止死腔发生，以利于缝线吸收。

2．会阴正中切开缝合术

（1）切开注意事项：切开时切勿损伤肛门括约肌；

（2）缝合注意事项：缝合黏膜和肌层时避免缝扎直肠黏膜。

第2节　人工剥离胎盘术

【重点提示】

（1）人工剥离胎盘术是指术者用手剥离并取出滞留在子宫腔内胎盘的手术。

（2）操作时严格执行无菌操作规程，动作轻柔，胎盘娩出后检查胎盘、胎膜是否完整，必要时应行刮宫术。

（3）术后观察产妇宫缩及阴道流血情况，监测患者体温、下腹疼痛及阴道分泌物情况，遵医嘱应用宫缩剂和抗生素。

【适应证】

（1）胎儿娩出后 30 分钟胎盘没有娩出者；

（2）胎儿娩出后，胎盘部分剥离引起子宫出血，按摩子宫底、给予宫缩剂或牵拉脐带等措施，胎盘没有完全剥离排出者。

【禁忌证】　胎盘植入。

【物品准备】　无菌手套 1 副，外阴消毒用物，导尿物品，宫缩剂，必要时麻醉药品和 5ml 注射器，急救药品等。

【操作方法】

1．麻醉　一般不需麻醉。若检查发现宫颈内口较紧者，应肌内注射阿托品 0.5mg 及哌替啶 100mg，必要时可全身麻醉。

2．操作步骤

（1）产妇取膀胱截石位，导尿排空膀胱，重新消毒外阴，术者更换无菌手套。

（2）术者将一手手指并拢呈圆锥状直接伸入宫腔，手掌面向着胎盘母体面，手指并拢以手掌尺侧缘缓慢将胎盘从边缘开始逐渐自子宫壁分离，另一手在腹部按压宫底（图 21-5）。待确认胎盘已全部剥离后方可取出胎盘。

（3）取出后立即肌内注射宫缩剂。

（4）立即检查胎盘、胎膜是否完整。

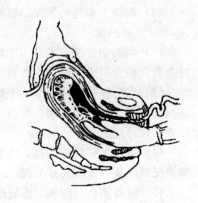

图 21-5　人工剥离胎盘

【护理要点】

1. 术前准备　术前向产妇说明行人工剥离胎盘术的目的，建立静脉通路并保持通畅，做好输血准备。

2. 术中护理　术中监测产妇生命体征，及时递送医师所需物品。

3. 术后护理

(1) 术后观察产妇子宫收缩及阴道流血情况，宫缩不佳时按摩子宫并遵医嘱应用宫缩剂；

(2) 术后监测患者有无体温升高、下腹疼痛及阴道分泌物异常，遵医嘱应用抗生素预防感染。

【注意事项】

(1) 严格执行无菌操作规程。

(2) 协助胎盘剥离过程中动作应轻柔，避免强行抠挖。当觉胎盘与子宫壁间无明显界限时要警惕胎盘植入的可能。

(3) 检查胎盘、胎膜是否完整，若有缺损应再次以手伸入宫腔清除残留胎盘及胎膜，但应尽量减少进入宫腔操作的次数，必要时应行刮宫术。

(4) 必要时术后复查 B 超，确定有无宫腔残留。

第 3 节　剖宫产术

【重点提示】

(1) 按照手术方式的不同，剖宫产术可分为子宫体部剖宫产术、子宫下段剖宫产术、腹膜外剖宫产术及剖宫产子宫切除术等几类，以子宫下段剖宫产术最为常用。

(2) 按照妇科腹部手术的护理对行剖宫产的患者进行术前准备、术中和术后护理。

剖宫产术（cesarean section）是指妊娠 28 周及以上，经腹切开子宫取出胎儿及其附属物的手术。近代医学的发展使剖宫产的安全性大大提高，手术率增高，替代了部分阴道助产和不必要的试产，降低了围生儿死亡率，但其与经阴道分娩相比，仍有出血多、腹部及子宫均留有瘢痕及不利于再次妊娠和分娩等缺点，而且产妇恢复慢，发生产后出血或感染的机会较多，故剖宫产必须掌握手术指征。

【适应证】

1. 产道异常　如骨盆狭窄或畸形、软产道阻塞。

2. 产力异常　如子宫收缩乏力经处理无效者。

3. 胎儿异常　如异常胎位、胎儿窘迫及巨大胎儿等。

4. 妊娠并发症及合并症　如前置胎盘、胎盘早剥及妊娠合并心脏病等。

5. 其他　珍贵儿、瘢痕子宫、生殖道修补术后及各种头盆不称等。

【禁忌证】

(1) 妊娠合并严重的内、外科疾患，如严重的心力衰竭、肺水肿、糖尿病昏迷、尿毒症、肝昏迷及水、电解质紊乱等；

(2) 胎儿异常、死胎、胎儿畸形、胎龄过小、体重过低；

(3) 宫腔、腹壁严重感染，子宫下段严重粘连；

(4) 不能保持剖宫产体位者。

【物品准备】　不同医院使用用物可不同。剖宫产手术用物可包括：直径不同的不锈钢盆和治疗碗若干，弯盘 2 个，小药杯 1 个，卵圆钳 4 把，巾钳 6 把，艾力斯钳 4 把，直止血钳 10 把，弯止血钳12把，蚊式血管钳2把，子宫钳8把，小无齿镊2把，大无齿镊2把，有齿镊2把，刀柄1把，组织剪1把，线剪刀2把，子宫剪1把，持针器2把，甲状腺拉钩2个，腹壁拉钩2个，耻骨上拉钩1个，压肠板1个，吸引器头3个，产钳2叶，刮匙1个；手术衣6件，双层剖腹单1块，治疗巾10块，纱布垫4块，纱布20块；护皮膜，敷料贴，5ml注射器1支，刀片，丝线及可吸收缝线，皮针，圆针，吸引器管1根，无菌手套6副，棉被，脐带卷，吸球1个，新生儿吸痰管1根，新生儿腕条；术前注射药物，消毒液，生理盐水，缩宫素，40%氯化高铁醇；麻醉用物及设备，吸氧设备，心电监护设备，负压吸引器，新生儿抢救设备、物品及药品等。

【麻醉方法】　以连续硬膜外麻醉为主，特殊情况用全身麻醉，也可局部麻醉和气体麻醉。

【操作方法】　按照手术方式的不同，剖宫产术可分为子宫体部剖宫产术、子宫下段剖宫产术、腹膜外剖宫产术及剖宫产子宫切除术等几类。其中子宫下段剖宫产术最为常用，故以其为例介绍剖宫产的操作方法。

（一）子宫下段剖宫产术

1. 概述　在妊娠期或临产后，于子宫下段切开子宫膀胱腹膜反折，下推膀胱，暴露子宫下段，在子宫下段前壁正中做横小切口，并钝性撕开10～12cm，取出胎儿和胎盘。此术式切口愈合好，与盆腔粘连的几率小，再次妊娠发生子宫破裂的机会少，是目前临床应用最广泛的术式。

2. 操作步骤

（1）准备：按妇科腹部手术进行术前准备，患者取平卧位或左侧倾斜15°～30°卧位，麻醉满意后，常规消毒腹部皮肤、铺巾。

（2）切开腹壁：选择腹部手术切口，可取下腹正中纵切口、中线旁纵切口或耻骨联合上2cm横切口，切口长12～15cm，逐层切开腹壁，打开腹膜进入腹腔。

（3）探查：检查子宫旋转情况、子宫下段形成情况、有无胎盘附着、胎先露位置等，协助摆正子宫位置。塞入生理盐水纱垫，保护肠管。

（4）剪开膀胱腹膜反折：于膀胱腹膜反折下约2cm处横行剪开一小口，向两侧剪开或撕开至长约12cm，用手指钝性分离子宫下段与腹膜反折间的疏松组织，下推膀胱，暴露子宫下段。

（5）切开子宫下段：在暴露的子宫下段上做一弧形横切口长约3cm，暴露出羊膜囊，用手指将切口向两侧撕至或用子宫剪剪至所需长度，切口长10～12cm。

（6）娩出胎儿：刺破羊膜，吸净羊水。术者以一手进入宫腔置于胎先露下方，另一手压挤宫底，协助娩出胎头，清除口、鼻腔羊水和黏液后，协助胎肩及胎体娩出。若为臀位则牵拉单足、双足或双手勾住髋关节协助胎体娩出，一手中指伸入胎儿口中，另一手置于胎儿颈部协助胎头娩出，清除口、鼻腔羊水和黏液。钳夹并切断脐带，将新生儿送台下处理。

（7）娩出胎盘：子宫体肌内注射缩宫素10U，同时静脉滴注缩宫素10U，以促进子宫收缩，等待胎盘自然娩出或协助胎盘娩出，随后用卵圆钳夹持干纱布擦拭宫腔两遍以清除宫腔内残留的胎膜和胎盘组织。台下医师检查胎盘、胎膜是否完整。

（8）缝合子宫：用1-0号可吸收缝线连续缝合子宫下段切口，检查无出血，用3-0或4-0可吸收缝线连续缝合膀胱腹膜反折。

（9）缝合腹壁：探查双附件情况，若无异常，清理腹腔积血，清点纱布、器械无误，关闭腹腔，逐层缝合腹壁切口，盖以无菌敷料。

（10）清理阴道积血：消毒外阴后用右手伸入阴道，左手按摩子宫并下压宫底，清除生殖道积血。

（二）子宫体剖宫产术

在子宫体正中做纵行切开。手术方法较易掌握，可用于妊娠期的任何时间。但术中出血多，术后易与周围脏器粘连，再次妊娠、分娩时发生子宫破裂的几率较高。此手术仅用于急于娩出胎儿或不能在子宫下段进行手术者。

（三）腹膜外剖宫产术

经腹膜推开膀胱，暴露子宫下段后切开子宫取出胎儿的手术。由于该术式较子宫下段剖宫产术困难、复杂，手术开始至胎儿娩出所需的时间较长，尤其膀胱腹膜反折分离得不充分，使子宫切开不够大，胎头高浮或深嵌时，容易发生捞取胎头困难；还可能导致子宫切口撕裂出血以及损伤膀胱和输尿管等并发症。但其具有腹腔外操作，术后反应小、肠蠕动恢复较快及腹痛较轻等优点。

（四）剖宫产子宫切除术

剖宫产娩出胎儿和胎盘后立即行子宫切除术，此术式适用于胎盘早剥、羊水栓塞所致的子宫胎盘卒中、宫缩乏力所致的大出血或合并子宫感染等情况。

【**护理要点**】

1. 术前准备

（1）术前医师向患者和家属交待病情，签署手术同意书。护士可针对患者的心理特点进行相应的心理护理，消除其紧张、恐惧情绪，使其积极配合，确保手术顺利进行。

（2）术前配合患者妊娠并发症或合并症的治疗，协助完善相关检查。

（3）术前 2 小时禁用呼吸抑制剂、镇静剂以及抗凝剂等。

（4）择期手术的产妇，术前 1 日予地西泮 5mg 口服；急症手术的产妇，术前半小时肌内注射苯巴比妥钠 0.1g、阿托品 0.5mg，以稳定情绪、减少术中腺体分泌。

（5）术前备皮范围上至剑突下，下至大腿上 1/3 前内侧及外阴部，两侧至腋中线，阴毛及汗毛应剃干净，并用湿毛巾擦洗，注意操作时勿损伤皮肤。

（6）术前采血，确定血型并做交叉配血准备，根据病情准备足够的血量，并签署输血同意书。

（7）术前需留置导尿管，注意无菌操作，以防感染致泌尿系统炎症。导尿管插入的长度要适宜，晚期妊娠孕妇，由于子宫增大，使膀胱向腹腔方向推移，同时孕妇常因体内激素的作用及增大的子宫压迫下腔静脉，使盆底组织疏松、充血和水肿，尿道相对延长，对这种情况，尿管插入深度需达 8～10cm，否则常使导尿效果不佳，甚至失败。

（8）择期手术者，术前 4～6 小时禁食、水。

（9）做好新生儿复苏和抢救的准备，必要时联系新生儿科医师协助抢救。

2. 术中护理

（1）器械护士准备好剖宫产手术用物，并确定是否处于完好备用状态；

（2）巡回护士协助麻醉医师为患者进行麻醉，摆好体位，完成静脉穿刺；

（3）在手术开始前巡回护士与器械护士核对手术台上的用物，在手术过程中器械护士配合医师操作，巡回护士根据手术需要及时补充术中用物；

（4）胎儿娩出后，巡回护士配合医师处理新生儿并做好相关记录；

（5）关腹前后巡回护士与器械护士再次核对器械和敷料；

（6）手术完毕后器械护士处理手术用物，巡回护士测量患者生命体征并将患者送回病房监护室。

3. 术后护理

（1）术后将患者安置适宜房间，护士需了解术中情况，观察病情有无异常变化。硬膜外麻醉患者术后平卧 6 小时，术后 24 小时改半卧位，以利恶露排出。

（2）术后关心、体贴产妇，态度和蔼，耐心、细致地进行各种治疗和护理操作；帮助情况允许的产妇开展早吸吮。

（3）测量体温、脉搏、呼吸、血压并观察产妇的精神、意识等情况。血压每 15～30 分钟测量 1 次，至病情稳定后改为每 1～2 小时测量 1 次，并记录。体温、脉搏和呼吸每 4 小时测量 1 次并记录。由于手术创伤的反应，术后产妇的体温可略升高，一般不超过 38℃，称术后吸收热，属正常范围，手术后 1～2 天逐渐恢复正常，不需特殊处理；如术后体温持续升高不退或手术后 3 天出现发热，应引起重视，寻找发病原因，观察伤口有无感染或合并其他并发症，必要时给予抗生素控制感染。

（4）术后观察伤口有无出血、渗血、渗液、敷料脱落及感染的征象，如有异常应给予相应的处理；留置导尿管者应将引流管固定在床边，防止滑动牵拉导尿管，尿袋的安放应确保尿液向下流，避免逆流。持续导尿者会阴护理每日 2 次，预防泌尿系统感染。一般剖宫产术后 24 小时即可拔除尿管，拔管后鼓励产妇下床排尿，防止尿潴留，必要时用诱导排尿法处理。

（5）术后注意观察子宫收缩及阴道流血情况，判断有无宫缩乏力导致阴道严重流血，正确估计出血量，必要时给予缩宫素以维持子宫良好的收缩状态。

（6）术后遵医嘱补液及应用抗生素 2～3 天。腹部切口缝线一般于术后 5～7 天拆除，若使用可吸收缝线则不用拆线。

（7）术后禁食 6 小时，以后根据情况可进流质饮食，这有利于肠蠕动及早恢复，避免引起肠麻痹、肠粘连，注意忌食甜食等产气食物，防止肠胀气。等胃肠功能恢复、肛门通气后，可给予半流质饮食或恢复正常饮食。

（8）鼓励产妇术后早下床活动，逐渐增加活动范围及活动量，这可促进全身功能恢复，利于伤口愈合，促进肠蠕动，防止腹胀和肠粘连等，并预防肺部并发症的发生。鼓励产妇咳嗽排痰，这利于肺的扩张和分泌物的排出。

（9）术后母婴同室，给予母乳喂养技术指导，宣传母乳喂养的好处，坚持纯母乳喂养 4～6 个月。

（10）出院时告知患者保持外阴清洁；加强营养，鼓励母乳喂养；注意观察恶露的性状；坚持做产褥保健操，促进身体恢复；产后 42 天携婴儿门诊复查；产褥期内禁性生活，产褥期满后需采取避孕措施；剖宫产术后避孕 2 年。

【注意事项】

（1）子宫切口不宜过小以免影响胎儿娩出，亦不宜过长以免损伤子宫动脉造成出血、血肿；

（2）娩出胎头后要尽快清除口、鼻腔羊水和黏液以免误吸；

（3）缝合子宫切口后仔细检查，避免出血导致血肿形成；

（4）术中要探查双侧附件有无异常；

（5）术后发现宫缩乏力者应及时给予促宫缩治疗，避免产后出血。

第 4 节　胎头吸引术

【重点提示】

（1）胎头吸引器胎头端应置于胎头顶部，避开囟门处；牵引时用力均匀，吸引时间一般 10～15 分钟，宫缩次数在 5 次以内；牵引过程若有滑脱可重新放置吸引，但不超过 2 次。

（2）使用胎头吸引器助产时，当胎头双顶径越过骨盆出口时，指导产妇避免用力增加腹压。术后检查软产道，并遵医嘱应用宫缩剂和抗生素。

（3）新生儿护理时需注意观察头皮产瘤、有无头皮血肿、头皮损伤及颅内出血征象，新生儿静卧 24 小时，3 天内禁止洗头，并遵医嘱肌内注射维生素 K_1 10mg。

胎头吸引术（vacuum extraction）是将特制的胎头吸引器（图 21-6）置于胎头上，形成负压后吸住胎头，通过牵引协助胎儿娩出的手术。常用的胎头吸引器有金属锥形、金属牛角形、金属扁圆形及硅胶喇叭形等。胎头吸引器基本构造均是由胎头端、牵引柄和吸引管 3 部分组成。负压形成方法有手抽、脚踏吸引法，自动电吸引法和负压瓶吸引法等。

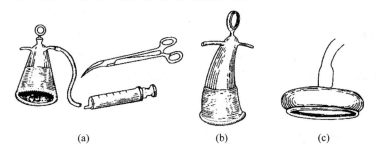

(a)　　　　　　　　　　(b)　　　　　　　(c)

图 21-6　常用的胎头吸引器
(a) 直形空筒胎头吸引器；(b) 牛角形空筒胎头吸引器；(c) 金属扁圆形胎头吸引器
（引自：郑修霞 . 妇产科护理学 [M]. 5 版 . 北京：人民卫生出版社，2012.）

【适应证】
（1）产妇患有某些疾病需要缩短第二产程者，如合并心脏病、妊娠期高血压疾病等。
（2）第二产程延长者，如宫缩乏力、胎位异常等。
（3）有剖宫产史或子宫有瘢痕，分娩时不宜过分用力者。
（4）除外重度胎儿窘迫，需立即结束分娩者。
（5）胎头吸引术必备条件：无头盆不称；存活胎儿、顶先露；宫口已开全；双顶径已达坐骨棘平面以下，先露部已达盆底；胎膜已破者，若未破膜可先行人工破膜再行手术。

【禁忌证】
（1）头盆不称、胎位异常（如横位、颜面位、额位、臀位）。
（2）产道畸形、阻塞、子宫颈癌。
（3）子宫脱垂手术后，尿瘘修补术后。

【物品准备】　除与会阴切开缝合术相同外，另备胎头吸引器 1 个，注射器（50ml 或 100ml）1 支或电动负压吸引器，一次性吸引管 1 根，止血钳 2 把，导尿管，消毒液状石蜡等。

【操作方法】

（一）术前准备
（1）签署手术知情同意书。
（2）检查装置是否完整无损，连接部位是否正确，负压是否能调整到所需程度，是否漏气。
（3）产妇取膀胱截石位，常规消毒、铺巾，导尿排空膀胱。
（4）阴道检查，了解宫颈扩张程度、胎头下降情况、胎位情况及骨盆有无异常。胎膜未破者予以破膜。
（5）行单侧或双侧阴部神经阻滞麻醉。
（6）行会阴侧切术。
（7）做好新生儿抢救的准备。

(二) 操作步骤

1. **放置胎头吸引器** 将胎头吸引器胎头端外面涂消毒液状石蜡。术者左手分开小阴唇，以示、中指掌侧向下撑开阴道后壁，右手持胎头吸引器将头端下缘向下压，随左手示、中指伸入阴道后壁，接着左手示、中指掌面向上，拨开阴道右侧壁，使头端该侧滑入阴道内，继而左手示、中指向上提拉阴道前壁，使头端上缘滑入阴道，最后用左手示、中指撑起阴道左侧壁，使头端完全滑入阴道内并与胎头顶部紧贴。

2. **检查胎头吸引器** 术者用一手扶持吸引器并稍向内推压，另一手示、中指伸入阴道，沿吸引器头端口与胎头衔接处触摸 1 周，将压入头端口径范围内的阴道壁和宫颈组织推出。同时调整胎头吸引器横柄使之与胎头矢状缝一致，作为胎头旋转的标记。

3. **抽吸空气、形成负压** 调节电动负压吸引器，使负压在 $26.7\sim40$kPa（$200\sim300$mmHg）；或术者扶住胎头吸引器，助手用注射器分次缓慢地抽出胎头吸引器内空气 $150\sim200$ml，使之形成负压，用止血钳夹紧吸引管，取下注射器，等待 $2\sim3$ 分钟，使吸引器与胎头吸牢。

4. **牵引与旋转胎头吸引器** 静待数秒钟使胎头形成产瘤，可先试牵引胎头吸引器，若无漏气再进行牵引。在宫缩产妇屏气时，沿产轴方向牵引，边牵引边将胎头旋转至正枕前位，使胎头按分娩机制俯屈、内旋转、仰伸娩出。

5. **取下胎头吸引器** 胎头娩出后，撤去负压吸管或松开止血钳，等胎头吸引器内负压消失后，取下胎头吸引器，继续按分娩机制娩出胎儿。

【护理要点】

(一) 产妇护理

1. 术前准备

(1) 术前向产妇介绍胎头吸引术助产的目的、方法和意义，征得产妇及家属同意后方可使用；

(2) 准备胎头吸引器助产的用物。

2. 术中护理

(1) 牵引过程中，指导产妇与医师密切配合。当胎头双顶径越过骨盆出口时，指导产妇避免用力增加腹压。

(2) 术中严密观察宫缩和胎心变化，及时给予产妇吸氧和能量补充。

(3) 巡回护士陪伴在产妇身旁，给予安慰以消除其紧张心理。

3. 术后护理

(1) 术后仔细检查软产道，若有裂伤需按解剖结构及时缝合；

(2) 分娩结束后产妇需在产房观察 2 小时，注意监测其生命体征、宫缩及阴道流血情况。

(3) 术后遵医嘱应用宫缩剂和抗生素，以预防产后出血和感染。

(二) 新生儿护理

(1) 密切观察新生儿头皮产瘤位置、大小及有无头皮血肿、损伤及颅内出血征象；

(2) 观察新生儿面色、反应、肌张力等，并做好新生儿抢救的准备；

(3) 新生儿静卧 24 小时，避免搬动，3 天内禁止洗头；

(4) 新生儿处理好后，遵医嘱肌内注射维生素 K_1 10mg。

【注意事项】

(1) 严格掌握适应证；

(2) 胎头吸引器胎头端应置于胎头顶部，避开囟门处；

(3) 吸引时间一般 $10\sim15$ 分钟，宫缩次数在 5 次以内；

（4）牵引过程若有滑脱可重新放置吸引，但不超过2次；2次失败应立即改用产钳助娩或剖宫产；

（5）牵引时用力均匀，一般不超过3～4kg，避免用力过大；牵引时保持胎头吸引器口径与胎头附着处始终成一垂直平面，切忌左右摇晃以免漏气；助手应保护会阴；

（6）胎方位为枕横位者，须转正后再行牵引。若为枕后位，胎头已较低，不易转成枕前位时，可按枕后位分娩机制直接牵引，但应注意保护会阴，会阴切开应大些，避免引起会阴Ⅲ度裂伤；

（7）产程较长、早期破膜、阴道操作次数多者，应加用抗生素预防感染。

第5节　产　钳　术

【**重点提示**】

（1）根据胎头双顶径和胎头先露的位置，产钳可分为出口产钳、低位产钳、中位产钳和高位产钳4类。

（2）每副产钳包括左、右两叶，每叶产钳均由钳匙（钳叶）、钳胫、钳锁和钳柄4部分组成，并有胎头弯和骨盆弯两个弯度。

（3）放置产钳时先放左叶再放右叶，放置位置为一侧胎头的胎耳与眼眶之间。放置正确，产钳两叶可在锁扣处顺利扣合。撤产钳时先取右叶再取左叶。

（4）术中指导产妇配合宫缩正确运用腹压。新生儿护理内容同胎头吸引术。

产钳术（obstetrical forceps delivery）是指用产钳（图21-7）固定胎头并向外牵引协助娩出胎儿的手术，偶也可用于臀位后出胎儿头的助娩。每副产钳由左、右两叶组成，持于术者左手并放于产妇骨盆左侧的是左叶，右手握持并放于产妇骨盆右侧的是右叶。每叶产钳均由钳匙（钳叶）、钳胫、钳锁和钳柄4部分组成，并有胎头弯和骨盆弯两个弯度。胎头弯内凹外凸，折合后中间留大孔，适合胎头两侧曲线，便于保护胎头；骨盆弯指钳匙向上弯，上面凹，下面凸，以适合产道和骨盆轴曲线，以免损伤软产道。在钳锁处，左叶在下，右叶在上，两叶合拢时，两柄完全靠拢。

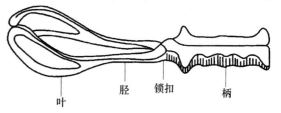

叶　　胫　锁扣　柄

图21-7　产钳

（引自：王席伟. 助产学［M］. 北京：人民卫生出版社，2011.）

根据胎头双顶径和胎头先露的位置，产钳可分为：①出口产钳，指胎头双顶径达骨盆底，先露部在阴道口；②低位产钳，指胎头双顶径达坐骨棘水平以下，先露部达骨盆底，胎头矢状缝在骨盆出口前后径上；③中位产钳，指胎头双顶径已入盆，先露部已达坐骨棘水平；④高位产钳，指胎头双顶径未入盆，先露部入盆或未入盆。目前临床仅出口产钳术和低位产钳术较常用。

【**适应证**】

（1）同胎头吸引术适应证的第1～4项。

（2）胎头吸引术失败，经阴道检查属出口、低位产钳分娩者，否则改剖宫产。

（3）臀位后出头困难者、剖宫产娩胎头困难者。

（4）产钳术的必备条件：无明显的头盆不称；胎头必须已入盆；宫口必须已开全；已破膜及胎儿存活者。

【禁忌证】

(1) 同胎头吸引术;

(2) 严重胎儿窘迫,估计短时间内不能结束分娩者;

(3) 确定死胎、胎儿畸形者,应尽可能采用穿颅术或毁胎术,以免损伤软产道。

【物品准备】 除与会阴切开缝合术相同外,另备无菌产钳 1 副,卵圆钳 2 把,阴道拉钩 1 对,导尿管,消毒液状石蜡,坐凳等。

【操作方法】

(一) 术前准备

(1) 签署手术知情同意书;

(2) 产妇取膀胱截石位,常规消毒、铺巾,导尿排空膀胱;

(3) 阴道检查,明确手术条件和胎方位;

(4) 行双侧阴部神经阻滞麻醉;

(5) 行会阴侧切术;

(6) 做好新生儿抢救的准备;

(7) 检查产钳扣合是否良好、内缘是否光滑。

(二) 操作步骤

1. **手转胎头** 术者徒手旋转胎头至枕前位,当旋转至枕前位确有困难时,亦可顺势转成枕后位。

2. **放置产钳左叶** 将胎头旋转至满意位置后,术者先用消毒液状石蜡润滑双手及左、右钳叶外面。术者右手手掌或右手示、中指伸入胎头和阴道左侧壁之间,左手以执笔式持产钳左叶钳柄,使钳叶垂直,凹面向前,将左叶沿右手掌面滑入右手掌与胎头之间,使钳匙置于胎头左侧胎耳与眼眶之间,右手撤出,钳柄顺应由垂直位转成水平位,由助手固定左叶的位置。

3. **放置产钳右叶** 左手伸入胎头和阴道右侧壁之间,在已置产钳左叶的上方,右手持产钳右叶用同样的方法将右叶钳匙置于胎头右侧胎耳与眼眶之间。

4. **产钳合拢** 产钳两叶位置放置正确,两叶在锁扣处顺利扣合,两钳柄内面自然贴拢。若不能恰好扣合,可移动钳柄使锁扣扣合,若仍不能合拢,应核对胎位,调整产钳位置,必要时撤除产钳重新放置。产钳扣合后立即听胎心。

5. **复查钳叶位置** 术者伸手入阴道,复查胎位、矢状缝是否在产钳两叶中间,确保产钳没有夹住宫颈或脐带。

6. **试牵产钳** 牵引前先进行试牵引。术者取坐位,右手掌面向下并用示、中指握住钳柄横突,左手在右手手背上,用示指或中指尖抵住胎头,进行牵引。若左手指尖离开胎头,表示产钳向外滑脱,应查明原因再进行牵引。若左手指尖随产钳下降未离开胎头,表示位置正确,可进行正式牵引。

7. **牵引** 术者一手掌面向上,示、中指在钳柄下面勾住钳柄,另一手掌面朝下,示、中指在钳柄上面勾住钳柄,于宫缩时沿产道轴向外、向下牵引。当胎头枕骨露出耻骨弓时再慢慢上抬产钳,使胎头仰伸。牵引过程中助手注意保护会阴。

8. **撤出产钳** 当胎头额部娩出、双顶径越过骨盆出口时,即松解产钳并慢慢取下,先取右叶,再取左叶。随后继续按分娩机制娩出胎儿。

9. **术后检查** 待胎盘娩出后仔细检查宫颈及阴道有无裂伤。用阴道拉钩撑开阴道,用两把卵圆钳交替夹持宫颈的游离唇边缘,顺序检查 1 周,若有裂伤立即缝合,然后进行会阴侧切缝合。

【护理要点】

1. 产妇护理

(1) 术前准备

1) 术前向产妇介绍产钳术的目的、方法和意义，征得产妇及家属同意后方可使用；

2) 术前备好产钳术所需的物品，如适用的产钳、灯光、术者坐凳及新生儿抢救物品等。

(2) 术中护理

1) 术中指导产妇配合宫缩正确运用腹压。

2) 术中严密观察宫缩和胎心变化，及时给予产妇吸氧和能量补充。陪伴在产妇身旁，为下肢麻木和肌痉挛的产妇做局部按摩。

(3) 术后护理：术后产妇护理内容同胎头吸引术。

2. 新生儿护理　新生儿护理内容同胎头吸引术。

【注意事项】

(1) 严格掌握产钳术的适应证。

(2) 阴道检查是施行产钳术的重要步骤。

(3) 放置产钳前必须认真查清胎位。

(4) 放置产钳时注意轻轻滑入，以防损伤胎儿面部。

(5) 产钳扣合后要检查囟门位置或矢状缝，以确定产钳放置正确。

(6) 牵拉时要肘部屈曲使用臂力，且用力平稳，不可上下左右摇摆。术者与助手相互配合，于宫缩期进行牵引，宫缩间歇期应松开产钳，以减少胎头受压。

(7) 当胎头仰伸时动作要轻，以免损伤胎儿头面部；撤掉产钳时动作也需轻柔，顺序与上产钳顺序相反。

(8) 胎盘娩出后全面检查软产道是否裂伤，必要时进行修补。

第6节　经腹羊膜腔穿刺术

【重点提示】

(1) 经腹羊膜腔穿刺术可用于产前诊断和治疗。产前诊断者，宜在妊娠16～22周进行。胎儿异常引产者，宜在妊娠16～26周内进行，必要时也可用于晚期妊娠。

(2) 穿刺针经过腹壁和子宫肌壁进入羊膜腔，穿刺时勿伤及胎盘，每次手术操作最多不超过2次。

(3) 穿刺后嘱孕妇术后当天多休息，观察穿刺部位有无渗液，监测胎心和胎动变化。

经腹羊膜腔穿刺术（amniocentesis）是指在妊娠中晚期用穿刺针经过腹壁和子宫肌壁刺入羊膜腔抽取羊水，供临床分析、诊断或注入用于治疗的药物或液体的手术。

【适应证】

1. 产前诊断　①需行胎儿染色体核型分析、明确胎儿性别，以诊断或估计胎儿遗传病可能，如孕妇曾生育遗传病患儿、夫妻或亲属患遗传性疾病、近亲婚配、孕妇年龄超过35岁、孕早期应用可能致畸药物或接触大量放射线等；②羊水生化测定，如怀疑胎儿神经管缺陷需要测AFP、孕37周前因高危妊娠引产需要了解胎儿成熟度、疑母儿血型不合等；③羊膜腔造影以显示胎儿体表有无畸形、肠管是否通畅；④胎儿生长受限的监测及宫内状况评估。

2. 治疗　①胎儿异常或死胎需做羊膜腔内注药引产终止妊娠；②必须短期内终止妊娠但胎

肺未成熟需向羊膜腔内注入肾上腺皮质激素以促胎肺成熟；③胎儿溶血性贫血需宫内输血治疗；④羊水过多，胎儿无畸形，妊娠未足月，孕妇压迫症状明显需放出适量羊水以改善症状及延长孕周，提高胎儿存活率；⑤羊水过少，胎儿无畸形，可间断向羊膜腔内注入适量生理盐水以预防胎盘和脐带受压，减少胎肺发育不良或胎儿窘迫；⑥胎儿生长受限者，可向羊膜腔内注入氨基酸等促进胎儿发育。

【禁忌证】

1. 用于产前诊断时的禁忌证　①孕妇曾有流产先兆；②术前 24 小时内两次体温在 37.5℃ 以上；③穿刺部位皮肤感染。

2. 用于羊膜腔内注射药物引产时的禁忌证　①心、肝、肺、肾疾患在活动期或功能严重异常；②各种疾病的急性阶段；③生殖道急性炎症；④术前 24 小时内两次体温在 37.5℃ 以上；⑤穿刺部位皮肤感染。

【物品准备】　无菌腰椎穿刺针 1 个，弯盘 1 个，长镊子 2 把，无菌洞巾 1 块，棉球，纱布 4 块，20ml 注射器 1 支，无菌手套 1 副，消毒液，可备局麻药，标本瓶 1 个，胶布等。

【操作方法】

（一）术前准备

1. 穿刺时间　产前诊断者，宜在妊娠 16～22 周进行，此时子宫已超出盆腔，轮廓清楚，羊水量相对较多，达到 180～200ml，易于抽取，不易伤及胎儿，且羊水中活细胞比例较高，培养成功率高。胎儿异常引产者，宜在妊娠 16～26 周内进行，必要时也可用于晚期妊娠。

2. 穿刺部位

（1）徒手穿刺：主要用于引产者。方法是助手固定子宫，术者在宫底下 2 横指正中线上或正中线两侧旁开 2～3cm 选择囊性感明显且有胎儿肢体浮动的一侧作为穿刺点。若失败可在 B 型超声实时引导下做第 2 次穿刺。

（2）B 型超声实时引导穿刺：主要用于产前诊断及宫内治疗。穿刺前先用 B 型超声了解胎盘位置、羊水暗区和胎儿情况，然后在 B 型超声实时引导下穿刺。穿刺时避开胎盘，选择羊水量相对较多的暗区进行。

（3）中期妊娠引产术前准备：进行全身检查和妇科检查，完善相关辅助检查，如血尿常规、凝血功能、阴道分泌物检查、肝肾功能、心电图等。

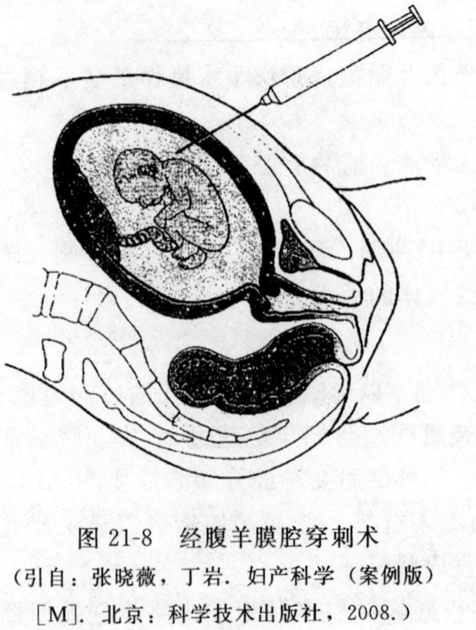

图 21-8　经腹羊膜腔穿刺术
（引自：张晓薇，丁岩. 妇产科学（案例版）
[M]. 北京：科学技术出版社，2008.）

（二）操作步骤

（1）孕妇排空膀胱后取仰卧位，腹部皮肤以穿刺点为中心向外围扩大常规消毒，铺无菌洞巾；

（2）穿刺点可用 0.5％利多卡因行局部浸润麻醉；

（3）用无菌腰椎穿刺针垂直刺入腹壁，穿刺阻力第 1 次消失表示进入腹腔，继续进针又有阻力表示进入子宫壁，阻力再次消失表示进入羊膜腔（图 21-8）；

（4）拔出穿刺针芯即有羊水溢出，用 20ml 注射器抽取所需羊水量或直接注入药物；

（5）穿刺结束后将针芯插入穿刺针内，迅速拔针，用无菌纱布覆盖腹部穿刺点，加压 5 分钟后用胶布固定。

【护理要点】

（1）术前向孕妇及其家属说明此项操作的目的和过程，使他们积极配合。

（2）根据羊膜腔穿刺的目的做好术前准备，术中严格执行无菌操作规程。穿刺与拔针前后，应注意观察孕妇有无呼吸困难、发绀等异常情况，警惕发生羊水栓塞的可能。

（3）嘱孕妇术后当天减少活动，多休息。观察穿刺部位有无渗液，监测胎心和胎动变化，若有异常，立即通知医师处理。

【注意事项】

（1）穿刺针应细，进针不可过深过猛，尽可能 1 次成功，每次手术操作穿刺最多不超过 2 次。

（2）穿刺前应明确胎盘位置，勿伤及胎盘。若伤及胎盘，羊水可能经穿刺孔进入母体血液循环而发生羊水栓塞。

（3）羊膜腔穿刺若抽不出羊水，可能是羊水中的有形物质阻塞针孔，可把针芯重新插回穿刺针内、改变穿刺针的方向或穿刺针深度稍加调整即可抽出羊水。若抽出血液，出血可能来自腹壁、子宫壁、胎盘或胎儿血管，应立即拔出穿刺针并压迫穿刺点，腹带包扎，同时听取胎心率，确定胎心率正常后可 1 周后再行穿刺。若羊水过少，不要勉强操作，以免误伤胎儿。

第 7 节　宫颈细胞学检查

【重点提示】　宫颈细胞学检查可采用宫颈刮片或宫颈管涂片获取标本，检查结果主要分为分级诊断（巴氏 5 级分类法）和描述性诊断（TBS 分类法）两种。

临床上通过检查女性生殖道脱落的上皮细胞形态，早期诊断生殖器肉眼不易发现的恶性肿瘤及测定女性激素水平。女性生殖道脱落细胞以阴道上段、宫颈阴道部的上皮细胞为主。宫颈细胞学检查临床较常用，是 CIN 和早期宫颈癌筛查的基本方法。此方法简便、经济、实用，细胞学筛查工作的开展有效地降低了宫颈癌的死亡率。但必须指出，该检查发现恶性细胞只能作为初步筛查，不能定位，需行组织学检查才能确诊。

【适应证】

1. 宫颈炎症

2. 宫颈癌筛查　30 岁以上的妇女每年检查 1 次。

3. 怀疑宫颈管或宫颈内恶性病变者

4. 观察治疗效果　如肿瘤切除后观察有无复发。

【禁忌证】

（1）月经期；

（2）生殖器官急性炎症。

【物品准备】　阴道窥器 1 个，宫颈刮片（木质刮板）2 个或宫颈刷 1 个，装有固定液（95% 乙醇）的标本瓶 1 个或含有细胞保存液的特制小瓶 1 个，玻片 2 张，棉签、棉球等。

【操作方法】

1. 宫颈刮片　宫颈刮片是目前筛查早期宫颈癌最简便、有效的诊断方法。在充分暴露宫颈外口后，将木质铲形小刮板在宫颈外口鳞-柱状上皮交界处，以宫颈外口为圆心，轻轻旋转 1 周，刮取该处的黏膜及分泌物。将取下的分泌物均匀地涂在玻片上，然后放入装有固定液的标本瓶中，取出后用巴氏染色法染色。若阴道分泌物过多，可先用无菌干棉球轻轻擦拭黏液，再刮取标本。该法获取细胞数目不全面，制片较粗劣，故多推荐涂片法。

2. 宫颈管涂片　先将宫颈表面分泌物拭净，用小戟式刮板进入宫颈管内，轻刮 1 周后取出做涂片，或将特制的细胞毛刷置于宫颈管内，达宫颈外口上方10mm左右，在宫颈管内旋转360°后取出，旋转细胞刷将附着于其上的细胞均匀地涂于玻片上立即固定或洗脱于细胞保存液中。除传统法涂片外，还可采用液基薄层细胞学技术，即去掉涂片上的杂质，直接制成观察清楚的薄层涂片。目前有两种设施：①TCT系统：1996年获美国FDA通过并应用于临床。将刮取宫颈脱落细胞的毛刷放入含有细胞保存液的特制小瓶中，在小瓶中搅动数十秒钟，再通过过滤器过滤后，将标本中的杂质分离，将滤后的上皮细胞制成直径为20mm薄层细胞于玻片上，95％乙醇固定，巴氏染色、封片。由细胞学专家人眼在显微镜下阅片，按TBS（the Bethesda system）分类法作出诊断报告。本设备每次只能处理一份标本，并在制成超薄片后再染色。②LCT系统：1999年获美国FDA通过并应用于临床。将刮取宫颈脱落细胞的毛刷取下，放在含有细胞保存液的小瓶中数小时，使毛刷中大部分细胞转移到保存液中，将收集的细胞保存液通过比重液离心后，使标本中的黏液、血液和炎性细胞分离，收集余下的上皮细胞制成直径为13mm超薄层细胞于玻片上。此法可同时处理48份标本，并在全自动制片过程中同时完成细胞染色。此技术使细胞学专家阅片范围缩小、阅片时间缩短、更容易观察每个视野，从而提高对低度以上病变的诊断率。

【检查结果及临床意义】　宫颈细胞学检查结果主要分为分级诊断和描述性诊断两种。临床常用的分级诊断是巴氏5级分类法，近年来更推荐应用TBS分类法及其描述性诊断。

(一) 巴氏五级分类法

其标准如下：

(1) 巴氏Ⅰ级：正常。为正常阴道细胞涂片。

(2) 巴氏Ⅱ级：炎症。细胞核普遍增大、淡染，或有双核，有时染色质稍多，可见核周晕或胞质内空泡。

(3) 巴氏Ⅲ级：可疑癌。主要是核异质，表现为核大深染、核形不规则或双核。

(4) 巴氏Ⅳ级：高度可疑癌。细胞有恶性特性，但在涂片中恶性细胞较少。

(5) 巴氏Ⅴ级：癌。具有典型的多量癌细胞。

(二) TBS分类法

为使细胞学的诊断与组织病理学术语一致并与临床处理密切结合，1988年美国制定了阴道细胞TBS命名系统。国际癌症协会于1991年对宫颈/阴道细胞学的诊断报告正式采用了TBS分类法，2001年再次修订。与巴氏分类法相比，TBS分类法改良了如下3方面：将涂片制作质量作为细胞学检查结果报告的一部分；对病变的必要描述；给予细胞病理学诊断并提出治疗建议。TBS报告方式及内容包括：

1. 核对报告单填写内容　受检者姓名、年龄、末次月经时间、简要健康史、病案号和细胞学号等。

2. 标本满意度评估　首先应确定标本类型，是常规巴氏涂片、液基薄片（ThinPrep或Autocyte）还是其他类型。为提供一个明确的标本质量满意度提示，2001年TBS对标本满意度评估分为满意和不满意两大类。

3. 细胞学诊断　总体分类：未见上皮内病变细胞或恶性细胞（negative for intraepithelial lesion or malignancy，NILM）、其他（宫内膜细胞出现在40岁以后妇女涂片中）和上皮细胞异常。

(1) 未见上皮内病变细胞或恶性细胞

1) 病原体：①滴虫：呈梨形、卵圆形或圆形，直径$15\sim30\mu m$，一般见不到鞭毛。②假丝酵母菌：多数由白色假丝酵母菌引起，其余是由其他真菌引起。涂片中可见假菌丝和孢子及上皮细胞被菌丝穿捆。③细菌：正常情况下乳酸杆菌是阴道的主要菌群。在细菌性阴道病，菌群发生转变，涂片中有明显的球杆菌而无乳酸杆菌，出现线索细胞。此外还可见放线菌，多见于使用宫内节育器的妇女。④单纯疱疹病毒：感染生殖道的主要是疱疹Ⅱ型病毒。被感染细胞核增大，可以是单核或镶嵌的多核，核膜增厚、核呈"磨玻璃"样改变。核内可出现嗜酸性包涵体，包涵体周围常有空晕或透明带环绕。⑤衣原体：细胞学对衣原体诊断的敏感性和可重复性有争议，有更特异的检查方法，如培养、酶联免疫和 PCR 检测。因此，在 TBS 中不包括对衣原体的诊断。

2）非瘤变发现：①反应性细胞改变：与炎症有关的反应性细胞改变（包括典型的修复）；与放疗有关的反应性改变；与 IUD 相关的反应性改变。②子宫切除术后的腺细胞。③萎缩（有或无炎症）：常见于儿童、绝经期和产后妇女。

（2）其他：宫内膜细胞出现在 40 岁以后妇女的涂片中，未见上皮细胞不正常。

（3）上皮细胞异常

1）鳞状细胞异常：①不典型鳞状细胞（atypical squamous cells，ASC）：包括无明确诊断意义的不典型鳞状细胞（atypical squamous cells of undetermined significance，ASCUS）和不能排除高级别鳞状上皮内病变的不典型鳞状细胞（atypical squamous cells-cannot exclude HIS，ASC-H）。②鳞状上皮内病变（squamous intraepithelial lesion，SIL）：包括鳞状上皮内低度病变（low-grade squamous intraepithelial lesion，LSIL）和鳞状上皮内高度病变（high-grade squamous intraepithelial lesion，HSIL）两类。LSIL 包括细胞学改变称为"HPV 细胞病理作用的核周空穴细胞"和轻度非典型增生或 CIN Ⅰ；HSIL 包括中、重度非典型增生和原位癌或 CIN Ⅱ和 CIN Ⅲ。③鳞状细胞癌（squamous cell carcinoma，SCC）：常见类型是角化型和非角化型鳞状细胞癌，小细胞型和梭形细胞型鳞状细胞癌较少。

2）腺细胞异常：①非典型腺细胞：包括非典型颈管腺细胞和非典型宫内膜腺细胞；②非典型颈管腺细胞倾向瘤变（atypical endocervical cells favor neoplastic）；③颈管原位腺癌（endocervical adenocarcinoma in situ）；④腺癌（颈管、宫内膜、子宫以外，或不能明确来源）。

（4）其他恶性肿瘤：原发于子宫颈和宫体的不常见肿瘤及转移癌。

【护理要点】

（1）向患者做好宫颈细胞学检查的解释工作，让患者了解该检查的意义及步骤，使其积极配合检查；

（2）操作前准备齐全用物，协助患者摆好体位；

（3）操作中配合医师，及时递送所需物品；

（4）操作结束后嘱患者及时领取病理报告单，并将结果及时反馈给医师，以免耽误诊断和治疗。

【注意事项】

（1）检查最好安排在非月经期进行。

（2）为了保证细胞学诊断的准确性，嘱患者检查前 24 小时内避免性生活；计划检查前 24～48 小时内禁止冲洗阴道、置入阴道栓剂及行妇科检查；有炎症时先进行治疗，然后再刮片，以免片中充满大量白细胞和炎性细胞，影响诊断。

（3）阴道窥器、刮片、宫颈刷必须消毒、干燥，未吸附任何化学药品或润滑剂，必要时可用生理盐水湿润阴道窥器，以免细胞溶解或破坏。另外，所用的玻片必须进行脱脂处理。

（4）取标本时，动作应轻、稳、准，以免损伤组织造成出血。如阴道分泌物较多，可先用无菌干棉球轻拭去，再行标本采集。

（5）制片时厚薄均匀，不可来回涂抹，以免破坏细胞。

（6）玻片或含有细胞保存液的特制小瓶均做好标记，避免混淆患者姓名和取材部位。若采用传统涂片法，涂片未干前应立即放入装有 95％乙醇固定液的标本瓶中；若采用液基薄层细胞学技术涂片，需将刮取宫颈脱落细胞的毛刷放入含有细胞保存液的特制小瓶中，并及时送检。

第8节 子宫颈活组织检查

【重点提示】

(1) 临床上宫颈活检常用的取材方法有宫颈局部活组织检查和诊断性宫颈锥切术。

(2) 宫颈局部活组织检查可根据需要选取取材部位。宫颈锥切时先做宫颈管搔刮术，然后在病灶外或碘不着色区外 0.5cm 处做锥切，根据不同的手术指征，可深入宫颈管 1~2.5cm，残端止血。

(3) 宫颈局部活组织检查时，嘱患者术后 12 小时后自行取出带尾棉球或带尾纱布卷，术后 1 个月内禁盆浴及性生活。诊断性宫颈锥切术时，嘱患者术后遵医嘱应用抗生素，2 个月内禁盆浴及性生活，术后 6 周复诊，探查宫颈管有无狭窄。

子宫颈活组织检查简称宫颈活检（cervical biopsy），是取子宫颈病灶的小部分组织进行病理学检查，以确定子宫颈病变性质的一种临床上常用的方法。临床上常用的取材方法有宫颈局部活组织检查和诊断性宫颈锥切术。

【宫颈局部活组织检查】

1. 适应证

(1) 宫颈脱落细胞学涂片检查巴氏Ⅲ级及以上者；宫颈脱落细胞学涂片检查巴氏Ⅱ级经抗炎治疗后仍为Ⅱ级者；TBS 分类鳞状细胞异常者。

(2) 疑有宫颈癌或慢性特异性炎症（如宫颈结核、阿米巴、尖锐湿疣等），需进一步明确诊断者。

(3) 阴道镜检查反复可疑阳性或阳性者。

(4) 肉眼见宫颈有溃疡或赘生物等，需明确病变性质者。

2. 禁忌证

(1) 月经期、妊娠期；

(2) 生殖道炎症急性期；

(3) 有血液病等出血倾向者。

3. 物品准备 阴道窥器 1 个，活检钳 1 把，宫颈钳 1 把，组织剪 1 把，长镊子 2 把，带尾棉球或带尾纱布卷 1 个，棉球，棉签，无菌洞巾 1 块，无菌手套 1 副，复方碘溶液，装有固定液（10％甲醛溶液）的标本瓶 4~6 个及消毒液等。

4. 操作方法

(1) 患者排空膀胱，取膀胱截石位，常规消毒外阴，铺无菌巾。

(2) 用阴道窥器暴露宫颈，拭净宫颈表面黏液及分泌物后，消毒宫颈、阴道。

(3) 根据需要选取取材部位，剪取或钳取适当大小的组织块：有蒂的赘生物可用剪刀自蒂部剪下；小赘生物可用活检钳钳取；有溃疡的可于肉眼所见的溃疡较明显处或病变较深处用活检钳取材；无明显特殊病变时以活检钳在宫颈外口柱状上皮与鳞状上皮交接处取材，可疑宫颈癌者可选择 3、6、9 及 12 点多处取材；若临床已明确为宫颈浸润癌，只为明确病理类型和浸润程度也可单点取材；为提高取材的准确性，可在宫颈阴道部涂以复方碘溶液，选择不着色区取材，或在阴道镜指导下或应用荧光诊断仪发现可疑病变区。钳取的组织要有一定的深度，含足够间质。疑有宫颈管病变时，应同时搔刮宫颈管。

(4) 局部止血，手术结束时用带尾棉球或带尾纱布卷压迫剪取或钳取部位，并将尾端留在阴道口外，嘱患者 12 小时后取出。

（5）将取下的组织分别放入小瓶中，尤其是多处取材时，要注明取材部位，以 10％甲醛溶液固定，送病理检查。

5. 护理要点

（1）术前向患者讲解手术的目的、过程和注意事项，以取得患者的理解和配合；术前准备手术所需用物。

（2）术中及时为医师递送所需物品；陪伴在患者身边，观察患者反应，给予心理支持。

（3）术后嘱患者于宫颈活检 12 小时后自行取出带尾棉球或带尾纱布卷，并注意观察出血情况；若出血多，必须立即来院就诊；嘱患者术后保持外阴清洁，1 个月内禁盆浴及性生活；嘱患者及时领取病理报告单，并将结果及时反馈给医师。

6. 注意事项

（1）术前要明确无阴道炎症，若患有阴道炎症应治愈后再取活检。

（2）手术时间一般选在月经干净后，以月经干净后 3～7 天最佳。月经前 1 周不宜进行此手术，以免经血与切口出血相混淆，月经来潮时切口未愈有增加子宫内膜在切口种植的机会。

（3）妊娠期原则上不做活检，以免发生流产、早产，若临床高度怀疑宫颈恶性病变者仍应检查。

【诊断性宫颈锥切术】

1. 适应证

（1）宫颈脱落细胞学检查多次找到可疑癌细胞或癌细胞，但宫颈多点活检、宫颈管搔刮及分段诊刮病理检查均未发现癌灶者；

（2）宫颈活检为原位癌或镜下早期浸润癌，而临床疑为浸润癌，为明确病变累及程度及确定手术范围者；

（3）宫颈活检明确有重度不典型增生者。

2. 禁忌证　同宫颈局部活组织检查。

3. 物品准备　阴道窥器 1 个，宫颈钳 1 把，刮匙 1 把，尖手术刀 1 把，长镊子 2 把，带尾棉球或带尾纱布卷 1 个，圆针，丝线，可吸收缝线，棉球，棉签，无菌洞巾 1 块，无菌手套 2 副，装有固定液（10％甲醛溶液）的标本瓶及消毒液等。

4. 操作方法

（1）腰麻或硬膜外麻醉下，患者取膀胱截石位，常规消毒外阴和阴道，铺无菌巾。

（2）导尿后，用阴道窥器暴露宫颈，消毒阴道、宫颈及宫颈外口。

（3）以宫颈钳夹持宫颈前唇向外牵引，扩张宫颈管并做宫颈管搔刮术，将刮出物放入含 10％甲醛溶液的标本瓶中固定后送病理检查。

（4）宫颈涂碘液后在病灶外或碘不着色区外 0.5cm 处用尖手术刀在宫颈表面做环行切口，斜向宫颈管。根据不同的手术指征，可深入宫颈管 1～2.5cm 做锥形切除，残端止血。也可用环形电切除术（loop electrosurgical excisional procedure，LEEP）行锥形切除。

（5）于切除标本的 12 点处做一标志，以 10％甲醛溶液固定，送病理检查。

（6）创面用无菌纱布压迫止血。若有动脉出血，用可吸收缝线缝扎止血，也可加用止血粉、明胶海绵及凝血酶等止血。

（7）子宫切除的手术最好在锥切术后 48 小时内进行，可将宫颈前、后唇相对缝合封闭创面以止血。若不能在短期内行子宫切除或无需做进一步手术者，则应行宫颈成形缝合术或荷包缝合术，术毕探查宫颈管。

（8）术后留置导尿管 24 小时，持续开放。

5. 护理要点

（1）术前护理同宫颈局部活组织检查。

（2）术中配合医师做好导尿、止血、标本标记和固定。

（3）术后注意观察阴道出血，若出血较多应予处理。术后遵医嘱应用抗生素预防感染。嘱患者术后保持外阴清洁，2个月内禁盆浴及性生活；并嘱患者术后6周复诊，探查宫颈管有无狭窄。

6. 注意事项

（1）手术宜于月经干净后3～7天进行。用于诊断者，应尽可能用冷刀进行，避免应用电刀或激光刀，以免组织破坏影响诊断。

（2）术前完善相关检查，需血常规及凝血功能正常，阴道分泌物检查正常，无宫颈、子宫及附件急性或亚急性炎症。

（3）术前3天行阴道准备。

（4）育龄妇女移行带区多位于宫颈阴道部，锥切时不必过深，但底部应宽。绝经后妇女锥切时底部不宽，但深度应增加。

第9节　诊断性刮宫术

【重点提示】

（1）根据患者所患疾病不同，刮宫时间不同。不孕症，月经前或月经来潮12小时内刮宫；子宫内膜增生症，月经前1～2天或月经来潮24小时内刮宫；子宫内膜不规则脱落，月经第5～7天刮宫；不规则出血，随时刮宫；子宫内膜结核，经前1周或月经来潮12小时内刮宫。

（2）刮宫常见并发症是子宫出血、穿孔及感染。

（3）分段诊刮时，应先以小刮匙自宫颈内口至外口顺序刮宫颈管1周，再探查宫腔深度，最后刮取宫腔内组织，刮出物分别送病理。

（4）刮宫术后嘱患者禁盆浴及性生活2周，遵医嘱口服抗生素3～5日，1周后到门诊复查。

诊断性刮宫（diagnostic curettage）简称诊刮，主要是通过刮取宫腔内容物做病理检查来确诊疾病，从而指导治疗方案，以争取最好的治疗效果。如疑有宫颈管病变，则需依次刮取宫颈管内容物及宫腔内容物进行病理学检查，称为分段诊断性刮宫（fractional curettage），简称分段诊刮。

【适应证】

（1）子宫异常出血或阴道排液，需证实或排除子宫内膜癌、宫颈管癌或其他病变如子宫内膜炎、流产等；

（2）影像学检查提示宫腔内有组织残留或功能失调性子宫出血长期出血较多时，刮宫既有助于明确诊断，又具有止血效果；

（3）月经失调者，如功能失调性子宫出血或闭经，需了解子宫内膜变化及其对性激素的反应；

（4）不孕症需了解有无排卵者；

（5）疑有子宫内膜结核者。

【禁忌证】

（1）滴虫、真菌感染或细菌感染的急性阴道炎、宫颈炎，急性或亚急性盆腔炎。

（2）手术前体温高于37.5℃。

（3）急性严重全身性疾病。

（4）出血、凝血功能异常。

【**物品准备**】　刮宫包 1 个（内有阴道窥器 1 个，宫颈钳 1 把，长镊子 1 把，子宫探针 1 根，卵圆钳 1 把，宫颈扩张器 4～8 号各 1 根，大小刮匙各 1 把，弯盘 1 个，纱布 2 块，棉球，棉签），装有固定液的标本瓶，消毒液等。

【**操作方法**】　与子宫内膜活组织检查基本相同，一般不需麻醉。对宫颈内口较紧者，酌情给予镇痛剂、局麻或静脉麻醉。

（1）患者排空膀胱后取膀胱截石位，常规消毒外阴、阴道，铺无菌巾。双合诊查清子宫位置、大小及附件情况。

（2）用阴道窥器暴露宫颈，再次消毒阴道及宫颈，以宫颈钳夹持宫颈前唇或后唇，用子宫探针探测子宫方向及宫腔深度。

（3）按子宫屈向，用宫颈扩张器逐号扩张宫颈至刮匙能进入宫腔。

（4）阴道后穹隆处放置盐水纱布一块，顺子宫屈向将刮匙送达子宫底部，用刮匙由内向外沿子宫前壁、侧壁、后壁、子宫底部及两侧宫角有序地刮取组织，并注意宫腔有无高低不平及变形。取下纱布上的全部组织装入含有 10% 甲醛固定液的标本瓶中，送病理检查。

（5）查看有无活动性出血，术毕，取出宫颈钳及窥器。

（6）在刮宫过程中，如为功能失调性子宫出血者，应全面、彻底清除肥厚的内膜，既可止血，也可做组织病理学检查，了解子宫内膜处于分泌期或增生期及增长的程度，结合临床明确诊断；对绝经期患者怀疑为内膜癌者，刮宫时应特别细心，轻柔操作，刮出少许组织送检即可；如疑为内膜结核者，须注意刮取子宫两宫角的组织。

（7）需行分段诊刮者，先不要探查宫腔深度，以免将宫颈管组织带入宫腔，混淆诊断。应先以小刮匙自宫颈内口至外口顺序刮宫颈管 1 周，将所刮取宫颈管组织置于一纱布上，再探查宫腔深度，刮取宫腔内组织并置于另一纱布上。刮出物分别装瓶、固定，送病理检查。

【**护理要点**】

1. 术前准备

（1）向患者讲解诊断性刮宫的目的和手术过程，解除患者的恐惧情绪，使其对手术有所了解，能积极、主动配合手术。

（2）预约时，护士应嘱患者做好准备，保证检查效果。

1）嘱患者在手术前 5 天内禁性生活。

2）对不孕症患者进行刮宫时，应选择月经前或月经来潮 12 小时内进行，以便判断有无排卵。

3）功能失调性子宫出血，若疑为子宫内膜增生症者，应于月经前 1～2 天或月经来潮 24 小时内刮宫；若疑为排卵性月经失调的子宫内膜不规则脱落者，应于月经第 5～7 天刮宫；若为不规则出血者，随时可以刮宫。

4）了解卵巢功能者，术前至少 1 个月停用性激素，以免得出错误结论。

5）疑为子宫内膜结核者，应于经前 1 周或月经来潮 12 小时内刮宫，刮取子宫内膜前 3 天和术后 3 天需用抗结核药物以防刮宫操作引起结核病灶的扩散。

（3）根据患者病情需要做好诊刮或分段诊刮的物品准备。

2. 术中护理

（1）陪伴在患者身边，指导患者通过深呼吸或转移注意力等方式进行放松；

（2）协助医师仔细观察刮出组织，将组织放入已备好的固定液小瓶中，做好标记并及时送病理检查。

3. 术后护理

(1) 嘱患者术后保持外阴清洁，禁盆浴及性生活 2 周；

(2) 嘱患者遵医嘱口服抗生素 3～5 日，预防感染；

(3) 嘱患者 1 周后到门诊复查并了解病理检查结果。

【注意事项】

(1) 刮宫时注意宫腔是否变形，有无凹凸不平感，有无刮不净感；刮出组织总量及性状，是否新鲜，是否糟脆，有无绒毛等。

(2) 若刮出物肉眼观察高度怀疑为癌组织，不应继续刮宫，以防出血及癌症扩散。若肉眼未见明显癌组织，则应全面刮宫，以防漏诊及术后因宫腔组织残留而出血不止。可疑结核者，应注意刮取双侧宫角。

(3) 刮宫最常见的并发症是子宫出血、穿孔及感染。有些疾病可能导致术中大出血，应于术前建立静脉通路，并做好输液、输血准备。哺乳期、产后、剖宫产后、绝经后、子宫严重后屈等特殊情况下应注意避免子宫穿孔的发生。长期有阴道流血者宫腔内常有感染，刮宫能促使感染扩散，术前、术后应给予抗生素。术中严格无菌操作，术后予抗生素预防感染，术后 2 周禁盆浴及性生活。

第 10 节　输卵管通畅检查

【重点提示】

(1) 输卵管通畅检查常用方法有输卵管通液术和子宫输卵管造影术。

(2) 输卵管通液术可用生理盐水或抗生素溶液进行推注。子宫输卵管造影术可向宫腔及输卵管注入对比剂 40％碘化油或 76％泛影葡胺液，并行 X 线盆腔透视及摄片。

(3) 透视下发现对比剂进入异常通道，同时患者出现咳嗽，应警惕发生油栓，立即停止操作，取头低足高位，严密观察。

输卵管通畅检查的主要目的是检查输卵管是否畅通，了解宫腔和输卵管腔的形态及输卵管的阻塞部位。常用方法有输卵管通液术和子宫输卵管造影术。输卵管通气术因有发生气栓的潜在危险，准确率仅为 45％～50％，临床上已逐渐被其他方法所取代。近年来随着内镜的广泛应用，已普遍采用腹腔镜直视下输卵管通液检查、宫腔镜下经输卵管口插管通液检查和宫-腹腔镜联合检查等方法。

【输卵管通液术】　输卵管通液术是检查输卵管是否通畅的一种方法，并具有一定的治疗功效。通过导管向宫腔内注入液体，根据注液阻力大小、有无回流及注入液体量和患者感觉等判断输卵管是否通畅。由于操作简便，无需特殊设备而广泛用于临床。

1. 适应证

(1) 不孕症，男方精液正常，疑有输卵管阻塞者；

(2) 检验和评价输卵管绝育术、输卵管再通术或输卵管成形术的效果；

(3) 对输卵管黏膜轻度粘连有疏通作用。

2. 禁忌证

(1) 内、外生殖器急性炎症、慢性炎症急性或亚急性发作；

(2) 月经期或有不规则阴道流血；

(3) 可疑妊娠；

(4) 严重的全身性疾病，如心、肺功能异常等，不能耐受手术；

(5) 体温高于 37.5℃。

3. 物品准备　子宫气囊导管 1 根，阴道窥器 1 个，弯盘 1 个，卵圆钳 1 把，宫颈钳 1 把，子宫探针 1 根，长镊子 1 把，宫颈扩张器 2～4 号各 1 根，5ml 注射器 1 支，20ml 注射器 1 支，生理盐水，庆大霉素 8 万 U，地塞米松 5mg，透明质酸酶 1500U 或糜蛋白酶 4000U，利多卡因 1 支，纱布 6 块，治疗巾及洞巾各 1 块，棉签，棉球，氧气，抢救物品等。

4. 操作方法

（1）患者排空膀胱，取膀胱截石位，常规消毒外阴、阴道，铺无菌巾。双合诊检查了解子宫位置及大小。

（2）用阴道窥器充分暴露宫颈，再次消毒阴道及宫颈，以宫颈钳钳夹宫颈前唇，用子宫探针探查宫腔方向和深度。沿宫腔方向置入子宫气囊导管，使气囊下端超过宫颈内口水平，向气囊内注入生理盐水 2～3ml，向外轻拉导管使气囊塞紧宫颈内口，防止液体外漏。

（3）将含有生理盐水或抗生素溶液（庆大霉素 80000U、地塞米松 5mg、透明质酸酶 1500U 或糜蛋白酶 4000U、生理盐水 20ml，此有预防及解除粘连的作用，另可加用 0.5％利多卡因 2ml 以减少输卵管痉挛）的注射器与子宫气囊导管相连，缓慢推注液体。观察推注时阻力大小、经宫颈注入的液体是否回流及患者下腹部是否疼痛等。

（4）术毕取出子宫气囊导管，再次消毒宫颈、阴道，取出阴道窥器。

5. 检查结果及临床意义

（1）输卵管通畅：顺利推注 20ml 生理盐水无阻力，或开始稍有阻力，随后阻力消失，无液体回流，患者也无不适感，提示输卵管通畅；

（2）输卵管阻塞：勉强注入 5ml 即感有阻力，患者感下腹胀痛，停止推注后液体又回流至注射器内，表明输卵管阻塞；

（3）输卵管通而不畅：注射液体有阻力，再经加压注入又能推进，说明有轻度粘连已被分离，患者感轻微腹痛。

6. 护理要点

（1）做好术前准备：①检查时间为月经干净后 3～7 日，术前 3 日禁性生活；②术前半小时肌内注射阿托品 0.5mg 解痉；③患者排空膀胱。

（2）向患者讲解输卵管通液术的目的、步骤及配合要点，取得患者合作。

（3）通液术过程中随时了解患者的感受，观察患者下腹部疼痛的性质、程度，如有异常应及时处理。

（4）术后 2 周禁盆浴及性生活，遵医嘱应用抗生素预防感染。

7. 注意事项

（1）术前应注意排除生殖道感染；

（2）所用无菌生理盐水温度以接近体温为宜，以免液体过冷造成输卵管痉挛；

（3）注射时要缓慢，动作要轻柔。

【**子宫输卵管造影术**】　子宫输卵管造影（hysterosalpingography，HSG）是通过导管向宫腔及输卵管注入对比剂，行 X 线盆腔透视及摄片，根据对比剂在宫腔、输卵管及盆腔内的显影情况了解输卵管是否通畅、阻塞部位及宫腔形态。该检查损伤小，能对输卵管阻塞做出较准确诊断，准确率达 80％，且具有一定的治疗作用。

（一）适应证

（1）了解输卵管是否通畅及其形态和阻塞部位；

（2）输卵管疏通治疗后的疗效观察；

（3）了解宫腔形态，确定有无子宫畸形及类型，有无宫腔粘连、子宫黏膜下肌瘤、子宫内膜息肉及异物等；

(4) 内生殖器结核非活动期；

(5) 不明原因的习惯性流产，了解宫颈内口是否松弛、宫颈及子宫有无畸形。

（二）禁忌证

(1) 内、外生殖器急性或亚急性炎症；

(2) 严重的全身性疾病，不能耐受手术；

(3) 月经期或有阴道流血者；

(4) 可疑妊娠者；

(5) 产后、流产、刮宫术后 6 周内；

(6) 碘过敏者；

(7) 体温高于 37.5℃。

（三）物品准备

子宫气囊导管 1 根，阴道窥器 1 个，弯盘 1 个，卵圆钳 1 把，宫颈钳 1 把，子宫探针 1 根，长镊子 1 把，宫颈扩张器 2～4 号各 1 根，5ml 注射器 1 支，10ml 注射器 1 支，对比剂 1 支，纱布 6 块，治疗巾及洞巾各 1 块，棉签，棉球，氧气，抢救物品，X 线放射诊断仪。

（四）操作方法

1. 术前准备

(1) 造影时间以月经干净后 3～7 日为宜，术前 3 日禁性生活。

(2) 做碘过敏试验，结果阴性者可造影。

(3) 术前半小时肌内注射阿托品 0.5mg 解痉。

(4) 术前排空膀胱，便秘者术前行清洁灌肠，以使子宫保持正常位置，避免出现外压假象。

(5) 对比剂：目前国内、外均使用碘对比剂，分油溶性与水溶性两种。油剂（40% 碘化油）密度大，显影效果好，刺激小，过敏少，但检查时间长，吸收慢，易引起异物反应，形成肉芽肿或油栓；水剂（76% 泛影葡胺液）吸收快，检查时间短，但子宫输卵管边缘部分显影欠佳，细微病变不易观察，有的患者在注药时有刺激性疼痛。

2. 操作步骤

(1) 患者排空膀胱，取膀胱截石位，常规消毒外阴、阴道，铺无菌巾，双合诊检查了解子宫位置及大小。

(2) 以阴道窥器扩张阴道，充分暴露宫颈，再次消毒阴道及宫颈，用宫颈钳钳夹宫颈前唇，用子宫探针探查宫腔方向和深度。

(3) 注入对比剂并摄片：

1) 应用 40% 碘化油造影者：将 40% 碘化油充满子宫气囊导管，排出空气，沿宫腔方向置入子宫气囊导管，使气囊下端超过宫颈内口水平，向气囊内注入生理盐水 2～3ml，向外轻拉导管使气囊塞紧宫颈内口，防止对比剂外漏。向宫腔内徐徐注入碘化油，在 X 线透视下观察碘化油流经宫腔及输卵管情况并摄片。取出对比器械，拭净阴道对比剂。24 小时后再摄盆腔平片，以观察腹腔内有无游离碘化油。

2) 应用泛影葡胺液造影者：注射对比剂的方法同前。在注射完泛影葡胺液对比剂后应立即摄片，10～20 分钟后第 2 次摄片，观察泛影葡胺液流入盆腔情况。

(4) 注入碘化油后子宫角圆钝，输卵管不显影，则考虑输卵管痉挛，可保持原位，肌内注射阿托品 0.5mg 或针刺合谷、内关穴，20 分钟后再透视、摄片；或停止操作，下次摄片前先使用解痉药物。

（五）检查结果及临床意义

1. 正常子宫和输卵管　宫腔呈倒三角形，边缘光滑，双侧输卵管显影，形态柔软，24 小时后摄片盆腔内见散在对比剂。

2. 宫腔异常　患子宫内膜结核时，子宫失去原有的倒三角形态，内膜呈锯齿状不平；患子宫黏膜下肌瘤时，可见宫腔充盈缺损；子宫畸形时有相应显示。

3. 宫颈异常　宫颈内口松弛显示为宫颈内口较松、宽大，无宫颈内口生理狭窄影像；宫颈管憩室显示在宫颈管内有对比剂进入的小囊状空腔影像；宫颈管息肉影像显示宫颈管明显充盈缺损。

4. 输卵管异常　输卵管结核显示输卵管形态不规则、僵直或呈串珠状，有时可见钙化点；输卵管积水见输卵管远端呈气囊状扩张；24 小时后盆腔 X 线摄片未见盆腔内散在对比剂，说明输卵管不通；输卵管发育异常，可见过长或过短的输卵管、异常扩张的输卵管、输卵管憩室等。

（六）护理要点

（1）做好术前准备，并向患者解释子宫输卵管造影术的目的、步骤和注意事项，取得患者的积极配合。

（2）通畅术过程中为医师提供所需用物，配合医师操作，并随时了解患者的感受，如有异常及时处理。若透视下发现对比剂进入异常通道，同时患者出现咳嗽，应警惕发生油栓，立即停止操作，取头低足高位，严密观察。

（3）造影后 2 周禁盆浴及性生活，遵医嘱应用抗生素预防感染。

（七）注意事项

（1）子宫气囊导管与宫颈内口必须紧贴，以防碘化油流入阴道内；

（2）碘化油充盈子宫气囊导管时，必须排尽空气，以免空气进入宫腔造成充盈缺损，引起误诊；

（3）注碘化油时用力不可过大，推注速度不可过快，以防损伤输卵管；

（4）有时因输卵管痉挛可造成输卵管不通的假象，必要时重复进行。

第 11 节　阴道后穹隆穿刺术

【重点提示】

（1）阴道后穹隆穿刺术是以长穿刺针从阴道后穹隆部位刺入盆腔取得标本的方法。

（2）注意穿刺抽出的液体性状不同提示患者所患疾病不同：抽出鲜血，4～5 分钟内凝固为血管内血液，放置 6 分钟以上不凝为腹腔内出血；抽出巧克力色黏稠液体，多为卵巢子宫内膜异位囊肿破裂；抽出淡红、微混且稀薄的液体，甚至是脓液，多为盆腹腔炎性渗出液；抽出清亮无色液体，多见于肝硬化、心源性或肾源性引起的腹水；抽出血性腹水，多疑为恶性肿瘤。

阴道后穹隆穿刺术（culdocentesis）是指在无菌条件下，以长穿刺针从阴道后穹隆部位刺入盆腔，取得标本的穿刺方法。直肠子宫陷凹是腹腔最低的部位，与阴道后穹隆接近，腹腔中游离血液、渗出液、脓液、肿瘤破碎物或腹水等常积聚于此，亦为盆腔病变最易累及的部位，故经阴道后穹隆穿刺可协助明确诊断。

【适应证】

（1）疑有腹腔内出血，如卵巢黄体破裂、输卵管妊娠流产等；

（2）疑有盆腔积液、积脓时，可做穿刺抽液以了解积液性质。若为盆腔脓肿，可行穿刺引流及局部注射药物；

（3）盆腔肿块位于直肠子宫陷凹内，穿刺抽吸肿块内容物做涂片，行细胞学检查明确性质。

若怀疑为恶性肿瘤需明确诊断时，可行细针穿刺活检，送细胞学检查；

（4）在 B 型超声引导下行卵巢子宫内膜异位囊肿或输卵管妊娠病灶注药治疗；

（5）在 B 型超声引导下可经阴道后穹隆穿刺取卵，用于各种助孕技术。

【禁忌证】

（1）盆腔严重粘连，直肠子宫陷凹被较大肿块完全占据，并已凸向直肠；

（2）疑有肠管与子宫后壁粘连；

（3）高度怀疑恶性肿瘤；

（4）异位妊娠准备采用非手术治疗时，应避免穿刺，以免引起感染。

【物品准备】 阴道窥器 1 个，宫颈钳 1 把，18 号腰椎穿刺针或 8 号注射针头 1 个，长镊子 2 把，10ml 注射器 1 支，无菌试管，无菌洞巾，无菌手套，消毒液，弯盘、纱布、棉球等。

【操作方法】

（1）患者排空膀胱后，取膀胱截石位，常规消毒外阴、阴道，铺无菌巾。

（2）盆腔检查了解子宫及附件情况，注意后穹隆是否膨隆。

（3）用阴道窥器暴露宫颈及阴道后穹隆，再次消毒阴道及宫颈。

（4）用宫颈钳夹持宫颈后唇并向前牵引，充分暴露后穹隆。

（5）用 18 号腰椎穿刺针连接 10ml 注射器，于宫颈阴道黏膜交界下方 1cm 后穹隆中央部，取与宫颈平行方向刺入 2～3cm，当针穿过阴道壁后失去阻力、有落空感时，表明进入直肠子宫陷凹，调整针头偏向患侧，边抽吸边拔出针头。若为肿物，则选择最突出或囊性感最明显部位穿刺（图 21-9）。

（6）抽吸完毕，拔针。局部以无菌纱布压迫片刻止血，待血止后取出宫颈钳及阴道窥器。

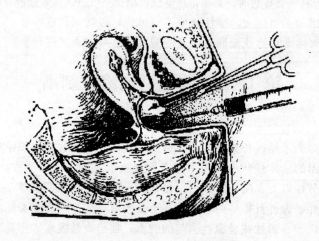

图 21-9 阴道后穹隆穿刺

【检查结果及临床意义】

（1）抽出的液体为鲜血，放置 4～5 分钟，若血液凝固为血管内血液；若放置 6 分钟以上仍为不凝血，则为腹腔内出血，多见于异位妊娠、滤泡破裂、黄体破裂或脾破裂等引起的急腹症。

（2）抽出为不凝固的陈旧血或有小血块，可能为陈旧性宫外孕。

（3）抽出巧克力色黏稠液体，多为卵巢子宫内膜异位囊肿破裂。

（4）抽出的液体为淡红、微混且稀薄，甚至是脓液，多为盆腹腔炎性渗出液。

（5）抽出清亮无色液体，多数为漏出液，多见于肝硬化、心源性或肾源性引起的腹水，也可见于梅格斯综合征。

（6）抽出血性腹水，多疑为恶性肿瘤，应行细胞学检查。

【护理要点】

（1）向患者解释阴道后穹隆穿刺术的意义和目的，取得患者的理解和配合；

（2）穿刺过程中注意观察患者的生命体征和面色，了解患者感受，给予心理支持；为医师提供所需用物，协助医师做好记录，以帮助疾病诊断；

（3）术后嘱患者休息，观察患者有无脏器损伤、内出血等异常征象；术后保持外阴清洁，并遵医嘱应用抗生素预防感染。

【注意事项】

（1）穿刺时进入直肠子宫陷凹不宜过深，以免超过液平面吸不出积液。穿刺时一定要注意进针方向，避免伤及子宫或直肠。若误入直肠，应立即拔出针头，重新消毒，更换针头和注射器再行穿刺。

（2）当怀疑肠管与子宫后壁粘连时，禁做经阴道后穹隆穿刺。

（3）如抽出物为血液，应观察颜色、性状及是否凝集，如凝集即为血管内血液，相反则为腹腔内血液；如为脓液，应送细菌培养、涂片检查及药物敏感试验；如为黏液及渗出液，应部分送化验室，另一部分送病理检查。

（4）阴道后穹隆穿刺未抽出血液，不能完全除外宫外孕，因内出血量少、血肿位置高或与周围组织粘连时均可造成假阴性。

（5）观察患者局部出血情况，血止后方可结束手术。

第 12 节　阴道镜检查

【重点提示】

（1）阴道镜检查时，使用的醋酸溶液和复方碘溶液对宫颈鳞状上皮和柱状上皮的作用不同。在碘试验阴性区域取活检并送病理检查。

（2）阴道镜检查前 72 小时禁阴道冲洗和用药，术前 24 小时禁性生活和阴道内操作。

阴道镜检查（colposcopy）是利用阴道镜将宫颈阴道部上皮放大 10～40 倍，以观察肉眼看不到的轻微小病变，并在可疑部位定位取活检，提高确诊率。阴道镜检查也用于外阴皮肤的相应病变观察。阴道镜分为光学阴道镜和电子阴道镜两种，均可与计算机和监视器相连。

【适应证】

（1）宫颈细胞学检查异常：巴氏分级Ⅱ级以上，或 TBS 提示上皮细胞学异常；

（2）高危型 HPV DNA 检测阳性；

（3）宫颈锥切术前确定切除范围；

（4）妇科检查怀疑宫颈病变者；

（5）可疑外阴、阴道上皮内瘤样病变，阴道腺病，阴道恶性肿瘤；

（6）宫颈、外阴及阴道病变治疗后复查和评估。

【禁忌证】

（1）外阴、阴道、宫颈、盆腔急性感染者；

（2）生殖道有伤口，并有多量出血者。

【物品准备】　阴道窥器 1 个，宫颈钳 1 把，卵圆钳 1 把，活检钳 1 把，弯盘 1 个，纱布 4 块、棉球、棉签，标本瓶 4～6 个，阴道镜，生理盐水、3%～5%醋酸溶液、复方碘溶液、40%三氯醋酸等。

【操作方法】

(1) 患者排空膀胱后，取膀胱截石位，用阴道窥器暴露宫颈阴道部。

(2) 用棉球轻轻拭去宫颈分泌物和黏液。

(3) 用肉眼观察宫颈形态、大小、色泽、白斑及赘生物等。

(4) 打开照明开关，将物镜调至与被检部位同一水平，调节物镜距离，一般距宫颈 20cm 左右，调节物镜焦距至物像清晰为止。在白光下用 10 倍低倍镜粗略观察宫颈外形、颜色及血管等，再用高倍镜识别宫颈病变。

(5) 用蘸有 3%～5% 醋酸的棉球涂擦宫颈表面，柱状上皮在醋酸作用下肿胀微白呈葡萄状，鳞状上皮色泽微微发白而无葡萄状改变，以此来鉴别鳞状上皮和柱状上皮。1～2 分钟后颜色变化完全出现，仔细观察可疑病变部位。若需长时间观察时，每 3～5 分钟应重复涂擦 3%～5% 醋酸溶液 1 次。为清晰观察血管形态变化可用绿色滤光镜片检查。醋酸试验后用复方碘溶液涂抹宫颈表面，原始鳞状上皮染色呈深棕色，柱状上皮不染色，化生的鳞状上皮则根据化生的成熟程度不同而显示出染色的深浅不一，据此明确病变部位及范围。碘试验阴性区域（不着色区）为可疑病变部位，在阴性区取活检并送病理检查。

(6) 记录阴道镜检查所见，并附图像或绘图表示。

【护理要点】

(1) 阴道镜检查前行阴道分泌物检查，对可疑感染者先对症治疗。术前 72 小时禁阴道冲洗和用药，术前 24 小时禁性生活和阴道内操作。

(2) 向患者提供预防保健知识，介绍阴道镜检查的步骤和可能出现的不适，减轻患者心理压力。

(3) 术中观察患者情况，配合医师调整光源，及时递送所需物品。

(4) 将活检标本及时固定、标记并送检。

(5) 嘱患者术后保持外阴清洁，必要时口服抗生素预防感染。若阴道出血增多应及时到医院就诊；术后 2 周禁性生活和盆浴。

【注意事项】

(1) 怀疑宫颈癌或癌前病变者阴道镜检查无时间限制，了解宫颈管内病变者宜于接近排卵期或排卵期检查，其他疾病宜于月经干净后 2 周内检查；

(2) 阴道镜检查前应有细胞学检查结果，检查前至少 24 小时内不做宫颈刮片，以免损伤上皮、引起出血而影响观察；

(3) 阴道窥器避免用润滑剂，使用时在直视下边扩张边置入，避免擦伤宫颈，同时需充分暴露宫颈管，避免漏诊；

(4) 阴道镜检查时应全面观察宫颈、颈管下段、阴道或外阴，以防遗漏病变；

(5) 不要忽略转化区内移者。

第 13 节　宫腔镜检查

【重点提示】

(1) 宫腔镜检查不仅可对宫腔进行全面检查，还可对宫腔内病变进行相应的手术治疗。

(2) 宫腔镜检查时间通常为月经干净后 3～5 天，子宫不规则出血则可在止血后任何时间进行检查。

(3) 常用膨宫介质是 5% 葡萄糖液，糖尿病患者应选用 5% 甘露醇液。

(4) 宫腔镜检查术后嘱患者卧床休息 1 小时，遵医嘱应用抗生素 3～5 天，术后禁性生活和盆浴 2 周。

宫腔镜检查（hysteroscopy）是利用膨宫介质将子宫腔充盈后使用特制的内镜，经宫颈插入宫腔，对宫腔进行直视下检查。宫腔镜检查不仅可对宫腔进行全面检查，还可对宫腔内病变进行相应的手术治疗。

【适应证】

(1) 异常子宫出血；

(2) 不孕症或反复流产；

(3) 宫腔内异物诊断；

(4) IUD 的定位及取出；

(5) 宫腔内畸形及粘连的诊断；

(6) 评估 B 超或子宫输卵管碘油造影的异常结果；

(7) 幼女、处女的宫颈及阴道病变诊断；

(8) 宫腔镜手术前检查和手术后随访。

【禁忌证】

(1) 体温≥37.5℃；

(2) 多量子宫出血；

(3) 急性或亚急性生殖道炎症；

(4) 近期有子宫穿孔或子宫修补史；

(5) 欲继续子宫内妊娠；

(6) 浸润性宫颈癌；

(7) 生殖道结核未适当抗结核治疗者；

(8) 子宫内膜癌已经明确诊断者；

(9) 宫腔过度狭小或子宫颈管过窄难以扩张者；

(10) 严重的心、肺、肝、肾等脏器疾患，难以耐受膨宫操作者；

(11) 血液病无后续治疗措施者。

【物品准备】　阴道窥器 1 个，宫颈钳 1 把，敷料钳 1 把，卵圆钳 1 把，子宫探针 1 根，刮匙 1 把，宫颈扩张器 4～8 号各 1 根，小药杯 1 个，弯盘 1 个，纱球 2 个、纱布 2 块，5％葡萄糖液 1000ml，无菌手套 1 副，宫腔镜等。

【操作方法】

(1) 患者排空膀胱后取膀胱截石位，消毒外阴、阴道，铺无菌巾。

(2) 双合诊检查确定子宫大小、位置和附件情况。阴道窥器暴露宫颈，再次消毒阴道和宫颈。

(3) 用宫颈钳夹持宫颈前唇，子宫探针探查宫腔方向和深度，扩张宫颈至大于镜体外鞘直径半号。

(4) 连接宫腔检查镜与膨宫装置、照明和视频系统，排尽连接管与镜管中的气体后，将宫腔镜顺宫腔方向插入至宫颈内口稍下方，在 10.7～21.3kPa（80～160mmHg）范围的压力下注入 5％葡萄糖液以膨宫，待流出液体清亮后，边注液边在直视下将镜体朝子宫腔内推进，待子宫腔充分扩展后按顺序检视子宫后壁、前壁、侧壁及宫底、子宫角、输卵管开口各部分，在缓慢退出镜管时仔细检视子宫颈内口和子宫颈管，最后将宫腔镜退出宫颈管。

【护理要点】

1. 术前准备

(1) 术前仔细询问健康史，进行全身检查、腹部检查和妇科检查，检查血尿常规、凝血功能、血糖、肝功能，行抗感染筛查、宫颈脱落细胞学检查、阴道分泌物检查及盆腔 B 型超声检查等。

（2）宫腔镜检查时间通常为月经干净后 3～5 天，此时子宫内膜为增生早期，内膜较薄且不易出血，黏液分泌少，宫腔内病变容易显露。若子宫不规则出血可在止血后任何时间进行检查并酌情予抗生素预防感染。

（3）术前禁食 6～8 小时，除需腹部 B 型超声检查介导外术前均需排空膀胱。

2. 术中护理 术中注意观察患者反应，给予心理支持。配合医师控制宫腔总灌流量，否则易出现低钠水中毒。

3. 术后护理

（1）术后嘱患者卧床休息 1 小时，观察其生命体征、有无腹痛等。遵医嘱应用抗生素 3～5 天预防感染。

（2）嘱患者术后保持外阴清洁，禁性生活和盆浴 2 周，根据检查结果拟订进一步治疗方案。

【注意事项】

（1）宫腔镜检查不需麻醉或可采用宫颈局部麻醉。

（2）所用液体膨宫介质有 5% 葡萄糖液、蒸馏水、生理盐水、右旋糖酐-70 液等。5% 葡萄糖液因与血液混融度适中，为等渗液，不含电解质，不影响电外科或激光手术，廉价、易得，故临床常用。糖尿病患者应选用 5% 甘露醇液替代 5% 葡萄糖液。

（3）宫腔镜置入宫颈管前，必须排尽连接管与镜管中的气体，避免气体进入宫腔而影响宫腔镜检查。

（4）置入宫腔镜前先行双合诊检查了解子宫位置；宫腔镜必须在直视下边观察边通过宫颈管进入宫腔；见到可疑部位，应做定点微观察；遇到宫内膜出血，关闭入水口，开放出水口，从而看清出血部位有无血溢出；取出宫腔镜时，也必须在直视下边观察边退出。

（5）膨宫压力维持在 10.7～21.3kPa（80～160mmHg）之间。若宫颈口过度松弛，应将宫腔镜上的锥形宫颈塞向宫颈外口方向牵拉，若仍不满意，可用宫颈钳钳夹宫颈前唇和后唇，以缩小宫颈外口，满足膨宫需要。

第 14 节 腹腔镜检查

【重点提示】

（1）腹腔镜检查人工气腹使用的气体是 CO_2。

（2）腹腔镜检查前需按妇科腹部手术进行术前准备。检查从开始到结束患者采用的体位不同，术中护理时应注意配合医师进行患者体位的变换。

腹腔镜检查（laparoscopy；peritoneoscopy）是指将腹腔镜经腹壁插入腹腔，直视下对腹腔和盆腔脏器进行全面检查。目前临床上已广泛使用腹腔镜对盆腔疾病进行检查与治疗。

【适应证】

（1）子宫内膜异位症的诊断、分期及治疗效果的随访；

（2）了解盆腔肿块性质、部位或取活检诊断；

（3）明确急、慢性腹痛原因；

（4）不孕症；

（5）用于恶性生殖道肿瘤术后或化疗后疗效和预后评价；

（6）了解生殖道畸形部位、卵巢形态，必要时取活检；

（7）计划生育并发症的诊断，如宫内节育器异位、子宫穿孔。

【禁忌证】

（1）严重的心、肺、肝、肾功能不全；

（2）盆、腹腔巨大肿块：若肿块上界超过脐孔水平或妊娠子宫大于 16 孕周，子宫肌瘤体积超过孕 4 月时，盆、腹腔可供手术操作空间受限，影响操作；

（3）腹部疝或横膈疝；

（4）弥漫性腹膜炎伴肠梗阻；

（5）严重的盆腔粘连；

（6）凝血功能障碍或患有出血性疾病；

（7）过度肥胖或消瘦者；

（8）腹腔大量出血。

【物品准备】　阴道窥器 1 个，宫颈钳 1 把，巾钳 4 把，卵圆钳 2 把，子宫探针 1 根，细齿镊 2 把，止血钳 4 把，刀柄 1 把，组织镊 1 把，持针钳 1 把，剪刀 1 把，小药杯 2 个，缝合线、圆针、角针、刀片、棉球、棉签、纱布，敷料贴，腹腔镜、CO_2 气体、举宫器，2ml 注射器 1 支，麻醉药品，消毒液等。

【操作方法】

（1）一般选用局麻加静脉麻醉，也可选用硬膜外麻醉或气管插管全身麻醉。

（2）常规消毒腹部，若需阴道操作及举宫者，再行外阴、阴道消毒。放置导尿管持续导尿排空膀胱，放置举宫器（无性生活史者不使用举宫器）。

（3）切开脐孔或沿脐孔上、下缘切开皮肤 1～1.5cm，提起脐部腹壁，握住气腹针于脐部切口刺入腹腔。为确定气腹针是否在腹腔，可在针孔内注入 2～3ml 生理盐水，若无阻力、回抽无液体，证明已刺入腹腔。随后可连接自动 CO_2 气腹机充气，目的是为了避免损伤腹腔脏器，便于腹腔镜的送入与观察。CO_2 充气速度为 1～2L/min，充气量为 2～3L，使腹腔内压力达 1.6kPa（12mmHg）左右，气腹完成，拔去气腹针。

（4）选择相应直径的套管针，提起脐部腹壁，将套管针由脐部切口依次穿过腹壁各层，进入腹腔后拔出套管针针芯，将腹腔镜自套管针鞘置入腹腔，接上光源和充气管，即可进行腹腔镜检查。

（5）按顺序常规检查盆、腹腔。检查后根据盆、腹腔疾病进行进一步检查，如输卵管通液、病灶活检等。如需手术治疗可在腹腔镜下完成手术或开腹进行手术。

（6）检查完毕，观察无内出血和脏器损伤，取出腹腔镜。然后关闭气腹机，排出腹腔 CO_2 气体，拔除套管针鞘，缝合切口，以无菌纱布覆盖并固定。

【护理要点】

1. 术前准备

（1）评估患者身心状况，向患者讲解腹腔镜检查的目的、操作步骤、术中配合及注意事项等，使其配合检查。

（2）按妇科腹部手术进行术前准备。术前 1 日按妇科腹部手术备皮范围进行备皮，注意脐部清洁；术前 1 日进行肠道准备。术日晨禁食、水，术前留置导尿管。若需阴道操作及举宫者，在手术室腹部消毒后，再行外阴、阴道常规消毒。

2. 术中护理

（1）根据检查的进展，配合患者体位的改变。患者在检查准备阶段取仰卧位，两腿外展伸直 30°。与宫腔镜联合检查时，取膀胱截石位。当向腹腔内注气 1L 后，取头低臀高 15°～25°体位，肩部放置肩托，该体位可使肠管自动退至上腹部，便于盆腔器官暴露和检查操作。检查结束前，取头高臀低 30°，使上腹部积液流入盆腔，最终恢复仰卧位，检查停止。

（2）严密观察患者的生命体征，如有异常及时处理。

（3）为医师提供术中用物。

3．术后护理

（1）术后注意观察患者生命体征，有无并发症的出现，发现异常及时处理。向患者讲解可能因腹腔残留气体而出现肩痛及上腹不适等症状，可逐渐缓解。

（2）观察伤口情况。

（3）鼓励患者拔除导尿管后尽早自主排尿。

（4）遵医嘱应用抗生素。

（5）鼓励患者每天下床活动。

（6）术后 2 周内禁性生活。

（7）若患者有发热、出血、腹痛等情况应及时到医院就诊，嘱其按时复查。

【注意事项】

（1）判断气腹针针头是否在腹腔内，可用滴水试验。

（2）将气腹针和套管针刺入腹腔时，必须用手或器械提起腹壁皮肤。套管针还应与腹壁呈 45°角向盆腔方向刺入，有落空感立即将套管针针芯退至套管内，再将套管继续推进 2cm 左右，以确保套管在腹腔内但未损伤腹腔脏器。

（3）进行腹腔镜检查时，需不断抽拉并目不离镜，以免套管退至腹膜外。若有气体逸出，需补充 CO_2，使腹腔内压力维持在 1.6kPa（12mmHg）左右。

（4）对主要病变区应详细、全面观察。

（5）发现内生殖器周围有粘连时，应仔细分离。发现有腹腔内积液时，应抽取后仔细寻找病变组织，腹水尽快行细胞学检查。

（曹永军）

第22章

妇产科常用护理技术

第1节　新生儿抚触

【**目的**】　系统的抚触，有利于新生儿的生长发育，增加免疫力，增进食物的吸收和利用，增加新生儿睡眠，减少新生儿哭闹，有利于体重的增加和智力发育，同时能促进母婴之间的情感交流，促进乳汁分泌，促进宝宝身心健康地成长。总的来说，抚触是一种爱的传递方式，营造一个健康温馨的家庭气氛是孩子健康成长发育的保证。

【**适应证**】
(1) 早产儿；
(2) 足月新生儿。

【**禁忌证**】
(1) 病情不稳定的患病新生儿；
(2) 脐孔尚未闭锁的新生儿。

【**物品准备**】
(1) 毛巾一条、尿布、干净的衣服；
(2) 新生儿抚触油或润肤露、爽身粉。

【**操作方法**】
(1) 洗手，携用物来到抚触台前。
(2) 核对新生儿姓名、性别及床号。
(3) 将新生儿平放于抚触台上，打开婴儿包被，脱去衣服及尿布。
(4) 将抚触油倒于掌心并搓热双手。
(5) 抚触头面部、额部

1) 额部：将双手的大拇指放在新生儿双眉中心，其余的4指放在新生儿头的两侧，两拇指指腹交替由下至上在两眉间轻触摸后，沿眉弓内向外滑行至颞部，由下至上遍及全额部。

2) 下颌部：两拇指指腹由下颌中央分别向外上方滑行至耳前，让上下唇形成微笑状。

3) 头部：左手置儿头右侧枕部，抬高儿头离床2cm左右，右手示、中、环指指腹从新生儿头左侧前发际抚向后发际，由中向外，依次推进，最后从耳上方滑向耳后。抚触右侧时，换手，方法同上。

(6) 抚触胸部：两手示、中指指腹交替由胸部外下方（两肋下缘）向对侧上方推进至肩部，在胸部划成一个大的交叉（似"X"形）避过乳头。

(7) 抚触腹部：两手示、中指指腹交替依次从右下腹经右上腹、左上腹抚触至左下腹，呈顺时针方向划半圆4~6次。最后用右手在新生儿左腹由上向下划一个英文字母"I"，由左至右划一个倒的"L"（LOVE），由左向右划一个倒写"U"（YOU），做这个动作时，用关爱的语调向婴儿说"我爱你"（I LOVE YOU），新生儿会很喜欢的。

（8）抚触手臂：左手握住新生儿的左手，右手半圆形握住新生儿上臂部，全面抚触肢体皮肤，从上至下轻轻挤捏至腕部，双手交换，重复上述动作（或双手掌相对轻轻揉搓上臂），然后用双手中指和环指固定腕部以拇指指腹由近至远抚触手掌、手背，最后用拇指和中指由近至远捏提每个手指各关节。换另一只手臂，方法同前。

（9）抚触下肢：方法同上臂，双手握住新生儿的一条腿，使腿抬起，沿大腿根部开始向下轻轻挤捏至脚踝，再做脚掌、脚趾，做完一只腿，换腿。

（10）抚触背部：新生儿俯卧。以脊柱为中心，双手示、中、环指指腹同时向外侧滑行，从上至下依次进行，遍及整个背部。然后，再从第7颈椎开始从上至下沿脊柱两侧滑行到骶骨两侧。

（11）抚触臀部：新生儿俯卧。两手示、中、环指指腹从两臀的内侧向外侧做环形滑动。

（12）抚触完毕，在新生儿的颈部、腋窝、腹股沟等皮肤皱褶处撒上少许爽身粉，换上干净的衣服，将新生儿包好并交给母亲。

（13）整理用物，做好记录。

【护理要点】

（1）选择适当时间进行抚触，最好是在洗完澡后或睡前，饭后1小时以后是抚触好时机，可避免吐奶。

（2）室温以28℃左右为宜，做抚触时室内不要有对流风，不要有人随意走动，注意保暖。

（3）抚触不是按摩，只是触摸肌肤，所以不要太用力（特别是抚触背部时，避免损伤脊柱）。

（4）抚触前操作者洗干净双手，摘下手表、戒指等，剪去长指甲，避免抚触时伤及新生儿。抚触时需温暖双手，将婴儿抚触油涂在手上。

（5）抚触应选择适当的时间，避开新生儿感觉疲劳、饥渴或烦躁时，在两次喂奶之间最佳，或者沐浴后、午睡醒后或晚上睡前抚触。

（6）抚触过程中应注意观察新生儿的反应，如有哭闹、肌张力增加、肤色异常、呕吐等则应停止抚触。

（7）体温不稳定者应在暖箱内或辐射台上进行。

（8）因新生儿的注意力不能长时间集中，所以每个抚触动作不能重复太多，以4～6次为宜，每次按摩时间从5分钟开始，以后逐渐延长到15～20分钟，每天2～3次。

（9）抚触过程中，开始动作要轻，然后逐渐增加压力，边抚触边与新生儿进行感情交流，语言柔和，对其充满爱意。可以放一些柔和的音乐。

（10）抚触时注意避开新生儿的乳头及脐部。

第2节　新生儿沐浴

【目的】

（1）清洁皮肤，协助皮肤排泄；

（2）促进血液循环，加快新陈代谢；

（3）帮助散热；

（4）增进与新生儿情感的交流。

【适应证】　足月新生儿。

【禁忌证】

（1）体重低；

（2）生活能力低的新生儿。

【物品准备】

（1）浴盆，一次性盆套，热水，水温计，新生儿沐浴露或婴儿皂，大毛巾 2 块，小面巾 1 块，衣服 1 件，婴儿尿布，毛巾被。

（2）护臀霜，爽身粉，棉签，75％乙醇。

（3）体重秤。

【操作方法】

（1）将病室内门窗关好，室温调节至 27℃左右。

（2）操作者洗手，穿隔离服，戴口罩，携用物至床旁，把准备好更换的衣物按顺序摆好，浴盆放在床旁凳上或操作台上，套一次性盆套，内盛热水，水温 38～42℃。

（3）核对新生儿姓名、性别、床号及体重。

（4）将新生儿平放于浴台上，脱去衣服及尿布，评估新生儿全身情况，用大毛巾包裹新生儿全身。

（5）用小毛巾洗一侧眼睛，从内眦向外眦擦拭，用小毛巾的另一面洗另一侧眼睛，然后依次洗脸、鼻、耳郭。禁用肥皂，用棉签清理鼻孔。

（6）抱起新生儿，用左手掌托住其头颈部，左拇指与中指分别将新生儿双耳廓折向前方，并轻轻按住，堵住外耳道口，左臂及腋下夹住新生儿臀部及下肢，将头靠近盆边，右手洗头，抹上婴儿沐浴露，然后用清水冲洗干净，并用大毛巾擦干头发。

（7）盆底铺垫一块大毛巾，以免新生儿滑入盆内，解开大毛巾平铺于浴台上，去除尿布。以左手握住新生儿右肩及腋窝处，使其俯卧于操作者前臂（俯卧位可增加新生儿安全感），用右手握住新生儿大腿，轻轻放入水中，松开右手，用小浴巾淋湿新生儿全身，边洗边冲净。洗浴顺序为颈、腋下、上肢、背部，然后调转新生儿，清洗胸腹部、腹股沟、外阴及下肢，注意洗净皮肤皱褶处，如颈部、腋下、腹股沟、手（足）指（趾）缝等。洗完后将新生儿放于大毛巾中，迅速包裹并擦干水分。

（8）用干棉签蘸干脐窝，用棉签蘸 75％乙醇消毒脐带断端和脐窝两遍。

（9）在新生儿的颈部、腋窝、腹股沟等皱褶处撒上少许爽身粉，臀部涂上护臀霜防止红臀或尿布疹。

（10）穿好衣服，兜好尿布，将婴儿交给其母亲。

（11）整理用物，洗手，记录。

【注意事项】

（1）动作要轻快，注意保暖，减少暴露；

（2）勿使水或肥皂沫进入耳、眼内；

（3）其他对症治疗。

【护理要点】

（1）沐浴前后护士应洗手避免交叉感染。

（2）新生儿沐浴应在喂奶前或喂奶后 1 小时进行，以防止呕吐或溢奶。

（3）沐浴过程前、中、后，均应注意观察新生儿一般情况，如有异常反应及时终止操作，还应注意皮肤有无红肿、皮疹、脓点和糜烂等，及时处理。与新生儿通过语言和非语言方式进行情感交流，充分表达爱和关怀。

（4）确保新生儿安全，注意保暖，避免受凉。

第3节　乳房按摩

【目的】

(1) 清洁乳房，增进产妇舒适；

(2) 使乳腺管通畅，减轻奶胀，促进乳汁分泌；

(3) 健美乳房，防止下垂，同时还可以预防宝宝发生感染现象和腹泻。

【适应证】

(1) 产后乳腺不通或乳头内陷；

(2) 有乳腺炎经历的产妇；

(3) 预防乳腺下垂者。

【禁忌证】

(1) 在患急性乳腺炎时严禁按摩，以免感染扩散，此时需要到医院就诊、治疗；

(2) 乳量充足的孕妇不必做此按摩。

【物品准备】

(1) 干毛巾一条、湿热毛巾一条；

(2) 盆一个，水温计一个，热水一壶；

(3) 抚触油或润肤油或爽身粉。

【操作方法】

(1) 携用物至患者床旁，核对床头卡，患者姓名，向患者说明操作目的，以取得患者合作。关闭门窗，遮挡患者。

(2) 将双手洗净后分别清洗双侧乳房，先用 60～80℃ 的湿热毛巾热敷乳房 8～10 分钟，然后用清洁的湿软毛巾清除乳头表面乳痂和污垢。产妇取坐位，体虚者取仰卧位。

(3) 先轻轻向下挤压乳晕及乳头，依次挤压 1 周，重复数次，用右手示指、拇指轻轻捻揪乳头数次，目的是将乳腺管末端开口处打开，扩张乳头部输乳管，使乳头及乳晕处变得松软以利于乳汁排出。

(4) 双手轻握乳房上部或两侧施以振法 2 分钟，然后左手托乳房，右手自乳根向乳头方向推进 8～10 遍（以顺时针方向做完 1 圈），再以双手轮换按揉乳房，有乳块的位置可用手掌小鱼际按揉 3～5 分钟，力度由轻至重，使乳汁流出，反复 3～5 次可使淤积的乳汁充分排出。

(5) 对于平坦或凹陷的乳头，可将左、右两手的示指放在乳头两侧水平对称位置，轻柔地将乳头向外推，以顺时针方向做完 1 圈，或用一拇指和示指捏住乳头轻轻转动向外牵拉，另一手撑开乳晕来进行矫正。

(6) 协助患者整理衣物及床单位。

(7) 整理用物，洗手，做好护理记录。

【注意事项】

(1) 操作前洗净双手，避免交叉感染；

(2) 注意保暖，避免受凉。

【护理要点】

(1) 乳房按摩时间：产后第 2 天，即进行乳房按摩，每次哺乳前按摩乳房，刺激泌乳反射。每日一次，连续 3 天。

(2) 按摩的力度不要太轻，也不能太重，以孕妇能承受的酸痛程度为宜。

第 4 节　胎 心 听 诊

【目的】

（1）了解胎儿心率，监测胎儿在子宫内的健康情况；

（2）判断胎位。

【适应证】

（1）常规做孕期检查的孕妇；

（2）高危孕妇；

（3）孕妇自觉胎动减少；

（4）妊娠晚期阴道流血的孕妇；

（5）有死胎史的孕妇；

（6）分娩期产妇。

【禁忌证】

（1）子宫收缩时禁止听胎心；

（2）死胎。

【物品准备】　诊察床、胎心听诊器、超声多普勒及胎心监护仪、医用超声耦合剂、表、笔。

【操作方法】

（1）向孕妇解释操作目的，以取得合作。

（2）协助孕妇仰卧于诊查床上，暴露腹部。

（3）首先腹部四部触诊，确定胎产式、胎方位。

（4）孕妇平卧于床上，两腿伸直，两臂放于身体两侧。

（5）确定听诊区域，将听诊器置于适当位置，胎心音在靠近胎背上方的孕妇腹壁上听得最清楚。

　1）枕先露时，胎心音在孕妇脐下方（左或右）；

　2）臀先露时，胎心音在孕妇脐上方（左或右）；

　3）肩先露时，胎心音靠近脐下方听得最清楚。

（6）听到胎心波动声，同时看表，数半分钟胎心音，异常时听 1 分钟，记录数据（正常胎心率 110～160 次/分）。

（7）当腹壁紧、子宫敏感、确定胎背有困难时，可借助胎心音与胎先露综合分析后判断胎位。

（8）超声多普勒、胎心监护仪听诊，听诊前于听诊区涂医用超声耦合剂。

（9）协助孕妇整理衣裤。

（10）整理用物，记录胎心率。

【注意事项】

（1）注意保暖和遮挡患者；

（2）侧身听取胎心音应注意准确性；

（3）注意胎心音的节律和速度，并与脐带杂音相区别。

【护理要点】

（1）测听胎心音时应在宫缩间歇时听取。

（2）于潜伏期至少每隔1小时听胎心1次，听诊不少于30秒。正常胎心音110～160次/分。

（3）当产程进入活跃期后，宫缩频繁时应每15～30分钟听胎心1次，每次听诊1分钟。

（4）第二产程5～10分钟听1次胎心音。

第5节　子宫按摩

【目的】　产后出血是导致孕产妇死亡的第一原因，所以应引起高度重视。产后出血量超过500ml的可诊断为产后出血。临床上，约有6％的产妇因为羊水过多、巨大儿、产程过长、前置胎盘和各种突发问题等因素导致产后出血。产妇一旦出血过多，会导致休克、弥散性血管内凝血甚至死亡。按摩子宫是刺激和加强子宫收缩，达到迅速止血目的的最有效方法。

【适应证】　子宫收缩乏力：当胎儿娩出后，阴道流血为阵发性，色暗红；子宫大而软，甚至轮廓不清，压迫子宫时有大量血块排出。子宫收缩乏力是导致产后出血原因之一。

【禁忌证】　非子宫收缩乏力引起的产后出血。

【物品准备】　无菌手套、纱布、棉球、碘伏。

【操作方法】

1. 体外按摩方法　术者以一只手置于子宫底部，大拇指在子宫前壁，其余4指在后壁，做均匀而有节律的体外按摩。

2. 腹部-阴道双手按摩子宫法　术者刷手，戴无菌手套，产妇取膀胱截石位，行外阴消毒后，助产者一只手握拳置于阴道前穹隆，将子宫托起，另一只手自腹壁按压子宫后壁，使子宫置于两手之间按摩，在两拳的压迫及按摩下，达到恢复子宫收缩压迫止血目的。

【注意事项】

（1）按摩子宫时，注意观察产妇的面色、表情及阴道流血等情况，听取产妇主诉；

（2）按摩子宫的力量要适度，手法要正确，切忌使用暴力；

（3）不宜过度暴露产妇的身体，注意保暖；

（4）如按摩子宫，出血仍不见好转，应及时通知医师；

（5）严格无菌操作。

【护理要点】

（1）因子宫收缩乏力而引起的产后出血，应立即进行子宫按摩，同时报告医师；

（2）按摩子宫时，注意观察产妇的生命体征，如体温、脉搏、呼吸、血压。

第6节　会阴擦洗和冲洗

【目的】

（1）保持会阴及肛门部清洁；

（2）抵制微生物滋生，预防感染，同时清除过多的分泌物；

（3）促进手术后及产后伤口的愈合，增进患者舒适，防止生殖系统、泌尿系统的逆行感染；

（4）为卧床患者及妇产科手术后、会阴或肛门手术前后、产后患者行导尿术，留取中段尿做准备；

（5）急、慢性外阴炎及宫颈炎的治疗。

【物品准备】

（1）棉垫、橡胶单或一次性会阴垫 1 块，一次性中单 1 块，治疗巾 1 块；

（2）无菌弯盘 2 只，无菌卵圆钳或无菌镊子 2 把，冲洗壶，根据需要准备指定的冲洗消毒液或若干个浸透药液的消毒棉球，水温计，便器。

【操作方法】

（1）洗手，在治疗室内准备冲洗液后倒入冲洗壶内。溶液适宜水温为 41～43℃，须以无菌水温计测量。

（2）携用物至患者床旁，核对床头卡，询问患者姓名，向患者解释操作目的及过程，注意事项，以取得患者合作。关闭门窗，遮挡患者。

（3）将会阴冲洗包放至床旁，嘱患者排空膀胱，护士站在患者右侧，协助患者屈膝仰卧，脱去左侧裤腿，将其盖在右腿上，左腿盖以棉被或毛毯，双腿呈屈膝位略外展，暴露外阴，臀下垫以橡皮布，治疗中，再置便器于臀下。

（4）在托盘内取出弯盘置于床尾以接脏棉球。

（5）左手取冲洗壶，右手钳夹纱球（或浸透药液的棉球）从上至下、由外向里初步擦净会阴部的污垢、分泌物和血迹等；再由内向外，或以伤口为中心向外擦洗，每擦洗　个部位更换一个棉球，直至擦洗干净。其目的为防止伤口、尿道口、阴道口被污染。洗毕，伤口用无菌纱布覆盖，固定好纱布。擦洗时，均应注意最后擦洗肛周和肛门。

（6）协助患者整理衣裤及床单位，开窗通风。

（7）整理用物，洗净治疗碗及弯盘，高压蒸气灭菌后备用。

（8）洗手，做好护理记录。

【护理要点及注意事项】

（1）不论擦洗或冲洗，皆应水温适中（41～43℃），注意保暖，避免暴露患者。

（2）在擦洗或冲洗时，应注意观察会阴部及伤口周围组织有无红肿、热痛，分泌物性质和伤口的愈合情况。如发现异常及时汇报给医师并及时做好记录。

（3）冲洗时，冲洗壶口须朝向床尾，以免溶液倒流入阴道内。

（4）有留置尿管者，要保持尿管通畅，避免脱落或打结。

（5）产后及会阴部手术后患者，每次排便后均应执行会阴冲洗，以预防感染。

（6）每次擦洗或冲洗后，护理人员均应洗净双手，最后擦洗有伤口感染者，以免交叉感染。

第 7 节　阴道灌洗和冲洗

【目的】

（1）阴道灌洗或冲洗可控制及治疗炎症，促进阴道血液循环，减少阴道分泌物，缓解局部充血。同时也有清洁及热疗作用。

（2）常用于子宫颈炎、阴道炎局部的治疗，经腹全子宫切除或阴道手术的术前常规准备。

【物品准备】　无菌灌洗筒，橡皮管（带开关接头），阴道灌洗头，橡皮布，弯盘，治疗巾，大棉球，长镊子，窥阴器，水温计及常用的阴道灌洗液（有 1：5000 高锰酸钾溶液、生理盐水、1％乳酸溶液、0.5％醋酸溶液、4％硼酸溶液、2％～4％碳酸氢钠溶液等），便盆。

【操作方法】

（1）向患者说明操作目的、方法、可能的感受，以取得患者合作。

（2）阴道灌洗或冲洗一般在检查室进行，不能起床者，将用物携至床旁，嘱患者仰卧床上或取膀胱截石位，脱下一侧裤腿，穿上有腿套，双腿屈曲外展，臀下垫橡皮布及治疗巾，上放便盆，或仰卧于灌洗床上。同时注意遮挡患者，注意保暖，防止受凉。

（3）将灌洗液或冲洗液温度调至 41～43℃，吊桶挂于距床沿或检查台 60～70cm 的高度。

（4）排出灌洗管内空气，让灌洗液流出少许，术者用手再试温一次，然后准备灌洗。

（5）先冲洗外阴部，然后分开小阴唇，将灌洗头顺阴道纵侧壁方向插入，打开开关，边冲洗边在阴道内转动冲洗头，以 7～10 分钟内流量约 1000ml 的速度灌注。特别注意洗净穹隆部及阴道四周皱襞。

（6）冲洗液将流尽时，关闭开关，将灌洗头向下压，使阴道内液体流出，取出阴道冲洗头，再冲洗一次外阴部。

（7）扶患者坐于便盆上，使阴道内残留的溶液流出或用窥阴器扩开阴道，用无菌镊子夹干棉球，擦净阴道内积液，最后用干棉球擦净外阴部。

（8）取下便盆，整理用物，洗手，做好护理记录。

【护理要点及注意事项】

（1）严格执行无菌操作，以防交叉感染。

（2）未婚妇女不宜阴道灌洗，必要时可用导尿管代替或用小号灌洗头。

（3）月经期、妊娠期、产褥期、阴道流血者禁止阴道冲洗，以防引起上行性感染。但如产后 10 天以上或某些妇科手术 2 周以上的患者，阴道分泌物有臭味、混浊及阴道伤口愈合不良、感染、坏死者，可行低压灌洗。灌洗筒的高度不可高于床沿 30cm，以免污物进入宫腔或损伤阴道残端伤口。宫颈癌患者，如有创面活动性出血，为防止大流血，禁止灌洗。

（4）灌洗液温度要适宜，41～43℃为宜。阴道黏膜不耐热，温度过高易致烫伤；温度过低，患者不舒适。注意滴虫性阴道炎患者适用于酸性溶液灌洗；念珠菌性阴道炎患者，则适用于碱性溶液灌洗；而非特异性炎症者，则用一般溶液或生理盐水灌洗。

（5）灌洗筒与床沿的距离不宜超过 70cm，以免压力过大，水流过速，使溶液污物进入子宫腔引起上行性感染，或灌洗液局部用时间不足，使穹隆及阴道壁的某些皱褶处未能洗净。

（6）灌洗头不宜插入过深，一般阴道前壁长约 7cm、后壁长约 9cm，操作时，动作要轻柔，以免损伤阴道和宫颈，尤其是宫颈癌患者，因创面组织脆弱，易受损害而致出血。

（7）必要时，可用窥阴器将阴道扩开，在灌洗床上进行灌洗，边洗边将窥阴器轻轻旋转，更换位置，使溶液能达到阴道各部。如需阴道上药者，灌洗完毕擦干后放入。

第8节　会阴湿热敷

【目的】

1. 目的　使局部血管扩张，促进血液循环，改善感染部位的新陈代谢，促进伤口化脓，软化伤口分泌物，增加局部白细胞的吞噬作用和组织活力，刺激局部组织的生长和修复；

2. 适应证　会阴湿热敷多用于外阴水肿、炎症、伤口硬结等患者，可促使炎症消散或局限，消除疼痛。

【物品准备】

（1）消毒弯盘 2 个，无菌纱布 2 块，棉垫 2 块，无菌镊子 2 把，橡胶单及治疗巾各 1 个，凡士林油纱布；

（2）有盖搪瓷罐内装沸水纱布或煮沸的 50％硫酸镁；

（3）热水袋，水温计，棉签。

【**操作方法**】

（1）告知患者外阴湿热敷的目的、方法、效果及预后，鼓励患者积极配合。

（2）核对医嘱、洗手、准备用物。取水温计测量水温。

（3）备齐后携用物至患者床旁桌上，核对床头卡，向患者解释、说明操作目的、过程及注意事项。遮挡患者，露出热敷部位，将橡皮布及治疗巾垫于热敷部位下面，以保护床单。

（4）行会阴擦洗，有创口者清洁局部伤口。

（5）用棉签沾上凡士林，均匀涂于治疗部位，并以纱布覆盖，再轻轻敷上热敷溶液中的温纱布，为防止散热，外面盖上棉垫。

（6）热敷部位每 3～5 分钟更换 1 次，热敷总时间一般为 20～30 分钟，每日 2～3 次。为延长更换敷料时间，亦可将热水袋放在棉垫外。会阴水肿也可用 95％乙醇湿敷。

（7）热敷完毕，依医嘱移去敷布，观察热敷部位皮肤情况。

（8）用纱布拭净凡士林，移去橡皮单。整理患者床单位。

（9）洗手，做好护理记录。

【**护理要点及注意事项**】

（1）湿热敷的水温一般应为 41～48℃，减少烫伤危险。对于昏迷患者，局部知觉迟钝，全身麻醉未清醒，老人、小儿等患者应用时尤应警惕定时观察皮肤颜色。

（2）热敷面积应是病损范围的 2 倍。

（3）对有创伤口进行湿热敷时，严格执行无菌操作（盛水容器及敷布都要消毒后再用，凡士林油要灭菌），热敷后要给伤口换药，以免感染。

（4）在热敷过程中，护士应随时评价热敷效果，并提供患者生活护理。

第 9 节　阴道、子宫颈上药

【**目的**】　阴道及宫颈上药常用于治疗各种阴道炎和急、慢性子宫颈炎及术后阴道残端炎症。

【**用物准备**】

（1）阴道窥器、长镊子各 1 把，一次性手套 1 双，干棉球若干及消毒长棉棒等；

（2）药品：常用药品有 20％～50％硝酸银溶液、20％～50％铬酸溶液、1％甲紫、2％碘甘油、喷雾剂及阴道栓剂等。

【**操作方法**】

（1）核对姓名及操作部位，告知患者宫颈上药的目的和方法，以取得患者合作。

（2）上药前应先阴道灌洗或坐浴，拭去宫颈表面污物，使药物直接做用于创面，以取得疗效。

（3）粉剂药：用窥阴器暴露宫颈后，拭净分泌物，用无菌镊将有线尾的干棉球蘸药粉后轻轻塞至子宫颈处，将线尾露于阴道外 1～2cm 长。同时嘱患者在放药 12～24 小时后，牵引线头取出棉球。此法适用于宫颈炎症伴有出血者。也可用喷雾器上药，使药物粉末均匀散布于炎性组织表面上。常用药物有止血粉剂或抗生素等。

（4）油膏：窥阴器暴露宫颈及阴道，用刮片取少量油膏涂于宫颈及阴道，上药时转动窥阴器，使阴道四壁均涂布药膏。

（5）栓剂：患滴虫性、念珠菌性、萎缩性阴道炎及慢性宫颈炎者常用此法。常用药物有甲硝唑、制霉菌素及其他阴道栓剂，可教会患者自行放置。上药前需要洗净双手或戴上一次性手套，清洗外阴，用一手示指将药片向阴道后穹隆推进至示指完全伸入为止，以保证药物在局部发挥治疗作用，一般以临睡前上药为好。

(6) 腐蚀性药物：多用于慢性宫颈炎颗粒增生型。① 20％～50％硝酸银溶液：用长棉棒蘸少许药液涂于宫颈糜烂面，并插入宫颈管内约 0.5cm，然后用生理盐水棉球洗去表面残余的药液，再用干棉球吸干，每周 1 次，2～4 次为 1 疗程。② 20％或 100％铬酸溶液：用棉棍蘸铬酸涂于宫颈糜烂面上，糜烂面乳头较大的可反复涂药数次，使局部呈黄褐色。再用长棉棍蘸药液插入宫颈管内约 0.5cm 持续约 1 分钟。每 20～30 天上药 1 次，直至糜烂面乳头完全光滑为止。

【护理要点及注意事项】

(1) 做好消毒隔离，防止交叉感染。

(2) 月经期及子宫出血者不宜阴道给药。

(3) 在上药期间禁止性生活。

(4) 阴道、子宫颈上药，每日 1 次，10 次为 1 疗程。

(5) 阴道栓剂最好晚上或休息时上药，以免活动时脱出，影响治疗效果。

(6) 未婚妇女用药，不要使用窥阴器。可用长棉棍涂抹，棉花必须捻紧。涂药时，必须顺同一方向转动，以防棉花落入阴道难以取出。

(7) 上腐蚀性药物时，要注意保护阴道壁及周围正常组织。上药前应将棉球垫于阴道后壁及后穹隆处，以免药液流下灼伤正常组织。上完药后，用棉球吸干药液，如数取出棉球。如果宫颈上有腺肿时，应先刺破囊肿、挤出黏液后再涂药。应用腐蚀性药物时必须由护士操作，在窥阴器扩开阴道直视下进行，只涂于宫颈病灶局部，不得涂于病灶以外的正常组织，以免造成不必要的损伤。

第 10 节　坐　　浴

【目的】　坐浴是妇产科临床上常用治疗各种外阴、阴道炎症的辅助治疗手段和手术前准备的方法之一。

(1) 清洁作用：外阴、阴道手术或子宫切除前用以达到局部清洁目的。

(2) 治疗作用：当患有外阴、阴道非特异性炎症时，根据不同病因配制不同溶剂，让患者坐浴辅助治疗，以提高治疗效果。坐浴为妇科常用的局部治疗方法，用以减轻或消除会阴部及肛门部的充血、炎症、水肿、疼痛，以达到清洁、舒适，预防伤口感染，促进伤口愈合为目的。常用于治疗阴道炎、外阴瘙痒、尿道炎、外阴感染、子宫脱垂或外阴、阴道肿物手术等的术前准备。常有药物有 1∶5000 高锰酸钾溶液、0.5％醋酸、4％碳酸氢钠或 1％乳酸溶液等。

【物品准备】　坐浴椅及无菌坐浴盆，水温计，无菌纱布，毛巾，坐浴溶液。常用药物有 1∶5000 高锰酸钾溶液、0.5％醋酸溶液、4％碳酸氢钠或 1％乳酸溶液等，可根据不同情况选择不同药液坐浴。另备一壶 70℃的开水加温时使用，必要时备换药用物。

【操作方法】

(1) 向患者解释操作目的和操作方法，同时嘱咐患者排空大便，洗手，准备坐浴；

(2) 将用物携至坐浴处，用屏风遮挡患者；

(3) 将坐浴盆放在坐浴椅上，倒入溶液至 1/2，用水温计测量水温，一般为 38～43℃；

(4) 帮助患者将裤脱至膝盖部，露出臀部，坐入盆内，随时调节水温，至患者能耐受为度；

(5) 坐浴时间为 20～30 分钟，坐浴完毕，用纱布擦干臀部。患者如有创口，坐浴后换药、处理伤口；

（6）整理用物，将物品洗净、消毒，归还原处；

（7）洗手，做好护理记录。

【护理要点】

（1）行动不便的患者，坐浴时应由护士协助进行。

（2）患者坐浴期间，应随时观察其病情变化。如有异常，应立即停止坐浴，扶患者卧床休息，报告医师，做好相应护理，并做好记录。

（3）坐浴时，一定要注意水温及药液浓度。严格按比例配制药液浓度，防止烫伤及药液浓度太高造成黏膜烧伤，浓度太低影响治疗效果。

（4）女患者在经期或阴道流血、妊娠后期、产褥期、盆腔器官急性炎症期忌坐浴，以免引起上行感染或早产。

（5）冬天应注意室温和保暖，以防受凉。

（6）坐浴前先将外阴及肛门周围擦洗干净。

（7）坐浴时需将臀部及全部外阴浸入药液中。

【习题】

（1）有关会阴擦洗，下列哪项不正确（　　）。

    A. 妇科腹部手术后保留导尿管者应擦洗　　　B. 会阴阴道手术后应擦洗

    C. 擦洗顺序第一遍由内到外、自上而下擦洗　　D. 每日擦洗两次，大便后也应擦洗

（2）阴道冲洗常用于（　　）。

    A. 宫颈炎、阴道炎的局部消炎治疗　　　B. 子宫切除术或外阴、阴道手术术前准备

    C. 腔内放射治疗前后　　　D. 宫颈癌患者术前消炎治疗

    E. 以上均不正确

（3）阴道灌洗的最佳温度是（　　）。

    A. 45～35℃　　　　　　　　　　B. 36～37℃

    C. 38～40℃　　　　　　　　　　D. 41～43℃

    E. 43～45℃

（4）会阴部湿热敷的时间一般为（　　）。

    A. 10 分钟　　　　　　　　　　B. 15 分钟

    C. 20 分钟　　　　　　　　　　D. 25 分钟

    E. 30 分钟

（杜红梅）

习题参考答案

第 4 章

    1. B   2. C   3. A

第 7 章

    1. B   2. C   3. E

第 17 章

    1. D   2. E   3. E

第 22 章

    1. C   2. D   3. D   4. E

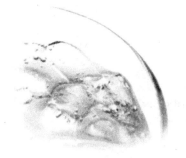

汉英词汇对照表

A

胺臭味试验　whiff test

B

白色恶露　lochia alba
闭经　amenorrhea
播散性淋病　disseminated gonococcal infection，DGI
不典型鳞状细胞　atypical squamous cells，ASC
不能排除高级别鳞状上皮内病变的不典型鳞状细胞　atypical squamous cells-cannot exclude HIS，ASC-H
不孕症　infertility

C

产后抑郁症　postpartum depression
产力异常　abnormal uterine action
产前诊断　prenatal diagnosis
产钳术　obstetrical forceps delivery
产褥病率　puerperal morbidity
产褥感染　puerperal infection
出生缺陷　birth defect
处女膜闭锁　imperforate hymen
促性腺激素　gonadotropin，Gn
促性腺激素释放激素　gonadotropin releasing hormone，GnRH
催乳激素　prolactin，PRL

D

大阴唇　labium majus
单纯疱疹病毒Ⅱ型　herpes simplexⅡ type
单纯性外阴阴道假丝酵母菌病　uncomplicated VVC
滴虫阴道炎　trichomonal vaginitis
第二产程　second stage of labor
第三产程　third stage of labor

第一产程　first stage of labor
多胎妊娠　multiple pregnancy

E

恶露　lochia
儿童期　childhood

F

非典型颈管腺细胞倾向瘤变　atypical endocervical cells favor neoplastic
分段诊断性刮宫　fractional curettage
分娩　delivery
分娩机制　mechanism of labor
分娩先兆　preliminary signs of labor
俯屈　flexion
辅助生殖技术　assisted reproductive techniques，ART
妇科检查　gynecologic examination
妇女保健　women's health care
复位及外旋转　restitution and external rotation
复杂性外阴阴道假丝酵母菌病　complicated VVC
腹腔镜检查　laparoscopy；peritoneoscopy

G

高危妊娠　high risk pregnancy
睾酮　testosterone
功能失调性子宫出血　dysfunctional urerine bleeding，DUB
宫颈活检　cervical biopsy
宫内节育器　intrauterine device，IUD
宫腔镜检查　hysteroscopy
宫外孕　extrauterine pregnancy
骨盆　pelvis
骨盆出口平面　pelvic outlet plane
骨盆入口平面　pelvic inlet plane
骨盆轴　pelvic axis

过期产 postterm delivery

过期妊娠 postterm pregnancy

H

黑加征 Hegar sign

护理诊断 nursing diagnosis

环形电切除术 loop electrosurgical excision procedure，LEEP

会阴 perineum

会阴侧切缝合术 medio-lateral episiotomy

会阴切开缝合术 episiotomy

会阴正中切开缝合术 median episiotomy

活跃期 active phase

J

基础代谢率 basal metabolic rate，BMR

急性乳腺炎 acute mastitis

急性子宫颈炎 acute cervicitis

计划生育 family planning

尖锐湿疣 condyloma acuminata

浆液恶露 lochia serosa

经腹羊膜腔穿刺术 amniocentesis

颈管原位腺癌 endocervical adenocarcinoma in situ

绝经 menopause

绝经过渡期 menopausal transition period

绝经后期 postmenopausal period

L

临产 in labor

淋病 gonorrhea

鳞状上皮内病变 squamous intraepithelial lesion，SIL

鳞状上皮内低度病变 low-grade squamous intraepithelial lesion，LSIL

鳞状上皮内高度病变 high-grade squamous intraepithelial lesion，HSIL

鳞状细胞癌 squamous cell carcinoma，SCC

流产 abortion

卵巢 ovary

M

慢性子宫颈炎 chronic cervicitis

梅毒 syphilis

米非司酮 mifepristone

米索前列醇 misoprostol

泌乳热 breast fever

末次月经 last menstrual period，LMP

N

内生殖器 internal genitalia

内旋转 internal rotation

尿瘘 urinary fistula

女性并发症淋病 complicated gonococcal infections

P

盆腔腹膜炎 peritonitis

盆腔检查 pelvic examination

盆腔炎性疾病 pelvic inflammatory disease，PID

皮质醇 cortisol

剖宫产术 cesarean section

Q

前庭大腺囊肿 Bartholin cyst

前庭大腺脓肿 abscess of Bartholin gland

前置胎盘 placenta previa

潜伏期 latent phase

青春期 adolescence or puberty

醛固酮 aldosterone

R

人巨细胞病毒 human cytomegalovirus，HCMV

人乳头瘤病毒 human papilloma virus，HPV

妊娠 pregnancy

妊娠期高血压疾病 hypertensive disorders complicating pregnancy

妊娠期糖尿病 gestational diabetes mellitus，GDM

妊娠滋养细胞疾病 gestational trophoblastic disease

S

三合诊检查 rectovaginal examination

生理性缩复环 physiologic retraction ring

输卵管 fallopian tube，oviduct

输卵管卵巢脓肿 tubo-ovarian abscess，TOA

输卵管炎 salpingitis

双合诊检查 bimanual examination

水泡状胎块 hydatidiform mole

松弛素 relaxin

T

胎儿窘迫 fetal distress

胎儿期 fetal period

胎膜早破　premature rupture of membrane，PROM
胎盘早剥　placental abruption
胎头拨露　head visible on vulval gapping
胎头吸引术　vacuum extraction
胎头着冠　crowning of head
痛经　dysmenorrhea

W

外生殖器　external genitalia
外阴　vulva
外阴癌　carcinoma of vulva
外阴检查　vulva examination
外阴阴道假丝酵母菌病　vulvovaginal candidiasis，VVC
晚期产后出血　late puerperal hemorrhage
围婚期保健　perimarital period care
围绝经期　perimenopause period
围绝经期保健　perimenopausal period care
围生期保健　perinatal health care
围生医学　perinatology
无并发症淋病　uncomplicated gonococcal infections
无明确诊断意义的不典型鳞状细胞　atypical squa-
　mous cells of undetermined significance，ASCUS

X

席汉综合征　Sheehan syndrome
细菌性阴道病　bacterial vaginosis，BV
下降　descent
先天性无阴道　congenital absence vagina
衔接　engagement
线索细胞　clue cell
小阴唇　labium minus
新生儿期　neonatal period
新生儿窒息　neonatal asphyxia
性成熟期　sexual maturity

血性恶露　lochia rubra

Y

羊水过多　polyhydramnios
羊水过少　oligohydramnios
仰伸　extention
遗传咨询　genetic counselling
异常分娩　abnormal labor
异位妊娠　ectopic pregnancy
阴道　vagina
阴道后穹隆穿刺术　culdocentesis
阴道镜检查　colposcopy
阴道窥器检查　vaginal speculum examination
阴道前庭　vaginal vestibule
阴蒂　clitoris
阴阜　mons veneris
预产期　expected date of confinement，EDC
月经　menstruation

Z

甾体激素　steroid hormones
早产　preterm delivery
诊断性刮宫　diagnostic curettage
直肠-腹部诊　anus-abdominal examination
中骨盆平面　pelvic midplane
子宫　uterus
子宫附件　uterine adnexa
子宫复旧　uterine involution
子宫颈腺囊肿　Noboth cyst
子宫内膜炎　endometritis
子宫输卵管造影　hysterosalpingography，HSG
子宫脱垂　uterine prolapse
总产程　total stage of labor
足月产　term delivery

参 考 文 献

柏树令. 2011. 系统解剖学 [M]. 2版. 北京：人民卫生出版社.

曹泽毅. 2004. 中华妇产科学 [M]. 2版. 北京：人民卫生出版社.

董悦，魏丽惠. 2002. 妇产科学 [M]. 北京：北京大学医学出版社.

杜艳英，高竞生. 2010. 实用临床护理操作指南 [M]. 北京：北京大学医学出版社.

丰有吉，沈铿. 2005. 妇产科学 [M]. 北京：人民卫生出版社.

丰有吉，沈铿. 2010. 妇产科学 [M]. 2版. 北京：人民卫生出版社.

苟文丽，吴连方. 2003. 分娩学 [M]. 北京：人民卫生出版社.

顾美皎，戴钟英，魏丽惠，等. 2011. 临床妇产科学 [M]. 2版. 北京：人民卫生出版社.

何仲. 2000. 妇产科护理学 [M]. 北京：人民卫生出版社.

简雅娟，杨峥. 2011. 妇科护理 [M]. 北京：人民卫生出版社.

江明性. 1996. 药理学 [M]. 北京：人民卫生出版社.

乐杰. 2005. 妇产科学 [M]. 6版. 北京：人民卫生出版社.

乐杰. 2008. 妇产科学 [M]. 7版. 北京：人民卫生出版社.

乐杰，林仲秋. 2006. 妇产科常用诊断技术及特殊检查 [M]. 北京：人民军医出版社.

李淑文，曾孟兰，田小英，等. 2010. 妇产科学 [M]. 北京：北京大学医学出版社.

廖秦平. 2003. 妇产科学 [M]. 北京：北京大学医学出版社.

《临床产科学》编委会. 临床产科学 [M]. 天津：天津科学技术出版社.

刘纯艳. 2002. 临床护理技术操作规程 [M]. 北京：人民卫生出版社.

刘纯艳. 2004. 妇产科护理学 [M]. 北京：中国协和医科大学出版社.

刘兴会，王晓东. 2008. 产科临床热点 [M]. 北京：人民军医出版社.

罗碧如. 2011. 产科护理手册 [M]. 北京：科学出版社.

王晨虹，陈敦金. 2012. 妇产科住院医师手册 [M]. 长沙：湖南科学技术出版社.

王怀经，张绍祥. 2110. 局部解剖学 [M]. 2版. 北京：人民卫生出版社.

王千秋，张国成. 2007. 性传播疾病临床诊疗指南 [M]. 上海：上海科学技术出版公司.

王席伟. 2011. 助产学 [M]. 北京：人民卫生出版社.

王席伟，顾炜. 2006. 妇产科护理学 [M]. 北京：清华大学出版社.

王玉琼. 2005. 母婴护理 [M]. 北京：人民卫生出版社.

王泽华. 2006. 妇产科诊疗常规 [M]. 武汉：湖北科学技术出版社.

魏碧蓉. 2009. 高级助产学 [M]. 2版. 北京：人民卫生出版社.

夏海鸥. 2006. 妇产科护理学 [M]. 2版. 北京：人民卫生出版社.

谢幸，苟文丽. 2013. 妇产科学 [M]. 8版. 北京：人民卫生出版社.

辛琼芝，张秀芬. 2010. 妇产科学 [M]. 北京：人民军医出版社.

熊庆，吴康敏. 2007. 妇女保健学 [M]. 北京：人民卫生出版社.

杨德娴. 2001. 患者标准护理计划 [M]. 长沙：湖南科学技术出版社.

杨鹏，高楠. 2002. 实用妇产科手术图解 [M]. 天津：天津科技翻译出版社.

张惜阴. 2003. 实用妇产科学 [M]. 2版. 北京：人民卫生出版社.

张晓薇，丁岩. 2008. 妇产科学（案例版）[M]. 北京：科学技术出版社.

张新宇. 2009. 妇产科护理学 [M]. 北京：人民卫生出版社.

张学军. 2008. 皮肤性病学（五年制）[M]. 7版. 北京：人民卫生出版社.

章文华. 2006. 子宫颈病变的诊治要点 [M]. 北京：人民卫生出版社.

郑修霞. 2005. 妇产科护理学 [M]. 3版. 北京：人民卫生出版社.

郑修霞. 2008. 妇产科护理学 [M]. 4 版. 北京：人民卫生出版社.

郑修霞. 2012. 妇产科护理学 [M]. 5 版. 北京：人民卫生出版社.

郑修霞. 2012. 妇产科护理学 [M]. 北京：北京大学医学出版社.

中华人民共和国国家卫生和计划生育委员. 卫生部关于印发妇幼保健机构管理办法的通知 [EB/OL]. http://www. moh. gov. cn/zhuzhan/wsbmgz/201304/5aac934c79714c02b6acb688b16554b1. shtml, 2007-03-26.

中华人民共和国国家卫生和计划生育委员. 卫生部关于印发贯彻 2011—2020 年中国妇女儿童发展纲要实施方案的通知 [EB/OL]. http://www. moh. gov. cn/mohfybjysqwss/s7900/201202/54194. shtml, 2012-2-23.

中华人民共和国中央人民政府. 女职工劳动保护特别规定 [EB/OL]. http://www. gov. cn/zwgk/2012-05/07/content_2131567. htm, 2012-5-7.

Centers for Disease Control and Prevention. Sexually transmitted diseases treatment guidelines，2010. Morbidity and Mortality Weekly Report Recommendations and Reports [EB/OL]. [2010-12-17]. http://www. cdc. gov/mmwr. /preview/mmwrhtml/rr5912al. htm.

Jonathan S Berek. 2012. Berek&Novak's Gynecocogy [M]. fifteenth edition. Amsterdam：Lippincott Williams&Wilkins.